总主审　王鸿利　沈　霞　洪秀华　熊立凡　吴文俊
总主编　胡翊群　王学锋

# 临床检验
# 一万个为什么
## 输血检验分册

主　审　王鸿利　王学锋
主　编　王　静　蔡晓红　吴　江
副主编　李志强　陆元善　汤朝晖

人民卫生出版社

图书在版编目（CIP）数据

临床检验一万个为什么. 输血检验分册 / 王静,蔡晓红,吴江
主编. —北京：人民卫生出版社,2017
ISBN 978-7-117-25443-4

Ⅰ.①临…　Ⅱ.①王…②蔡…③吴…　Ⅲ.①临床医学－医
学检验②输血－血液检查　Ⅳ.①R446.1②R446.11

中国版本图书馆 CIP 数据核字（2017）第 270402 号

| 人卫智网 | www.ipmph.com | 医学教育、学术、考试、健康，购书智慧智能综合服务平台 |
| 人卫官网 | www.pmph.com | 人卫官方资讯发布平台 |

临床检验一万个为什么
输血检验分册

总 主 编：胡翊群　王学锋
主　　编：王　静　蔡晓红　吴　江
出版发行：人民卫生出版社（中继线 010-59780011）
地　　址：北京市朝阳区潘家园南里 19 号
邮　　编：100021
E - mail：pmph@pmph.com
购书热线：010-59787592　010-59787584　010-65264830
印　　刷：三河市宏达印刷有限公司（胜利）
经　　销：新华书店
开　　本：787×1092　1/16　印张：21
字　　数：511 千字
版　　次：2017 年 12 月第 1 版　2017 年 12 月第 1 版第 1 次印刷
标准书号：ISBN 978-7-117-25443-4/R · 25444
定　　价：92.00 元

打击盗版举报电话：010-59787491　E-mail：WQ@pmph.com
（凡属印装质量问题请与本社市场营销中心联系退换）

# 编 者 (以姓氏笔画为序)

王　玲　上海交通大学医学院附属仁济医院
王　静　上海交通大学医学院附属上海儿童医学中心
王成云　上海交通大学医学院附属上海儿童医学中心
王莉莉　上海交通大学附属第一人民医院
王钰箐　上海交通大学医学院附属瑞金医院
方晓霞　上海交通大学医学院附属国际和平妇幼保健院
朱长太　上海交通大学附属第六人民医院
汤朝晖　上海交通大学医学院附属新华医院
李志强　上海交通大学附属第六人民医院
李丽玮　上海交通大学附属第六人民医院
吴　江　上海交通大学医学院附属仁济医院
吴　婷　上海交通大学医学院附属仁济医院
余　沁　上海交通大学医学院附属瑞金医院
余文芳　上海交通大学附属第一人民医院
张　帆　上海交通大学医学院附属上海儿童医学中心
陆元善　上海交通大学附属第一人民医院
陈绍恒　上海交通大学附属第一人民医院
林隽峰　上海交通大学医学院附属上海儿童医学中心
金燕萍　上海交通大学医学院附属瑞金医院卢湾分院
周　星　上海交通大学医学院附属仁济医院
周皓君　上海交通大学医学院附属仁济医院
胡宁克　上海交通大学医学院附属第九人民医院
侯　忱　上海交通大学医学院附属新华医院
姜晓星　上海交通大学医学院
顾　萍　上海交通大学医学院附属上海儿童医学中心
顾玉微　上海交通大学医学院附属上海儿童医学中心
徐文皓　上海交通大学附属第六人民医院
徐恒仕　上海交通大学医学院附属第九人民医院
徐晟浩　上海交通大学医学院附属仁济医院
徐淑君　上海交通大学附属胸科医院

## 编　者

高宗帅　上海交通大学附属第六人民医院
龚玮佳　上海交通大学医学院附属瑞金医院
龚淞颂　上海交通大学医学院附属瑞金医院
蒋以植　上海交通大学医学院附属新华医院
曾一梅　上海交通大学医学院附属瑞金医院
雷　航　上海交通大学医学院附属瑞金医院
蔡晓红　上海交通大学医学院附属瑞金医院
黎勤云　上海交通大学附属第六人民医院
戴健敏　上海交通大学医学院

秘　书　张　帆（兼）

# 内容简介

　　《临床检验一万个为什么》之《输血检验分册》是集多个临床学科为一体的综合性分册，融合了临床医学、临床检验诊断学、分子生物学等多门学科，并强调了这些学科在输血领域的应用。

　　本书在输血学基础理论、临床输血实践、自身输血、儿童输血、输血不良反应、法令法规等方面进行了详细介绍，旨在突出实用性和科学性，将临床知识与实际工作相结合，临床研究与基础研究相结合，并参阅了美国血库协会（AABB）、国际输血协会（ISBT）、英国血液标准委员会（BCSH）、我国最新颁布的输血相关法规以及大量相关文献和输血教材，力求呈现输血学科最新状况和发展趋势。

# 序 言

"科技创新、科学普及是实现创新发展的两翼，要把科学普及放在与科技创新同等重要的位置"。科学普及要求广大科技工作者以提高全民科学素质为己任，把普及科学知识、弘扬科学精神、传播科学思想、倡导科学方法作为义不容辞的责任。在医学发展的当下，普及医学知识，更好地服务人民大众，显得尤为重要。在上海交通大学医学院（原上海第二医科大学）建校 65 周年之际，在我国著名检验医学教育家，也是我的亦师亦友的王鸿利、沈霞、洪秀华、熊立凡和吴文俊教授等指导下，我的同事和挚友胡翊群和王学锋教授领衔组织我院所属 12 所附属医院的三代"检验学人"精诚合作、和衷共济，共同编写了《临床检验一万个为什么》，并将由人民卫生出版社出版。对此，我由衷地感到高兴，并乐意为此写上几句，以表敬意和祝贺。

《临床检验一万个为什么》是一套系列的临床检验科普实用型丛书，由基础检验、血液学检验、输血检验、病原检验、免疫学检验、生物化学检验、分子生物学检验、遗传检验、检验质量管理及特殊检验等 10 个分册组成，是检验医学专业专著的新尝试。全书特点鲜明，既体现了科普理念和服务模式的创新，又增强了医学科普教育的知识性趣味性。我以为，该丛书至少有如下三个特点：其一，内容丰富、全面。丛书以临床检验为主线，串联着体外诊断器材（仪器设备、试剂）、实验室检测（技术和方法，质量管理）和临床应用（诊治、预防）三大板块，贯穿着检验医学的各个方面和各个系统。其二，格式新颖、别致。全书均以"问""答"格式阐述，以提出问题为"锁"，以回答问题为"钥匙"，一问一答专一性和针对性极强，配合十分默契，宛如"一把钥匙开一把锁"。其三，临床解惑、实用。全书 80% 以上的内容为科普实用型，10%～20% 为基础进展型。因此，"普及"和"实用"是本书的重要特点，适用于广大民众和中、初级检验人员对检验医学知识的渴望和需求。

随着科技的发展，人类已跨入"大健康"和"精准医疗"时代，检验医学也随之进入"大检验"和"精准检验"阶段。我期待《临床检验一万个为什么》系列丛书作为医学知识普及和专业知识更新的读物，能有力地推动我国检验事业的发展和提高，更为普遍提高全民检验医学科学素质做出贡献。

陈国强

中国科学院院士

上海交通大学医学院院长

上海交通大学副校长

2017 年 4 月 15 日

# 前　言

今年是上海交通大学医学院建校 65 周年。为庆祝母校华诞，我们组织了本校从事临床检验诊断的教师、专业技术人员及部分校友，共同编写《临床检验一万个为什么》丛书，作为检验医学专业同仁向母校校庆献礼；也借此机会，为我国的检验医学事业做出一些贡献。

光阴似箭，逝者如斯。丛书编写团队中不论是古稀之年的老教授，还是正当年华、经验丰富的检验工作者，他们都见证了祖国检验医学事业飞速发展并趋于国际先进水平的历程；也见证了我国医学检验教育事业从无到有、从小到大、由弱至强的各个发展阶段。当前，检验医学在疾病诊断、治疗、预防和康复各个方面都发挥着无可替代的作用；尤其随着基因组学、蛋白组学和代谢组学的腾飞，精准检验与个体化治疗得以实施，检验医学各个亚专科正在蓬勃发展。

丛书名为《临床检验一万个为什么》，意指编者以"问""答"显而易见的编写格式向大众、读者介绍临床检验领域内的丰富、普及与实用的医学知识。丛书共有 10 个分册，力求涵盖检验医学的亚专科，分别为《基础检验分册》《血液学检验分册》《免疫学检验分册》《分子生物学检验分册》《病原检验分册》《输血检验分册》《生物化学检验分册》《遗传检验分册》《特殊检验分册》与《检验质量管理分册》。每本分册既独立成书，又与其他分册紧密联系。

期待本书的出版能够为广大中初级医师、临床检验专业人员、患者及家属答疑解惑，成为读者的良师益友。我们将不定期对丛书的内容进行更新，使之与医学事业的发展同步。由于编者人数众多，水平有限，整个丛书难免出现瑕疵，敬请专家和读者不吝指正，在此谨致以衷心的谢忱。

胡翊群　王学锋
2017 年 9 月 1 日于上海

# 目 录

# 第一章 输血基础知识

## 第一节 输血发展史

**1. 为什么人类输血的发展史是一部从蛮荒到科学的历史**

答：血液是一种富有传奇色彩的神奇液体，受伤的动物和人都会因大量失血而死亡，因而古埃及人认为血液是人类赖以生存的源泉，饮用血液或用血液沐浴可以使人返老还童和恢复健康。早在 1492 年有一位犹太医师，抽取 3 个男童的血液注入昏迷的罗马教皇 Pope Innocent 八世的口中以治疗脑卒中，结果教皇于当年年底去世，3 个男童也因过度放血断送了性命，这是历史上第一个尝试"输血"的例证。15 世纪后期曾一度认为精神错乱、抑郁、癫狂等症状都是血中"毒素"作怪，放血治疗曾相当盛行。古代这种血液疗法一直延续到 16 世纪，虽然这不是真正意义上的输血疗法，但可以把这看成是人类输血的尝试。最早有记载的输血治疗始于 1667 年，法国的哲学家、数学家和医师 Denis 曾将羊血、牛血输入人体，但受者却因输入动物的血而导致死亡，Denis 因此被判谋杀罪，法国议会和英国议会均下令禁止输血，输血治疗的尝试因此停滞了很长一段时间。直到 1900 年，被誉为近代输血学之父的 Karl Landsteiner 发现了 A、B、O 血型，科学输血治疗的地位才得以确立。

从血液循环的发现、动物血输给人、人血输给人、消毒方法的建立、输血方法的改进、抗凝剂的运用、血型的发现、血库的建立，到今天的成分输血和自体输血的使用，人类输血的发展经历了从神秘到科学、从非理性到理性、从古代经验输血到现代科学输血的漫长历史过程。

**2. 为什么凝集素是发现血型的基础**

答：1900 年，奥地利维也纳大学病理解剖室高级助教 Karl Landsteiner 采集自己与 5 位同事的血液，将每个血样的红细胞与血清分离，并与其他血样的血清和红细胞分别进行交叉混合试验。结果发现，不同人的红细胞和血清混合后可能出现凝集与不凝集两种情况，即发现了人类红细胞的同种凝集现象。在此基础上，Karl Landsteiner 开始探寻不同个体间血清和细胞相互反应的规律。Karl Landsteiner 用"A 和 B 两种抗原的有无"解释试验结果，并指出每个人的血清中都含有针对自身红细胞所缺乏的抗原的抗体。基于这个结果分析，Karl Landsteiner 发现，根据每个人红细胞上是否存在 A 和 B 抗原可将人分成 A 型、B 型和 C 型（现在称为 O 型）三种血型。并于 1901 年正式发表了上述研究成果。1902 年，Decastello 和 Sturli 又发现了 D 型（现在称为 AB 型），至此人类红细胞第一个血型系统——ABO 血型系统被确立。这也使 Karl Landsteiner 成为发现人类红细胞血型第一人，并因此获得了 1930 年的诺贝尔医学生理学奖。

**3. 为什么血型的发现是人类输血史上的一个伟大里程碑**

答：1900 年奥地利维也纳大学助教 Karl Landsteiner（1868—1943）首先发现人类红细胞血型。这一划时代的发现，为以后安全输血提供了重要保证，他因此而获得了 1930 年的诺贝尔医学生理学奖，并赢得了"血型之父"的美誉。

最初他只发现人类红细胞血型 A、B、C 三型，1902 年他的学生 Decastello 和 Sturli 又发现 A、B、C 之外的第 4 型，后来国际联盟卫生保健委员会将这 4 型正式命名为 A、B、O、AB 型。这就是现在为人熟知的红细胞 ABO 血型系统。其后科学家又发现 MNS 红细胞血型。1940 年 Landsteiner 和 Wiener 发现了 Rh 血型。随着研究手段的改进，新的红细胞血型不断被发现。至今，共发现红细胞有 30 余种血型系统，300 多个抗原。

早期的输血所进行的交叉配血试验存在抗体被漏检现象，1911 年 Carlo Moreschi 建立抗球蛋白试验，才使人们认识到血型 IgG 抗体的重要性，但不幸的是 Carlo Moreschi 死于第一次世界大战，资料随之失落。直到 1945 年 R.R.A. Coombs 重新建立了抗球蛋白试验，才真正确立了血型配合性输血的地位。因此，血型的发现避免了绝大多数由于输血导致的严重不良反应和死亡事件的发生，是人类输血史上的一个伟大里程碑。

**4. 为什么 Rh 血型是以恒河猴的英文名称头两个字母来命名**

答：Rh 血型的命名来源于它的发现过程。1939 年，一位产妇由于分娩时大出血，输注与其 ABO 血型相同的丈夫的血液后发生了严重的溶血性输血反应。Levine 和 Stetson 经试验检测出该产妇血清中存在一种非 ABO 血型抗体，后来证实，该血型抗体是第一例被发现的人类 Rh 血型抗体。1940 年，Karl Landsteiner 和 Wiener 用恒河猴（Macacus Rhesus）的红细胞免疫天竺鼠和家兔得到的抗血清与一组白种人红细胞进行凝集试验，结果发现，该抗血清与该组 85% 的红细胞发生凝集反应，而与其余 15% 的红细胞不发生凝集反应。他们认为呈现凝集反应的红细胞上含有与恒河猴红细胞相同的抗原，并取恒河猴 Rhesus 的前两个字母 Rh 对这一抗原加以命名。同年，Wiener 和 Peters 研究证明了这些动物血清中的抗体与之前 Levine 在产妇血清中发现的抗体是类似的。随着对 Rh 血型系统研究的深入，1942 年，Fisk 和 Foord 证明了动物血清的抗 Rh 抗体与人血清中的抗 Rh 抗体并不完全相同。但由于此时，Rh 的概念已被广泛应用，以及出于对 Landsteiner 和 Wiener 的尊重，将免疫动物获得的异种抗体命名为抗 LW 抗体，并沿用至今，以示与人类的同种抗 D 抗体区别。

**5. 为什么将每年的 6 月 14 日定为"世界献血者日"**

答：2004 年，世界卫生组织、红十字会与红新月会国际联合会、国际献血者组织联合会和国际输血协会（International Society of Blood Transfusion，ISBT）等组织决定将每年 6 月 14 日定为"世界献血者日"，该日是发现 ABO 血型系统的诺贝尔奖获得者 Karl Landsteiner 的生日，以此纪念这位伟大的科学家。

6 月 14 日是专门用于庆祝和感谢自愿无偿献血者的特殊日子，每年的这一天，世界各国都会举办隆重的庆祝活动，为鼓励更多的人无偿献血，宣传和促进全球血液安全规划的实施，每年会选定一个主题和一个城市作为宣传中心。旨在通过这一特殊的日子感谢那些拯救数百万人生命的自愿无偿献血者，特别是多次定期捐献血液的个人，颂扬他们无偿捐助血液的无私奉献之举。同时希望全社会广泛认识自愿无偿献血的重要性，鼓励更多的人尤其是青年人成为合格的经常献血者,在需要拯救生命时提供最安全的血液。

### 6. 为什么血液替代品的使用可以极大地促进输血医学的发展

答:由于献血者捐献的血液存在保存时间短、经常发生短缺、有污染和交叉感染的风险以及稀有血型配型困难等问题,长期以来,人们一直在寻找、研发适用于临床的人血替代品。这种替代品要具有携带氧气的功能、生物相容性、安全性、稳定性,不仅要具有红细胞的主要功能,而且要具备特殊性,如无红细胞表面抗原决定簇、不引起输血反应、无病原微生物污染、保存期长、储存携带方便等。红细胞的替代品作为氧合剂可用于急救复苏、心脑血管病、肿瘤放化疗等紧急救治具有很强的现实意义,特别是缺乏冷藏设备又急需输血的状况、野战医院、战场上等,红细胞替代品都将显得十分重要,具有巨大的应用前景。

血液成分和功能非常复杂,真正模拟血液非常困难,目前研制的氟碳化合物乳剂,在临床使用中需要网状内皮系统清除,有毒副作用,不适合推广,现代科技研制的血液替代品也无法与人类经过漫长进化形成的天然血液相媲美,渴望这些研究终将掀开输血医学新的一页,为输血医学的发展带来新的前景。

### 7. 为什么血液抗凝和保存技术的发展为输血医学作出了不可磨灭的贡献

答:由于血液离体后短时间内就会凝固,在血液抗凝剂问世前,输血只能利用动、静脉压力差,采用连接供者动脉和受者静脉,或连接供、受者静脉的双联注射器助推等方式直接输注。直接输血的形式极大地限制了输血疗法在临床上的广泛应用。

1915 年,Richard Lewisohn 发现枸橼酸盐具有阻止血液凝固的抗凝作用,设计了一个采集抗凝血的配方。随后,美国病理学家 Well 用枸橼酸钠抗凝剂采集血液后,置于冷藏箱保存后再用于临床输注,取得良好效果。缺点是用这种方法保存的血液有效期短,不久就会发生溶血。此后研究发现葡萄糖可为红细胞提供能量,延长离体后红细胞的寿命,延缓其功能、活力和形态的衰变。1943 年,Loutit 和 Mollison 研制出酸性枸橼酸盐葡萄糖(ACD)血液抗凝保存液,同时解决了血液抗凝和保存的两个制约输血发展的问题,使血液的保存期延长至 21 天。正因为如此,使得当时二战期间的战地血库和血液采集点规模迅速扩大,战地输血得以发展。1957 年,ACD 保存液中加入磷酸盐的枸橼酸磷酸盐葡萄糖(CPD)血液抗凝保存液研发成功,随后在 CPD 基础上加入腺嘌呤成为 CPD-A 保存液,使血液保存期延长为 35 天,为规模化、系统化的血液采集、储存、运输和发放奠定了基础。20 世纪 70 年代后,包括我国在内的大多数国家已采用 CPD-A 保存液。

血液抗凝保存液的发展使得专业采供血机构和医院血库得以大规模建立,这种专业的采供血模式使输血作为一种特殊治疗技术在临床广泛开展。

### 8. 为什么输血学是一门多学科交叉的医学

答:输血作为一种有效的治疗手段,迄今已有百余年历史。在 ABO 血型发现后的半个世纪,输血虽有发展,但并不引人注目。近 30 多年,由于各种高新技术不断向输血领域渗透,使之飞速发展,现已成为医学科学中一个独立分支,称之为输血医学(transfusion medicine)。

这门学科是集中运用医学和技术手段研究血液及其成分如何安全有效地输给患者使患者受益的一门多学科的医学,它涉及血液学、传染病学、免疫学、流行病学、微生物学、病毒学及生物工程学等有关学科的概念和基础知识。献血者的招募、献血动机、血液采集及血液制品使用中所涉及的道德和法律问题也与输血医学密切相关。同时,临床输血医学(clinical transfusion medicine)也是一门研究血液及其成分(包括血液制剂)治疗疾病,预防输血不良反应,阻止输血传播性疾病的学科。

因此,输血医学不是单纯为临床提供血液,而是将血液成分、相应的质量控制以及多学科相结合的综合性医学分支。

### 9. 为什么我国献血事业的发展经历了数个不同的重要时期

答:我国的献血事业的发展经历了有偿献血、义务献血到无偿献血的过程。

新中国成立初期,我国的血液来源完全是有偿献血,仅能在京、津、沪等少数地区的医院开展献血和输血治疗,1958 年后开始向专门采供血机构发展,成立血站或血液中心。

1951—1953 年为支援中国人民志愿军,东北地区一些城市的医院血库和沈阳中心血库共 4 万人参加了自愿无偿献血。1965 年国务院批准在 7 个大城市建立血站的计划,开始了有领导、有计划、有组织、按系统地分配献血指标的志愿、义务献血。1978 年国务院批准了卫生部的《关于加强输血工作的请示报告》,明确规定在全国范围内推行公民义务献血制度,改变个体卖血为主的献血形式,分为有偿献血和无偿献血两种。

1984 年国家号召无偿献血,提出了输血管理“三统一”原则,推动了义务献血工作,由个体转为有组织的义务献血。1990 年中国红十字总会、卫生部联合签发《关于在全国开展公民义务献血和无偿献血的通知》,1997 年 12 月 29 日国家颁布《中华人民共和国献血法》,规定实行无偿献血制度,1998 年 10 月 1 日起正式实施。

### 10. 为什么要用循证医学的观念指导科学合理用血

答:循证医学不同于传统医学,强调任何医疗决策应建立在最佳科学研究证据基础上,核心思想是在医疗决策中将临床证据、个人经验与患者的实际状况和意愿三者相结合。临床证据主要来自大样本的随机对照临床试验和系统性评价或荟萃分析,实施的条件是最佳的科研证据、高素质的临床医师、临床流行病学的基础、现代的医疗措施。

临床输血是以患者为对象,运用医学和技术手段研究血液及其成分如何安全有效地输给患者,使患者受益。输血的核心问题是抢救生命,保证临床上一些有效治疗得以顺利进行,因此,临床输血是一门建立在实践和经验基础上的科学。

将循证医学的原则和方法应用于输血医学,进行大样本、多中心的输血研究和数据分析,可为合理掌握输血指征、确保输血疗效,规避输血风险提供证据和基础,依据循证医学的理论所形成的“血液保护”“无血医疗”“患者血液管理”等学说和观念指导科学合理用血。

(王　静　姜晓星)

## 第二节　输血的血液学基础

### 11. 为什么造血因子对造血过程有着不可取代的作用

答:造血因子是在造血干细胞(hematopoietic stem cell,HSC)和造血祖细胞(hematopoietic progenitor cell,HPC)生存、更新、增殖、分化、成熟及程序化死亡等不同过程中发挥正、负调控作用的活性蛋白或糖蛋白，能通过与靶细胞特异受体结合介导细胞内事件发生，进而引起细胞或者组织发生改变。造血因子为细胞因子家族中的一员，是多种生物细胞之间信息交流的基础。造血因子根据其功能可分为造血生长因子和抑制因子，第一个被鉴定确证的造血因子为促红细胞生成素（erythropoietin，EPO）。目前已被克隆重组的造血因子有粒细胞集落刺激因子（granulocyte colony-stimulating factor，G-CSF）、巨噬细胞集落刺激因子（macrophage colony-stimulating factor，M-CSF）、粒细胞巨噬细胞刺激因子（granulocyte-macrophage colony-stimulating factor，GM-CSF）、EPO、促血小板生成素（thrombopoietin，TPO）、干细胞生长因子（stem cell factor，SCF）、白细胞介素（interleukin，IL）1～18、肿瘤坏死因子（tumor necrosis factor，TNF）等70多种。造血过程是一个非常复杂精细的动态过程，其中涉及造血干/祖细胞、造血微环境、造血因子等多种因素之间的相互作用与制约，而血细胞的存活、增殖、分化等生理生化过程也离不开各种造血因子的调控作用。

### 12. 为什么造血干细胞具有自我更新或自我维持的特性

答：造血干细胞（hemopoietic stem cell，HST）是一类具有高度自我更新、多向分化、重建长期造血功能以及损伤后再生能力的造血前体细胞，能分化为各种髓系和淋巴系细胞。另外它还具有广泛迁移以及特异性归巢的特性，以保证其能优先定位于造血微环境中；HSC在体内以非增殖状态的方式存在。最新造血理论认为，在正常情况下，HSC只进行不对称性的有丝分裂，即其分裂产生两个子细胞；只有一个子细胞分化为早期的造血祖细胞（hematopoietic progenitor cell，HPC），而另外一个子细胞则保持着HSC的一切特性，这就保证了正常人体内HSC数量的稳定，却又能够不断产生HPC以保证机体血细胞的更新和弥补。

### 13. 为什么造血干细胞能够在体内长期的重建造血，而造血祖细胞却不具备这种性质

答：HSC最重要的一个功能就是具有重建造血功能。该重建过程分为长期（或晚期）和短期（或早期）两个阶段，而这两阶段分别由HSC和HPC两类细胞完成。这两类细胞最主要的区别就在于HSC具有高度自我更新或自我维持能力，而HPC则在早期部分地、晚期全部丧失自我更新或自我维持能力。由于HSC呈不对称性的有丝分裂，其两个子细胞中一个子细胞会保持HSC的全部特性进行下一步不对称有丝分裂或者进入$G_0$期，而另一个则会分化为HPC；一旦分化变成早期的HPC，HPC就会立即进行对称性的有丝分裂，其自我更新或者自我维持的能力将会越来越弱直至完全消失，而增殖能力会越来越强，产生足够机体所需的血细胞；故HSC能够在体内长期的重建造血，但HPC却不具备这种功能，HSC和HPC的不同特性保证了机体在HSC数量恒定的情况下对血细胞的需求。

### 14. 为什么CD34分子可作为造血干细胞活化状态的标志物

答：CD34分子是一种选择性地表达于人类及其他哺乳类动物HSC/HPC表面的高度糖基化的Ⅰ型跨膜糖蛋白，分子质量为105～120ku，它在细胞表面的表达量随着细胞的逐渐分化和成熟而逐渐降低直至消失。CD34分子能够阻遏HSC向髓系细胞的分化，使之停留于造血过程早期阶段，这种能力是HSC在机体造血系统中发挥作用所必不可少的。$CD34^-$细胞是一种处于静息状态下的细胞，但其经过特定的活化后，可转变为$CD34^+$细胞，即转变为一种活化状态的造血干细胞，而$CD34^+$又可以逆转化为$CD34^-$。当机体处于活跃发育

阶段时,大部分造血干细胞为 CD34$^+$;当机体进入稳定成熟阶段时,大部分造血干细胞呈 CD34$^-$。故 HSC 表面 CD34 分子的表达情况可以用来作为 HSC 活化状态的标志分子。

### 15. 为什么 CD34 单克隆抗体对研究造血机制具有重要意义

答:CD34 分子是一类高度糖基化的 I 型跨膜糖蛋白,CD34$^+$ 造血细胞是包含 HSC/HPC 的特殊细胞群。CD34 单克隆抗体是深入研究 CD34 分子、探索造血调控机制、分离纯化 HSC/HPC 以及临床应用必不可少的分子探针。CD34 单克隆抗体可用于 HSC/HPC 的富集以得到造血调控、HSC 移植以及肿瘤生物治疗所需的高纯度 HSC/HPC;同时 CD34 单克隆抗体的出现为异基因 CD34$^+$HSC 移植也带来新的研究思路;另外 CD34 单克隆抗体还有助于白血病诊断及分型、HSC 动员移植及造血恢复的评估。总之,CD34 单克隆抗体使得 HSC/HPC 形态、功能以及应用的研究进入了更深层次,为探索造血调控机制起到了巨大的推动作用。

### 16. 为什么造血干/祖细胞的凋亡能调控造血细胞水平

答:细胞凋亡即细胞自然消亡的现象,在胚胎发育、肿瘤形成中有着重要的作用。而造血细胞的凋亡是机体对造血系统进行调控的一种特殊机制。在 HSC 分化为成熟血细胞的过程中,HPC 会进入一个依赖特定造血因子的生长阶段,该阶段中造血因子必须以一定浓度持续存在,否则 HPC 将会进入程序性死亡过程。在高浓度的造血因子环境中,绝大部分的 HPC 均能得以生存并发展为成熟血细胞;而当造血因子浓度正常或低于正常时,HPC 则会进入凋亡阶段,故 HPC 所处的微环境中造血因子浓度成为机体通过凋亡调控血细胞水平的一个媒介。该调控机制已在红系造血细胞中得以证实,当存在高浓度 EPO 时,多数的红系 HPC 凋亡机制受到抑制;当 EPO 浓度处于正常或低于正常时,HPC 则会进入凋亡程序,以此调控机体内的血细胞水平。

### 17. 为什么造血干细胞不能无限地自我更新

答:造血干细胞的自我更新能力与其染色体端粒的长度有关。端粒是由若干 kb 长度的 DNA 序列(TTAGGG)串联形成的重复序列,其广泛存在于真核生物线性染色体的末端,其能通过防止染色体末端降解或融合以保证染色体末端 DNA 序列得到完整的复制。在细胞进行分裂过程中,由于染色体 3′ 端被 RNA 引物所覆盖,不能有效地被复制,故染色体的末端部分即端粒会在不断分裂的过程中逐渐丢失,当端粒缩短到一定长度时,细胞将失去其增殖潜能而走向衰亡。端粒酶是由 RNA 和蛋白质组成,具有调控端粒长度的功能,其能利用暴露的一段 RNA 对端粒进行长度添加,以保证细胞的增殖能力,但活力有限并不能长久地对端粒进行长度补充。美国的 Moniko 等对造血细胞中端粒长度与端粒酶调节作用进行较为深入的研究,发现原始的造血细胞以及 T、B 细胞虽含有端粒酶,但并不能阻止端粒的缩短。近年的研究表明,不同发育阶段的 HSC 和不同分化阶段的造血细胞器端粒的平均长度是不同的,表明端粒酶虽在某种程度上能延缓 HSC 自身端粒缩短的速度,但并不能阻止其缩短和丢失的趋势,故认为 HSC 的自我更新能力不是无限的。

### 18. 为什么造血生长因子和造血抑制因子有相反的造血作用

答:造血因子为一类能对 HSC/HPC 存活、自我更新、增殖、分化、成熟及程序性死亡等生理生化过程中发挥正、负调控作用的蛋白或糖蛋白，是细胞因子家族的成员。当机体的血细胞处于正常的范围时，造血抑制因子就会抑制 HSC/HPC 的活化使其处于 $G_0$ 期，避免产生过多的血细胞及 HSC 的消耗；而当机体出现血细胞数量下降时，就会刺激造血生长因子，使其激活 HSC/HPC，进而产生新的血细胞维持机体血细胞数目的稳定。故机体内所含有血细胞数目的稳定或者动态平衡是造血生长因子和造血抑制因子共同作用的结果，这两种作用截然相反的造血因子相互抑制，既维持了机体血细胞数目的稳定，又避免了不必要的损耗。

### 19. 为什么血液的颜色存在个体差异

答：一般情况下，正常人的血液都是红色的，但某些疾病的发生将会改变血液的颜色。健康人的血液由于血细胞含有大量的血红蛋白，而血红蛋白能有氧结合从而使得血液呈现出鲜红色；而当人体贫血时，血液中的血红蛋白含量就会低于正常值，使得血液呈现淡红色；而煤气中毒的患者，血液中的血红蛋白则会与一氧化氮结合生成碳氧血红蛋白，使得血红蛋白失去携带氧的能力而呈现樱桃红色；当患者患有重度肺气肿等疾病时，由于缺氧使血液中的氧合血红蛋白含量降低导致血液呈现暗紫色；当机体亚硝酸盐中毒时，亚硝酸盐会夺取血液中的氧气，使得低铁血红蛋白变成高铁血红蛋白导致血液呈现棕色或者紫黑色；另外当血液内的脂肪含量太高时，血液呈现乳白色。因此血液的颜色并不是一成不变的为红色，随着血液中某些成分含量的改变而改变颜色，这些常提示机体疾病的发生。

### 20. 为什么血液对于机体非常重要

答：血液是人体各种功能得以运转的基础，血液循环系统主要具有三种功能：①为机体各个部位运来代谢原料并运走代谢产物的物质运输功能；②将机体产生的激素和其他体液因子运送至相应靶细胞的功能；③维持机体内部环境相对稳定和防御功能。血液是由血浆和血细胞两大部分组成，其中血浆除了含有大量水分外，还有无机盐、纤维蛋白原、白蛋白、球蛋白、酶、激素、各类营养物质等；血细胞则又可分为红细胞、白细胞和血小板三类，红细胞主要功能是运输氧；白细胞则是免疫系统的一部分，负责破坏及移除年老或异常细胞及细胞残骸，对机体起着保护作用；血小板则具有止血的作用。当血液成分或者循环出现问题时，机体的局部组织将不能正常运作，从而导致疾病的发生。故血液对于机体是十分重要的。

### 21. 为什么红细胞具有变形性

答：红细胞在外力作用下的变形能力被称为红细胞变形性。红细胞具有变形性主要是由三个因素决定的，即红细胞膜的黏弹性、红细胞的几何形状和红细胞内液的黏度：①红细胞膜的黏弹性：红细胞膜骨架蛋白成分及脂质双分子的流动性，一些研究表明膜表面的黏性系数等力学参数均与膜骨架蛋白有很大关联，而脂质的流动性则与膜的履带运动等活动有关；②红细胞的几何形状：细胞表面积与体积的比值，红细胞膜面积相对于体积是相对过剩的，使红细胞能变成各种形状而不致破裂；③红细胞内液的黏度：称为红细胞内黏度，是决定红细胞变形性的重要因素，当内黏度增高时，红细胞变形性降低。血红蛋白的质、量和膜的离子通透性改变等因素均可引起红细胞内黏度的变化，从而改变红细胞变形性。红细胞的这种变形性使得其在微循环中能通过直径比它还小的毛细血管,是红细胞在机体内运输氧和各种代谢原料及产物的必要条件。故红细胞具有变形性能力与其独特功能密不可分。

### 22. 为什么红细胞是研究细胞老化机制的良好模型

答:血液循环中的红细胞基本均为成熟的红细胞,成熟的红细胞是无核的且不具有自我修复的能力,故其细胞老化过程所产生的各种效应易于被观测,且红细胞易于分离纯化。老化红细胞的消亡主要有自身破溶和被吞噬细胞吞噬两种途径,而这两种途径都是由细胞膜结构发生改变所引发的。当红细胞老化后,其密度、形态、变形性、稳定性等都会发生一系列的改变。1946 年,Shemin 发现随着红细胞的不断老化,细胞密度不断增高;正常情况下红细胞为双凹盘形,而老化红细胞呈现棘状、口形及球形,对血库不同储存时间的红细胞进行电镜观察,发现随着储存时间的增加,红细胞逐渐变为球状,且体积变小;与正常红细胞相比较,老化红细胞的稳定性降低,变形性降低、膜渗透性升高;另外随着红细胞老化,细胞表面会不断产生囊泡,膜脂膜蛋白丢失,膜的脆性增加,故囊泡化亦是红细胞老化的一个重要特征。故从检测细胞膜的结构变化入手,来深入探讨细胞老化的机制这一角度上讲,红细胞是研究细胞老化机制的良好模型。

### 23. 为什么中性粒细胞能够及时迁移至坏死组织或细菌入侵部位

答:中性粒细胞到达坏死组织或细菌入侵部位是通过趋化运动完成的。趋化运动是1884 年由 Pfeffer 首先提出的,是中性粒细胞顺着趋化因子浓度移动的过程。当趋化因子被中性粒细胞表面的特异受体识别并结合后,将会引起中性粒细胞内部一系列的生理生化改变,而这些改变最终将引起中性粒细胞的细胞膜骨架结构发生改变形成伪足,为向坏死组织及细菌入侵部位迁移提供条件。趋化运动的分子基础是细胞骨架蛋白在一系列调节蛋白作用下发生装配与去装配相互交替的变化,而这些变化都与胞内 $Ca^{2+}$ 浓度有着极大的关联。当胞内 $Ca^{2+}$ 浓度低时,肌动蛋白则会被装配,细胞质呈现凝胶态;而当 $Ca^{2+}$ 浓度高时则肌动蛋白会去装配,细胞质呈现流动态;细胞质状态的改变导致了伪足的出现,使得中性粒细胞能够迁移至坏死组织或细菌侵入部位。

### 24. 为什么中性粒细胞既可以保护机体亦会损伤机体

答:当机体受到外来病原体、抗原等入侵时,中性粒细胞快速迁移至受感染部位,释放出活性氧物质和各种蛋白水解酶,杀伤外来入侵的细菌等病原体。但当机体出现类风湿关节炎、心肌缺血再灌注损伤等疾病时,中性粒细胞分泌的活性氧(reactive oxygen species,ROS)和各种蛋白水解酶则会对机体组织产生损伤作用。中性粒细胞引发的组织损伤可分为氧化性损伤和非氧化性损伤两大类。氧化性组织损伤是指中性粒细胞通过呼吸爆发产生大量 ROS 对组织造成损伤;而非氧化性组织损伤则是指由于中性粒细胞释放的各种蛋白水解酶对组织中蛋白质进行降解产生的组织损失。故中性粒细胞对机体不仅具有保护作用,也会对机体产生损伤。

### 25. 为什么 B 细胞能够针对不同血型抗原表达出特异性抗体

答:人类 B 细胞起源于骨髓多能干细胞,并在骨髓内经原 B 细胞、前 B 细胞和未成熟 B

细胞共四个阶段分化为成熟 B 细胞，成熟 B 细胞将会随血液循环系统定居于外周免疫器官的非胸腺依赖区；当其被抗原刺激后，转变为活化 B 细胞，并分化为浆细胞，浆细胞产生针对抗原的特异性抗体。B 细胞表面存在的膜表面免疫球蛋白（surface membrane immunoglobulin，SmIg）是 B 细胞特异性识别抗原的受体，也是 B 细胞的重要标志。当 SmIg 识别抗原后，其抗原相关的信号就会借助传导结构传入胞内，在活化阶段的 B 细胞其生发中心微环境内，抗体重链和轻链的可变区基因发生高频率突变，并结合 SmIg 所识别的抗原信息对突变进行选择，最终产生针对不同抗原的特异性抗体。

### 26. 为什么人体内血小板在数量、大小及密度上存在差异

答：正常人体内血小板在数量、大小及密度上存在差异的现象被称为血小板的异质性，这种现象最早是由 Donne 于 1842 年发现的。过去一直认为出现这一现象的原因主要有两个方面：①血小板随着衰老而变小；②形成血小板的前体细胞 - 巨核细胞的不同倍体所导致。但近期研究表明，在稳定的造血状态下，血小板的衰老对于血小板体积大小的影响并不明显，而粒细胞巨噬细胞刺激因子、巨核细胞刺激因子和相对迟作用因子对血小板的大小则能起到调节作用。血小板的数量、大小和密度不同将导致血小板的功能状态不同，体外研究表明，血小板的聚集程度随血小板浓度增高而增加，且体积大的血小板较体积小的聚集程度高和速度快，且密度高的血小板功能较密度低的强。1974 年，O' Brien 发现在稳定的造血状态中，血小板数量与血小板大小间存在负相关；即 20 世纪 80 年代，Frojmovie Jakubowski 等提出的"血小板质"的理论，该理论指出血小板数和平均血小板体积的积是在一恒定值内。故当机体免疫功能发生改变时，血小板的数量、大小、密度的也会发生一定变化。

### 27. 为什么血小板具有与众不同的膜系统

答：血小板具有与其他细胞不同的特殊的膜系统，该膜系统包括开放管道系统（open canalicular system，OSC）、致密管道系统（dense tubular system，DTS）以及膜复合物三部分。OSC 是血小板表面质膜凹陷形成的曲折管道系统，主要存在于静止、活化或凝集的血小板中，OSC 的存在扩增了血小板与外界接触的表面积，为血小板内外物质的进出提供了多个通道。DTS 则不与外界相连，且较 OCS 细，在胞质内随机分布，是血小板环氧化酶和储存钙的部位，能将胞质中的钙摄取到 DTS 内以维持胞质内较低的钙浓度，当血小板被激活后则将钙释放至胞质内从而启动各种细胞活动。膜复合物是 OSC 和 DTS 相互关联的部位。另外，OSC 相当于肌细胞的横管系统，DTS 则相当于肌细胞的肌质网，使得血小板可以在不依赖外源性钙离子的情况下，调节血小板本身的运动。故血小板具有与众不同的膜系统与其本身的功能是密不可分的。

### 28. 为什么血小板具有止血功能

答：血小板的主要生理作用是其对于机体具有止血功能，防止机体受损后血液的流失。而止血功能的实现与其所具备的特定性质是密不可分的，包括血小板的黏附、聚集、释放反应以及促凝功能。血小板与非血小板细胞表面的黏附被称为血小板的黏附作用，是血管受损后机体正常止血反应的第一步。血小板相互之间的彼此黏附现象则称之为血小板聚集，机体通过血小板之间形成聚集体使流血停止是止血过程不可缺少的环节，血小板的聚集可

由各种化学诱导剂或者流动状态的剪切效力作用两种机制诱发，同时血小板的聚集功能也是病理性血栓形成的重要因素。血小板的释放反应则是指血小板在受到刺激后，会将储存于致密体、α颗粒或者溶酶体中的生物化学物质排出细胞外的现象，这些物质的排出将会进一步引起血小板的活化及聚集。故血小板独特的性质是其具有止血功能的基础。

29. 为什么血小板的聚集作用是把"双刃剑"

答：血小板的聚集是指血小板与血小板之间彼此黏着的现象，是机体止血过程中十分重要的环节。在正常的止血机制中，当机体受到损伤时，损伤部位的激活因素将刺激血小板出现聚集反应，凝集成为血小板凝块，起到初级止血的作用；然后血小板会参与凝血反应，生成凝血酶使得邻近血浆中的纤维蛋白原转变为纤维蛋白，而纤维蛋白相互交织形成网状使得血细胞与血小板凝块结成血凝块，形成血栓。与此同时，血小板表面的突起会伸入纤维蛋白网内，随着血小板的收缩使血凝块收缩，血栓变得更加坚实，从而达到止血的作用。然而病理状态下或者某些刺激调控因子作用下，如冠心病，将会使得血小板黏度黏附、聚集和流动性增强，促使血小板不断活化，形成血小板血栓，导致心肌梗死等疾病。故血小板的聚集作用是一把"双刃剑"。

30. 为什么血小板表面的血型抗原具有重要的临床意义

答：血小板表面存在着两类血型抗原，即血小板相关抗原和血小板特异性抗原。血小板特异的同种抗原系统于1988年由血小板血清学的国际血液学标准化会议提出了统一命名，通称人类血小板特异性抗原（human platelet antigen，HPA）；而血小板相关性抗原由吸附或者内源性合成而来，如ABO抗原和HLA抗原。血小板携带的HLA抗原为HLA-A，HLA-B，HLA-C抗原。新生儿同种免疫性血小板减少症就是由于母亲的同种抗体与新生儿体内的血小板表面抗原发生免疫反应导致的疾病；另外多次输血后机体将产生血小板的同种抗体，也会与输注的血小板发生免疫反应引起血小板减少症。另外当机体内存在HLA、HPA-1a和HPA-3a抗体时可引发输注血小板无效的症状。因此血小板表面抗原或者血清中相关抗体的检测不仅对输血具有安全有效性，也对新生儿同种免疫性血小板减少症的筛查具有非常重要的意义。

（雷 航 蔡晓红）

# 第三节 输血的免疫学基础

31. 为什么抗原和抗体在输血免疫中有重要意义

答：抗原是指能够刺激机体发生特异性免疫应答，并能够与免疫应答产物抗体和致敏淋巴细胞结合，发挥免疫效应的物质。抗原物质可诱导机体产生不同的免疫应答，诱导机体产生速发型变态反应的抗原为变应原。抗体，又称免疫球蛋白，是通过抗原免疫刺激产生并能够与抗原发生特异性反应的物质。免疫球蛋白基本结构包括由二硫键连接的两条相同的多肽重链和两条相同的多肽轻链。人类免疫球蛋白的重链根据其恒定区抗原特异性的差异，可分为γ、α、μ、δ、ε 5种肽链，分别构成IgG、IgA、IgM、IgD和IgE五类免疫球蛋白。人血型抗体主要有IgG和IgM两类，偶尔存在IgA。IgM型血型抗体主要见于ABO血型系统，是ABO不同型输注引起输血反应的原因。IgG型血型抗体主要由于在输血或妊娠过程中，机体接触到红细胞、血浆蛋白、血小板等血液成分，发生免疫应答而产生，可引起迟发性溶血性输血反应、输血过敏反应、非溶血性发热反应等。因此，认识抗原和抗体，对掌握输血免疫过程、防治输血反应有重要意义。

### 32. 为什么 IgG 和 IgM 与血型血清学密切相关

答：IgG 在人体血清中含量最高，约占血清免疫球蛋白总量的 80%。IgG 是再次免疫应答产生的主要抗体，且持续时间长。IgG 在出生后三个月后开始合成。IgG 有活化补体、介导抗体依赖的细胞介导的细胞毒性作用（antibody-dependent cell-mediated cytotoxicity，ADCC）效应、发挥调理作用等功能，IgG 分子质量较小，是唯一能通过胎盘的免疫球蛋白。IgG1、IgG2 和 IgG4 在体内的半衰期较长，为 21 天左右，而 IgG3 的半衰期仅为 7 天。IgG 可以通过胎盘传给胎儿，尤其是 IgG1 和 IgG3，其在新生儿溶血病中意义重大。IgM 是机体发育过程中最早出现的抗体，也是初次免疫反应产生最早的抗体，约占血清免疫球蛋白总量的 10%。天然血型抗体为 IgM，如 ABO 血型的抗体。ABO 血型不合的输血有可能会导致严重的血管内溶血反应和急性肾衰竭，甚至引起受血者死亡。

### 33. 为什么人体在外来血型抗原刺激下会产生同种抗体

答：抗原是一类能够刺激机体发生特异性免疫应答，并能够与免疫应答产物抗体和致敏淋巴细胞结合，发挥免疫效应的物质。血型抗原是不同个体血液成分表现出来的一种遗传性状。狭义地讲，血型抗原专指红细胞膜抗原在个体间的差异。但除红细胞外，白细胞、血小板乃至血浆蛋白抗原，在不同个体之间也存在着差异。因此，广义的血型抗原应包括血液各有形和无形成分的抗原在个体间出现的差异。正因为不同人之间的血型抗原不尽相同，导致机体将输入受血者体内的献血者血液成分识别为外来抗原，其抗原表位（也叫抗原决定簇）通过体内一系列机制进行处理与呈递，引起机体淋巴细胞活化增生并产生针对该血型抗原的特异性同种抗体。

### 34. 为什么 T 细胞能特异性识别血型抗原

答：初始或记忆性 T 细胞膜表面 T 细胞受体（T cell receptor，TCR）与抗原提呈细胞（antigen presenting cell，APC）表面主要组织相容性复合体（major histocompatibility complex，MHC）- 抗原肽复合物特异性结合的过程，称之为抗原识别。初次免疫应答的细胞是树突状细胞（dendritic cells，DC），再次免疫应答的 APC 可以为任意的 APC，但是主要为活化 B 细胞。T 细胞与 APC 之间的接触是血型抗原识别的基础。T 细胞只识别和结合由 APC 表面 MHC 分子所展示的血型抗原肽。对于特异性不同的各种血型抗原，T 细胞具有十分精细的辨别能力，这是 T 细胞抗原识别特异性的基础。在活化初始 T 细胞和启动免疫应答方面，成熟的 DC 表面还表达高水平的 I 和 II 类 MHC 分子和共刺激分子，为初始 T 细胞活化提供双信号。第一信号来自于血型抗原，APC 表面的 MHC- 抗原肽复合物与 TCR 相互作用和结合，确保免疫应答的抗原特异性；第二信号为 APC 表面多种共刺激分子与 T 细胞表面相应配体相互作用产生，导致 T 细胞的完全活化。细胞因子也可促进 T 细胞的增殖与分化而不使其凋亡。因此，机体固有一整套完善的 T 细胞识别抗原的机制，保证了其能对特异性血型抗原进行精确识别。

### 35. 为什么有些人会产生血型抗原的自身抗体

答：在正常情况下，由于自身耐受机制，机体的免疫系统对自身的抗原物质不产生免疫应答。自身免疫性溶血性贫血（autoimmune hemolytic anemia，AIHA）中，由于免疫功能紊乱产生抗自身红细胞抗体，与红细胞表面抗原结合，或激活补体使红细胞加速破坏而导致溶血性贫血。包括 AIHA 在内的许多自身免疫性疾病的起始原因和发病机制尚不清楚。一些理化因素（例如服用某些药物、接触某些化学毒物或 X 线照射）或生物学因素（例如受病毒、细菌感染）可直接引起组织抗原变性或改变细胞代谢过程的基因表达，从而改变自身抗原的性质，诱导自身应答，导致自身免疫性疾病。此外，免疫调节失常是导致自身免疫性疾病的重要原因。正常情况下，免疫功能处在一个调节网络的控制之下，当调节作用失控或抑制细胞缺陷时，可以使禁忌克隆的细胞复活，重新获得了对自身抗原的应答能力，就有可能发生自身免疫性疾病。先天易感性遗传因素对自身免疫性疾病的发生也起一定的作用。

### 36. 为什么 IgM 型血型抗体主要通过激活补体介导溶血反应

答：补体（complement，C）是由 30 余种广泛存在于血清、组织液和细胞膜表面的蛋白质组成，具有精密调控机制的蛋白质反应系统，其活化过程表现为一系列丝氨酸蛋白酶的级联酶解反应。因此，补体系统实质上是一组与酶活性有关的非特异性球蛋白。19 世纪末，在研究免疫溶菌和免疫溶血反应中，认为这种球蛋白可辅助抗体发挥溶解细胞的作用，因而得名补体。补体由 9 种成分组成，分别命名为 C1、C2、C3、C4、C5、C6、C7、C8、C9。C1 又有 3 个亚单位，即 C1q、C1r 和 C1s。除 C1q 外，其他成分大多是以酶的前体形式存在于血清中，需经过抗原抗体复合物或其他因子激活后，才能发挥生物学活性作用，这叫作补体的经典激活途径。补体经典激活途径在血型血清学中有重要的作用。在 IgM 血型抗体与红细胞抗原结合时，抗体发生构型改变，暴露出补体 C1q 结合部位，C1q 桥联 IgM 血型抗体，C1q 自身构型发生改变，导致 C1r 和 C1s 的相继活化。C1 复合物作用于后续的补体成分，形成 C3 转化酶（C42）和 C5 转化酶（C423），C5 转化酶裂解 C5 后，继而作用于后续的其他补体成分，形成一个膜攻击复合物（C5b6789），使得复合物可以穿透红细胞膜，从而使红细胞分解被破坏，这将引起大范围的危及生命的血管内溶血。

### 37. 为什么血型不合的输血可以发生溶血反应

答：输注非同型红细胞，会导致免疫性溶血反应。免疫性溶血反应是由于血型不合造成的红细胞被加速清除或溶解。免疫性溶血反应根据反应发生时间可分为急性溶血性输血反应和迟发性溶血性输血反应。前者多与 IgM 血型抗体有关，主要见于 ABO 血型不合的输血。由于 ABO 血型 IgM 抗体为天然完全抗体，当由于血型的书写、检测、核对等人为的错误造成 ABO 不同型输血，尤其是主侧不同型输血时，受血者血浆中存在的天然 IgM 型抗 A 或抗 B 抗体会与献血者红细胞上大量的 A 或 B 抗原结合，可通过直接激活补体的经典途径引起血管内溶血。后者多与 IgG 血型抗体有关，常见于 Rh 血型及其他血型不合的输血。由于 IgG 抗体为免疫性不完全抗体，其结合红细胞后，需要通过单核巨噬系统识别和清除，因此主要引起血管外溶血。

### 38. 为什么血型抗原在输血实践中具有重要意义

答：红细胞膜表面结构成分形成了红细胞独特的表面标志，它是红细胞完成其生物学功能的物质基础。红细胞膜抗原的生物学功能分为免疫学功能、分子转运功能和结构蛋白功能。传统的红细胞血型抗原的概念是在长期临床输血实践过程中形成并逐步完善的，它反映出红细胞膜免疫性标志物的异同在安全有效的临床输血治疗中起的关键作用。在人类不同的个体之间，红细胞表面的蛋白质、糖类和脂类分子存在着多态性，如同种异型。机体输入异体血液后，由于异体血型抗原免疫产生，或之前由于天然的血型类似物（如细菌表面类似 ABO 糖链的物质）免疫产生的血型抗体，会引起输血反应。当胎儿红细胞或血小板经胎盘到达母体循环，含有父源性的血型抗原可以免疫母体产生特异性血型抗体，抗体经由胎盘作用于胎儿红细胞或血小板，会产生胎儿与新生儿溶血病或胎儿与新生儿紫癜等。因此，由于血型抗原的存在，输血时必须实行配合性输注，避免同种免疫排斥的发生从而使输血治疗更加安全有效。

### 39. 为什么血型嵌合体被称为天然免疫耐受

答：免疫耐受（immunologic tolerance）是指免疫活性细胞接触抗原性物质时所表现的一种特异性的无应答状态。在出生前或者新生儿生活中，比较容易获得耐受。这可能与 T 细胞、B 细胞或者 APC 均未成熟有关。在免疫受损的个体中，如从辐射恢复健康的免疫缺陷的个体，也比较容易诱导耐受。T 细胞比 B 细胞更容易诱导耐受，且这种耐受一旦获得，会持续很长时间。按照免疫耐受形成的机制不同，可以分为天然性免疫耐受和获得性免疫耐受。1945 年，美国学者 R.D. Owen 发现遗传基因不同的异卵双生小牛各有不同的血型抗原，由于两者的胎盘血管融合而发生血液相互交流，呈天然联体共生。出生后，每一孪生个体均含有对方不同血型的血细胞而不排斥，成为血型嵌合体，彼此间互相进行植皮也不发生排斥反应。这种胚胎期形成的耐受，Owen 称之为天然免疫耐受。另有学者认为，这种现象的产生是由于胚胎期免疫系统尚未发育成熟，异型血细胞进入胎牛体内，引起抗原特异的免疫细胞克隆被排除，从而表现为对该抗原的特异性无反应性，即免疫耐受。

### 40. 为什么血型抗原抗体反应有时会出现假阴性或者假阳性

答：血型抗原抗体反应的影响因素较多，主要有两个方面：抗原抗体的自身因素和反应条件的影响。血型抗原的理化性状、抗原决定簇的数目和种类均可影响血清学反应结果。抗体是血清学反应中的关键因素，来自于不同动物的免疫血清（抗体）的反应性有差异；而特异性和亲和力是影响抗体反应性的关键因素，它们共同影响试验结果的准确性。抗原抗体在合适的浓度中才会出现明显的反应结果，由于抗原抗体比例不合适而导致假阴性的现象，称为带现象（zonephenomenon）。出现在抗体过量时，称为前带（prezone），出现在抗原过剩时，称为后带（postzone）。各种反应条件影响结果的准确性，如温度影响平衡常数，会影响反应速度。通常在血清学试验中，为了促使沉淀物或者凝集物的形成，常用低离子强度介质或各种缓冲液作抗原及其抗体的稀释液及反应液，以中和胶体颗粒上的电荷，使胶体颗粒的电势下降，离子强度减小，来加快抗体与抗原结合的速度。大多数血型抗体的效价会因离子强度的降低而提高。血型抗原抗体反应溶液的 pH 应尽量接近生理状态下的 pH，即 7.35～7.45，过碱或过酸均可导致血型抗原抗体的反应性出现假阳性或假阴性结果。蛋白质具有两性电离性质,因此每种蛋白质都有固定的等电点,适当的电解质缓冲液是抗原抗体反应出现可见的沉淀或凝集现象的重要条件。反应系统中电解质浓度过低不易出现可见反应,过高则会引起非特异性蛋白质沉淀。适当的振荡和搅拌也能促进抗原抗体分子的接触,加速反应。试验过程中,选取适当的时间观察结果,同一试验在不同的时间观察,结果可能会不同。

### 41. 为什么人体红细胞有调节免疫的作用

答:人体红细胞是免疫活性细胞,具有调节免疫作用。它通过多种途径参与人体负载的网络状免疫防御机制。红细胞可以识别携带抗原,通过红细胞膜 C1 补体受体(CR1)参与黏附免疫复合物,将其带到肝脾,免疫复合物被巨噬细胞吞噬,使人体血管内的"垃圾"——病理性循环免疫复合物被清除,是体内携带、运输及清除循环免疫复合物的主要细胞。红细胞通过 CR1 的蛋白质还能黏附病毒、细菌,使其悬浮于血液循环中,更易被吞噬细胞捕获,从而提高了机体免疫功能。红细胞可以增强 T 淋巴细胞的免疫应答,促进巨噬细胞对免疫复合物吞噬作用。红细胞膜表面具有过氧化物酶,对免疫复合物起着杀伤作用。此外,红细胞的数量是白细胞数量的 1000 多倍,血液循环中 80% 以上的 CR1 存在于红细胞表面,故红细胞与循环免疫复合物相遇的机会比白细胞大 500～1000 倍,清除体内"垃圾"的任务主要由红细胞承担。红细胞免疫黏附功能在抗疾病、抗肿瘤中具有重要的作用,当红细胞免疫黏附功能低下时,会出现如系统性红斑狼疮、类风湿关节炎、脉管炎、肾炎、自身免疫性肝炎、恶性肿瘤等疾病。红细胞的免疫自成系统,是机体重要的免疫活性细胞。红细胞与白细胞两大免疫系统的相互合作,共同维护着人体的健康。

### 42. 为什么细胞因子在输血医学中有重要意义

答:细胞因子是由免疫原或其他因子刺激免疫细胞和其他细胞所产生并分泌的低分子质量的可溶性蛋白质,具有多种调控机体免疫和非免疫系统发育与功能的作用。每一种细胞因子由特定的细胞对不同刺激的反应而分泌,可以参与多种不同的生物学功能,多种细胞因子也可以参与同一生物学功能。细胞因子不仅可调控炎症反应,同时可以调节免疫应答,不同免疫细胞亚群的发育、成熟、分化、活化、效应过程都有多种细胞因子参与,细胞因子直接调节固有免疫和适应性免疫应答的进程。细胞因子还参与机体的造血过程。近年研究发现,输血作为一种临床替代治疗方案,也可引起不同疾病状态下受血者免疫水平的变化。对细胞因子与输血后患者免疫状态的相关性研究,可以为肿瘤、感染、造血功能障碍、自身免疫性疾病等患者的输血方案进行指导,发挥积极的作用。此外,细胞因子检测对包括急性溶血性输血反应、迟发性溶血性输血反应、非溶血性输血发热反应在内的多种输血不良反应的诊断具有重要的价值。

### 43. 为什么有的血型抗体可以识别两种以上的血型抗原

答:多克隆血型抗体可以识别两种以上的血型抗原。多克隆抗体是由多个 B 淋巴细胞克隆产生的,受到多种抗原决定簇刺激并可以与多种抗原表位结合的抗体。制备多克隆抗体需要使用大量的抗原,对抗原的纯度要求较高,其次多克隆抗体只能通过不断免疫动物得到,不同动物对同一种抗原的反应会有个体差异,结果导致抗体的质量不易控制。如果需要检测这种抗体一般可以用沉淀反应和凝集反应。此外,有的单克隆抗体也可能识别不同的血型抗原。单克隆抗体的制备是用一种永生细胞与一种产生预定特异性抗体的 B 细胞融合,经标准化程序创建杂交瘤细胞,由杂交瘤细胞产生的单特异性抗体。单克隆抗体是针对某一特异性抗原决定簇反应的抗体,若某一抗原与不同抗原具有相同的抗原决定簇,则单克隆抗体会与不同抗原产生交叉反应,影响测定结果的特异性,比如抗 A、B 抗体即是针对 A 和 B 抗原共同的表位决定簇,可以同时识别 A 和 B 抗原。

### 44. 为什么溶血反应是一种免疫排斥反应

答:排斥反应是指已知物种同种异型反应性 T 细胞识别宿主同种异型组织抗原而诱发的反应,是一种适应性免疫应答。这是由于有些抗原的特异性的记忆应答(适应性免疫系统的特性)所致。最常见的排斥反应是移植排斥反应以及输血排斥反应。当患者首次移植失败,其再次移植时,将更快的排斥第二个具有相同或共享移植抗原的移植物。这种排斥是由于首次移植而致敏和对随后接触的记忆应答。输血排斥反应主要指 ABO 系统的不同型排斥反应。A 型血天然具有抗 B 血型的 IgM 抗体,而 B 型血天然具有抗 A 型血的 IgM 抗体。如果 A 型的人输血给 B 型的人,则受血者会对输入的血产生严重的速发型排斥反应,导致急性血管内溶血等症状。临床上采用 ABO 同型输血,避免这种急性排斥反应产生,以保障输血安全。

(余　沁　蔡晓红)

# 第四节　输血的分子生物学基础

### 45. 为什么分子生物学在输血医学中的运用越来越广泛

答:随着输血技术及相关领域突飞猛进的发展,输血医学已成为临床医学中不可或缺的重要组成部分,这一学科在现代医学中备受关注并得到了重新认识。基因革命时代的到来,使得输血医学中的配血方式在慢慢发生改变。分子生物学技术已广泛应用于输血医学的研究和实践中,如 HLA 分型、红细胞定型、血小板分型和病毒检测等。以往血型抗原及其特异性的鉴定都是应用传统的免疫血清学方法,从 20 世纪 90 年代起,随着分子生物学技术的迅速发展,整个血型研究很快进入分子水平,研究重点转向血型基因多态性的分子基础、组织特异性表达、结构和生物功能,以及在生命科学中的应用。将分子技术应用于临床需要多领域的技术和知识,例如分子技术、血型分子基础、血液凝集技术等,同时需要将血型抗原 DNA 和血清学抗体的结构进行综合分析,从而为临床解决问题。

### 46. 为什么血型芯片技术具有广阔的应用前景

答:近一个多世纪以来,血细胞凝集反应是血型鉴定的主要手段。随着分子诊断技术的发展,已诞生多种红细胞血型鉴定的基因检测分型技术,如限制性酶切片段长度多态性聚合酶链反应(polymerase chain reaction-restriction fragment length polymorphism,PCR-RFLP)、多重 PCR、DNA 测序及基因芯片等。其中,生物芯片技术在检测通量方面具有显著优势,应用生物系统推出的 TaqMan 探针芯片运用在红细胞血型鉴定方面,实现高通量的红细胞血型分型。此外,近年来发展起来的液相芯片技术在红细胞血型检测通量上则更具有优势，理论上可以同时检测 500 种红细胞血型的等位基因。传统的血清学红细胞血型鉴定技术受到抗体制备的限制（稀有血型缺乏商品化的抗体），且整体自动化程度不高，因此不可能达到同时对数十种血型系统的数百种抗原进行鉴定。随着分子诊断技术的发展，采用现代分子诊断技术从基因分型的角度对红细胞血型进行鉴定，可达到同时对上百种抗原进行血型分析，且随着高通量技术的应用，红细胞血型的单个等位基因靶标检测成本相对更低，检测速度更快，更具有便携性。随着红细胞血型鉴定技术的发展及相关法律法规的调整，红细胞血型鉴定的分子生物学技术也将在稀有血型库等建设方面得到实质性进展。

### 47. 为什么有时需借助分子生物学技术鉴定血型

答：血清学方法是血型鉴定最常用的方法，但是在一些特殊情况下，血清学方法鉴定血型存在困难，宜借助分子生物学技术鉴定血型。这些情况包括：①某些亚型或变异型血型。比如 ABO 亚型或者类孟买血型会导致血清学正、反定型不符；RhD 血型中，也有少部分为弱 D 或不完全 D 变异型，会给血清学鉴定带来困惑。②某些病理情况下可能会发生血型的临时性改变，例如一些消化系统疾病如肠梗阻、结肠癌、胃癌等会使 A 型患者红细胞上出现获得性 B 抗原；血液病患者可能出现血型正定型混合凝集现象或者直接抗球蛋白试验阳性，干扰血型血清学结果，而这些病理状态下，血型基因分型通常不受影响。③对于一些稀有血型的鉴定，临床上缺乏相应的抗血清。④有近期不同型输血史的患者，因为体内还存在异体红细胞，无法准确进行血清学鉴定。⑤人群中存在一定比例的血型嵌合体，血清学表现与 ABO 亚型极其类似，但通过基因检测可以发现血型嵌合体个体含有 3 种以上 ABO 等位基因，而 ABO 亚型只有 2 种等位基因。

### 48. 为什么分子生物学技术不用于常规血型鉴定

答：虽然 DNA 检测技术有诸多优势：可实现自动化；可对一个标本同时检测多个血型标记物，实现高通量；可通过计算机的 DNA 配型来选择与患者配合的血液；检测试剂主要为探针和引物，为靶特异性，成本低，可大量生产，方便购买。然而 DNA 分析不是常规鉴定献血者 ABO 和 RhD 的选择方法。原因如下：目前输血前检测体系适合凝集试验。另外，某些突变导致 A 或 B 转移酶无活性而形成 O 型，如果标本中存在一个未知的无活性等位基因所产生 ABO 血型错误的风险在选择血液输血中是不能接受的。时间也是一个必须考虑的问题，从样本的 DNA 提取到数据结果，目前多重 PCR 系统为 7 小时，即使检测时间可能在将来缩短，对于紧急输血的患者，也不适宜使用多个血型抗原配合的输血模式。红细胞凝集法是检测血型抗原和抗体的经典方法，一直作为检测红细胞表面血型抗原的"金标准"。

### 49. 为什么分子生物学技术在防止输血传播性疾病方面发挥了重要作用

答：随着分子生物学技术的发展和对可致人类疾病的病毒认识的不断加深，不断发现新的病毒，尤其是经输血传播性病毒占有举足轻重的地位，而乙型肝炎病毒（HBV）、丙型肝炎病毒（HCV）和人类免疫缺陷病毒（HIV）成为目前威胁血液安全的主要因素。为了保证输血的安全性，各国依据各自国情，确定相应的检测项目和方法，对血液进行筛检。我国《献血者健康检查标准》中规定：用酶标法（ELISA）检测乙型肝炎病毒表面抗原（HBsAg）、丙型肝炎病毒抗体（HCV 抗体）和艾滋病病毒抗体（HIV 抗体）。但由于 ELISA 存在较长"窗口期"、病毒变异、免疫静默感染（immunosilent infection）以及人工操作错误等因素的影响，经输血传播病毒感染依然存在。以 PCR 为代表的核酸检测技术（nucleic acid test，NAT）是一种新的经输血传播病毒的检测方法，敏感性高，能检测出标本中极其微量的核酸，甚至在病毒感染后数天即能检出，大大缩短了"窗口期"，还能检测出 ELISA 漏检的被感染血液。尽管 NAT 从理论上并不能完全消除感染"窗口期"，但病毒核酸转阳之前的血液传染性非常低，可以有效地控制经输血传播性疾病。

50. 为什么检测孕妇的外周血可以评估胎儿与新生儿溶血病的发生风险

答：产前检查中，DNA 基因分型对于判断胎儿是否遗传了父亲的抗原有着重要的作用。如果胎儿相应抗原是阴性，胎儿就不存在发生胎儿新生儿溶血病的风险，母亲也就不需要接受昂贵的侵入式监测和免疫调节药物治疗。胎儿的 DNA 可以从羊水或绒毛样本中的细胞获得，也可以在妊娠大约 5 周后，从母亲的血浆中获得胎儿 DNA。母亲血浆内的胎儿 DNA 来源于合胞体滋养层细胞的凋亡，随着胎龄的增长，DNA 的浓度也相应增加，但分娩之后就快速被清除，因此上一次妊娠产生的游离胎儿 DNA 不会影响到本次孕期的检测。定量 PCR 可以准确检测母亲血浆内的胎儿 DNA，鉴定胎儿的血型。

51. 为什么人类白细胞抗原的分型主要采用分子生物学技术

答：人类白细胞抗原（human leucocyte antigen，HLA）具有重要的生物学作用和临床意义，对其进行分型有助于了解其功能和进行临床应用。目前 HLA 分型技术已广泛应用于多个领域，如 HLA 群体遗传多态性研究、HLA 生物学功能研究、实体器官和造血干细胞移植供受者组织相容性配型、与疾病的关联等方面，其中临床最常见的应用是为器官移植供受者进行组织相容性配型。HLA 分型技术经过多年的不断发展，主要有血清学分型方法、细胞学分型方法、基因分型方法等。血清学方法可检测抗原或抗体，而基因分型方法是检测其基因碱基核苷酸的多态性。随着分子生物学技术的普遍运用，大多实验室已采用基因分型方法指定 HLA 等位基因型，方法学易标准化。而血清学方法需要特殊抗体，试验操作繁琐耗时，对操作人员要求高，目前仅局限于特殊实验室用于抗原识别、筛选和抗体确认。目前 HLA 基因分型技术已得到了广泛的应用，主要方法为 PCR-RFLP、PCR- 序列特异性引物法（polymerase chain reaction-sequence specific primer，PCR-SSP）、Luminex 检测技术、基因芯片等。

52. 为什么蛋白组学技术为输血医学的发展提供了新的途径

答：输血医学在最近数十年得到长足发展，成为一门独立临床学科，其发展进程得益于各种新技术、新方法在输血领域的普及应用。尽管在血型鉴定及基因分型、血液制品安全、输血性疾病的筛查等方面都已经取得较好的进展，但由于血液成分的多样性和复杂性以及输血免疫的复杂性，尚有很多问题未能得到很好的解决，一些未知的领域也需要采用新的手段和方法来探索，蛋白质组学技术为我们提供了一条新的途径。临床上常用血液制品主要有三种：红细胞浓缩制品、血小板浓缩制品和血浆蛋白制品。从血浆角度考虑，通过双向凝胶电泳以及质谱技术等蛋白质组学液相检测方法对于输血领域的少量蛋白质组的研究，可能找出一些潜在的修饰过的凝血因子或其他低含量物质，这些物质的存在在输血过程中很可能会影响血液制品的免疫原性,从而产生输血反应。从红细胞角度考虑,蛋白质组学的研究已经发现一些应激蛋白、蛋白酶体在红细胞保存期间发生显著变化。同时,采用固相检测的方法对于血小板蛋白质组的变化进行研究,对于寻找血小板代用制品、解决血小板有效保存等问题提供了思路。所以,随着蛋白质组学自身的不断发展,它也将在输血领域得到更广泛的应用。

### 53. 为什么流式细胞技术可以用于临床输血学检测

答:流式细胞术(flow cytometry,FCM)是一种对处在液流中的细胞或其他生物微粒逐个进行多参数的快速定量分析和分选的技术。流式细胞仪是测量染色细胞标记物荧光强度的细胞分析仪,是在单个细胞分析和分选基础上发展起来的对细胞的物理或化学性质,如大小、内部结构、DNA、RNA、蛋白质、抗原等进行快速测量并可分类收集的高技术,FCM以其快速、灵敏和定量的特色,广泛应用于基础研究和临床实践各个方面。血清学试验中常采用 IgM 或 IgG 血型抗体结合血凝试验来检测红细胞表面的蛋白质。近年来随着 FCM技术的发展,微量的血型抗原可以通过血型抗体与荧光标记的二抗反应后用流式细胞仪检测,其敏感度高于传统的血清学方法。此外,FCM 可以检测微量的血细胞群,分析成熟红细胞、血小板、淋巴细胞、单核细胞以及粒细胞表面的抗原,检测血小板和白细胞抗体。在临床输血学中可用于监测输注红细胞的存活情况,发现红细胞嵌合体,监测血小板的活化等多个方面。

(戴健敏 姜晓星 蔡晓红)

# 第二章 血型系统

## 第一节 血型遗传

### 54. 为什么不同人的红细胞血型有差别

答：人类有 30 余种红细胞血型系统，这些血型系统除了临床常见的类型，系统内还存在一些亚型如 A 型分为 A1 和 A2 等。红细胞的血型类型是由其细胞表面的抗原特异性所决定的，故不同个体间红细胞血型的差别即为红细胞表面抗原的多态性。目前已被认可的红细胞表面血型相关抗原多达 300 多个，而抗原则主要是由体内的遗传物质所决定。人类的遗传物质在个体之间存在特异性，即每个个体的遗传信息都是独特的，进而造就了不同人的红细胞表面血型抗原物质的不同表达谱（抗原类型和含量）。另有研究表明，长期患病等特殊情况下，红细胞血型表型亦会发生改变。故人类个体遗传物质和外界环境或身体情况会导致不同人的红细胞上血型存在差异。

### 55. 为什么父亲的血型是 O 型，子女的血型可以是"AB"型

答：在 ABO 亚型中，有些 AB 亚型的遗传从表面看似乎不符合孟德尔定律，比如 CisAB 和 B（A）亚型。CisAB 或 B（A）亚型的妻子和 O 型的丈夫，其子女可能出现 AB 亚型。CisAB 和 B（A）亚型的发现与 ABO 亚型显性遗传的异常有关。产生 CisAB 亚型的原因是，A 和 B 等位基因的 4 个关键氨基酸发生了互换，导致生成的决定 ABO 血型的糖基转移酶同时兼有 A 酶和 B 酶的特异性，所以可以同时生成 A 和 B 抗原，但由于这种 AB 嵌合酶的转移活性不如正常的 A 酶或者 B 酶，因此其生成的 A 和 B 抗原的强度不如正常的 A 或 B 抗原。B（A）亚型除了上述的机制外，还有一些发生在 4 个关键氨基酸之外的突变，影响了酶的特异性，导致 B 酶兼有部分 A 酶的活性。CisAB 或 B（A）个体的血清分别含有弱抗 B 或抗 A 抗体，能与普通 B 型或 A 型红细胞起反应，但不与 CisAB 或 B（A）自身的红细胞起反应。目前发现的 CisAB 和 B（A）亚型有 10 余种基因型。这些亚型具有可遗传特性。因此，O 型个体和 CisAB 亚型个体婚配，可能出现 O 型和 AB 亚型的子女。

### 56. 为什么父母的血型是 B 型和 O 型，孩子的血型可以是 A 型

答：基因的连锁与互换规律是遗传学的三大定律之一。在生殖细胞形成时，位于同一染色体上的基因连锁在一起，作为一个单位进行传递，称为连锁律；在生殖细胞形成时，一对同源染色体上的不同对等位基因之间可以发生交换，称为交换律或互换律。连锁和互换是生物界的普遍现象，也是造成生物多样性的重要原因之一。减数分裂时染色体互换，孟

德尔遗传定律认为父亲和母亲会分别遗传一条染色体给孩子，两条染色体到孩子体内组合编码而决定孩子的特征，包括血型。在生殖细胞进行减数分裂形成配子的过程中（即出现四分体时），在罕见的情况下，同源染色体中来自父方的 B 血型染色单体与来自母方的 O 血型染色单体相互交换了对应部分，由于 O 等位基因在 6 号外显子关键突变之后的序列均和 A 等位基因相同，而决定 ABO 基因特异性的序列均在 7 号外显子。因此，如果 B 等位基因的片段取代了 O 等位基因 6 号外显子的关键突变，这个杂交的 B-O 等位基因产生蛋白产物实际上具有 A 糖基转移酶活性。因此也产生了父母的血型是 B 和 O 型，而孩子的血型是 A 型的现象。

### 57. 为什么人体嵌合体现象首先在血库中被发现

答：嵌合体（Chimera）源于希腊语，是指有狮头、羊头、蛇头或龙头的一个混合生物。嵌合体指同一个体中同时存在两个或多个不同细胞系，彼此能够耐受，不产生排斥反应，相互间处于嵌合状态。依据嵌合体的产生机制不同，可分为获得性嵌合体和先天遗传性嵌合体。前者主要是由于造血干细胞移植、组织器官移植及宫内输血等造成。而后者是指在胚胎或妊娠时期由于细胞融合或分裂错误形成的嵌合体。依据嵌合体细胞的分布部位不同，可分为血型嵌合体（twin chimera，也称 blood group chimera）和全身组织器官性嵌合体（whole body chimera），这两种嵌合体现象可以单独或同时存在于同一个体中。血型嵌合体是由于双生子之间胎盘血管交叉吻合，造血干细胞通过吻合的血管发生交换而产生。这种现象在人类中相对少见，通常是在血型检测或人类白细胞抗原分型过程中偶然被发现的。1952 年，英国的 Dunsford 等在 1 名 25 岁的女性献血者血液中发现有两种血型的红细胞，后经研究证明这是第一例人类血型嵌合体现象。1983 年，张工梁等在对一名男性献血者的研究中发现了中国第一例血型嵌合体，目前全球也只发现 70 多例先天性血型嵌合体。

### 58. 为什么人体对疟疾的易感性与血型有关

答：人类红细胞血型系统具有多态性和复杂性，其中 Duffy 血型是一种较重要的血型系统。Duffy 血型基因位于 1 号染色体，有 1 个外显子，编码 FY 糖蛋白。该糖蛋白在多种细胞表达，并且是红细胞趋化因子。Fya 和 Fyb 抗原为共显性等位基因产物，是人类第一个在常染色体定位的遗传标记。据有关报道，Duffy 血型抗原在不同人群频率差异很大，有明显的种族差异性。黄种人 90% 以上为 Fya+，白种人 80% 以上为 Fya+，而非洲人 Fy（a-b-）却高达 95% 以上。Duffy 血型不仅与输血安全及母婴血型不合引起的新生儿溶血病相关，Duffy 抗原作为趋化因子还在人类疟疾原虫受体、炎症、肿瘤、移植排斥等方面发挥重要作用。人类红细胞膜 Fy 糖蛋白是间日疟原虫的裂殖子的受体，间日疟原虫的裂殖子能够通过 Duffy 抗原结合到红细胞表面，进而侵入红细胞。缺少 Fya 和 Fyb 抗原即 Fy（a-b-）的个体对间日疟疾病有着天然的免疫力，这是因为裂殖子不能进入缺乏 Fya 和 Fyb 抗原的红细胞，因此能免受间日疟疾病的侵犯。在非洲，尤其是非洲西部，大部分人的红细胞是 Fy（a-b-）的表型。

### 59. 为什么说血型是一种遗传性多态现象

答：血型是人类各种血液成分的遗传性状的表达，在生物群体中，各种遗传决定的性状和基因本身都存在不同的变异类型。1965年奥地利科学家孟德尔根据豌豆杂交试验结果，揭示了生物性状分离和自由组合的定律，观察到生物群体中客观存在着多态性，这被称为孟德尔定律。遗传多态性是指在一个生物群体中，同时和经常存在两种或两种以上不连续的变异型或基因型。1900年奥地利维也纳大学病理学家Landersteiner发现了人类ABO血型系统，并认为它是由遗传所决定，成为孟德尔定律在医学应用的第一个例证，揭开了人们对血型遗传研究的新篇章，在其后近1个世纪中，人们使用免疫学和生物化学等方法，在几乎所有的血液成分中，检出数百种遗传多态性标记，广义上它们都可以被称为血型。所以说血型是一种遗传多态现象。

### 60. 为什么血型抗原特异性是由抗原表位决定的

答：血型抗原是红细胞膜上的化学构型。决定抗原特异性的是抗原决定簇或表位，抗原决定簇是呈立体排列的特殊化学基团，每一抗原可以有多个表位。人类红细胞抗原根据生化性质可以分为糖分子和多肽两类。抗原决定簇是糖分子的有：ABH、Lewis、Ii、P等血型，它们亦称为组织血型抗原，因为这些抗原不仅存在于红细胞上，也广泛存在于人体的血管内皮细胞、初级感觉神经元、呼吸系统等上皮细胞，以及各种体液和分泌液中。组织血型抗原可以作为细胞分化成熟的标志，例如造血干细胞不表达ABO抗原；新生儿红细胞表达i抗原，成人则表达I抗原等。抗原决定簇是多肽的有：MNS、Rh、Kidd、Kell等血型系统，其抗原化学组成是蛋白质、糖蛋白和脂蛋白，仅分布于红细胞或其他血细胞膜上。大多数血型抗原在出生时已经形成，但糖分子类抗原性较弱。

### 61. 为什么有些人类红细胞血型抗原不能归入血型系统

答：由于大量红细胞血型抗原及它们相关的血清学特征不断地发现，对它们的遗传、生物化学、及控制它们的血型基因也逐步确认，为了使血型学的研究和应用工作能在国际上统一和保持连贯性，便于合作和交流，成立了国际输血协会（ISBT）红细胞表面抗原命名术语委员会，其主要工作是为血型抗原建立和维持一个以遗传为基础的命名和分类系统。该系统规定了血型抗原必须是用相应抗体检测到的红细胞表面抗原，属于遗传性状。在对人类红细胞血型抗原进行归类时，引入了"血型系统""血型集合""高频抗原组""低频抗原组"等概念。血型系统是由单一基因位点或多个紧密连锁基因位点上的等位基因编码的一组血型抗原组成，它描述了不同抗原之间的关系，是等位基因的产物。血型集合是指在血清学、生物化学、遗传学特性方面有相关性，基因序列尚未确定而达不到血型系统命名标准的血型抗原。血型集合中的抗原一旦确定了相应的基因序列，即被归入血型系统。目前不能归类到血型系统和血型集合的抗原，按照在人群中分布频率，归类到高频抗原和低频抗原组。血型抗原频率>90%属于高频抗原组，血型抗原频率<1%属于低频抗原组。血型系列包括高频抗原组和低频抗原组两个系列。

### 62. 为什么血型抗原的频率分布在种族、民族、地区之间存在差异

答：被ISBT认可的血型系统中，每个系统都会有一个或一个以上的抗原，这些抗原由一个单基因或两个或三个紧密连锁的同源基因所编码。一些不同血型系统的抗原基因可处于同一染色体上，有些甚至是连锁的，但是它们之间通常有着可测的重组率。表达这些血

型系统抗原的基因，至今绝大多数已被克隆，因此血型基因多态性的分子基础能逐步地被阐明。血型多态性的产生，大多是由一个或多个错义的突变而形成，单个核苷酸的碱基的改变，导致所编码氨基酸的改变和产生抗原的多态性。其他涉及血型多态性的基因结构变化，包括单个核苷酸的缺失、整个基因的缺失或插入，以及紧密连锁的同源基因的遗传物质的改变和基因重组等。由于遗传多态性的差异，在不同的种族、民族、地区和人群中，这些血型基因表达的血型抗原的频率分布可以不同，即使是同一血型抗原，其基因结构也可能存在差别，因此不断有新的等位基因以及血型基因变异体的报道。

### 63. 为什么血型系统的建立是依据抗原而不是抗体

答：血型就是血细胞上及体液中存在的特异抗原类型，通常指的血型一般是指血细胞上的血型抗原，尤其是指红细胞上的抗原，但白细胞和血小板上及体液中同样有血型抗原。血型抗原是染色体上特定基因的产物。一组基因控制一种抗原的产生。决定抗原特异性的基因互为等位基因、或在染色体上位置非常接近以致同时被遗传的基因，这些抗原就属于同一血型系统。1900 年，Karl Landsteiner 发现不同人的红细胞和血清混合后可能出现凝集与不凝集两种情况，随之发现了人类第一个血型系统——ABO 血型系统。之后又陆续发现了一系列其他血型系统包括 P、M、N 以及 Rh 血型系统。其原理多为使用含有抗体的血清与相应抗原的红细胞反应，抗体与邻近的抗原决定簇结合，红细胞聚集形成可见凝集物的过程。通过抗体确立了血型抗原之后，再对编码血型抗原的基因序列进行鉴定，当单一血型基因或多个连锁血型基因位点上的等位基因都得到了确认，其编码的一组血型抗原即组成了一个血型系统。所以尽管血型抗原一般用相应抗体检出，但是血型系统的建立是依据抗原而不是抗体。

### 64. 为什么血型系统是通过同种免疫和异种免疫被发现的

答：能刺激机体产生体液免疫和细胞免疫的物质称为免疫原。能和免疫应答产生的抗体或致敏淋巴细胞发生特异性结合的物质称为抗原。与宿主不是同一种属的抗原称为异种抗原。通常情况下，异种抗原的免疫原性比较强，容易引起较强的免疫反应。例如用人球蛋白免疫家兔制备抗人球蛋白试剂血清。同种间不同个体的抗原称为同种抗原。同种异体抗原虽没有异种抗原的免疫原性强，但同样可在存在抗原差异的同种间引起不同程度的免疫反应。例如人类红细胞 ABO 和 Rh 血型抗原以及人类主要组织相容性抗原 HLA 等。同种免疫即是同种属动物之间的抗原相互刺激产生的抗体。人类不同个体之间输血所产生的抗体就是同种抗体。例如 Rh 阴性患者输注 Rh 阳性血液，或者 Rh 阴性妇女通过妊娠产生的抗 D 抗体是同种抗体。作为人类第二血型系统的 Rh 血型系统就是典型的通过同种免疫和异种免疫而发现的。1939 年，一位产妇由于分娩时大出血，输注与其 ABO 血型相同的丈夫的血液后，发生了严重的溶血性输血反应。后经试验检测出该产妇血清中存在一种非 ABO 血型抗体。并且进一步用该产妇的血清与另外 104 例 ABO 血型相同的人的红细胞进行试验，结果发现，其中有 83 例出现凝集反应，其余则不发生凝集反应。后来证实，该血型抗体是第一例被发现的人类 Rh 血型抗体。之后，他们又陆续在 ABO 血型相配合的溶血性输血反应和新生儿溶血病患者的血清中检测出数例类似特异性的血型抗体。

### 65. 为什么血型抗原有低频抗原与高频抗原之分

答：不属于任何血型系统或血型集合的抗原，根据它们在人群中的分布频率，分为高频抗原组和低频抗原组两个系列。低频抗原组是血型抗原在人群中发生频率低于 1% 的抗原。如 By，Chra，Bi，Bxa，Toa，Pta，Rea，Jea，Lia 等。此类红细胞抗原不常见，每种抗原由一特异性抗血清所定，只在极少数家族的成员中发现。由于很少发生，常称为低频率或私有抗原。抗体往往在接受过输血的患者或患新生儿溶血病的患婴母亲的血清中发现。常以首次被发现的家族名来命名。高频抗原组是血型抗原在人群中发生频率高于 90% 的抗原，也称为公共抗原。如 Lan，Ata，Jra，Emm，AnWj，Sda，PEL，MAM 等。这些抗原几乎所有个体都有，只有少数人没有。抗体往往在缺乏该抗原而又因输血或妊娠被免疫过的患者血清中发现。

### 66. 为什么要对血型抗原、表型、基因以及基因型进行命名

答：为了使血型学的研究和应用工作能在国际上统一和保持连贯性，ISBT 成立了红细胞表面抗原命名术语委员会，将所发现的人类红细胞血型抗原分成血型系统、血型集合和高、低两个抗原频率组。前三个数代表血型系统，集合或系列（700 为低频率抗原，901 为高频率抗原）；后三位数代表抗原。如 ABO 系统是 001，系统符号是 ABO，A 抗原可被写成 001001；Lutheran 系统是 005，Lua 为该血型系中的第一个抗原可被写成 005001。同时，每个血型系统同时也有一个字母符号：如 Lutheran 是 LU，因此，Lua 也可写成 LU001 或缩写成 LU1。有关表型命名，血型系统符号后加"："号，然后列出所带的抗原，每个抗原之间用"，"号分开，如果某个抗原缺失，则在该抗原前加"−"号，比如，Lu（a−b+）写成 LU：−1，2。等位基因的写法是在血型系统符号后空一格写上这个基因所编码的抗原，或将空格改为"*"号，像 Lua 基因写成 LU 1 或 LU*1。基因型的写法是血型系统的符号后两个等位基因间加"/"。如，Lua/Lub 写成 LU 1/2 或 LU*1/2。基因与基因型总是写成大写斜体字或是加上下划线。

### 67. 为什么熟悉常见血型表型的频率对输血有重要意义

答：表型频率是通过对同一种族的大量随机人群进行红细胞血型检查，算出的与某定型抗血清反应的阳性或阴性反应结果的百分率，也可用小数表示。所有给定血型中表型频率总和应当是 100% 或 1.00。例如，在我国汉族人中，Di（a+）的频率是 3.7%，Di（a−）的频率是 96.3%。对含抗 -Dia 抗体的受血者，有 96.3% 的 ABO 同型的供体与患者相容。如果患者有多种血型抗体，则可根据表型频率，估算与患者血型相容的供体频率。某 A 型患者有抗 -D 和抗 -Dia，如需输血，至少应当选择多少供体，可通过以下公式计算：多种表型同时出现的频率应当是各种表型出现频率的乘积。掌握表型频率的目的是在交叉配血时，知道从多少单位血中才能筛选到相配合的血液。世界上不同地域、不同人种中，ABO 的表型频率存在很大差异。我国地域广阔、民族众多，在各个省份、地区 ABO 表型的分布亦有很大不同。自北向西南方向，B 基因频率逐渐下降，而 O 基因频率逐渐升高；云贵川和长江中下游地区 A 基因频率逐渐升高；两广、福建、台湾地区 O 基因频率则相比其他地区高。

### 68. 为什么两个表现型相同的个体红细胞，与抗体反应的强度不同

答：大多数血液成分的血型为常染色体显性遗传。即只要存在一个等位基因（杂合子）就能表现出相应的抗原特性。遗传性状分为显性性状（dominant）和隐性性状（recessive）。

由单剂量等位基因就可以决定的遗传性状称为显性性状，即个体在某一位点的等位基因是杂合子，但仍能表现出其决定的性状；只有在纯合子等位基因时才能表现出来的性状称为隐性性状。血型抗原通常为共显性（codominant），即杂合子的两个等位基因的特性都能表现出来。基因型指的是从双亲遗传而来的基因类别；表型指的是基因表达的直接或间接产物的类别，通常所说的血型就是指血型相关基因的表型。ABO 血型遗传为常染色体复等位基因显性遗传。子代从其双亲的染色体上各获得一个 A、B 或 O 遗传基因，A 和 B 基因为显性基因，O 基因为隐性基因。即表现型（表型）为 A 型的个体，基因型可能是 AA 或 AO；表型为 B 型的个体，基因型可能是 BB 或 BO。同源染色体同一座位上的两个或两个以上的基因称为等位基因（allele）。如果等位基因相同，该个体被称为纯合子（homozygous）；如果两个等位基因不同则被称为杂合子（heterozygous）。纯合子个体细胞所带的相应抗原一般要比杂合子多，这个现象称为剂量效应（dosage effect）。所以两个表现型相同的个体红细胞，与同一试剂抗血清反应的强度不同。

### 69. 为什么组织血型抗原可以作为细胞分化成熟的标志

答：血型抗原是红细胞上的化学构型。依生化性质、红细胞抗原决定簇可分为多肽和糖分子两类。大部分血型抗原的决定簇是多肽，只分布于红细胞膜或其他血细胞膜上。ABH、Lewis 等血型抗原的决定簇是糖分子，也称为组织血型抗原，它们不仅存在于红细胞表面，也广泛存在于大部分上皮细胞、初级感觉神经元以及体液、分泌液中。在系统发育时，它们在外胚层和内胚层组织的表达要早于间叶层造血细胞和组织细胞，包括红细胞。组织血型抗原是细胞分化和成熟的标志，胎儿和新生儿红细胞表达强 i 抗原、弱 I 抗原，而成人则为强 I 抗原、弱 i 抗原，它们经历了从非分支状到分支状组织血型抗原结构的变化。临床工作中，ABO 血型抗原与输血、新生儿溶血病、移植免疫关系密切；近年来研究发现，ABO 组织血型抗原在胃肠道肿瘤、肺癌、宫颈癌、口腔癌和膀胱癌等人类恶性肿瘤疾病中亦有应用价值，肿瘤疾病导致 A 或 B 抗原表达异常，随病程进展，某些恶性肿瘤细胞会失去合成 ABO 抗原的能力。即 ABO 抗原与肿瘤的发生、发展及预后密切相关。

### 70. 为什么血型物质与红细胞表面血型抗原既有联系也有区别

答：血型抗原是红细胞膜上的化学构型。血型抗原存在于各种血细胞表面以及大多数人的组织细胞上，有些血型抗原（如 ABO 系统）还以可溶性的形式存在于血清、唾液、胃液、卵巢囊肿液、精液、羊水、乳汁、尿、汗及泪液等体液中。存在于体液中的可溶性红细胞血型抗原称为血型物质（blood-group substance），血型物质与红细胞表面抗原既有联系也有区别。大部分红细胞表面血型抗原是红细胞发育过程中合成的固有抗原，有的表面血型抗原则非红细胞固有。例如红细胞膜上 ABH 血型抗原是红细胞固有的，而 Lewis 抗原是血浆中的血型物质吸附到红细胞表面形成的。还有 Bg 抗原，实际上是白细胞抗原，有可能从白细胞上脱落到血浆中，再由血浆吸附到红细胞上。其中血型物质最丰富和最易取得的是唾液。

### 71. 为什么 HLA 单倍型出现的基因频率往往与理论计算结果不一致

答：在某一种群中，不同座位上某两个等位基因出现在同一条单倍型染色体上的频率与预期的随机频率之间存在明显差异的现象，称连锁不平衡（linkage disequilibrium）。所谓基因频率是指某一等位基因出现的机会占这个种群中该等位基因位点总和的百分比。HLA各个座位是紧密连锁的,由其构成的单倍型的基因如果是随机组合的话,那么理论上某一类单倍型出现的频率等于各个基因频率的乘积,也就是说,基因频率应该是固定的。但实际上,测定结果往往与理论计算不一致。这说明,连锁的基因不是完全随机地组合单倍型的,而是某些基因经常在一起出现,使得该单倍型在种群中实际出现的频率较高于预期值,从而导致遗传的连锁不平衡。连锁不平衡产生和维持的原因,目前尚不清楚,可能与自然选择有关,提示某个单倍型有利于生存,所以出现频率高。

**72. 为什么大部分血型基因遗传给男性和女性的频率相等**

答:人类血型的遗传方式有常染色体显性遗传(autosomal dominant)、常染色体隐性遗传(autosomal recessive)和 X 连锁显性遗传(X-linked dominant)三种。大多数血液成分的血型为常染色体显性遗传。即只要存在一个等位基因(杂合子)就能表现出相应的抗原特性。如果个体的一对等位基因为杂合子,而它们各自相对应的抗原特性都能表现出来,则称其为共显性(codominance)。常染色体显性或共显性遗传方式中,基因遗传给男性和女性的频率相等。只在等位基因为纯合子时才能表现出其抗原特性称为隐性遗传。极少有人类血型抗原按常染色体隐性遗传方式遗传,如罕见的成人 i 血型。正常成人均为 I 血型。常染色体隐性遗传方式中,基因遗传给男性和女性的频率也是相等的。Xg 血型基因表现为 X 连锁显性遗传方式。Xg 型频率分布具有性别差异,Xg(a+)在女性中的频率明显高于男性。尽管表型频率不同,但其基因频率在男女两性中相同。

**73. 为什么 A 型和 B 型的父母其子代可以有 4 种血型,而 AB 型和 O 型的父母其子代只有 2 种血型**

答:表现型(表型)为 A 型的个体,基因型可能是 AA 或 AO;表现型为 B 型的个体,基因型可能是 BB 或 BO。通常所说的血型就是指血型相关基因的表型。A 型和 B 型的父母,其子代可以是 4 种血型;而 AB 型和 O 型的父母,其子代只有 2 种血型,其遗传方式见图 1-1。

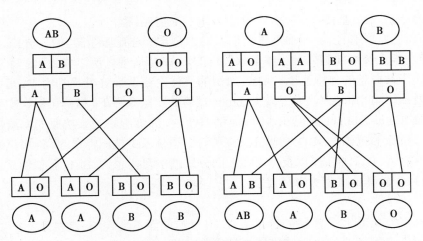

**图 1-1 ABO 血型遗传方式图**

注:左图:AB 型与 O 型父母的遗传方式;右图:A 型与 B 型父母的遗传方式

74. 为什么可以通过血型抗原进行亲子鉴定

答：由于许多血型抗原是以等显性方式表达，即杂合子的两个等位基因的特性都能表现出来，并且是通过直接遗传的方式，因此在亲子鉴定中父权排除和父权可能性的鉴定方面很有用。假设母亲是亲生母亲，试验正确，则有两种方式可以排除父权关系：①第一种方式是直接排除，如果孩子有某种血型遗传标记，孩子的母亲和被指称的父亲都没有这种血型遗传标记，则该被指称的父亲可直接排除；②第二种方式是间接排除，如果某种血型遗传标记应当由被指称的父亲遗传给孩子，而孩子却没有这种血型遗传标记，则该被指称的父亲可以间接排除。直接排除比间接排除更加可靠，能证明被指称的父亲不是亲生父亲；否则，只有在罕见的情况下才能用已确定的机制（如抑制基因）来解释此试验的结果。间接排除可能会受缄默等位基因问题而干扰其可靠性。

75. 为什么血型抗原并不都是基因编码的直接产物

答：血型是血液各成分以抗原为表现形式的由血型基因所决定的遗传性状，在特定的基因中，碱基对的特定序列决定了特异的遗传信息。血型基因 DNA 的序列首先被转录成为核内不均一 RNA（heterogeneous nuclear RNA，hnRNA），其为信使 RNA（message RNA，mRNA）前体，分子较大，必须经过加工方能变为成熟的 mRNA。mRNA 从细胞核进入细胞质后，在核糖体上合成肽链。新生的多肽链经由细胞质中的内质网、高尔基体等细胞器的加工修饰转变为有活性的成熟蛋白质。血型基因编码的蛋白质产物，有些直接从细胞质中转运到红细胞膜上，形成血型抗原，这些血型抗原是基因编码的直接产物，如 Rh、Kidd 血型抗原；有些则并不直接形成血型抗原，而是形成糖基转移酶，由其再转移相应的糖链形成复合糖类血型抗原，这些血型抗原是基因编码的次级产物，而非直接产物，如 ABH、Lewis、I 等血型抗原。

（戴健敏 蔡晓红）

# 第二节 红细胞血型系统

76. 为什么 ABO 血型系统是第一个被发现的血型系统

答：红细胞血型中的第一个血型系统即 ABO 血型系统是奥地利维也纳大学 Karl Landsteiner 于 1900 年观察人类红细胞同种凝集现象发现的。ABO 血型之所以成为第一个被发现的血型系统取决于其血型的独特性质。ABO 血型的抗体主要以 IgM 性质的为主，可以直接通过盐水试验发现，因此即使在没有发现 Coombs 试验的实验条件下，依然可以在实验中发生凝集反应。最初 Landsteiner 发现在 ABO 血型系统中，红细胞缺乏某抗原的血清中一定可预期地含有该抗原的抗体。ABO 血型抗原在所有血型抗原中抗原性最强，许多组织细胞上有规律地存在着 A、B、H 抗原，以及分泌型人的分泌液中存在着 A、B、H 血型物质。这些因素都使 ABO 血型较其他血型更容易被发现。

77. 为什么 ABO 血型系统的抗原是 A、B、H 抗原而不是 A、B、O 抗原

答：ABO 血型抗原的化学结构属于糖蛋白（glycoprotein），A、B 抗原的产生及定位由 *ABO*、*Hh*、*Sese* 三组独立的基因所控制。*ABO* 基因位于第 9 号染色体上，*Hh* 与 *Sese* 基因紧

密连锁,位于第 19 号染色体上。ABO 抗原并不是 *ABO* 基因的直接产物,而是 *A*、*B* 和 *H* 基因的产物。*A*、*B* 和 *H* 基因只是编码产生特异性糖基转移酶(glycosyltransferases),使相对应的糖基(glycosyl)连接到基础前身物质(basic precursor substance)上,形成特异性抗原。*H* 基因编码岩藻糖转移酶(L-fucosyltransferase),该酶将 L- 岩藻糖(L-fucose,Fuc)连接到基础前身物质末端的 D- 半乳糖(D-galatose,Gal)上形成 H 抗原;*A* 基因编码的 N- 乙酰胺半乳糖转移酶(N-Acetamide galactosyl transferase),将 N- 乙酰半乳糖胺(N-acetylgalactosamine)连接到 H 抗原末端半乳糖基上,形成相应的 A 抗原;*B* 基因编码的 D- 半乳糖转移酶(D-galactosyl transferase),将 D- 半乳糖连接到 H 抗原末端半乳糖基上,形成 B 抗原;由于 *O* 基因是无效基因(amorph),不能编码糖基转移酶,所以不能将任何糖基连接到 H 抗原上。因此,O 型红细胞上缺乏 A、B 抗原,只有大量的 H 抗原。

### 78. 为什么通常 ABO 血型鉴定要做正、反定型

答:ABO 血型为红细胞上最重要的血型系统,根据红细胞上有 A 抗原、B 抗原和血清中有抗 A、抗 B 抗体的情况下,将血型分为 A、B、O、AB 四型。可利用红细胞凝集试验,通过正、反定型鉴定 ABO 血型。正定型是指用已知抗 A 或抗 B 的血清来测定红细胞上有无相应的 A 和(或)B 抗原;反定型是指用已知标准 A 细胞和 B 细胞来测定血清中有无相应的抗 A 和(或)抗 B 抗体。ABO 血型鉴定时需要进行反定型,其意义在于:能够检验正定型结果的准确性,纠正漏检、误报;可以发现亚型,能够排除获得性抗原(如类 B 抗原)和冷凝集现象对红细胞正定型的干扰;可以发现 ABO 亚型中的意外抗体。ABO 血型鉴定时,正、反定型结果应一致,不一致时需以辅助试验确定 ABO 血型。出生 6 个月以内的婴儿由于血液中无 ABO 抗体或抗体很弱,一般只需进行正定型。新生儿血清中可能存在来自母体的抗体,应注意鉴别。

### 79. 为什么血型系统的数量会发生变化

答:血型系统是指由单一基因或多个连锁基因控制表达的抗原组。某些血型抗原的表达还受非连锁基因的影响。从 1900 年 Karl Landsteiner 发现人类第一个血型系统——ABO 血型系统至今(2016 年),经 ISBT 正式命名的人类红细胞血型共 35 个系统,330 多个血型抗原。除了红细胞血型系统外,还逐渐发现了白细胞血型系统,血小板血型系统等。血型系统的数量之所以会发生变化,并不一定是血型系统本身发生了变化,而是人们对血型系统的认识逐渐在加深。20 世纪初,Karl Landsteiner 发现 ABO 血型的同时开启了免疫血液学的大门。在此后的研究工作中,通过红细胞和血清的直接凝集反应,发现了 MNS 和 P1PK 血型系统。20 世纪 40 年代中期,抗人球蛋白方法被建立,Rh、Kell 血型相继被发现,血型抗原抗体及其系统的研究进入了快速发展阶段。随着血型研究方法的不断进步,分子生物学技术的应用,血型研究领域得到了拓展,其研究成果在基础理论和实践应用上起到重要作用。使很多原本未被发现的血型系统得以被人们认知。

### 80. 为什么新生儿 ABO 血型抗原比较弱

答:ABO 血型抗原属于决定簇为糖分子的血型抗原。ABO 抗原在胚胎早期就已经产生了,在妊娠周期内其强度变化不大,但是直至胎儿出生时,ABO 抗原发育依然不完全,

抗原强度还明显低于成人水平。新生儿红细胞上的 ABO 抗原数量大概只有成人的 20%～25%。直到 2～4 岁时，ABO 抗原才发育完全。ABO 抗原的表达在人的一生中相对稳定，但因年龄、疾病等因素可能会受到影响。在一些老年人及部分血液系统恶性疾病患者的红细胞上，ABO 抗原会出现减弱的现象。以上情况都有可能影响 ABO 血型鉴定，应注意与 ABO 亚型加以区分。

### 81. 为什么 ABO 血型系统存在天然抗体

答：无明确的抗原刺激而天然存在的抗体被称为天然抗体。例如 ABO 血型系统，在没有经过输血、妊娠等免疫刺激，血液中就已经存在抗 A 和（或）抗 B 抗体，这些抗体似乎是自然而然产生的。这部分抗体还包括了最常见的冷自身抗体"抗 I"，除 ABO 系统抗体外最常见的冷同种抗体——"抗 M""抗 N"等。其实"天然抗体"也是机体对于某种抗原刺激所产生免疫应答的产物，其产生机制可能与环境中广泛存在的多种微生物、花粉、粉尘等有关，这些物质与某些血型抗原相似，通过隐性刺激机体产生了红细胞血型抗体。一般认为天然产生的 Rh 抗体是 IgM 性质的，并不致敏补体，因此没有临床意义。但仔细地研究发现，这些抗体中可能带有少量的 IgG 类抗体，因此可以明显缩短输入红细胞的体内生存期。

### 82. 为什么同样是抗 A 和抗 B 抗体，抗体强度会有不同

答：在临床检测过程中，同样是 A 型或者是 B 型，其抗 A 或抗 B 抗体与试剂红细胞的凝集强度不同，也就是说抗体强度不同。目前主要有基于遗传和免疫的两种学说进行解释：

（1）遗传学说：抗体的产生由免疫球蛋白基因所控制，基因的转录、修饰、翻译决定了抗体的水平。在所有这些过程中存在不同的调控机制，都可能导致最终产生的抗体强度不同。

（2）免疫原学说：抗体的产生由所接触抗原所控制，免疫原的强弱、剂量、免疫方式与免疫频率决定了抗体的水平，不同个体受到不同的免疫刺激，都会导致最终抗体的强度不同。有研究显示，单卵双生子的抗 A 或抗 B 抗体水平有很大差异。当然最有可能的还是多种因素共同作用造成的。

### 83. 为什么产前检查要进行血型鉴定

答：产前检查进行血型鉴定主要出于两点考虑：

（1）有利于手术及抢救失血性休克时及时进行交叉配血。妊娠过程为时 40 周，此间可能发生各种并发症，如早孕时的不完全流产，晚期的前置胎盘及胎盘早期剥离，以及分娩后子宫收缩乏力或胎盘剥离异常引起的子宫大量出血，均可使孕产妇陷入休克状态，及时配血及输血对抢救工作十分重要，分秒必争是获得成功的关键。RhD 阴性在欧美国家约占15%，而在我国除了某些少数民族中外所占比例较少。该类型的血源获得相对困难，提前知道血型可以方便作好应急的血源准备。

（2）便于及时发现母婴血型不合。O 型血的孕妇，如其配偶为 A 型、B 型或 AB 型者；孕妇为 RhD 阴性，而其配偶为阳性者，均可能发生母婴血型不合及胎儿与新生儿溶血病。及早了解，便可做好孕期中的母婴监测，采取相应的预防措施，在适宜时间终止妊娠，并做好胎儿与新生儿溶血病的各项监测及处理，减少其危害。

### 84. 为什么说 O 型血是危险的"万能供血者"

答："万能供血者"的说法来自第二次世界大战期间，由于战地血源紧缺及输血科学水平低下，以致在同型血源缺乏时不得不采取 O 型血作为抢救的"万能血"。按照 ABO 血型的分型原则，由于 O 型血的红细胞膜上既没有 A 抗原也没有 B 抗原，所以 O 型血的红细胞在所有血清中都不会发生凝集，这样 O 型血的红细胞可进入任意 ABO 血型的血清中。但是相应的，O 型供血者的血清中含有天然抗 A 和抗 B 抗体，当 O 型血输入 A 型、B 型或 AB 型血的受血者体内时，O 型血中的抗 A 和抗 B 抗体就会和以上三种血型的人的红细胞结合（因这些人血液中的红细胞膜上含有相应的 A 抗原或 B 抗原），使红细胞遭到破坏而造成溶血性输血反应。当少量缓慢输血时，O 型血清很快被受血者的血清稀释，抗体浓度降低，破坏红细胞的可能性降低。因正常就有少量红细胞破坏，很快可被人体清除；但大量输注时，超过人体的清除能力，就可能出现溶血反应。现已发现 O 型血液里的有些抗 A、抗 B 抗体是免疫性抗体，如果将这种 O 型血输入不同血型的受血者体内，更容易导致溶血性输血反应，可使红细胞表面损伤，脆性增加，寿命缩短。事实表明，当上述三种血型者输注较多 O 型血（特别是抗 A、抗 B 效价大于 32）时，受血者则容易发生溶血性输血反应。所以 O 型血的红细胞是万能红细胞但血清不是万能血清。

### 85. 为什么 Karl Landsteiner 首次发现 ABO 血型系统时，没有发现 AB 血型

答：1900 年，奥地利维也纳大学病理解剖室高级助教 Karl Landsteiner 采集自己与 5 位同事的血液，将每个标本的红细胞与血清分离，并与其他标本的血清和红细胞分别进行交叉混合试验，结果发现，不同人的红细胞和血清混合后可能出现凝集与不凝集两种情况，即发现了人类红细胞的同种凝集现象。Karl Landsteiner 用 A 和 B 两种抗原的检出与否来判读试验结果，并指出每个人的血清中都含有针对自身红细胞所缺乏抗原的抗体。基于这个结果分析，Karl Landsteiner 发现，根据每个人红细胞上是否存在 A 和 B 抗原可将人分成 A 型、B 型和 C 型（现在称为 O 型）三种血型，并于 1901 年正式发表了上述研究成果。1902 年，Decastello 和 Sturl 又发现了 D 型血型（现在称为 AB 型），至此人类红细胞第一个血型系统：ABO 血型系统被确立。之所以 Karl Landsteiner 首次没有发现 AB 型，主要是因为 AB 型血的频率在欧洲人的当中大概在 4% 左右，而 Karl Landsteiner 首次研究实验人数只有 6 人，所以没有发现 AB 型的存在。此后的科学家在研究时扩大了标本量，最终发现了 AB 型血型。

### 86. 为什么"B 型血的人更容易被蚊子叮咬"的说法不科学

答：都说 B 型血的人容易招蚊子，但英国利物浦大学的热带医学学院一项研究发现了不同答案：在所有血型中，O 型血的人最容易招蚊子。其实这些研究都只是一家之言，被蚊子叮咬的因素有很多。例如，蚊子可通过感应人体发出的红外线和空气中的 $CO_2$ 来发现目标，因此熟睡者容易被蚊子叮咬。热带医学学院马丁·唐娜丽博士解释说："是否被蚊子叮咬取决于遗传和气味。蚊子喜欢你，85% 的原因来自于遗传。"研究人员称：蚊子叮咬的是血液中的含糖物质，因为血液中含有使蚊卵成熟的胆固醇和维生素 B，叮咬后能提高自身的繁殖能力。另外，喜欢流汗的人，血液中的酸性增强，所排出的汗液使得体表乳酸值较高，也会对蚊子产生吸引力。人体大约会产生 500 种不同的挥发性化学物质，它们飘荡在皮肤周围的空气中，成为了蚊子寻找目标的"天线"。

### 87. 为什么有些人的唾液中有ABH物质

答：根据 ABO 血型的独特性质，许多组织细胞上有规律地存在着 A、B、H 抗原，以及分泌型人的分泌液中存在着 A、B、H 血型物质。因此 ABH 血型抗原不仅存在于红细胞膜上，也可存在于血小板、白细胞及其他各种组织细胞上，或存在于唾液、泪液、尿液、羊水、血清、胃液、汗液、胆汁、乳汁、腹水、精液等体液中。血细胞上的 α(1,2)-岩藻糖基转移酶活性受 *FUT1* 基因（或称 *H* 基因）控制，调控 H 抗原的表达，再在相应糖基转移酶的作用下，生成 A 或 B 抗原。分泌液中的 α(1,2)-岩藻糖基转移酶活性受 *FUT2* 基因（或称 *SE* 基因）的控制，调控唾液及其他体液中可溶性的 H 血型物质的表达，再生成 A 或 B 可溶性血型物质。*FUT2* 和 *FUT1* 基因均存在于人类第 19 号染色体的长臂上（19q13.3）。研究表明，*FUT2* 基因上蛋白编码区的某一个碱基的突变（G482A、C571T、C658T、G849A 等）产生无功能性的等位基因而导致 α(1,2)-岩藻糖基转移酶酶活性的丧失，从而不能产生有活性的 α(1,2)-岩藻糖基转移酶，其表现型为非分泌型。这类人群的唾液等体液中不存在 ABH 物质。

### 88. 为什么ABO血型会发生病理性改变

答：在生理情况下，血型是遗传的和终身不变的。但是在某些病理情况下可能会发生血型的临时性改变。比如获得性 B 型。一些获得性类 B 抗原患者不存在 B 血型遗传基因，也不存在 D-半乳糖糖基转移酶，但红细胞上却有 B 抗原表达；血清中存在抗 B 抗体，但不与自身红细胞反应。获得性类 B 抗原的形成与消化系统疾病如肠梗阻、结肠癌、胃癌、直肠癌、革兰阴性细菌感染等有关。多表现在 A 型患者红细胞上。获得性类 B 抗原可引起 ABO 定型困难，如交叉配血失误，会造成严重溶血性输血反应，甚至导致患者死亡。还有一些病理性改变可能会出现在血液系统疾病如骨髓增生异常综合征、白血病或者产后大出血的情况下。

### 89. 为什么孟买血型属于ABO(H)血型系统，但是不能输注O型红细胞

答：孟买型（Bombay Phenotype）血型最早于 1952 年在印度孟买市发现，因此得名。孟买型个体 *H* 基因和 *Se* 基因座位上的等位基因为 *hh* 和 *sese* 无效基因纯合子，不能编码岩藻糖转移酶，无论在血细胞还是分泌液中都不能产生 H 抗原。因此，即使存在 *A*、*B* 基因和与之对应的糖基转移酶，也因没有酶作用的前提底物而不能产生 A、B 抗原。虽然孟买型红细胞上无 A、B、H 抗原，但是血清中有抗 A、抗 B 和抗 H 抗体。而 O 型红细胞上虽然没有 A 抗原和 B 抗原，但是有大量的 H 抗原，会和孟买型血清中的抗 H 抗体发生免疫反应而导致输血反应，因此孟买型的个体不能输注 O 型红细胞。事实上，孟买血型为稀有血型，除外孟买型献血者，很难找到完全配合的红细胞输注。

### 90. 为什么ABO亚型会出现ABO正、反定型异常

答：ABO 血型是根据红细胞是否具有抗原判定的，ABO 血型系统与其他血型系统的不同之处在于：正常情况下，血液中持续存在 ABO 抗体，所以血型鉴定时必须进行正、反定型。A 亚型最主要的血清学特征是红细胞抗原数量减少，红细胞与试剂血清表现为弱凝集或者无凝集，与抗 H 反应较强，某些人血清中有抗 A1。白种人 B 亚型要少于 A 亚型，中国汉族 B 亚型较多见。通常情况下是在进行 ABO 血型鉴定时，发现正、反定型不符，或凝集强度较弱，再做进一步试验时发现亚型。除常规试验外，正定型试验增加抗 H、抗 A1、抗

A、B 血清；反定型增加 O 细胞、A1 细胞、A2 细胞等；还应进行吸收发散试验、基因检测等。亚型鉴定的意义在于为受血者选择合适的血液，确保输血安全。

### 91. 为什么 Rh 阴性血型被称为"熊猫血"

答：所谓"熊猫血"就是稀缺血型。人们最熟悉的血型分为 A、B、O 和 AB 四种血型；根据 Rh 血型系统又可分为 RhD 阴性和 RhD 阳性。在中国人群中，苗族人是 RhD 阴性血比例最多的民族，达 13%；汉族人所占的比例极少，仅占 3‰；属稀有血型。如果同时考虑 ABO 和 Rh 血型系统，在汉族人群中寻找 AB 型 RhD 阴性同型人的机会不到 3‰‰，十分罕见。平时有这种血型的人和正常血型的人没有区别，但是一旦遇到危险和疾病需要输血的时候就会有大问题，很难找到血源。由于实在太难找到此类血源，就像大熊猫一样珍贵，所以就被称为"熊猫血"。一般情况下 RhD 阴性者不能接受 RhD 阳性者血液，因为 RhD 阳性血液中的抗原将刺激 RhD 阴性人体产生 Rh 抗体。如果再次输入 RhD 阳性血液，即可导致溶血性输血反应；但是，RhD 阳性者可以接受 RhD 阴性者的血液。

### 92. 为什么称 Rh 血型系统为人体第二大血型系统

答：Rh 血型系统是人类已知的最具多态性和免疫原性的系统之一，同时也是最复杂的血型系统，目前已发现的 Rh 抗原多达 49 种，其临床重要性仅次于 ABO 血型系统。评价一个血型系统的临床重要性取决于两个方面：一是该系统抗原产生同种抗体的频率；二是该系统同种抗体的特性及引起的临床反应。Rh 血型系统为人体第二大血型系统，因为 RhD 阴性的个体经输血接触 D 抗原后，至少有 20% 对 D 抗原发生致敏，在第二次体内接触该抗原则会发生溶血反应。任何 Rh 系统的 IgG 抗体均能够引起新生儿溶血病，但抗 D 为最多。RhD 阴性妇女常在第一胎妊娠及分娩过程中，因胎儿红细胞通过胎盘进入母体，导致 RhD 抗原致敏母体。该妇女再次妊娠时，由于受胎儿红细胞的刺激引起的记忆性免疫应答作用，母体内的抗体浓度迅速升高，就可能发生胎儿新生儿溶血病。

### 93. 为什么 Rh 血型除了 D 抗原还有 CcEe 等抗原组合

答：Rh 血型系统是人类已知红细胞血型系统中最为复杂的血型系统之一。迄今已被 ISBT 红细胞表面抗原命名术语委员会正式命名的 Rh 血型系统的抗原共计 54 个。但与临床关系密切、具有临床意义的仅是其中 D、C、c、E、e 5 个抗原及其相对应的抗体。这 5 个抗原被称为 Rh 血型系统的主要抗原。Rh 血型抗原是由位于 1 号染色体上的两个同源且紧密连锁的 RHD 和 RHCE 基因所编码。RHD 基因编码 RhD 抗原，RHCE 基因编码 C、c 和 E、e 抗原。通常人们所称的 Rh 阳性或阴性，是指 D 抗原的阳性（D/D、D/d）或阴性（d/d），即个体红细胞上是否有 D 抗原的存在决定了是否为 Rh 阳性。因此，Rh 系统除了 C、c、D、E、e 这 5 个临床意义较大的抗原外，还有一些同样有临床意义的复合抗原，常见的有 Ec、Ce 等。

### 94. 为什么 Rh 变异型既是 Rh 阳性供血者又是 Rh 阴性受血者

答：红细胞上所含 D 抗原发生量和质的变化而形成的 RhD 血型，统称为 D 变异型（D variants）。变异型 D 在初筛试验中，常被定为 RhD 阴性，需进一步做血清学确认试验。一旦确认试验证实了 RhD 变异型，作为供血者，由于 RhD 变异型红细胞上也是含有弱的 D 抗原或者部分 D 表位,可以免疫 RhD 阴性受血者产生抗 D 抗体,其红细胞应视作 RhD 阳性供应临床。然而,作为受血者,D 变异型个体由于可能缺乏某些 D 抗原表位,不能输注 RhD 阳性红细胞,否则可能经免疫产生抗 D 抗体,应视作 RhD 阴性输注 RhD 阴性红细胞。

### 95. 为什么不常规检测频率较高的 RhE 抗原

答:在临床检测实践中,Rh 血型系统的抗 E 抗体的检出率远高于抗 D,大概高出 6~7 倍,但是常规并不检测 E 抗原。首先,产生抗 E 频率高的原因是,人群中 E 抗原阳性的频率约为 50%,而常规献血者并不检测 E 抗原,这样,E 阴性的受血者接触 E 阳性血液的概率较大,而且 E 抗原具有一定的免疫原性,因此抗 E 称为临床上反复输血患者产生的最常见的同种抗体。献血者红细胞常规检测 Rh 系统中的 D 抗原,是由于 D 抗原的免疫原性远高于 E 抗原,RhD 阴性患者反复输注 RhD 阳性血液后,极易产生抗 D 引起的严重的输血不良反应,临床意义相对较大。此外,RhD 最早是在白种人中发现的,白种人 RhD 阴性频率为 15%,远高于我国人群的 3‰~4‰,这也是 RhD 抗原之所以重要,必须在献血者中进行常规检测的原因之一。

### 96. 为什么用 Rh 表型不能推断出唯一单倍型

答:Rh 表型一般是指用试剂抗血清检测出的 Rh 血型系统的 5 个主要特异性抗原的组合,包括 D、C、c、E、e。Rh 血型基因的连锁遗传理论表明 Rh 血型为单倍体遗传。每条染色体上可有 8 种不同组合的单倍型(Dce、DCe、DcE、DCE、dce、dCe、dCE 和 dcE)。在不同人群中,单倍型发生的频率有很大差异。每个个体的 Rh 血型基因型是由分别来自父母的两条单倍体构成,可形成 36 种基因型。Rh 血型基因虽然是共显性遗传,但由血清学鉴定的 Rh 表型推断的基因单倍型组合会有多种情况,例如:表型为 CcDEe 的红细胞,Rh 血型的基因型可以有多种,如 CDE/cde、CDE/cDe、CdE/cDe、Cde/cDE 等。因此,用表型推断基因型相对困难,结果只能是一个范围,并不唯一。

### 97. 为什么通常用 D 抗原的阴性或阳性来表述 Rh 血型的阴性或阳性

答:Rh 血型系统是人类已知红细胞血型系统中最为复杂的血型系统之一。迄今已被 ISBT 红细胞表面抗原命名术语委员会正式命名的 Rh 血型系统的抗原共计 54 个。但与临床关系密切、具有临床意义的仅是其中 D、C、c、E、e 5 个抗原及其相对应的抗体。这 5 个抗原被称为 Rh 血型系统的主要抗原。D 抗原 ISBT 命名法记为 RH1 或者 004001。其抗原频率白种人约为 85%,黑种人约为 95%,黄种人更高,为 99% 以上,亚洲的某些地方甚至高达 100%,中国汉族 D 抗原阳性率约为 99.7%。D 抗原只存在于人类的红细胞膜上,体液和分泌液中无 D 抗原。D 抗原是临床上引起新生儿溶血病、溶血性输血反应的重要血型抗原,具有很强的免疫源性和反应原性,具有重要的临床意义,因此通常就根据红细胞上 D 抗原的有无,将人类红细胞分为 Rh 阳性和 Rh 阴性,即红细胞上缺乏 D 抗原的人常称为 Rh 阴性;红细胞上存在 D 抗原的人则称为 Rh 阳性。

### 98. 为什么 Rh 血型抗体主要通过免疫途径产生

答:ABO 抗体几乎存在于所有缺乏相应抗原的血清中。正常成人没有 ABO 抗体者极少见。ABO 抗体是"自然产生"的抗体，是生活环境中 A 物质和 B 物质免疫的结果。而 D 抗原只存在于人类的红细胞膜，体液和分泌液中无 D 抗原。与 ABO 抗体不同，Rh 血型抗体主要是通过免疫途径产生，如妊娠、输血等，绝大多数抗体是 IgG 类，IgM 类抗体比较少见，有时可见到 IgM 类抗 E 等抗体。Rh 抗体在体内可持续存在数年，如果再次接触该抗原，再次免疫应答使抗体迅速产生并在短时间内达到高峰。虽然 D 抗原是免疫原性最强的，但由于目前全国已经实施 RhD 的同型输血，在某些发达地区还对可能怀有 Rh 阳性胎儿的 Rh 阴性孕妇给予抗 D 免疫球蛋白预防性注射，所以现在抗 D 抗体的检出率通常低于抗 E 抗体。

### 99. 为什么有的 RhD 阴性受血者即使多次接受 RhD 阳性红细胞也不产生抗 D 抗体

答：RhD 阴性的人接受 RhD 阳性血输注后，并非一定会产生抗 D 抗体，这与受血者免疫状态、输入血液制品的种类、红细胞的数量以及其他未知因素有关。有多项相关研究显示，RhD 阴性个体接受 RhD 阳性血输注后抗 D 抗体的发生率为 20%～80%。还有研究提示，对于接受 RhD 阳性血输注的 RhD 阴性患者而言，严重外伤等重症患者由于免疫反应水平降低，产生抗体的概率更低。在亚洲人群中，大概有 1/3 的 RhD 阴性受血者即使多次输注 RhD 阳性红细胞也不会产生抗 D 抗体，除了免疫状态等因素外，还有一部分是因为亚洲人群的 RhD 阴性个体中有一部分属于 Del 表型，这种表型的人接受 RhD 阳性红细胞是不会产生抗 D 抗体的。

### 100. 为什么 Rh 血型系统有多达 50 多个血型抗原

答：红细胞血型抗原是红细胞膜上的化学构型。根据生化性质可以分为糖分子和多肽两类。Rh 血型抗原属于多肽，其抗原化学组成是蛋白质、糖蛋白和脂蛋白，仅分布于红细胞或其他血细胞膜上。Rh 血型是所有血型系统中最复杂的血型系统，它包括从 RH1 到 RH53 总共 46 个抗原，其中有七个已被弃用。Rh 抗原是由位于 1 号染色体短臂上的两个同源及紧密连锁的基因所编码；*RHD* 基因编码 D 抗原，*RHCE* 编码 Cc 和 Ee 抗原。*RHD* 和 *RHCE* 基因所编码的 RHD 蛋白（CD240D）和 RhCcEe 蛋白（CD240CE）是一种具有强疏水性的，非糖基化蛋白，它们都在红细胞膜上穿膜 12 次。Rh 抗原完全依赖于形成于膜中的 Rh 蛋白，而膜外的两个或多个跨膜结构对 Rh 抗原的抗原性起着关键作用。

### 101. 为什么放散 D 用常规的血清学方法检测常被漏检

答：D 抗原在放散 D（Del）红细胞上表达极弱，每个细胞少于 50 个 D 抗原。Del 型血清学检测常为阴性，需要进行吸收放散试验或基因检测。用常规的血清学方法常被漏检，易误判为 D 抗原阴性。但用吸收放散试验在放散液中可检测到抗 D 抗体，因此证明这些阴性细胞实际上带有微弱的 D 抗原。Del 型由 *RHD* 基因突变所致，与 Ce 单体有关，属于变异体。亚裔人种 D 阴性者中 Del 占 10%～30%，欧洲人约占 0.027%。在临床应用中，通常将 Del 等同于 Rh 阴性。仅用血清学方法很难鉴别弱 D 和不完全 D，如果在血样中检出抗 D，则可以明确该血样为不完全 D。用分子生物学方法可以明确区分两者，通常弱 D 型的基因变异常在编码跨膜区肽段的区域，而不完全 D 型的基因变异常在编码膜外肽段的区域。

**102. 为什么 RhD 阴性孕妇，检测丈夫的 *RHD* 基因状态，有助于判断胎儿的 Rh 血型**

答：Rh 新生儿溶血病通常是母亲为 RhD 抗原阴性，新生儿为 RhD 抗原阳性所引起的。一般为第一胎不发病，从第二胎起发病。如果孕妇为 RhD 阴性，丈夫为 RhD 阳性，无法直接准确判断胎儿的血型；但是通过 DNA 基因分型了解丈夫的 *RHD* 基因状态，则有助于预估新生儿溶血病发生的风险性。如果丈夫为 RhD 纯合子，那么胎儿为 RhD 阳性，则有可能发病；如果丈夫是 RhD 杂合子，那么胎儿血型为 RhD 阴性或阳性的概率各为 50%。可以进一步通过对胎儿的 DNA 进行基因分型来预测发生新生儿溶血病的风险，从而给予必要的干预和治疗。

**103. 为什么 MNS 血型系统是第二个被发现的血型系统但不是常规血型检查项目**

答：MNS 血型系统的大多数抗原在出生时就已发育完全。M、N 抗原存在于血型糖蛋白 A（glycophorin A，GPA）上，该系统的另外几个重要抗原 S、s、U 存在于血型糖蛋白 B（glycophorin B，GPB）上。GPA 大量存在于红细胞上，可达百万数量级（与 ABO 血型抗原数量相当），因此 M、N 抗原性相当强。抗 M 通常为 IgM 性质抗体，绝大多数为盐水反应性冷抗体，是中国人群中最常见的"天然"不规则同种抗体，大部分没有临床意义。一些抗 M 有 IgG 成分，因此可导致新生儿溶血病或溶血性输血反应，但是临床发生概率低。抗 M 不与菠萝酶、木瓜酶等蛋白酶处理的红细胞反应。多数抗 N 是天然抗体，属 IgM 型，在 25℃ 以上没有活性。抗 N 远较抗 M 少见，不与菠萝酶、木瓜酶等蛋白酶处理的红细胞反应。因为 MN 血型抗体大部分没有临床意义，输血反应和新生儿溶血病少见，因此其抗原不作为常规血型检查项目。

**104. 为什么 Kell 血型是第一个使用抗球蛋白试验检出的血型**

答：Kelly 血型是从一位姓 Kell 的产妇血清中发现相应的抗体，因此该抗体被称为抗 Kell 抗体或称抗 K。Kell 血型系统抗原在白种人中有明显的多态性分布，被称为白种人群中的"第三"大红细胞血型系统。K 和 k 免疫原性很强。抗 K 多为 IgG 型，可引起溶血性输血反应和新生儿溶血病。Kell 血型是使用抗球蛋白方法检出的第一个血型。抗球蛋白试验是 Coombs 等建立的检测不完全抗体的实验方法，通常简称为 Coombs 试验。1944 年，在抗球蛋白试验的第一次应用报道中，Coombs 等人描述了一种具有新的特异性的抗体，与抗体产生者的丈夫和两个孩子的红细胞起反应，并和 7% 的随机血样起反应，被称为抗 K 或抗 Kell，即 Kell 血型抗体。此后应用抗球蛋白试验发现了不少血型抗原和抗体。

**105. 为什么 Kidd 血型系统的抗 Jk$^a$ 抗体和抗 Jk$^b$ 抗体难以鉴定**

答：Kidd 血型系统的抗体能引起严重的急性或迟发性溶血性输血反应，也会引起迟发性输血反应。Jk$^a$ 与 Jk$^b$ 抗原的免疫原性相对较弱，抗 Jk$^a$ 和抗 Jk$^b$ 抗体一般也是微弱的，且与其他的抗体同时存在，所以难以鉴定。抗 Jk$^a$ 抗体要比抗 Jk$^b$ 抗体常见，两者都是妊娠或输血致敏作用后形成的。抗 Jk$^a$ 抗体和抗 Jk$^b$ 抗体都是 IgG（主要是 IgG3）及在抗球蛋白介质条件下反应的抗体，但曾有 IgM 形成的报道。它们与补体的结合良好，有些造成血管外溶血。应用 LISS 及聚凝胺方法促进 IgG 连接或增加抗原与抗体结合速度可有助于极弱抗 Jk$^a$ 抗体的检出。用无花果酶及木瓜酶的酶处理法，亦可增强抗体与抗原的反应。Kidd 系统抗体显示剂量的效应,可使无经验的血库技术人员混淆。抗 Jk$^a$ 可仅与 Jk(a+b−)红细胞起反应,而与 Jk(a+b+)红细胞弱反应甚至不反应,这使得鉴定结果变得不明确。所以,选择与抗原特异结合的抗体,要用效价高的抗体,以避免假阴性反应。血清抗体的新鲜度及其补体的浓度,可能为实验室不能证实的患者血清或在被储存以后的血清内不能发现抗 Jk$^a$ 或 Jk$^b$ 抗体的原因。并且,抗 Jk$^a$ 抗体和 Jk$^b$ 抗体与大多数血型抗体不同,它们在活体内产生后消失极快。今天鉴定出来的强抗体,可能在数星期或数月后难以检出。所以说 Kidd 血型系统的抗体难以鉴定,但是其抗体却越来越具有重要的临床意义。

### 106. 为什么对东方人特别要注意 Diego 血型系统的抗体

答:在国际输血协会的血型命名体系中,Diego 血型的序号为 10(DI,010),包含 22 个血型抗原(DI001~DI022)。其中最具有临床意义的一对抗原是 Di$^a$、Di$^b$ 抗原。研究表明,Diego 血型抗原在不同人群的频率差异很大,有明显的种族差异性。Di$^a$ 抗原在人类学研究中是一个有用的遗传标记,它在白种人和黑种人中发生频率极低(≤0.1%),但在蒙古人种(黄种人)的一些人群(如东亚人,南美印第安人)中却有较高的发生频率(5%~30%)。几乎所有的 Diego 血型系统抗原在新生儿期都有很强的表达,在红细胞和肾脏细胞中也有分布。抗 Di$^a$、抗 Di$^b$ 和抗 Wr$^a$ 是 Diego 血型中临床最有意义的红细胞同种异型抗体,可引起轻重程度不等的胎儿和新生儿溶血病(HDFN)和溶血性输血反应。在当今世界各国人口流动和迁移加快、范围加大的全球一体化背景下,Diego 血型的临床意义也将愈加重要。

### 107. 为什么 Miltenberger 血型抗原抗体的检测对中国人群十分必要

答:Miltenberger 系列血型是一组与 MNS 系统有关联的稀有血型,最初使用纯血清学的方法判定某一稀有血型是否应该归于该系列,最终该系列中包含了十分复杂的不同抗原,这些抗原之间的血清学联系有时非常微弱。目前纯血清学的 Miltenberger 分类已被淘汰,但长期以来该命名法一直在文献中出现,沿用至今。Miltenberger 血型系统产生机制主要有单核苷酸突变、基因转换、基因不等位交换等。近年来,在国内备受关注且时有报道引起输血反应的 Mur 血型就属于 Miltenberger 血型系统。该血型在欧美属于极低频率抗原,临床意义极低,一直未受到重视。但研究表明,该血型在我国有一定的分布频率。GP.Mur 在中国台湾一般人群中平均频率是 7.3%,但在中国台湾阿美山人群中,Gp.Mur 的频率高达 88.4%,中国香港献血者为 6.28%(392/6241)。在我国不同地区的汉族人群中频率差异较大,广州番禺地区献血人群中 Mur 抗原阳性的频率约为 7.16%(21/293)。中山市为 6.7%(8/416)。在一些少数民族中,Mur 抗原的频率更高。云南怒族 Mur 抗原阳性的频率为 22.65%(29/128)。近年来,国内报道的抗 -Mur 引起的输血后溶血性输血反应日益增多。有多篇文章报道抗 -Mur 引起的胎儿水肿以及胎儿或新生儿溶血病。抗 -Mur 多为天然抗体,输入 GP.Mur 血液也有可能产生免疫性抗体,因此在特殊人群中需要进行相应抗体的检查。

### 108. 为什么不是所有的红细胞血型抗体都具有临床意义

答:红细胞血型抗体是机体受到血型抗原刺激后,B 细胞被活化、增殖分化为浆细胞,其产生能与相应抗原特异性结合,并引起免疫反应的免疫球蛋白,它广泛存在于血液及体液中。无论何种红细胞血型抗体,不一定都具有临床意义。只有导致红细胞寿命缩短、溶血性输血反应及新生儿溶血病的抗体,才具有临床意义。通常在37℃温度下,抗体与红细胞不发生反应者,一般无临床意义。例如 MNS、P 系统抗体多数情况下无临床意义,少数情况可能会导致输血反应或新生儿溶血病,那么该抗体就有临床意义,不能一概而论。抗体如果有临床意义,输血时应选择交叉配血试验(抗球蛋白方法)阴性,相对应抗原阴性的血液。在全部血型系统中,只有 ABO 血型抗体的产生是有规律的,但要除外亚型或疾病等因素导致的特殊情况。除此之外,其他血型系统抗体的产生没有规律。无输血史和妊娠史的血液中很少有不规则抗体。

### 109. 为什么 Lewis 抗体通常不发生新生儿溶血病或极少出现溶血性输血反应

答:Lewis 抗原广泛分布于人体,是组织血型抗原。红细胞上的 Lewis 抗原来自对血浆中的 Lewis 抗原物质的吸附作用。Lewis 抗体多数为 IgM 类,一般没有明确的免疫刺激,是自然产生的抗体。抗 Le$^a$ 常为天然抗体,以 IgM 为主,常见于 Le(a-b-)型个体。抗 Le$^a$ 虽然通常能结合补体,但多数为冷抗体,因此无临床意义。抗 Leb 为 IgM 性质抗体,常以抗 Le$^{bH}$ 形式出现,即表现出既与 Le$^b$ 抗原反应,也与 H 抗原反应。大多数 Lewis 抗体最佳反应温度是室温,37℃下通常不发生反应。用间接抗球蛋白试验有时可检出 IgG 类抗体。临床上很少见到 Lewis 抗体引起溶血性输血反应,也很少报道引起严重的新生儿溶血病,除非是罕见的 IgG 的 Lewis 抗体。另外供者血浆中 Le$^a$、Le$^b$ 抗原,以及供者红细胞表面 Le$^a$、Le$^b$ 抗原也会脱落释放到血浆中,这些抗原能够中和患者的 Lewis 抗体,所以临床极少出现 Lewis 抗体引起的溶血性输血反应。对于有 Lewis 抗体的患者,选择 37℃交叉配血相合的血液即可,一般不需要检查供血者该抗原是否阴性。

**(姜晓星 曾一梅 戴健敏 蔡晓红)**

## 第三节 白细胞血型系统

### 110. 为什么 HLA 系统会引起输血不良反应

答:白细胞上的抗原可分为三种:红细胞血型抗原、粒细胞特异性抗原以及人类白细胞抗原(human leukocyte antigen,HLA)。其中 HLA 抗原是与其他组织细胞共有的,也是免疫原性最强的。HLA 其实也是人类主要组织相容性复合物(major histocompatibility complex,MHC),不同的脊椎动物都有各自的主要组织相容性复合物系统,并且各有不同命名。HLA 抗原具有高度的免疫原性,人类可以通过妊娠、输血及移植等途径产生 HLA 抗体。HLA 抗原与 HLA 抗体作用可以引起多种输血不良反应。HLA 抗原和抗体与输血反应密切相关,包括同种免疫、血小板输注无效(platelet Transfusion refractoriness,PTR)、发热输血反应、输血相关性急性肺损伤(transfusion related acute lung injury,TRALI)、输血相关性移植物抗宿主病(transfusion associated-graft versus host disease,TA-GVHD)等。

### 111. 为什么子女与父母至少有一条 HLA 单体型相同

答:HLA 复合体的遗传特点有三个:单体型遗传、多态性现象和连锁不平衡。连锁在一条染色体上的 HLA 各位点的基因组合成为 *HLA* 单体型(HLA haplotype)。两个同源单体型构成 *HLA* 的基因型(*HLA* genotype)。由于 *HLA* 是一组紧密连锁的基因群,这些连锁在一条染色体上的等位基因很少发生同源染色体之间的交换。当亲代的遗传信息传给子代时，*HLA* 单体型作为一个单位遗传给子代。因此子女的 *HLA* 基因型中，一个单体型与父亲的单体型相同，另一个与母亲相同。同胞之间 *HLA* 基因型完全相同的概率为 25%，完全不相同的概率为 25%，一个单体型相同的概率为 50%。因此从家庭中寻找器官移植的供体，其供、受者 HLA 抗原相同的概率比无血缘关系的供、受者高很多。这一遗传特点在器官移植供体的选择和法医学亲子鉴定中得到了应用。

### 112. 为什么输血相关性急性肺损伤可能与 HLA 系统有关

答：HLA 抗原具有高度的免疫原性，人类可以通过妊娠、输血及移植等途径产生 HLA 抗体。HLA 抗原与 HLA 抗体作用可以引起多种输血不良反应，输血相关性急性肺损伤（TRALI）是其中之一。输血相关性急性肺损伤是发生于输血期间或输血后的罕见并发症，以急性缺氧和非心源性肺水肿为特点，因死亡率高而越来越受到临床关注。引起 TRALI 的原因可能有多种，现已证实献血者体内存在的 HLA 抗体或者患者体内的粒细胞抗体均可以引起 TRALI。少数 TRALI 检测不到 HLA 抗体或粒细胞抗体，表明 TRALI 的发生可能存在其他的机制。

### 113. 为什么具有同一 HLA 表型的免疫细胞才能有效地相互作用

答：这主要是由于主要组织相容性复合物（MHC）的限制作用。20 世纪 70 年代中期发现细胞毒性 T 细胞只能杀伤具有同一表型的病毒感染的靶细胞，这意味着 T 细胞在识别细胞表面抗原决定簇（antigenic determinant）的同时，还需识别细胞上的 MHC 分子。以后证实 Tc 细胞间、Th-B、Th-Tc 间的相互作用也受 MHC 的限制。这一现象，即具有同一 HLA 表型的免疫细胞才能有效地相互作用，称为 MHC 的限制作用。巨噬细胞与 Th 细胞间的相互作用受 HLA-Ⅱ类抗原的约束。Th 细胞的 TCR 联合识别免疫原性多肽性片段的表位以及 HLA-Ⅱ分子 α1、α2 功能区的多肽性决定簇。Tc 细胞表面的 CD8 分子识别 HLA-Ⅰ分子 α3 区的非多肽性决定簇。

### 114. 为什么 HLA 复合体的遗传具有多态性

答：HLA 复合体的遗传具有三个特点：单体型遗传、多态性现象和连锁不平衡。HLA 复合体的遗传具有多态性。所谓多态性在基因水平上是指一个物种内某个基因有多种变异体，即具有多个等位基因。HLA 基因多态性现象的机制在于：①复等位基因，即 HLA 各个位点上等位基因随机组合，导致人群中出现非常庞大的 HLA 基因型；②共显性遗传，即 HLA 某位点的等位基因无论是纯合子还是杂合子均能同等表达。HLA 基因的多态性是 HLA 复合体最显著的特点，多态性现象使无关个体间 HLA 型别完全相同的可能性极小，这在法医学上具有重要意义。

### 115. 为什么造血干细胞移植首选 HLA 全相同的家庭供者或非血缘关系的无关者

答：造血干细胞移植广泛用于治疗白血病、再生障碍性贫血等疾病。造血干细胞移植对于供受者 HLA 的配合度的要求比任何器官移植都要严格，这是由于造血干细胞移植的移植物中含有大量的免疫细胞，尤其是成熟的 T 细胞。造血干细胞移植中 HLA-A、B、C、DR、

DQ 抗原比较重要,研究表明,供受者之间 HLA 位点的符合程度与造血干细胞移植的效果呈正相关,HLA-A、B、DRB1 位点全相合的存活率显著高于不同者,等位基因高分辨水平上相合比低分辨水平相合的存活率要高。HLA 位点完全相合移植后发生移植物抗宿主病(graft-versus-host disease,GVHD)的可能性低,随着不相合位点的增加,GVHD 发生率增高。因此在造血干细胞移植中,首选 HLA 全相同的家庭供者或非血缘关系的无关供者,也可选用脐带血造血干细胞移植。

### 116. 为什么 HLA 又称为组织相容性抗原

答:HLA 受控于主要组织相容性基因(major histocompatibility gene),该基因与同种异体组织器官移植以及移植物急性排斥反应有关。涉及移植物排斥反应的是一组基因,该组基因在染色体上的位置称为组织相容性座位(histocompatibility locus,简称 H- 座位)。这组基因紧密连锁,所控制的基因产物抗原性最强,在移植排斥反应中起主要作用,故称为主要组织相容性系统(major histocompatibility system,MHS)或 MHC。现已知的组织相容性抗原有 140 多种,可形成不同的组织型,除同卵双生子外,每个人的组织型都不相同。这样 HLA 为免疫系统提供了识别的标志。T 细胞表面有识别 HLA 抗原的受体,当异体组织、器官移植时,就能识别异体细胞的 HLA,并与之结合,产生毒素等活性物质直接杀伤外来细胞,产生排斥反应。异体器官能否移植成功,关键是组织型是否相容。亲缘关系越近,相容性程度就越高,移植成功率也就越高,若组织型不相容则产生排斥反应。对组织型的鉴定也可用于同卵或异卵双生子的判断,以及亲子鉴定等法医问题。

### 117. 为什么 HLA 等位基因不同仍可被视为 HLA 高分辨率相合

答:HLA 是迄今为止最复杂的人类基因系统。1952 年 Jean Dausset 首次报道了 HLA-A2 抗原,并因此获得 1980 年的诺贝尔奖。迄今发现的 HLA 等位基因已约 10 000 个。HLA 的基因位点被证实在第 6 号染色体短臂上。截至 2013 年 4 月,HLA 等位基因总数为 9154 个,其中 I 类 7089 个(包括 A 位点 2244 个、B 位点 2934 个、C 位点 1788 个、E 至 V 位点 123 个),II 类 2065 个(包括 DRB 位点 1418 个、DQB1 位点 323 个、DPB1 位点 185 个、其他位点 139 个),以及其他与 HLA 相关基因 156 个(包括 MICA 91 个、MICB 40 个、TAP1 12 个和 TAP2 12 个)。临床常检测的是 A、B、DR 3 个位点。许多等位基因名称不同的原因是在抗原识别部位以外存在不同的氨基酸序列,而这些等位基因在抗原识别部位的氨基酸序列是完全一样的。目前尚未发现抗原识别部位以外的差异具有免疫学意义。因此,虽然等位基因不同,如果抗原识别部位的氨基酸序列完全相同,则可被视为 HLA 高分辨率相合。

### 118. 为什么 HLA 抗原会存在交叉反应

答:如果将表型为 HLA-A2、A3,B7、B12 的供者淋巴细胞注射给 HLA-A2、A3、B8、B12 的受者,虽然供受者之间只有 B7 抗原不同,但受者产生的抗体不仅与 B7 细胞反应,还能与 B27、B22 细胞反应。如果用 B7、B22 或 B27 任何一种细胞吸收的话,这三种抗体活力均被消除。这表明 B7、B22 和 B27 之间存在交叉反应性。存在交叉反应性的抗原之间存在结构上的类似性,因此具有同一组交叉反应抗原的供受者之间,很难免疫出针对该组抗原的抗体。例如具有 A2 的受者很难产生针对 A28 的抗体。如果患者产生了某交叉反应抗原的抗体，通常针对交叉反应抗原组中的某个抗原表现出较高的效价，而针对其他交叉反应抗原的活性一般较弱。1973年Legrand等使用HLA抗体的Fab片段进行试验，发现针对同一个交叉反应抗原组的不同抗体，与细胞膜上的不同位点反应。提示HLA抗原本身含有多个抗原表位，由于这些表位在不同的HLA分子变异中存在"基因内连锁不平衡"，因此某些抗原会更趋向于同时存在，造成抗原之间的交叉反应。

### 119. 为什么HLA配型主要看A、B和DR位点

答：HLA抗原与同种器官移植的排斥反应密切相关，故又称为移植抗原。目前已知与器官移植排斥反应关系最为密切的主要是HLA一类抗原的A、B位点和HLA二类抗原的DR位点，每个位点均有两个抗原表达，一个来自父亲的基因，一个来自母亲的基因。因此，在进行移植手术前，必须对移植受者和供者外周血中淋巴细胞膜上的HLA-A、B、DR三个位点六个抗原进行检测，根据检测结果选择HLA最相配的受者和供者进行移植手术。国内外大量的临床研究结果表明，受者和供者之间HLA相容程度越高，也就是受者和供者之间HLA-A、B、DR六个抗原中相同的抗原数越多，排斥反应的发生率就越低，移植成功率和移植器官长期存活率就越高。反之，就越容易发生排斥反应，从而降低移植成功率和移植物存活率。受者和供者间良好的HLA配型对术后减少排斥反应、延长移植物功能存活时间具有非常重要的意义。

### 120. 为什么粒细胞抗体会引起输血不良反应

答：早在20世纪初期，人们就发现某些患者的血清可以引起其他一些患者的白细胞发生凝集。之后，人们在多次输血患者血清中检测到粒细胞抗体。1960年Lalezari在对1例新生儿同种免疫粒细胞减少症患儿的研究中，首次描述了HNA，随后新的HNA不断被发现，它们的生物学特性及其功能逐步得到了描述。目前，已经发现的HNA有10中，归属于5个粒细胞抗原系统。与粒细胞抗原相对应，粒细胞抗体相应包括HNA-1a抗体、HNA-1b抗体、HNA-1c抗体、HNA-2抗体、HNA-3a抗体、HNA-3b抗体、HNA-4a抗体、HNA-4b抗体、HNA-5a抗体、HNA-5b抗体10种，这些抗体产生后通过免疫性反应引起粒细胞破坏或成为一些输血不良反应的原因之一。粒细胞抗体引起的输血不良反应主要包括以下三种：输血相关性急性肺损伤、发热性非溶血性输血反应、输血相关性同种免疫性粒细胞减少症。

### 121. 为什么目前对中性粒细胞抗原的研究远不如红细胞血型系统和血小板血型系统深入

答：到目前为止，对中性粒细胞抗原的研究远不如红细胞血型系统和血小板血型系统深入，原因之一是中性粒细胞抗体检测比较困难，粒细胞细胞毒性和凝集实验的特异性和敏感性均较低；中性粒细胞无法长期保存，制备已知型标准粒细胞试剂十分困难；另外临床粒细胞输注的机会较少，使得临床实验室对粒细胞抗原的关注也较少。临床上抗体介导的中性粒细胞减少病例相对较少，通常需要对相关临床病例进行集中研究。

（姜晓星　曾一梅　戴健敏　蔡晓红）

## 第四节　血小板血型系统

**122. 为什么 ABO 血型不相配的血小板输注会造成血小板寿命缩短**

答：血小板上的 ABH 抗原物质，包括机体所产生的以及由血浆中黏附在血小板表面的两类构成。这些抗原物质在不同的机体血小板表面的含量有极大的差异。部分非 O 型个体血小板膜上有着极高水平的 A/B 物质，其血清中的糖基转移酶有较高水平表达。在 ABO 血型非配合输注时，O 型受者的高滴度 IgG 抗 A、抗 B 抗体可以与 A/B 型血小板表面的抗原物质作用，导致血小板输注无效。在 A/B 血型抗原高表达的血小板，比较容易导致 O 型受血者的血小板输注无效。在 ABO 次侧不相容的血小板输注（如 O 型血小板输注至 A 型受者），由于抗 A 抗体可能和受者血清中的可溶性 A 物质结合形成抗原 - 抗体复合物，后者可以通过 Fc 受体结合至血小板表面，加速血小板的破坏。因此，目前普遍推荐血小板输注应该选择 ABO 血型同型输注。

**123. 为什么血小板特异性抗原中有对偶抗原和不对偶抗原之分**

答：血小板特异性抗原是位于血小板膜糖蛋白上的抗原表位。至少 5 种糖蛋白（GP I a、I b 含 α 和 β，II b、III a 及 CD109）具有多态性并与同种免疫有关。IPD-HPA 数据库显示，截至 2014 年 6 月，通过血清学方法已经检出 33 个 HPA 抗原，包括在血小板糖蛋白结构上的位置、血小板表面的抗原密度、编码抗原的 DNA 多态性均已阐明。最新的研究发现，血小板特异性抗原并非为血小板特有，一些特异性抗原也分布于其他细胞上，如内皮细胞、成纤维细胞、平滑肌细胞等。1990 年国际血液学标准化委员会 / 国际输血协会血小板血清学研讨会统一了血小板特异性抗原系统国际命名方法：血小板特异性同种抗原系统一律命名为人类血小板抗原；不同的抗原系统按命名的先后顺序用数字编号；对偶抗原按其在人群中频率由高到低，用字母命名，高的为 a，低的为 b。目前 12 个抗原被归入 6 个 HPA 对偶抗原系统（HPA-1、-2、-3、-4、-5、-15）。而对于仅通过同种抗体鉴定到相应的一种抗原，未发现其对偶抗原的 HPA 后标记"w"。

**124. 为什么血小板血型在不同人群中的分布有较大差异**

答：血小板血型，即血小板特异性抗原，是由血小板特有的抗原决定簇组成，表现血小板独特的遗传多态性。血小板同种抗原的遗传多态性，是由单一核苷酸改变或一对碱基的置换引起个别氨基酸的不同形成的。人类血小板抗原（HPA）等位基因位于第 5，6，17 和 21 号染色体上的 6 个遗传位点，由常染色体双等位基因以共显性模式控制。2003 年国际输血协会对血小板抗原系统命名进一步完善。国际正式命名的血小板抗原有 30 余个，在已知其分子机制的 22 个血小板抗原中，其基因多态性绝大多数是由于相应血小板膜糖蛋白结构基因中的单核苷酸多态性（single nucleotide polymorphisms，SNP）引起，从而导致相应位置的单个氨基酸变异所致，唯一例外的是 HPA-14bw，其碱基序列为 3 个核苷酸缺失导致 1 个氨基酸残基缺失。血小板血型在不同人群中的分布有较大差异，一般来说，HPA-3 和 HPA-15 是杂合度较高的两个系统，除此之外，白种人在 HPA-1 中有较大的杂合度，而黑种人在 HPA-2 和 HPA-5 中都有较大的杂合度。我国人群中较大规模的研究显示，中国人群的 HPA

血型仅在 HPA-3 和 HPA-15 中存在明显的杂合分布。

### 125. 为什么会出现血小板输注无效

答：血小板输注无效（PTR）是指患者至少连续 2 次输注足量随机 ABO 同型血小板或 2 周内 3 次输注血小板（不必连续），没有达到期待效果。临床表现为患者在输注血小板后，血小板计数未见有效升高，临床出血症状未见改善，输注 1 小时后血小板增高指数（Corrected Count Increment，CCI）< 10 或 24 小时后 CCI < 4.5。血小板输注无效通常由免疫因素和非免疫因素所导致。免疫因素如反复输注血小板、妊娠，患者血清中可产生血小板同种抗体（HLA 和 HPA 抗体），当再次输入具有相应抗原血小板后，会产生血小板抗原和抗体的免疫反应，然后导致输入的血小板被大量巨噬细胞所吞噬，使输入血小板的寿命进行性缩短，表现为极度血小板减少，临床疗效不佳。非免疫因素如弥散性血管内凝血、发热、感染、脓毒血症、严重出血、脾脏肿大、输注前血小板储存不佳、静脉使用两性霉素 B 等均可以导致血小板输注无效。

### 126. 为什么自身免疫作用也会导致免疫性血小板输注无效

答：血小板的自身免疫作用可产生自身免疫性血小板减少症（autoimmune thrombocytopenia，AITP）是由于自身免疫系统失调，机体产生针对自身血小板相关抗原（包括 HPA、HLA 等）的抗体，从而引起免疫性血小板减少。特发性血小板减少性紫癜（idiopathic thrombocytopenic purpura，ITP）临床上最为常见，患者体内存在抗血小板自身抗体，使血小板大量破坏，表现为出血症状，这是免疫性血小板破坏增加而引起的最常见的出血性疾病，往往在明确诊断前已经有数月至数年的隐匿性血小板减少，患者性别上没有差异。疾病罕有自发缓解，治疗上可以采用类固醇激素或静脉注射免疫球蛋白，有效的免疫抑制剂和脾切除术可以作为二线治疗措施。急性 ITP 主要是在儿童出现的病毒感染后的突发性血小板减少，患者在发病 2～6 个月后多数会自发缓解。由于巨核细胞表面存在与血小板相同的抗原成分，所以血小板自身抗体不仅可与自身或同种血小板结合，还能与巨核细胞结合而可能引起血小板的生成障碍。

### 127. 为什么骨髓移植后患者会出现血小板减少

答：造血干细胞具有自我更新及分化为各种血细胞的能力，植入足够数量时，能够使机体的正常造血功能得以恢复和重建。造血干细胞移植指静脉输入从骨髓、外周血或脐带血中分离出的自体或同种异体干细胞，以使骨髓或免疫系统受损的患者重建造血功能。移植相关的同种免疫性血小板减少症（transplantation-associated alloimmune thrombocytopenia，TAAT）主要出现在骨髓移植后的患者身上。引起发病的主要抗原是 HPA-1a 抗原，现在发现也有少数是 HPA-5b 抗原。宿主淋巴细胞残余物的混合嵌合性使得从 HPA-1a 阳性移植物中得到的血小板与抗 HPA-1a 抗体发生免疫反应。免疫球蛋白疗法和脾切除术能使血小板计数恢复正常。

### 128. 为什么血小板具有独特的遗传多态性

答：血小板血型抗原主要有两大类，即血小板相关抗原和血小板特异性抗原。血小板相关抗原是血小板表面存在的与其他细胞或组织共有的抗原，又称血小板非特异性抗原或血小板共有抗原,包括组织相容性抗原和红细胞血型系统相关抗原。而血小板特异性抗原,即人类血小板抗原是由血小板特有的抗原决定簇组成,并且不存在于其他细胞和组织上,表现出血小板独特的遗传多态性。血小板特异性抗原是构成血小板膜结构的一部分,是位于血小板膜糖蛋白上的抗原表位。目前通过血清学方法已检出 33 个 HPA 抗原,包括在血小板糖蛋白结构上的位置、血小板表面的抗原密度、编码抗原的 DNA 多态性均已阐明。在已知其分子机制的 33 个血小板抗原中,基因多态性大多由相应血小板膜糖蛋白结构基因中的单核苷酸多态性(SNP)引起,唯一的例外是 HPA-14bw(由 3 个核苷酸缺失导致 1 个氨基酸残基缺失)。

### 129. 为什么血小板输注前最好进行白细胞滤过处理

答:血小板表面存在 HLA-A、HLA-B 位点等 HLA-Ⅰ类抗原,且血小板的大部分 HLA 抗原是内源生成的完整膜蛋白。人们发现,在广泛使用去白细胞措施以前,第一次输注血小板后 10 天或第二次输注后的 4 天,就可以产生 HLA 同种免疫性抗体。输注相关的 HLA 同种免疫抗体的产生,与基础疾病、免疫抑制剂的使用以及所输血小板中是否含有大量的白细胞等因素有关。供体白细胞含有的 HLA-Ⅰ、Ⅱ类抗原,对血小板输注后的 HLA 的初期同种免疫起着重要作用。HLA 抗体可以导致输入血小板的破坏。所以,目前推崇血小板输注前的白细胞滤过处理步骤,以减少由白细胞产生的不利作用。如果输入的血液制剂中含有白细胞,HLA 引起机体免疫系统产生免疫反应,从而导致机体发生输血不良反应。含有白细胞的血小板制剂,输注时可有 20%～30% 的患者发生非溶血性发热反应,是最常见的输血不良反应。血液制剂(如血小板制剂)中含白细胞数量越高、保存时间越长,该症状的发生率也越高。输注去除白细胞的血液制剂,可有效预防和减少非溶血性发热反应的发生。

### 130. 为什么解决血小板输血无效的最好对策是进行配合型血小板输注

答:由于血小板表面存在众多复杂抗原,因此反复大量输注血小板的患者约 50% 以上产生血小板同种抗体,相当于红细胞同种抗体产生频率的几十倍。据报道,HLA 抗体占多数,约 80% 左右。最近证明,血小板特异性抗体导致的同种免疫反应更为常见,使供者的血小板被相应抗体所破坏,从而导致患者形成血小板输注无效或输血后出现紫癜。由于方法学及血小板谱抗原等问题,血小板特异性抗体的检出非常罕见。反复输注血小板的患者血清中,一般血小板同源性抗体常与 HLA 抗体共存。为了预防和减少输注血小板治疗无效的发生,最好的对策是对患者进行血小板抗体筛选,进而对含有血小板抗体的患者进行配合型血小板输注。理想的血小板交叉配合试验应该包括 HLA 型和 HPA 型均能达到配合,才能达到有效的血小板治疗的目的。目前国际上为了避免血小板输注无效,有三点预防措施:同型输血建立 HLA、HPA 已知型供者档案;适合性血小板输血包括做血小板抗体检查,输注交叉配型阴性的单采血小板;滤除白细胞的血小板。

### 131. 为什么对 RhD 阴性的育龄妇女最好避免使用 RhD 阳性供者的浓缩血小板

答:Rh 血型系统在血型系统中最具复杂性和多态性,是输血医学中仅次于 ABO 的重要血型系统。通常人们所称的 Rh 阳性或阴性是指 D 抗原的阳性或阴性,即个体红细胞上是否有 D 抗原的存在决定了是否为 Rh 阳性。目前已有许多文献证明血小板上没有 RhD 抗原。浓缩血小板(platelet concentrates,PC)系全血采集后 6 小时内,室温条件下,经离心、分离等手工方法制备的血小板浓缩悬液。因为浓缩血小板中可含有不等量的红细胞,输注前需要完成红细胞交叉配血试验。而对 Rh 阴性妇女若输注 Rh 阳性供者的浓缩血小板,虽然血小板上没有 RhD 抗原,但若血小板制品中混杂大量红细胞可能使受者产生 RhD 抗原同种免疫。因此对 RhD 阴性的育龄妇女,最好避免使用 RhD 阳性供者的浓缩血小板。急需输注血小板时,常规地输注 D 阳性供者血小板也是合理的,对育龄妇女可以注射 Rh 免疫球蛋白,以防止免疫作用。

**(戴健敏　蔡晓红)**

# 第五节　血清蛋白型

### 132. 为什么免疫球蛋白具有免疫原性

答:免疫球蛋白(immunoglobulin,Ig)即抗体,是血液和组织液中一类糖蛋白,由 B 细胞识别抗原后增殖分化为浆细胞所产生,是介导体液免疫重要的效应分子。19 世纪后期,从 von Behring 等研究白喉和破伤风抗毒素开始,人们陆续发现一大类可与病原体结合并引起凝集、沉淀或中和反应的体液因子,将其命名为抗体。20 世纪六七十年代,将具有抗体活性或化学结构与抗体相似的球蛋白统称为免疫球蛋白。近年研究证实,免疫球蛋白和抗体在结构及功能上完全一致,因此可认为两者的概念等同。抗原是指一类能与 T 细胞、B 细胞的 TCR 或 BCR 结合,促使其增殖、分化、产生抗体或致敏淋巴细胞,并与之结合,进而发挥免疫效应的物质。抗原一般具备两个重要特性:一是免疫原性,即抗原能刺激机体产生免疫应答,诱导机体产生特异性抗体或致敏淋巴细胞的能力;二是抗原性,即能与其所诱导产生的特异性抗体或致敏淋巴细胞发生特异性结合的能力。免疫球蛋白是大分子的球蛋白,就其功能而言,主体成分是抗体,具有抗体的多种活性。但因其为结构复杂的大分子糖蛋白,故也具有免疫原性。

### 133. 为什么免疫球蛋白的免疫原性可分为同种型、同种异型和独特型

答:免疫球蛋白是结构复杂的大分子糖蛋白,具有免疫原性。将免疫球蛋白 Ig 作为免疫原,可在异种的动物、同种异体或自身体内诱导不同程度的免疫反应。不同 Ig 分子因氨基酸组成、排列、构型及其二硫键数目和位置不同,免疫原性也不相同。根据 Ig 抗原存在的部位及其诱导产生的免疫应答反应的差异,可将 Ig 分子的免疫原性分为同种型、同种异型和独特型三种。同种型(isotype)是指同一种属所有个体 Ig 分子共有的抗原特异性标志,其表位存在于 IgC 区;同种异型(allotype)指同一种属不同个体间 Ig 分子所具有的不同抗原特异性标志,其表位广泛存在于 IgC 区和 V 区;独特型(idiotype)是指每个 Ig 分子所特有的抗原特异性标志,其表位存在于 V 区。

### 134. 为什么免疫球蛋白同种型抗原在免疫诊断中有非常重要的实用价值

答:Ig 属蛋白质大分子,对不同种系动物或同一种系不同个体也具有免疫原性。决定 Ig 抗原特异性的某些表位位于 Ig 恒定区,由此造成抗体恒定区的异质性。根据 Ig 恒定区免疫原性的不同,可将 Ig 分为不同类、亚类、型、亚型。上述 IgG 类、亚类、型、亚型的免疫原

性差异,均由 Ig 恒定区具有的抗原表位所决定。同一种属所有个体的 Ig 分子共有的抗原特异性标志,称为同种型(isotype)。应用抗 H 链和 L 链 C 区的抗体,借助血清学方法可鉴定此类同种型标志。同种型决定簇由 H 链和 L 链的 C 区决定,即同一物种的所有个体的免疫球蛋白的类及亚类,型及亚型是相同的,但区别于另一物种。因此,人、小鼠、家兔、山羊等动物间免疫球蛋白实际上为异种免疫球蛋白,可以互为免疫原。所以说同种型抗原在免疫诊断方面有着重要的实用价值,可以用它来区分同种或异种物种。

### 135. 为什么免疫球蛋白同种异型是种个体型标志

答:同种异型(allotype)指同一种属不同个体间 Ig 分子所具有的不同抗原特异性标志,为个体型标志。同种异型抗原表位广泛存在于 IgC 区,由同一基因座位的不同等位基因所编码,均为共显性。如人类 IgG 的同种异型抗原称为 Gm 标志,已发现在 71、72、73、74 链上有同种异型标志,分别命名为 Glm、G2m、G3m、G4m(G 代表 IgG,数字代表亚类,m 即标志"marker"。在人 IgA2 分子上已发现 2 个同种异型标志,即 A2m(1)和 A2m(2)。ε 链有 1 种同种异型,即 Eml;κ 链上有 3 种同种异型,即 Kml、Kin2、Km3。其他的类与型的 Ig 上尚未发现有同种异型标志。同种异型抗原指同一种属不同个体间所存在的抗原,亦称同种抗原或同种异体抗原。常见的人类同种异型抗原有血型(红细胞)和组织相容性抗原(人主要为 HLA)。血型抗原常见的有 ABO 血型系统和 Rh 血型系统,HLA 是人体最为复杂的同种异型抗原。

### 136. 为什么血清型 IgA 具有多种抗体活性

答:IgA 分为血清型和分泌型两种类型。血清型 IgA 存在于血清中,以 IgA 表示;分泌型 IgA 存在于分泌液中,以 SIgA 表示。血清型 IgA 由肠系膜淋巴组织中的浆细胞产生,主要存在于血清中,占血清免疫球蛋白总量的 10%～15%。过去曾误以为血清型 IgA 的意义不大,近年的研究发现,循环免疫复合物中的抗体有相当比例的 IgA,因而认为血清型 IgA 以无炎症形式清除大量的抗原,这是对维持机体内环境稳定的非常有益的免疫效应。血清 IgA 为单体结构,分为 IgAl 和 IgA2 两个亚类。血清型 IgA 具有抗菌、抗毒素及抗病毒的作用,对支原体和某些真菌可能也有作用。血清型 IgA 具有多种抗体活性,如同种凝集素、抗胰岛素、抗布氏菌、抗白喉毒素、抗脊髓灰质炎病毒抗体等。血清型 IgA 与组织抗原具有特殊结合力,从而可消除进入循环中的此类抗原,防止诱导的炎症或自身免疫应答。若 IgA 缺乏,可伴有体内抗甲状腺球蛋白、肾上腺组织、DNA 等自身抗体水平升高。

### 137. 为什么多次输血可引起严重的过敏性休克

答:输血过敏反应主要是由血浆蛋白成分引起的输血免疫反应。过敏性休克是一种最严重的全身性 I 型超敏反应性疾病。此反应往往是由于已致敏患者再次输血接触过敏原,肥大细胞和嗜碱性粒细胞释放的介质与全身的血管床接触,引起血管扩张和血浆渗出,进而导致血压下降和休克。致敏患者在接触过敏原后数分钟内即出现症状,若抢救不及时,可致死亡。多有输血过敏史而又急需输血的患者,为了避免过敏反应,最好的办法是输注洗涤红细胞。输注洗涤红细胞可以避免产生同种异型的白细胞抗体,也可以避免由于血浆蛋白(如补体、凝集素、蛋白质等)产生的过敏反应。

### 138. 为什么给有抗 IgA 的患者输血时,应选用洗涤红细胞

答:有些受血者缺乏 IgA,有些受血者血浆内 IgA 含量虽然正常,但缺乏某一种 IgA 亚型,多次输血后产生 IgA 抗体;也有的由于多次输血使受血者产生同种异型 IgA 抗体。由于多次输血可使缺乏 IgA 患者产生类特异性抗 -IgA,当再次输血时可引起严重的过敏休克。多次输血也可使受血者产生亚特异性抗 IgA1 或抗 IgA2 及同种异型抗体(抗 A2m),同样可引起严重的过敏反应。这类免疫性抗体多属 IgG,它与抗原 IgA 结合后,可吸附并激活补体,产生血管活性物质,如 C3a、C5a、白三烯等,引起过敏反应。输血前应询问有无过敏史,有血浆过敏史者,输血前可用抗组胺药或糖皮质激素进行预防,必要时输注洗涤红细胞,对缺乏 IgA 且血中存在抗 IgA 抗体者,应选用输注不含 IgA 的血液成分,即输注 IgA 缺乏献血者的血液或经生理盐水充分洗涤的红细胞。

### 139. 为什么过敏体质的患者在输注血浆时容易发生过敏反应

答:全血、血浆或其他血液制品(主要是含有血浆成分的血液制品)在输注后常发生不同程度的过敏反应(allergic reactions)。过敏反应常表现为单纯的荨麻疹、瘙痒症等,严重者可出现血管神经性水肿、呼吸障碍及休克等临床症状。50% 的过敏反应是由于血浆蛋白过敏所致,原因是输注含有血浆蛋白的血液制剂,患者体内产生了相应的抗体(主要是 IgA)。过敏反应的发生率较高,约占全部输血反应的 45%。该类反应大多是由于输注的血液制剂中所含血浆蛋白导致的抗原抗体免疫性反应,称为血浆蛋白相关性输血不良反应。其中,荨麻疹反应比较常见。严重的过敏反应主要发生于产生了抗 IgA 的 IgA 缺乏症患者,发生率为 1:50 000~770 000。对于曾经输血发生血浆蛋白过敏患者,应避免输注血浆,除非在查明过敏原因后有针对性地选择合适的血浆输注。例如,缺乏 IgA 而已产生 IgA 抗体的患者禁用血浆。

### 140. 为什么不同个体间 IgG 抗原性的差异,经输血或妊娠后也会引起过敏反应

答:IgG 以单体形式存在,是血清和细胞外液中含量最高的 Ig,占血清总免疫球蛋白的 75%~80%。根据 IgG 分子中 γ 链反应原性差异,人 IgG 分为 4 个亚类,依其血清浓度高低,分别为 IgG1、IgG2、IgG3 和 IgG4。在个体发育过程中机体合成 IgG 的年龄要晚于 IgM,在出生后第 3 个月开始合成,3~5 岁接近成年人水平。IgG 分解缓慢,半衰期最长,为 20~30 天。IgG 是再次体液免疫应答产生的主要抗体,亲和力高,在体内分布广泛,发挥重要的免疫效应,是机体抗感染的"主力军"。IgG1、IgG3、IgG4 可穿过胎盘屏障,在新生儿抗感染免疫中起重要作用。IgG1、IgG3 可高效激活补体,并可与吞噬细胞、NK 细胞表面 Fc 受体结合,发挥调理作用、ADCC 作用;IgG1、IgG2、IgG4 可借助其 Fc 段与葡萄球菌蛋白 A(sPA)结合,借此可纯化抗体,并用于免疫诊断;某些自身抗体和引起Ⅱ、Ⅲ型过敏反应的抗体也属 IgG。IgG 出现得晚,消失得晚,常用于回忆性诊断和机体感染能力的估计。IgG 的四个亚类作为同种型抗原可以在同种异体之间通过输血或妊娠免疫而产生相应抗体,从而引发过敏等免疫反应。

### 141. 为什么 ABO 血型不符引起的输血反应和新生儿溶血病等均属于Ⅱ型超敏反应

答:Ⅱ型超敏反应是由于 IgG 或 IgM 类抗体与靶细胞表面相应抗原结合后,在补体、吞

噬细胞和 NK 细胞等参与下,引起以细胞溶解或组织损伤为主的病理性免疫应答,又称细胞毒型或细胞溶解型超敏反应。参与Ⅱ型超敏反应的抗原通常都存在于细胞表面,而这些细胞也是Ⅱ型超敏反应的靶细胞,包括正常组织细胞、改变的自身组织细胞和被抗原或抗原表位结合修饰的自身组织细胞。靶细胞表面抗原主要包括自身抗原、同种异型抗原、异嗜性抗原,以及吸附在自身组织细胞表面的外来抗原或半抗原。同种异型抗原即正常存在于组织细胞表面的抗原,如 ABO 血型抗原、Rh 抗原、HLA 抗原等。Ⅱ型超敏反应的发生始于细胞表面抗原刺激机体产生相应抗体,当抗体与细胞膜表面相应抗原结合后,通过与补体和效应细胞的相互作用,溶解杀伤靶细胞或改变靶细胞的功能。Ⅱ型超敏反应的靶细胞分布较广,全身多个系统均可发生Ⅱ型超敏反应性疾病,临床上尤以血液系统疾病最常见。输血反应多发生于 ABO 血型不符的输血。因人血清中存在天然的抗血型物质的抗体,主要是 IgM,若将 A 型血输给 B 型血患者,供者红细胞表面抗原与受者血清中相应抗体结合形成免疫复合物,在补体、吞噬细胞、NK 细胞等共同作用下,红细胞被溶解破坏而引起溶血反应。新生儿溶血病是由母子间血型不符所致。母子间 Rh 血型不符或 ABO 血型不符,母体内的 IgG 类抗体可通过胎盘进入胎儿体内,与胎儿红细胞结合,在补体、吞噬细胞、NK 细胞等作用下,导致新生儿红细胞溶解,引起流产或发生新生儿溶血病。

### 142. 为什么要进行血清蛋白型检测

答:免疫球蛋白同种异型是免疫球蛋白(immunoglobulin,Ig)抗原决定簇之一,目前已检出 IgG 重链上的 Gm 系统,IgA 重链上的 Am 系统,IgE 重链上的 Em 系统以及 κ 型轻链上的 Km 系统。被识别的抗原因子有 25 个。近年来人类 Ig 的同种异型的临床意义日益明显,现已发现多种疾病是与一定的 Ig 同种异型关联。例如重症肌无力、慢性活动性肝炎和类风湿关节炎等,都与特定的 *Gm* 基因标记或单倍型相关。此外,抗 Ig 能引起发热、寒战、头痛、呕吐和过敏性休克等症状的非溶血性输血反应,临床上对此类输血反应难以及时有效地诊断、预防。因此,开展人群 Ig 同种异型的研究,检出人血清中的抗 Ig,对疾病及输血反应的诊断、预防和治疗具有积极意义。与此同时,免疫球蛋白同种异型作为一种遗传标记,也被用于法医学个体识别、亲子关系鉴定以及人类学研究。

### 143. 为什么免疫球蛋白同种异型可以称为遗传标志物

答:自从 1956 年 Grubb 发现第一个人类免疫球蛋白 G(IgG)的遗传标记 Gm(a)、并证明它符合孟德尔遗传规律以来,人们对免疫球蛋白(Ig)遗传标记的研究日趋深入。目前已识别的同种异型主要在 IgG、IgA 的重链 γ 和 α2 以及 κ 型轻链上。分别记为 Gm、Am、Km。在 IgG 重链的 4 个亚类中,已检出 13 个亚类的 25 个同种异型。Km 中已检出 3 个同种异型。关于免疫球蛋白(Ig)受遗传控制的资料系从研究同种异型遗传标记(allotypic markers)中获得。同种异型标记是 Ig 分子上的抗原,可用免疫学方法测定。这种抗原存在于许多哺乳类动物。同种异型标记具有特异性,即同一种族内的个体特异性,它反映了 Ig 分子结构上由遗传决定的差异。Ig 同种异型遗传标记已被广泛地应用于人类学研究,也应用于某些临床医学与法医学研究。在法医学研究中发现血痕、精斑中可查出 Km 抗原。Gm 与 Km 标记已广泛地应用于父权测定。

**(戴健敏　姜晓星　蔡晓红)**

# 第三章　输血学检验技术

## 第一节　红细胞血型抗原抗体检测

### 144. 为什么妊娠史和输血史等对血型鉴定有影响

答：在进行实验室检查之前尽可能了解、核对患者的有关资料，包括基本资料、临床诊断、药物史，尤其是妊娠史和输血史，既往输血反应的记录等。这些资料能有助于解决可能出现的血清学问题。了解患者病史有助于更准确地进行血型等相关检测，尤其是抗体检测。尽管存在"自然产生"的抗体，但妊娠和输血是红细胞免疫的常见原因。如果没有妊娠史和输血史，极少会免疫产生具有临床意义的同种抗体。如果有输血史，则有必要进一步了解最后一次输血的日期：如果患者在过去三个月内输过血，那么供血者的红细胞还没有完全代谢，可能依然存在于患者的血液循环中，导致血型定型试验会出现混合凝集外观的结果。因此，在血型鉴定和输血前应询问患者的妊娠和输血等相关病史，并注意其对血型鉴定的影响。

### 145. 为什么ABO血型鉴定最重要

答：ABO血型系统是人类发现的最早的血型系统，也是最重要的血型系统。ABO血型抗原在所有血型抗原中抗原性最强，并具有其他血型系统所没有的两个特性：

（1）血清中常存在反应性强的抗体，而红细胞上必然缺乏与之相对应的特异性抗原。

（2）许多组织细胞上有规律地存在着A、B、H抗原，以及分泌型个体的分泌物中存在着A、B、H血型物质。

这两个特性使ABO血型系统成为临床输血和器官移植中最为重要的血型系统。ABO血型不相配合的输血可以引起急性溶血性输血反应。由IgM型抗A抗体或抗B抗体引起的血管内溶血，可发生弥散性血管内凝血（DIC）、休克和肾衰竭，严重者甚至死亡。IgG型抗A或抗B抗体可通过胎盘屏障，可能使ABO血型不相配合的妊娠（尤其是O型的孕妇）发生新生儿溶血病。因此，ABO血型鉴定尤为重要。

### 146. 为什么Rh血型鉴定也被列为常规血型鉴定项目

答：Rh血型系统是第四个被发现的血型系统，是重要性仅次于ABO系统的血型系统。Rh系统的抗体多为IgG型抗体，有些也存在IgM型抗体。Rh抗体一般不活化补体，所引起的输血反应主要为血管外溶血。Rh血型不相配合的妊娠或输血可刺激机体产生Rh抗体，抗体可存在很多年并能引起新生儿溶血病或溶血反应。即使抗体下降到无法检测的水平，再次接触抗原也可迅速发生继发性免疫反应。RhD抗原的免疫原性很强，在中国汉族人群中,未经 Rh 阳性红细胞免疫刺激的 Rh 阴性患者,输注大剂量的 Rh 阳性红细胞后,大约有 2/3 的机会产生抗 D 抗体。因此,Rh 血型鉴定也被列为常规血型鉴定项目,以避免 Rh 血型不相配合输血造成的输血反应,以及有生育可能的 Rh 阴性妇女因为 Rh 血型不相配合造成的新生儿溶血。

### 147. 为什么 ABO 血型的抗原检测有时需要对红细胞进行洗涤

答:冷凝集素是一种冷反应型抗红细胞抗体,在 0～4℃时最易和红细胞膜表面抗原结合,是较强的凝集红细胞的一种可存在于正常人血清中的抗体,低效价时一般没有临床意义。冷凝集素大多数是 IgM 型抗体,少数是 IgG 型抗体。反应的最适温度是 4℃,在 20℃以下时可以凝集自己的红细胞,加温至 30～37℃时又会和红细胞分离,它与补体的亲和力较大,在冷处和温处都可与补体结合,结合后可能会引起溶血。对含有较多自身冷凝集素的受检者,在鉴定血型时因自身凝集容易被误检为 AB 血型。遇到此种情况,需用 37℃生理盐水洗涤受检者红细胞 2～3 次,以去除吸附在红细胞上的冷凝集素,然后再进行血型的鉴定以保证血型结果的准确性。

### 148. 为什么有些血型抗原反应异常会造成正、反定型不符的现象

答:(1)可能是抗原减弱或缺乏:存在 A 或 B 亚型,A 或 B 亚型红细胞与抗 A 抗体,抗 B 抗体试剂凝集反应较弱;疾病状态,某些疾病状态例如白血病或骨髓增生异常综合征等可使红细胞血型抗原表达减弱;过量的血型特异性可溶性物质,某些疾病例如一些卵巢囊肿病例可能造成血清中可溶性 ABH 物质浓度升高,以至于中和抗 A 抗体,抗 B 抗体试剂导致正定型出现假阴性或减弱反应。

(2)未知的抗原反应:获得性类 B 物质,由于革兰阴性菌的感染,红细胞可获得"类 B"的活性;多凝集红细胞,即红细胞膜发生异常后,几乎与其他血型的血清有时甚至包括自身血清发生凝集;抗体包被红细胞,含 IgM 型自身凝集素的红细胞,在盐水中也可发生凝集,这种冷抗体可通过 37℃孵育或 37℃生理盐水洗涤以及应用巯基化合物等方式来清除。

### 149. 为什么 Rh 血型常规检测 D 抗原

答:Rh 血型系统是最为复杂的血型系统之一,已发现的抗原已有 50 多种,其中涉及临床的主要是 D、C、c、E 和 e 5 个抗原,其中 D 抗原的免疫原性最强,其临床重要性仅次于 A 和(或)B 抗原,因此临床常规鉴定 D 抗原。Rh 血型是否为阳性,是根据红细胞表面 D 抗原的表达来判定的。若抗血清与被检红细胞呈阳性结果,那么 Rh 血型为阳性,否则为阴性。如果被检红细胞与 IgM 类试剂呈阴性反应,不能断定 Rh 血型是阴性,应进一步采用抗球蛋白试验,即使用 IgG 类抗血清与被检红细胞反应。若抗球蛋白试验结果为阴性,即可判定该个体为 Rh 阴性;如果抗球蛋白试验结果为阳性,那么该个体可能为 D 变异型。在临床上,作为受血者,D 变异型个体应视作为 Rh 阴性;作为供血者,除 Del 外,D 变异型应被视作 Rh 阳性。

### 150. 为什么鉴定 ABO 血型要用正、反定型两种方法

答:ABO 血型定型原则是以检测到红细胞表面抗原为准。红细胞表面仅有 A 抗原者是

A 型,血清中有抗 B 抗体;仅有 B 抗原者是 B 型,血清中有抗 A 抗体;A 和 B 抗原都有者,是 AB 型,血清中无抗体;A 和 B 抗原均无者,是 O 型,血清中有抗 A 抗体、抗 B 抗体或抗 AB 抗体。正常人群通常有规律地出现 ABO 抗体,即如果该个体红细胞上没有该抗原,那么血浆中会有该抗体。也因为这条规律,我们在检测 ABO 血型时,常规试验操作是同时进行红细胞表面抗原和血清(血浆)中抗体测定。这两种试验即血型正、反定型方法,可以作为互相验证的质量控制,如果两个结果不相符,提示该个体血型可能存在异常情况,应通过进一步试验分析是否存在生理病理的改变造成鉴定结果的不一致,从而进一步确定患者血型。

### 151. 为什么新生儿 ABO 血型鉴定主要以正定型为主

答:缺乏 A 抗原者产生抗 A 抗体,缺乏 B 抗原者产生抗 B 抗体。然而新生儿出生后开始产生抗体,抗体直到 3~6 个月时才能被检出,抗体在 5~10 岁时达到高峰,以后逐渐下降,65 岁以上者抗体水平较低。因此,新生儿以及出生 6 个月以内的婴儿由于无 ABO 抗体或抗体较弱,所以该人群 ABO 血型鉴定时可以正定型的结果为主。同时,新生儿血清中也可能存在来自于母体的抗体,在鉴定时应注意鉴别。

### 152. 为什么 ABO 血型反定型时要用 O 型红细胞

答:在 ABO 血型鉴定反定型使用 O 型红细胞,可以提示抗 H 抗体(如孟买型)、某型 IgM 类不规则抗体、冷凝集或自身抗体等,可以更好地进行结果判定。原则上,ABO 血型鉴定反定型中,血浆与 O 型红细胞应该不发生凝集。而当反定型血浆与 O 型红细胞发生凝集反应表明血型鉴定可能存在一定的问题,应该进一步分析。例如对于孟买型血型来说,其红细胞上无 A、B、H 抗原,血清中有抗 A 抗体、抗 B 抗体和抗 H 抗体,可以与 O 型红细胞发生凝集,若反定型不使用 O 型红细胞,可能会被定为 O 型。同理,对于血浆中存在某些抗体造成血型正、反定型不符时,反定型血浆与 O 型红细胞发生凝集,也可以提示需进一步分析从而采取措施(例如 37℃生理盐水洗涤等)再次鉴定。

### 153. 为什么有些 ABO 血型抗原抗体反应异常会出现正、反定型不符的现象

答:(1)抗体减弱或缺乏造成的正、反定型不符:6 个月龄以内的婴儿血清中 ABO 抗体很弱,或有些新生儿的血型抗体被动来自母体,以及老年人随着年龄的增高,ABO 抗体会逐渐减弱;低(无)丙种球蛋白血症导致的相应血型抗体的缺乏。

(2)未知的抗体反应造成的正、反定型不符:血浆蛋白异常导致红细胞"缗钱"状凝集或假凝集;ABO 亚型,如某些 A2、A2B 个体天然产生的抗 A1 抗体,或个别 A1、A1B 个体天然产生的抗 H 抗体;意外抗体,如患者血清中含有其他同种抗体(如抗 D 抗体)而反定型红细胞上恰有该抗原所造成的正、反定型不符;冷凝集素,如抗 I 抗体是最常见的冷自身抗体,抗 I 抗体通常凝集所有的试剂红细胞,包括自身红细胞,可通过 37℃反应及结果判读或其他方法处理以消除冷凝集素对反定型结果的影响。

### 154. 为什么鉴定 ABO 血型可以用多种方法

答:ABO 血型鉴定的原理是:根据红细胞上 A 抗原/B 抗原、血清中的抗 A 抗体/抗 B 抗体的存在情况,将血型分为 A 型、B 型、O 型和 AB 型四种血型。可利用红细胞凝集试验,

通过正、反定型方法鉴定 ABO 血型。正定型是指用已知抗 A 和抗 B 分型血清来测定红细胞上有无相应的 A 和（或）B 抗原；反定型是指用已知标准 A 细胞和 B 细胞来测定血清中有无相应的抗 A 抗体和（或）抗 B 抗体。常见的有玻片法、试管法和微柱凝胶法三种。其中玻片法与试管法以肉眼观测到凝集或溶血判定为阳性，对于凝集强度的判定以及一些混合凝集或微弱凝集容易造成误判；微柱凝胶法结果判读更为简单直接，更利于仪器自动化检测，对于凝集强度以及一次性判读正确率高于前两者。因此，越来越多的实验室采用微柱凝胶法作为 ABO 血型鉴定的首选方法。

### 155. 为什么有时 RhD 检测会出现弱阳性的结果

答：RhD 检测通常使用单克隆 IgM 抗 D 抗体试验，如果红细胞与单克隆 IgM 抗 D 抗体发生凝集反应可以认为该红细胞为 Rh 阳性；但是如果红细胞与单克隆 IgM 抗 D 抗体不发生凝集或凝集较弱，并不能确认该红细胞为 Rh 阴性。原因在于 D 抗原有很多变异型，虽然这些 D 变异型理论上仍属于 Rh 阳性，但却可能与单克隆 IgM 抗 D 抗体不发生凝集或凝集很弱。一般，出现 RhD 检测弱阳性的主要是以下两种：

（1）不完全 D，通常与单克隆 IgM 抗 D 抗体试剂反应呈阴性或弱阳性，而用多克隆 IgG 抗 D 抗体试剂在抗球蛋白介质中检测可能出现阳性反应。

（2）弱 D，是指 D 抗原减弱，因为抗原强度的减弱，也会存在检测出现弱阳性的结果，同时，有些弱 D 抗原强度太弱，还可能在检测时出现漏检。

### 156. 为什么检测 RhD 阴性时必须要做确认试验

答：RhD 抗原的表达分为正常 D、增强 D、弱 D、放散 D（Del）、部分 D、D 阴性 6 种。由于 D 抗原是多个表位的嵌合体，其抗原数量减少或抗原结构产生变异所产生的一些弱 D 和部分 D 红细胞，它们虽然有 RhD 抗原，但因初筛使用的 IgM 型抗 D 抗体试剂血清可能无凝集或弱凝集而漏检，需要通过抗球蛋白试验、吸收放散试验或基因分型等技术才能检出。因此初检为 RhD 阴性者，需经 RhD 阴性确认试验后才能作出决定。其中弱 D 型为 D 抗原数量较少，部分 D 型为 D 抗原表位部分缺失，这两种情况在 RhD 阴性确认试验中均可能显示弱阳性结果。部分 D 型红细胞可能与某些单克隆抗 D 抗体不发生反应，对于怀疑部分 D 型者，可用不同克隆细胞株产生的抗 D 抗体检测或进行基因分型，以免漏检。

### 157. 为什么 Rh 血型阴性确认需要使用抗球蛋白试验

答：Rh 血型为红细胞的第二大血型系统，主要抗原有 D、C、c、E 和 e 5 种，其中 D 抗原为该系统最重要的抗原。根据抗 D 抗体与对应红细胞抗原起凝集反应，区分 RhD 阳性和阴性。鉴定 RhD 抗原最常用的试剂是 IgM 抗 D 抗体，如果红细胞与 IgM 抗 D 抗体发生凝集反应，可以认为该红细胞为 Rh 阳性；但是，如果红细胞与 IgM 抗 D 抗体不发生凝集反应，并不能确认该红细胞为 Rh 阴性。原因在于 D 抗原有许多变异型，总称为"D 变异型（D variants）"。一般将 D 变异型分为 3 类，即不完全 D、弱 D 和 Del，虽然这些 D 变异型理论上仍然属于 RhD 阳性，但却可能与单克隆 IgM 抗 D 抗体不发生凝集反应。不完全 D 通常与单克隆 IgM 抗 D 抗体试剂反应呈阴性或弱阳性，而用多克隆 IgG 抗 D 抗体试剂在抗球蛋白介质中检测，可能出现阳性反应。因此，用多克隆 IgG 抗 D 抗体确认红细胞确实为 RhD 阴性的试验被称为"RhD 阴性确认试验"。

### 158. 为什么有人 D 抗原阳性也会产生抗 D 抗体

答：RhD 抗原表达可分为正常 D、增强 D、弱 D、放散 D（Del）、部分 D、D 阴性 6 种。其中前 5 种 RhD 类型均被认为是 D 抗原阳性。其中，部分 D 型是指其红细胞表面比正常 D 阳性红细胞缺少一个或者多个 D 抗原表位，此类红细胞可能与某些单克隆抗 D 抗体不发生凝集反应，然而可以用不同克隆细胞株产生的抗 D 抗体进行检测，部分 D 型红细胞依然可以与某些抗 D 抗体发生凝集反应。因此，部分 D 型个体依然属于 RhD 阳性个体，但这并不代表其不会产生抗 D 抗体。当部分 D 型患者输注正常 D 阳性红细胞后，其可以产生抗 D 抗体，从而可以引起相应的输血反应。因此，对于部分 D 型患者作为受血者时，应将其等同于 Rh 阴性受血者处理；而对于部分 D 型个体作为供血者时，仍将其血液作为 Rh 阳性血液处理。

### 159. 为什么父母、子女和兄弟、姐妹之间的血型会不一样

答：每个个体都具有来自父母的一对同源染色体，每个基因座位上有两个等位基因，分别位于两条同源染色体上。在 ABO 血型系统中，ABO 基因位于第 9 号染色体上。其中 A 和 B 基因为常染色体显性，其区别只有 7 个氨基酸不同。O 基因是无效等位基因，编码产生无功能的酶。因此，常见的 ABO 血型系统中就存在 AA、AO、BB、BO、OO 和 AB 这 6 种基因型，其中 AA 和 AO 基因型之间、BB 和 BO 基因型之间，产生的抗原数量没有明显差异。所以父母随机遗传给子女 A、B、O 基因，这些基因随机组合后会产生各种基因型，例如 A 型与 B 型的父母可能生出 A 型、B 型、O 型或 AB 型 4 种血型的子女。因此，父母与子女以及兄弟、姐妹之间都可能会出现血型不一样的情况。

### 160. 为什么可以通过实时荧光定量 PCR 技术鉴定胎儿血型

答：实时荧光定量 PCR（quantitative real-time polymerase chain reaction）技术集 PCR 扩增和荧光光谱技术为一体，具有高敏感和高特异性特点。每个循环的扩增产物都可被实时检测到，如使用多种报告染料，一次循环可同时检测多种靶基因。利用母亲血浆中的游离胎儿 DNA，可无创性检定胎儿 RhD 血型。自 1997 年研究人员发现妊娠母体血浆中可以检测出胎儿的 DNA 后，这一发现很快在实际中获得应用，其中一项应用就包括鉴定胎儿血型。研究显示，母体血浆中的游离胎儿 DNA 在妊娠 5 周时即可检出，产后迅速被清除。妊娠 3 个月时，母体血浆中的游离胎儿 DNA 占母体血浆中总游离 DNA 的 3%，而在 9 个月时，约为 6%。通过磁珠技术等方法分离提纯游离胎儿 DNA，再利用实时荧光定量 PCR 技术可以鉴定胎儿的 RhD 血型。

### 161. 为什么有些血型抗体称为天然抗体

答：有些血型抗体的产生并没有经过输血、妊娠或注射抗原的刺激，似乎是天然存在的，因而称为天然抗体。实际上，"天然抗体"也是机体对抗原免疫应答的产物，只是可能没有可察觉的抗原刺激，并非天然产生的抗体。天然抗体的产生机制可能与环境中广泛存在的菌类、花粉、尘埃等有关，这些物质与某些抗原有共同成分表位，通过隐性刺激机体产生

血型抗体。多数天然抗体是 IgM 类抗体，最佳反应温度为室温或更低，主要存在于 ABO、Hh、Ii、MNS、P、Lewis 等系统。

### 162. 为什么有些血型抗体称为不规则抗体

答：不规则抗体是指除 ABO 血型系统外，其他血型系统产生的抗体均不符合 Landsteiner 规律，称为不规则抗体或意外抗体。ABO 血型系统中的亚型，变异型抗 $A_1$ 抗体或某种抗 B 抗体等抗体，也称为不规则抗体。不规则抗体多为 IgG 抗体，主要是经输血或妊娠等免疫刺激产生，在盐水介质中不能凝集而只能致敏相应抗原的红细胞，必须通过特殊介质才能使致敏红细胞出现凝集反应。其他血型系统的不规则抗体也会导致输血反应，轻者引起寒战、发热，影响治疗效果；重者可以破坏输注的不配合的红细胞或缩短其寿命，产生溶血性输血反应，危及患者生命。此外，对孕妇而言，不规则抗体可能会引起新生儿溶血病，影响新生儿脏器的发育，并使其智力发育受到伤害，严重者则会危及新生儿的生命安全。

### 163. 为什么有些患者抗体筛查试验结果会出现阳性

答：抗体筛查试验主要是为了检测患者血浆中是否存在不规则抗体，以便发现具有临床意义的抗体，从而选择合适的配血方法和血液制品。不规则抗体是指不符合 ABO 血型系统的血型抗体，包括 ABO 亚型抗体和非 ABO 血型系统抗体。抗体筛查试验是在 37℃ 条件下通过已知具有临床意义的血型抗原表型的 O 型试剂红细胞组检测标本血浆中是否存在相应的不规则抗体。抗体筛查结果为阳性，表示该患者血浆中存在具有临床意义的不规则抗体，输血时不仅需要供血者的 ABO、RhD 血型与患者相符，而且供血者红细胞表面也必须没有患者血浆不规则抗体对应的抗原，以避免发生相关输血反应，从而达到安全用血的目的。同时，对于孕妇来说，抗体筛查阳性对于新生儿溶血病的诊断也具有一定意义。

### 164. 为什么抗体筛查细胞具有一定的局限性

答：目前抗体筛查细胞并不能覆盖所有具有临床意义的血型抗原，一些低频抗原并没有涵盖在内。而且一些具有剂量效应的抗体与具有双剂量抗原的细胞反应较好，杂合子的细胞可能出现弱反应或不反应的情况。目前抗体筛查细胞很多血型系统都不是纯合子，可能会造成弱抗体的漏检。细胞储存时，一些抗原不稳定会变质，不能保证所有抗原阳性的细胞都与含有其特异性抗体的被检血清反应。同时，对于抗体筛查细胞我们还应该保证：具有临床意义的抗原在一组谱红细胞的分布特点，以便在检测相应抗体时会出现不同的反应格局；为了能从统计学上保证对抗体特异性的确认，每一种血型抗原最好在谱红细胞上保持一定的阴性和阳性比例；为了证实单价抗体，使用的相应抗原试剂红细胞应为一个以上。而以上这些要求更增加了抗体筛查细胞的制备的难度，因此目前的抗体筛查细胞还不能满足所有的临床需求，存在一定的局限性。

### 165. 为什么要进行抗体效价测定

答：抗体效价测定是一种抗体半定量的分析方法。抗体效价测定可以应用选定的红细胞对系列稀释的血清（通常是二倍法）来滴定，以肉眼可见凝集的最高血清稀释度数值的倒数来表示效价。抗体效价是体现抗体反应能力的指标之一，可以评价抗体的量，通常抗体的浓度与效价呈正相关。抗体效价的测定对于妊娠患者比较有意义。产前测定孕妇血清中 IgG 抗体的效价，如 IgG 抗 A 抗体、抗 B 抗体以及抗 D 抗体，可作为母亲与新生儿血型不合的新生儿溶血病的预测和监控指标之一。对于 ABO 血型不合的新生儿溶血病，当产前产妇血清中 IgG 型抗 A（B）抗体效价 >1∶64 时，以及对于 Rh 血型不合的新生儿溶血病，产前产妇血清中抗 D 抗体效价上升且 >1∶32 时应该注意监测产妇与胎儿的相关指标以便及时采取措施。产后测定产妇血清中 IgG 抗体的效价，如 IgG 抗 A 抗体、抗 B 抗体以及抗 D 抗体，也可作为诊断母亲与新生儿不合的新生儿溶血病指标之一。

### 166. 为什么 Rh 阴性的产妇要检测抗 D 抗体效价

答：Rh 阴性的产妇主要是指 D 抗原阴性的产妇，D 抗原的免疫原性很强，其临床的重要性仅次于 A 和（或）B 抗原。Rh 阴性的产妇尤其是二次妊娠的产妇，其产生抗 D 抗体的可能性很大。抗 D 抗体为 IgG 类抗体，可以通过胎盘屏障，对于大部分 Rh 阴性的产妇而言，其胎儿血型多为 Rh 阳性，监测产妇血清中抗 D 抗体的效价，有助于预测胎儿发生新生儿溶血的可能性，对于抗 D 抗体效价较高的产妇可以提前进行干预，采取相应措施并定期检测母体与胎儿相关指标，以保障胎儿的安全。一般认为，在孕妇抗 D 抗体效价上升 >1∶16～1∶32 时即需要警惕 Rh 不合的新生儿溶血病的发生。当孕妇抗 D 抗体效价上升 >1∶32～1∶64 时，可以考虑产前血浆置换等措施，使胎儿安全孕至 32～35 周。

### 167. 为什么 O 型的产妇要检测抗 A 抗体和抗 B 抗体效价

答：在母亲与新生儿血型不合的新生儿溶血病中，ABO 血型不合的新生儿溶血病占到了 2/3。其中患儿母亲（产妇）为 O 型的在 ABO 血型不合的新生儿溶血病中占到了 90% 以上。由于 O 型产妇本身的血型抗体中就含有 IgM 和 IgG 两类抗体，因此 O 型产妇是发生新生儿溶血病的危险因素之一。因此对于 O 型产妇进行抗 A 抗体和抗 B 抗体抗体效价的检测有利于新生儿溶血病的发现与观测。对于 O 型产妇来说，当其 IgG 类抗 A（B）抗体效价 >1∶64 时就应开始注意胎儿与产妇相应指标的观测；当 IgG 类抗 A（B）抗体效价 >1∶128～1∶256 时要警惕胎儿可能有溶血；当 IgG 类抗 A（B）抗体效价 ≥1∶512 时表明胎儿发生溶血的风险较高。虽然抗体效价高不一定会发生新生儿溶血，但是结合抗体效价结果与其他临床指标对于新生儿溶血病的诊断具有很高的临床意义。

### 168. 为什么同一产妇在不同孕期时抗体效价会有变化

答：抗体效价是体现抗体反应能力的指标之一，可以评价抗体的量，通常抗体的浓度与效价呈正相关。抗体效价的测定对于孕妇比较有意义，对于同一孕妇，其不同孕期抗体效价会发生变化。①对于规则抗体来说：O 型产妇本身就存在 IgG 类抗 A 抗体和抗 B 抗体，当其胎儿 ABO 血型与母亲不一致时，胎儿红细胞和其他血型物质，可能通过胎盘进入母体内，从而刺激母体产生相应抗体，因此随着孕期的增长，产妇的抗体效价可能会不断地升高。②对于不规则抗体：尤其是抗 D 抗体，首次妊娠的产妇大部分不会产生抗 D 抗体或其效价很低，对于二次妊娠或有 Rh 阳性血液输注史等的产妇，其体内可能本身就存在一定的抗 D 抗体，在 Rh 血型不合的胎儿红细胞等抗原物质的刺激下可引起次发免疫反应，其抗体效价就会不断升高，从而影响胎儿健康。

### 169. 为什么 IgG 型的抗体筛查试验要用抗球蛋白试验

答：抗球蛋白试验是检测 IgG 类不完全抗体的主要方法之一，IgG 抗体为 7s 的单体结构，分子质量小。由于其仅能与一方红细胞上抗原决定簇结合，不能同时与双方红细胞抗原决定簇结合，所以在盐水介质中，其仅能致敏红细胞即与红细胞表面抗原结合，而不能使红细胞出现可见的凝集反应，加入抗球蛋白试剂后，抗球蛋白分子的 Fab 段与包被在红细胞上的球蛋白分子的 Fc 段结合，从而通过抗球蛋白分子的搭桥作用而产生红细胞凝集。而大部分不规则抗体都是免疫抗体，为 IgG 抗体，其最佳反应温度为 37℃，当血清中的不规则抗体致敏标准筛查细胞后，需要用抗球蛋白试验进行检测才能出现可见凝集反应，从而确定不规则抗体的存在。并且抗球蛋白试剂可以制成标准的微柱凝胶卡，便于机械化自动化操作和大批量标本的检测。

### 170. 为什么有时抗体筛查结果阳性却不能确定抗体特异性

答：抗体筛查结果阳性，需要做抗体鉴定试验，以确定其特异性。然而，对于以下几种情况，却无法确定抗体的特异性：

（1）存在自身抗体或血浆蛋白的影响。血清中可能存在患者自身抗体，造成结果阳性，可用直接抗球蛋白试验和生理盐水管作对照等方法辅助鉴定 IgG 和 IgM 型自身抗体。

（2）筛选细胞的抗原性不够完全或特异性不够强。许多血型抗原具有剂量效应，如 Rh 抗原（除 D 抗原外），纯合子的抗原强度明显高于杂合子抗原强度，Rh 表现型为 ccDEE 上的 E 抗原强度明显高于 CcDEe。在抗体较弱时，可能只与纯合子细胞反应，与杂合子细胞不反应。因此造成抗体特异性不完全与细胞谱相符。

（3）多种特异性抗体影响。患者血清中存在多价即多种特异性抗体，鉴定时需要选定多种试验方法，增加不同格局谱细胞的数量以及选择不同试验条件进行操作，鉴定较困难。

### 171. 为什么抗体筛查阴性输血后仍有可能发生溶血反应

答：（1）抗体筛查试验结果原来为阴性，但在患者反复输血后未及时复查抗体筛查结果，患者血液中已经产生不规则抗体，再次输血后抗原抗体反应造成溶血反应。

（2）抗体筛选细胞具有一定的局限性，并未包含所有具有临床意义的血型抗原或筛选细胞抗原性不强或特异性不够强，导致虽然患者抗体筛查试验阴性但其血清中是存在具有临床意义的不规则抗体的漏检，输注了具有相应抗原的血液引起溶血反应。

（3）抗体筛查方法不敏感，仅采用聚凝胺法可能造成弱抗体及其他抗体的漏检。

（4）血液在输注前处理不当，如血液保存时间过长，温度过高或过低，血液受剧烈震动或误加入低渗液体致大量红细胞被破坏。

### 172. 为什么出现自身抗体会影响输血

答：自身抗体是指针对自身抗原所产生的抗体。红细胞自身抗体阳性表明存在自身红细胞的抗体，可引起自身免疫性溶血性贫血，也可能破坏输注的供体红细胞，有温抗体和冷抗体之分。有些自身抗体无特异性，有些自身抗体具有特异性，常针对高频抗原，如针对 Rh 蛋白。某些药物可吸附在红细胞的表面并改变红细胞的抗原性，进一步刺激机体产生针对自身红细胞的抗体，造成红细胞溶解。另外，肺炎支原体感染可改变红细胞表面的 I 抗原,产生红细胞冷凝集素;巨细胞病毒、EB 病毒等可直接引起直接抗球蛋白试验阳性及溶血性贫血。针对其他血细胞的自身抗体也可引起相应的自身免疫性疾病。如由自身血小板抗体引起的自身免疫性血小板减少症。由中性粒细胞抗体引起的自身免疫性中性粒细胞减少症等。

### 173. 为什么直接抗球蛋白试验阳性会影响输血和血型鉴定

答:直接抗球蛋白试验阳性会影响输血和血型鉴定。通常多见于下列情况:

(1)自身抗体:患自身抗体性疾病的患者在血型鉴定时应注意自身抗体对反定型的影响。

(2)同种特异性抗体:如新生儿溶血病、免疫性溶血性输血反应等,往往可以从细胞放散液中检测到同种特异性抗体,有助于选择合适的血液进行输血治疗。

(3)药物抗体:直接抗球蛋白试验阳性,其放散液不与谱细胞发生反应,提示可能是由药物抗体所致,应结合临床药物史进行判断。

(4)冷凝集素:冷抗体致敏红细胞,然后补体吸附到红细胞上,可能会引起红细胞破坏;在 30～37℃的条件下冷抗体会脱离红细胞,然而补体依然附着在红细胞表面引起直接抗球蛋白试验阳性。

(5)血浆中存在的免疫复合物和活化的补体成分:血浆中的免疫复合物可以非特异性的结合到红细胞上从而激活补体并结合到红细胞上。

### 174. 为什么直接抗球蛋白试验宜用 EDTA 抗凝标本

答:在直接抗球蛋白试验的结果判读中,补体 C3 阳性有时候并不能代表患者体内的情况而是体外致敏所造成的。C3 成分可以是因为血样采集和保存等因素的影响而致敏在红细胞表面。常见的情况是血液采集后置于较冷的环境中,血液中的冷抗体(多为 IgM)结合到红细胞上,导致补体系统激活,从而使红细胞表面存在有 C3 成分。而在较高的反应温度或反复洗涤下,IgM 抗体会从红细胞上脱落,但补体仍然会保留在红细胞表面。如果想要尽量避免这种情况的发生,最有效的方法就是将血液标本直接采集到乙二胺四乙二酸(ethylene-diaminetetra-acetic acid,EDTA)的抗凝管中,标本管中足量的 EDTA 可以完全螯合血液中的钙离子,从而阻断补体系统的活化。因此,直接抗球蛋白试验宜采用 EDTA 抗凝标本。

### 175. 为什么不能使用酶技术检测 MNS 血型抗体

答:MNS 血型系统的大多数抗原在出生时就已发育完全。M、N 抗原存在于血型糖蛋白 A(glycophorin A,GPA)上,该系统的另外几个重要抗原 S、s、U 存在于血型糖蛋白 B(glyco-phorin B,GPB)上。GPA 大量存在于红细胞上,可达百万数量级(与 ABO 血型抗原数量相当),因此 M、N 抗原性相当强。酶技术的原理是使用某些蛋白水解酶破坏红细胞表面的唾液酸结构,从而减少了负电荷的数量,缩短红细胞间的距离,促进某些抗原抗体反应。酶技术对 Rh、Kidd 血型系统的检出效果最好,但对 M、N、S、s 等抗原的破坏较为显著。抗 M 抗体,通常为 IgM,绝大多数为盐水反应性冷抗体,是中国人群中最常见的"天然"不规则同种抗体,大部分没有临床意义。一些抗 M 有 IgG 成分,因此可导致新生儿溶血病或溶血性输血反应。抗 M 不与菠萝酶、木瓜酶等蛋白酶处理的红细胞反应。多数抗 N 是天然抗体,IgM 型,在 25℃以上没有活性。抗 -N 远较抗 -M 少见,不与菠萝酶、木瓜酶等蛋白酶处理的红细胞起反应。因此选择酶技术时,要考虑可能造成的 MNS 血型系统抗体的漏检。

(侯 忱　汤朝晖　戴健敏　姜晓星　蒋以植　蔡晓红)

## 第二节　白细胞血型抗原抗体检测

### 176. 为什么多数的实验室都采用免疫磁珠方法分离淋巴细胞

答:高纯度、高获得率的 T、B 淋巴细胞是人类白细胞抗原(HLA)分型结果真实准确的先决条件。传统的 T、B 淋巴细胞分离方法周期比较长,对操作人员的熟练程度以及操作的准确性要求较高。近年来出现的免疫磁珠方法分离淋巴细胞操作更为方便、快捷,获得的细胞纯化度更高,所以越来越多的实验室采用该方法来分离淋巴细胞。免疫磁珠是一种表面结合有单克隆抗体、可荧光染色、可磁化的微球。免疫磁珠方法分离细胞的原理是:细胞表面抗原能与连接有磁珠的特异性单克隆抗体相结合,在外加磁场中通过抗体与磁珠相连的细胞被吸附而滞留在磁场中,无该种表面抗原的细胞由于不能与连接着磁珠的特异性单克隆抗体结合而没有磁性,不在磁场中停留,从而使细胞得以分离。通过微球的反复磁化,重复聚集和分散的过程,可以达到纯化细胞的目的。

### 177. 为什么供体者和受体者间要进行交叉淋巴细胞毒试验

答:交叉淋巴细胞毒试验是指淋巴细胞表面带有 HLA 抗原,如患者体内有针对供体者 HLA 的特异性抗体,则与之结合,在补体存在的情况下在膜上形成穿孔,杀伤细胞。无相应抗体则对细胞无影响。染料进入到死细胞内使之着色,而活细胞不被染色。根据着色的死细胞数可以估计淋巴细胞毒的强度。该方法可以检测血清中存在的 HLA-Ⅰ类、Ⅱ类抗体,包括 IgG 和 IgM 抗体。通过交叉淋巴细胞毒试验对供体者、受体者交叉配型,检测器官移植患者、待输血小板患者等体内是否存在针对供体者的特异性 HLA 抗体,为供体者选择提供依据。该方法需要活的 T、B 淋巴细胞,为了保证实验结果的长期稳定,使试验标准化,许多实验室采用冰冻保存的细胞,但是冰冻细胞容易溶解或变脆,导致假阳性。

### 178. 为什么目前不常采用 HLA-Ⅰ类抗原的血清学分型方法

答:HLA-Ⅰ类抗原的血清学分型方法的原理是依据抗体介导的补体系统对靶细胞溶解的原理进行的。实验采用一系列 HLA-Ⅰ类抗原的标准分型血清(抗体)与待检细胞作用,细胞毒阳性孔说明待检细胞具有该种标准血清代表的抗原特异性,阴性则说明 HLA 型别与该孔标准血清代表的型别不一样。根据全套标准血清的反应格局,可以判断该细胞 HLA-Ⅰ类抗原的特异性。但该方法也存在着一些问题:

(1)标准分型抗体亲和力较弱、效价较低、易产生交叉反应。

(2)缺少某些单价抗血清,国内供 HLA 抗原分型的血清板来源困难,质量欠佳。

(3)某些病理过程可能导致外周血淋巴细胞表面抗原性质发生改变,干扰抗原抗体的反应。

(4)血清学分型需要用新鲜的血样或淋巴细胞,存在取样困难等问题。

上述这些问题均影响了 HLA 分型结果的可靠性以及血清学分型技术的推广应用,所以目前临床以及各类骨髓库、脐血库已经基本不采用该方法。

### 179. 为什么 PCR- 序列特异引物检测 HLA 分型适用于中低通量实验室

答：PCR- 序列特异引物（polymerase chain reaction sequence specific primer，PCR-SSP）的原理是根据 HLA 等位基因各型别核苷酸碱基序列的差异性，设计出一系列特异性引物。因 Taq DNA 聚合酶没有 $3'→5'$ 核酸内切酶活性，引物 $3'$ 端最后一个碱基是否与模板配对起关键作用，决定着能否扩增出产物。该方法结果的判读只需要借助常规的琼脂糖凝胶电泳，根据是否出现特异性的阳性条带及有无扩增产物来判断基因的多态性。因此试验流程较短，方法简单、快速，可以迅速获得分型结果，适合小批量标本，从基因组 DNA 模板的提取到获得检测结果一般需要几个小时。但是由于该方法工作量大，一般需要好几十孔 PCR 反应才能指定一个标本中低分辨率的分型结果，是通量最小的分型方法，所以目前仅中低通量的实验室用该方法检测。

### 180. 为什么 PCR- 序列特异性寡核苷酸探针检测 HLA 分型更适用于中高通量的基因分型

答：PCR- 序列特异性寡核苷酸探针（polymerase chain reaction sequence specific oligonucleotide，PCR-SSO）方法是核酸杂交的代表性技术。该方法采用特异性引物对目的 DNA 片段进行扩增，将 PCR 扩增产物与已知序列特异性探针进行特异性杂交，通过分析杂交结果和分型格局得出标本 HLA 基因序列。PCR-SSO 分型的灵敏度和特异性都很高，其优点有：

（1）可以满足不同分辨率的要求，根据探针设计的特异性不同，在可使用的微球数目范围内，可设计数目不等的探针，满足从中低分辨率到高分辨率的不同要求。

（2）高通量，并且由于携带不同探针的微球在同一管中对 PCR 产物进行杂交，因此每个标本根据检测的位点不同，所需的反应数不同，从而使通量得以大大提高，适用于骨髓库及脐血库等大量标本的分型。

### 181. 为什么 HLA 分型的 PCR- 直接测序分型法较其他 PCR 方法更有优势

答：HLA 分型的 PCR- 直接测序分型法（polymerase chain reaction sequence base-typing，PCR-SBT）是最详尽确认 HLA 基因型的方法。本方法通过扩增目的 DNA 片段，采用引物直接检测 HLA 基因多态性位点的核苷酸序列，再结合软件分析与已知可能的等位基因的序列进行比较，从而确定 HLA 等位基因型别。该方法通过全自动测序仪器，可以准确、快捷、直接地获得 DNA 序列，发现新的突变位点，鉴定新的等位基因，保证高分辨结果。而其他 PCR 方法的缺陷在于其引物或探针都针对已有的多态性位点设计，如果在其他位点发生新的突变便无法检出。新的突变位点检出后需厂家设计新引物检测，其中往往会有较长时间的延迟。而且随着新等位基因的不断发现，需要设计的引物 / 探针越来越多，反应格局越来越复杂，PCR 方法已经达到极限容量但仍有一些基因家族的分型结果难以制订。因此，PCR-SBT 较其他 PCR 方法具有很大的优势。

### 182. 为什么白细胞血型不作为常规的血型鉴定

答：人类白细胞表达的抗原比较多，其中与输血医学有关的是白细胞血型抗原，这些抗原包括粒细胞特异性抗原、HLA 及红细胞血型抗原三种。由于人类白细胞表达的红细胞血型抗原比较少，意义也不大，临床主要关注粒细胞特异性抗原及 HLA。而在实际的临床应用中，由于白细胞容易引起同种免疫反应，一般会使用去除白细胞的红细胞制品 - 少白红细胞（leukocyte-reduced red blood cells）。少白红细胞制品的输血不良反应少，在发达国家已逐渐替代悬浮红细胞。因此，不作为常规血型检测。

### 183. 为什么粒细胞抗体检测比较困难

答：粒细胞的生成障碍或破坏增加可引起粒细胞的减少，破坏增加主要由于粒细胞抗体所引起。粒细胞抗体可引起新生儿同种免疫性粒细胞减少症、自身免疫性粒细胞减少症、发热性非溶血性输血反应、输血相关性急性肺损伤、骨髓移植后同种免疫性粒细胞减少症、输血相关性同种免疫性粒细胞减少症、药物诱导的粒细胞减少症和粒细胞输注无效等，粒细胞系统不同的抗体所引起的疾病不同。然而粒细胞抗体检测比较困难，主要原因有：

（1）粒细胞细胞毒性和凝集试验的特异性和敏感性均较低。

（2）粒细胞无法长期保存，制备已知型标准粒细胞试剂十分困难。且对于试验所需的分离粒细胞纯度要求较高，需要无红细胞污染，标本新鲜，粒细胞具有一定的活性。

（3）临床上抗体介导的中性粒细胞减少病例相对较少。

### 184. 为什么确定输血相关性急性肺损伤要筛查患者和供血者双方的 HLA 和人类粒细胞同种抗原抗体

答：输血相关性急性肺损伤（TRALI）也称为"非心源性肺水肿"或"严重过敏性肺水肿"，是一种严重的非溶血性输血反应，属于白细胞相关性急性免疫性输血不良反应。输血后数小时可发生，常见症状为输血发生急性呼吸困难、低氧血症、非心源性肺水肿、低血压和发热，严重者可引起死亡。一般认为 TRALI 的发生机制是供血者血浆中存在抗 HLA 抗体或者抗 HNA 抗体引起中性粒细胞激活或在患者肺血管内聚集，释放出的细胞内生物活性因子诱发肺毛细血管内皮损伤和肺水肿等临床症状，死亡率较高，多见于经产妇。白细胞抗体包括 HLA-Ⅰ类、HLA-Ⅱ类抗体和人类粒细胞同种抗原（HNA）抗体 HNA1、HNA2 抗体等。因此，输血前筛查患者和供血者 HLA 和 HNA 抗体可以降低 TRALI 的发生，避免输血相关不良反应。

**（侯 忱　汤朝晖　姜晓星　蔡晓红）**

## 第三节　血小板血型抗原抗体检测

### 185. 为什么血小板表面存在血小板相关抗原和血小板特异性抗原

答：血小板相关抗原是血小板表面存在的与其他细胞或组织共有的抗原，包括组织相容性抗原（HLA）和红细胞血型系统相关抗原。血小板特异性抗原是血小板表面存在的由血小板特有的抗原决定簇组成，表现血小板独特的遗传多态性的抗原。其构成血小板膜结构的一部分，是位于血小板膜糖蛋白上的抗原表位。至少 5 种糖蛋白[GPⅠa、Ⅰb（α 和 β）、Ⅱb、Ⅲa、CD109]具有多态性并与同种免疫有关。3%～5% 的亚洲人和黑种人缺乏第 6 种血小板糖蛋白（GPⅣ、CD36），在输血或妊娠后可以导致对该种糖蛋白的致敏。迄今，已经有 20 多种血小板抗原被报道，并且最新的研究发现，血小板特异性抗原并非为血小板特有，一些特异性抗原也分布在其他细胞如内皮细胞、成纤维细胞、T淋巴细胞等上。

### 186. 为什么血小板血型新抗原的认可需要一定的标准

答：最初血小板抗原的名称是根据受累患者或分娩出血小板减少症患儿的妇女名字来命名，缺乏系统性与科学性。2003年由国际输血协会（ISBT）与国际血栓和止血协会（ISTH）联合成立血小板命名委员会（PNC），对人类血小板抗原（HPA）进行系统命名并建立了命名原则和认可新抗原的标准。HPA命名原则是以HPA加系统数字表示，该数字按发现的年代顺序的先后排列。目前，新抗原认可的5种标准如下：

（1）必须阐明该抗原的遗传学基础，提供相应基因的基因组DNA序列资料，或至少是cDNA序列资料。

（2）必须使用特异性蛋白免疫分析方法，阐明基因突变和相应蛋白之间的关联。

（3）至少有2个参比实验室证实血清学和分子生物学的鉴定结果。

（4）必须提供该抗原的群体资料，如果提供家系资料将更有价值。

（5）应尽可能提供血样以建立细胞株。

### 187. 为什么利用血清学检测技术在血小板抗原的分型上有很大的制约性

答：血清学检测血小板特异性抗原的主要方法有：

（1）血小板免疫荧光试验（PIFT）：处理过的待测血小板与已知抗体孵育、洗涤，再与标记了荧光素的抗球蛋白反应，再洗涤，在荧光显微镜下进行观察结果。该方法是可靠的抗原鉴定方法，1986年被国际血小板血清学研讨会确定为标准参考方法。

（2）流式细胞仪检测技术（FCM）：将待检血小板和荧光标记的已知型别的血小板抗体孵育，用流式细胞仪检测。

虽然，利用血清学方法检测血小板抗原的方法简便，但需要一定数量的血小板及特异性HPA抗血清，由于血小板抗原难以重组，且特异性的HPA抗血清难以获得，血清学检测技术在血小板抗原的分型检测上受到了很大的制约。

### 188. 为什么可以利用分子生物学技术检测血小板特异性抗原

答：由于血小板抗原血清学分型存在着各种各样的制约，人们一直希望有一种更实用的方法取代血清学方法进行血小板抗原分型。20世纪90年代后，随着血小板同种抗原系统的相应基因序列被阐明，分子生物学技术的不断发展和对血小板抗原、基因结构研究的突破性进展，使血小板血型的基因分型成为可能。HPA等位基因主要受控于第5、6、17、22号染色体，由于绝大部分HPA等位基因多态性均具有单核苷酸多态性（SNP）的特点，即编码血小板糖蛋白基因的一个核苷酸变化导致HPA抗原多肽链中一个氨基酸改变，由此产生不同的抗原性，这就为分子生物学检测HPA创造了良好的基础。

### 189. 为什么PCR-序列特异性引物法是现阶段血小板特异性抗原基因分型的首选方法

答：PCR-序列特异性引物法（PCR-SSP）是最简单、最常用的血小板HPA分型方法。PCR-SSP法是将多态性核苷酸设计为引物的3′端，这样就可以分别扩增HPA基因，PCR之后只需电泳和肉眼观察结果。该技术具有快速、简便和可靠的优点，是目前最为常用的血

小板 HPA 分型方法。然而,PCR-SSP 法需要注意以下几点:

(1)引物的设计必须合理,具有特异性。

(2)在反应中要仔细调节镁离子浓度,严格控制退火温度。

(3)应在同一反应体系中加入另一对引物(通常扩增人生长激素基因 HGH 的一段)作为内参照,该内参照引物总会产生一个 DNA 片段,与 HPA 基因型无关,作为 PCR 有效性的质控。

### 190. 为什么逐渐不采用 PCR- 限制性片段长度多态性法检测血小板特异性抗原基因型

答:PCR- 限制性片段长度多态性(PCR-RFLP)的原理是从血液或组织细胞中提取基因组 DNA,设计包含等位基因多态性区域的引物进行 PCR 扩增,扩增后的 DNA 片段用特异性的核酸内切酶消化,利用琼脂糖凝胶电泳分离消化片段。根据 PCR 产物是否被酶切及酶切片段长度来区分各等位基因。该方法的缺点是在 PCR 扩增的基础上加上了酶切步骤,酶切条件不易掌握,如果酶切不充分可能得到错误信息,此外也并非每个 HPA 等位基因都可以直接用此方法进行分型,因此局限了该方法的应用。不过,目前通过引物修饰产生"人为的酶切位点",使 PCR 产物能直接用于 RFLP,已经能成功用于大部分 HPA 等位基因的分型。

### 191. 为什么患者会产生同种血小板抗体

答:由于血小板表面存在复杂的抗原系统,输血、妊娠或骨髓移植等均可刺激机体免疫系统产生同种血小板抗体。同种血小板抗体主要分为两大类:

(1)针对供血者、患者血小板共同抗原的抗体,即 HLA-Ⅰ类抗体、红细胞血型抗体以及针对 CD36 上的 NaK(a)抗原抗体等。

(2)针对供血者、患者血小板特异性抗原的抗体,即 HPA 抗体。

血小板抗体通过其 Fab 段与血小板膜糖蛋白或巨核细胞结合,并通过 Fc 段激活单核 - 巨噬细胞或补体系统,导致血小板破坏或巨核细胞成熟紊乱,引起血小板数量减少或功能紊乱。同种血小板抗体的存在可导致血小板输注无效、输血后紫癜、胎儿与新生儿同种免疫性血小板减少性紫癜以及原发性免疫性血小板减少症等多种免疫反应的发生。

### 192. 为什么检测血小板抗体常用单克隆抗体特异性固相血小板抗体试验

答:单克隆抗体特异性固相血小板抗体试验(monoclonal antibody - specific immobilization of platelet antigens assay,MAIPA)是将血小板与人血清和鼠抗人血小板糖蛋白单克隆抗体分别孵育后,加入裂解液使其裂解成为"人血小板抗体 - 血小板糖蛋白 - 鼠抗人血小板糖蛋白单抗"三者免疫复合物,将复合物加入已包被羊抗鼠 IgG 的酶标板中,经孵育后捕获,再加入酶联人 IgG 及底物,经显色反应来测定血小板抗体。该试验的优点是,血小板单克隆抗体及待检标本中的人血小板抗体与血小板结合是发生在血小板裂解前,此时血小板抗原保持天然构象,不仅避免了有临床意义的重要抗原表位丢失导致敏感性降低或漏检问题,还减少了血小板裂解后所形成新的临床不相关抗原所致假阳性结果的可能。总之,MAIPA 法凭借其检测血小板抗体特异性和敏感性均较好的优点,已成为目前检测血小板抗体应为最广泛的方法和手段。

193. 为什么疑似胎儿与新生儿同种免疫性血小板减少性紫癜的患儿或孕妇要进行血小板抗原和抗体的检测

答：胎儿与新生儿同种免疫性血小板减少性紫癜（fetus and neonatal alloimmune thrombocytopenia，FNAIT）和胎儿与新生儿溶血病（HDFN）的发病机制相似，在妊娠期间由于母亲与新生儿间血小板血型不同，胎儿的血小板抗原刺激母体产生血小板相关抗体，后者通过胎盘导致胎儿和新生儿血小板减少。FNAIT 是最常见的胎儿或新生儿血小板减少的原因，最严重的并发症是颅内出血。该病在白种人中主要由 HPA-1a 抗体引起的，但在黄种人中，推测 HPA-3a 和 HPA-4a 抗体可能是疾病发生的主要原因。根据病史和实验室检查对于 FNAIT 进行初步判断，如需确诊则需进行进一步的确认试验：

（1）母亲血清血小板特异性抗体测定以鉴别是否胎儿血小板减少是由血小板特异性抗体的反应引起。

（2）母亲和父亲血小板抗原的基因分型以证实前者体内的抗体产生机制。

一旦 FNAIT 的诊断确定，母亲再次妊娠时有同样的患病风险。

（侯　忱　汤朝晖　蔡晓红　王　静）

# 第四节　交叉配血试验

194. 为什么输血前要进行交叉配血试验

答：交叉配血试验也称为血液配合性试验，是检查患者与输注的血液是否相合。交叉配血试验相合，表明患者与供血者血液之间没有检出不配合的抗原、抗体成分，配血无禁忌，可以输注。交叉配血试验是保障输血安全的重要措施，可以避免由于某些失误造成的输血危险。交叉配血试验包括以下三项：

（1）主侧配血：患者血清与供血者红细胞反应，检测患者体内是否存在针对供血者红细胞的抗体。

（2）次侧配血：患者红细胞与供血者血清反应，检测供血者血液中是否存在针对患者红细胞的抗体。

（3）自身对照：患者红细胞与自身血清反应，以排除自身抗体，直接抗球蛋白试验阳性以及红细胞"缗钱"状凝集等干扰试验结果的判读因素。

交叉配血试验的要求是：在任何步骤均不出现溶血或同种凝集的结果时，方可将供血者的血液成分输注给患者。

195. 为什么主、次侧配血试验是保障输血安全的重要前提

答：主、次侧配血试验是保证供血者、患者血型相容，避免发生免疫性溶血性输血反应，确保输血安全、有效的前提。交叉配血试验阴性，表明患者与供血者血液之间没有检出不配合的抗原、抗体成分，配血无禁忌，可以输注。主侧配血是患者血清与供血者红细胞配血，是检查患者体内有无针对供血者红细胞的抗体。如果主侧配血不相容，输血后会发生免疫反应。尤其是患者体内 ABO 抗体与供血者红细胞不相容时，因为 ABO 抗体是 IgM 抗体，会导致血管内溶血而可能危及生命。ABO 血型系统以外的抗体多为 IgG 抗体，会导致血管外溶血，可能导致严重的临床症状。次侧配血是患者红细胞与供血者血清配血，是检

61

查供血者血浆或血清中有无针对患者红细胞的抗体。如果次侧配血不相容,同样会造成输血不良反应。

### 196. 为什么次侧配血试验不合一般不会导致严重的不良反应

答:次侧配血是患者红细胞与供血者血清配血,是检查供血者血浆或血清中有无针对患者红细胞的抗体。当次侧配血不相合时,因为患者体内血容量一般比输注的供血者悬浮红细胞中含的血浆量多出若干倍,在供血者成分血一滴一滴缓慢输注患者体内的情况下,少量供血者血浆被患者体内循环血液迅速稀释,所以一般不会导致严重的不良反应。但是,必须指出的是,不会导致严重的不良反应并不代表没有输血不良反应。并且不会导致严重不良反应的输注前提还是少量慢速的输注,对于某些手术、需要大量用血以及新生儿等患者,这一点并不适用。因此,虽然说次侧配血不合一般不会导致严重的不良反应,应该依然坚持输注主、次侧都相合的更为安全的血液,保障患者的安全用血。

### 197. 为什么除了盐水配血外,还要采用其他介质进行交叉配血试验

答:因为血型抗体为免疫球蛋白,主要为两大类:一类为 IgM 抗体,与其对应抗原的红细胞在盐水介质中凝集;另一类为 IgG 抗体,与其对应抗原的红细胞在盐水介质中不凝集,只有在非盐水介质中(如聚凝胺、酶法以及抗球蛋白试剂等)才凝集。IgM 血型抗体多见于 ABO、P、MNS、Lewis 等系统的抗体;IgG 血型抗体见于 Rh、Kidd、Duffy 等系统的抗体。如果不用非盐水介质配血,IgG 血型抗体会漏检,从而导致临床溶血性输血反应或无效输血。聚凝胺交叉配血试验对于 Kell 系统之外的大多数血型系统敏感性高且操作简便快捷,假阳性少,应用范围广,但易受非特异性因素的影响,微弱抗原抗体反应容易漏检。酶交叉配血试验方法操作简便,敏感性高,对于 Rh 和 Kidd 血型系统较为敏感,尤其是 Rh 血型抗体的检出尤为显著,但酶活性易受温度、保存时间等而改变,抗原抗体的结合受多种因素影响,容易出现假阳性和假阴性,改变某些血型系统的抗原结构破坏其抗原性。而抗球蛋白法检测 IgG 抗体最为可靠。

### 198. 为什么聚凝胺法交叉配血试验适合于我国人群

答:聚凝胺法交叉配血试验原理是:利用低离子介质降低溶液的离子强度,减少红细胞周围的阳离子云,促进血清(浆)中的抗体与红细胞相应抗原结合,再加入聚凝胺溶液,聚凝胺是带有正电荷的多价阳离子多聚物,能够中和红细胞表面的负电荷,缩短红细胞之间距离,使正常红细胞形成可逆的非特异性凝集,同时也使 IgG 类抗体直接凝集红细胞。然后加入枸橼酸重悬液后,仅有聚凝胺引起的非特异性凝集会因电荷的中和而消失,而由抗体介导的特异性凝集则不会消失。聚凝胺试验操作简便、快捷,成本较低,应用较为广泛。聚凝胺试验技术可用来进行 IgG 抗体的检测,多数 IgG 抗体可以被检出,但不能检出 IgG 型的抗 K 抗体。在白种人群中,Kell 血型系统是仅次于 ABO 血型系统和 Rh 血型系统的第三大血型系统。但对于我国汉族人群来说,Kell 血型系统绝大多数为 kk 型,产生抗 K 抗体的概率很低,所以采用凝聚胺法做输血前检查相对安全。

**199. 为什么 ABO 和 Rh 血型一致，交叉配血试验还是会发生不相合的现象**

答：患者和供血者 ABO 和 Rh 血型相同，交叉配血试验不合，可以考虑以下几个方面的原因：

（1）主侧交叉配血试验不合：①患者血清中有冷自身抗体，此时可以将交叉配血试验置于 37℃下进行，排除冷凝集；②患者血清中含有某些蛋白或其他促凝集因素，可以在主侧管中加入适量生理盐水去除蛋白凝集；③供血者红细胞的自身凝集，可以将低离子介质溶液或生理盐水配制的红细胞悬液直接离心做对照排除自身凝集，且对于红细胞悬液做直接抗球蛋白试验，排除供血者直接抗球蛋白阳性；④患者血清中有不规则抗体，用患者血清加抗体筛查细胞以鉴定不规则抗体是否存在。

（2）次侧交叉配血试验不合：①供血者血清中存在有冷自身抗体，应将反应置于 37℃排除冷凝集；②患者血清中含有某些蛋白或其他促凝集因素，可以将凝集的红细胞用生理盐水洗涤以排除此干扰；③患者红细胞的自身凝集，可以将低离子介质溶液或生理盐水配制的红细胞悬液直接离心排除自身凝集，且对于红细胞悬液做直接抗球蛋白试验，排除患者直接抗球蛋白试验阳性；④供血者血清中有不规则抗体，用供血者血清加抗体筛查细胞以鉴定不规则抗体是否存在。

**200. 为什么微柱凝胶方法交叉配血试验存在一定的局限性**

答：微柱凝胶法交叉配血试验具有灵敏度高，结果准确；便于自动化、标准化，无需显微镜观察；重复性好，结果观察直观，不同人员的操作结果易于一致，避免人为因素的影响，批量标本配血和大剂量输血患者的配血也比较方便的优点。然而，其依然存在一定的局限性：

（1）孵育、离心时间较长，不适用于特急的急诊抢救标本配血。

（2）同其他交叉配血试验方法一样，微柱凝胶法不适用于直接抗球蛋白阳性患者，会导致次侧凝集，无法确定是患者本身抗球蛋白阳性引起的凝集还是患者红细胞与供血者血浆引起的凝集。

（3）使用抗凝标本时，血浆中纤维蛋白原可能会使配血结果出现假阳性，仪器判读存在一定假阳性，需要人工复检。

**201. 为什么直系亲属间不建议相互输血**

答：输血相关性移植物抗宿主病是一种可致命的迟发性输血不良反应，临床表现缺乏特异性，一般在输血后 8～10 天发生，但最早有输血后 2 天发病的，最迟也有输血后 30 天发病的。TA-GVHD 发生具有 3 个基本条件：

（1）供血者和患者的 HLA 抗原性存在差异。

（2）输注的血液中具有免疫活性的淋巴细胞。

（3）患者免疫缺陷或免疫抑制，不能识别和清除输注的淋巴细胞。

TA-GVHD 也会发生于免疫功能正常者，多为一级、二级亲属间相互输血，其风险较非亲属间输血高数倍。究其原因，可能是亲缘关系越近，其 HLA 相配合的概率也越高，当患者输注含有免疫活性淋巴细胞的血液后，其免疫系统没有识别并清除供血者血液免疫活性的淋巴细胞，从而导致其在患者体内植活、增殖，最后导致 TA-GVHD。因此，直系亲属间不建议相互输血。

**202. 为什么抗体筛查试验阴性时主侧交叉配合试验也会出现阳性结果**

答：当患者抗体筛查阴性时，主侧交叉配合试验出现阳性，需要采取以下措施：

（1）复查血型：复查患者和供血者的ABO、Rh血型是否正确。

（2）血清中可能存在其他ABO血型抗体，必要时进行ABO亚型鉴定。

（3）若患者血清中含有不规则抗体，但在筛查细胞中无此抗原存在，导致抗体筛查试验阴性。

（4）患者血清中含有冷自身抗体，将反应置于37℃以排除干扰。

当患者抗体筛查阴性时，主侧交叉配合试验出现阳性时一定要引起相关配血人员的重视，积极查找可能存在的原因，与多个供血者血液标本进行配合试验，务必找到交叉配血试验阴性的血袋，以避免输血相关不良反应，保障患者血液输注的安全有效。

**203. 为什么交叉配血试验相合，患者输血后血红蛋白不升高或降低**

答：交叉配血试验相合，患者输血后血红蛋白不升高或降低，可能原因如下：

（1）非免疫性原因，如患者自身因素，脾功能亢进或内出血等容易被忽略的出血情况等。

（2）免疫性原因，如患者发生迟发性输血反应，多次输注异体血或妊娠等被动免疫，体内存在低效价同种抗体低于目前方法的检测阈值，所以交叉配血试验"相合"，但再次输血时因"回忆反应"，体内抗体效价迅速升高，破坏输注的红细胞，产生血管外溶血，使输血后血红蛋白不升高或降低，以Rh血型抗D抗体尤为常见。

**204. 为什么自身免疫性溶血性贫血患者交叉配血试验困难**

答：自身免疫性溶血性贫血是指患者产生了针对自身红细胞抗原的抗体，可分为温自身抗体型和冷自身抗体型两种。温型AIHA是由37℃有活性的自身抗体引起的；冷型AIHA主要由IgM型自身抗体引起的，最适反应温度可能是4℃，但在30℃以上甚至37℃时仍有活性。AIHA患者往往贫血较严重，需要输血治疗，然而在交叉配血试验中会出现极大的困难。由于患者红细胞结合IgG抗体或者补体，造成次侧配血不合，而且患者血浆中常含有自身抗体，造成主侧配血不合。自身抗体与自身红细胞以及输注红细胞均反应，而且反应强度相似，在患者的贫血已经危及生命时，应输注少量红细胞予以支持性治疗，维持患者基本生命体征，从而获得治疗所需时间。对于AIHA患者，应用其自身红细胞吸取除去血清中游离自身抗体后，再作抗体筛查及配血。应注意的一点是，自身抗体存在时，配血总是不相容，单纯自身抗体导致配血不相容不是输血禁忌。但是如果被自身抗体掩盖的同种抗体漏检，则可能发生严重的溶血性输血反应。

**205. 为什么多发性骨髓瘤患者交叉配血试验困难**

答：多发性骨髓瘤（multiple myeloma，MM）是以克隆恶性浆细胞在骨髓中无节制的增生伴有单克隆免疫球蛋白或轻链（M蛋白）过度生成，造成患者血浆存在大量异常免疫球蛋白。多发性骨髓瘤患者交叉配血试验容易出现以下几种情况：

（1）"缗钱"状假凝集：M蛋白，红细胞"缗钱"状主要由于蛋白紊乱所形成。交叉配血试验时患者红细胞在盐水中立即离心时主侧呈高凝状态，出现"缗钱"状凝集，导致配血不合。如果患者有输血史或有服用产生类同种抗体的药物史，则体内可能产生同种抗体，"缗钱"状假凝集会掩盖同种抗体引起的真凝集,因此应用抗球蛋白及谱细胞筛查排除同种抗体的存在。

(2)自身抗体引起的交叉配血试验不合。

(3)ABO血型抗原减弱和血型抗体丢失:多发性骨髓瘤可以引起ABO血型抗原减弱和血型抗体丢失,导致血型异常,进而无法进一步进行交叉配血试验。

### 206. 为什么地中海贫血患者容易出现交叉配血试验不合的现象

答:地中海贫血又名珠蛋白生成障碍性贫血,是一组遗传性溶血性贫血疾病。地中海贫血由于遗传基因的缺陷致使血红蛋白中一种或几种珠蛋白链合成缺如或不足所导致的贫血或病理状态。该疾病是我国南方各省最常见、危害较大的遗传疾病之一,人群发病率高,以广东、广西地区为主。地中海贫血患者交叉配血试验不合的原因主要有:

(1)反复输血产生同种抗体:重型地中海贫血患者需反复输血,容易因输血引起除ABO和RhD血型抗原以外的血型系统免疫性抗体,这些不规则抗体可能造成交叉配血试验不合。

(2)重型β地中海贫血合并自身免疫性溶血:此种患者特点是血清学直接抗球蛋白和间接抗球蛋白试验均为阴性,不规则抗体筛查阴性,自身冷抗体阳性。因此应在盐水、聚凝胺、抗球蛋白介质中交叉配血试验,无凝集、无溶血方可给患者输血。

### 207. 为什么要进行血小板交叉配型试验

答:血小板交叉配型试验即血小板抗体筛查与对血小板进行交叉配合试验,以达到"配合型血小板输注"。理想的血小板交叉配型试验应该包括HLA型和HPA型均能达到配合。从免疫方面看,有血小板输注史或妊娠史的患者,当再次输注具有同种相应抗原的血小板后,产生相应抗体导致输注的血小板被吞噬,容易造成输血后紫癜(PTP)和血小板输注无效(PTR)。血小板输注次数越多,其产生相应抗体的频率越高。血小板上HLA抗原的抗原性较强,HLA抗体比HPA抗体产生的频率高,同时具有这两种抗体的患者输注血小板引起输血不良反应的概率更高,程度更严重。对于HLA配型来说,有效地去除白细胞、紫外线照射等方法可以预防HLA同种异型免疫反应。血小板交叉配型是指患者血清与供血者血小板的反应,配型相合的血小板输注可以明显提高血小板输注效率,因此进行血小板交叉配型很重要。

(侯 忱　汤朝晖　蔡晓红)

## 第五节　输血学相关的其他检测

### 208. 为什么输血前后均要进行血常规检测

答:输血前进行血常规检测可以了解患者红细胞数目、血细胞比容与血红蛋白浓度等多项指标。为输血科和临床医师提供相应的输血指征,临床医师可根据患者输血前血常规结果评估患者贫血情况,从而制订相应的输血量与输血策略,更为合理安全地用血。输血后进行血常规检测,可以实时了解患者输血后贫血改善情况,通过相关血常规结果和患者临床表现来评估患者输血效果。对于输血后血常规结果的异常,例如血红蛋白未升高或降低,临床医师与输血相关人员应该根据患者临床表现积极寻找原因,确定患者是否存在慢性失血、是否存在大量补液导致血液稀释、是否存在血液制品输注无效以及是否存在输血相关不良反应。因此，输血前后均检测血常规是很有必要的。

### 209. 为什么多次输血的患者再次输血前要做抗体筛查

答：患者短时间内进行多次输血后，容易在体内产生相应的红细胞血型不规则抗体。临床医师与输血科人员应对于短时间内多次输血的患者重新检测其血清中不规则抗体，以反映下次输血前，患者体内免疫情况。对于多次输血的患者再次进行抗体筛查试验结果为阳性时，应进一步对抗体的特异性进行检测，以确保患者输注无对应相关抗原的血液制品，保证输血的安全有效。要注意的是，对于多次输血的患者，其交叉配血试验所用标本必须及时重新抽取，以确保交叉配血试验所用标本可以反映患者体内实时情况，确保交叉配血试验结果的准确性，保证输血安全。

### 210. 为什么无输血不良反应时也不能表明输血是有效的

答：临床对于输血的要求有两项：一是安全，二是有效。输注悬浮红细胞后，患者临床上未发现不良反应，只是达到了"安全"的要求，还应看是否达到"有效"的要求，即患者血红蛋白是否升高，患者临床贫血症状是否得到缓解。输注悬浮红细胞后，如果排除了继续失血和大量输液导致血液稀释等因素的干扰，可以粗略估计输血效果：一个成年人输注2U悬浮红细胞制品（相当于400ml全血）后，24小时内血红蛋白应升高10g/L左右，也可较精确地计算：输注悬浮红细胞后血红蛋白升高（g/L）=（输入红细胞血红蛋白 g/L × 输血量 /L ÷ 患者血容量 /L）× 90%。如果未达到预期效果，要考虑可能发生"红细胞输注无效"，临床医师应与输血科联系，共同讨论追查原因。

### 211. 为什么血栓弹力图可以指导临床输血

答：血栓弹力图是利用物理原理测定抗凝全血离体后在激活剂的作用下的凝固和纤溶过程。通过对描记图形不同参数的测量和分析，可以得到凝血、纤溶系统和血小板功能的情况，主要有凝血反应时间（R）、凝血形成时间（K）、凝固角（α）、血栓最大幅度（MA）、凝血综合指数（CI）、纤溶指数（LY30）、估计的溶解百分数（EPL）这7项参数。通过相应参数，可以了解相应的检测个体凝血功能的情况：R反映凝血因子活性，K与α反映纤维蛋白原水平，MA反映血小板功能，CI反映凝血功能状态，LY30与EPL反映是否存在纤溶亢进。同时，仪器可以自动判断机体处于高凝或低凝状态，初步判断凝血缺陷的原因。通过血栓弹力图，我们可以指导临床治疗疾病所需的血液制品的种类。

### 212. 为什么接受手术或输注血浆前的患者必须要检测凝血象

答：对于择期手术患者来说，对其凝血水平的评估至关重要。患者凝血功能的好坏直接影响术中以及术后患者的出血情况，从而影响患者治疗期间血液制品的输注。对于有出血倾向的肝脏疾病、败血症、DIC、胆汁淤积、子痫前期以及营养不良的患者，患者凝血功能的变化特别是活化部分凝血活酶时间（APTT）和凝血酶原时间（PT）水平的变化是最需要重视的。APTT和PT分别是内源和外源凝血系统的筛查试验，APTT延长、PT正常，应该考虑凝血因子Ⅷ、Ⅸ、Ⅺ和Ⅻ缺陷；APTT正常、PT延长，主要考虑凝血因子Ⅶ缺陷；APTT正常、PT 正常，患者有创伤后的延迟性出血，此时应该考虑凝血因子XIII缺乏；APTT 和 PT 均延长，则应该考虑凝血因子 II、V、X 和纤维蛋白原的单一因子或联合缺陷。通过对患者凝血象的检测，可以根据患者的凝血情况选择相应的血浆制品：如新鲜冰冻血浆（含有全部凝血因子和血浆蛋白）和冰冻血浆（含有全部稳定的凝血因子和血浆蛋白，缺少不稳定的凝血因子VIII和V等）。

### 213. 为什么发生输血不良反应时要对血液制品进行细菌培养

答：在发生输血不良反应时，对血液制品进行细菌培养有助于确定输血不良反应是否是由细菌污染引起的，寻找输血不良反应的原因。细菌性输血反应是指由于血液被细菌污染而造成的严重输血反应。临床表现包括寒战、头痛、高热、呼吸困难及血压下降等。细菌性输血不良反应可以是即发性的，也可以是迟发性的非免疫性反应，严重者可危及生命。血液的细菌污染情况受很多因素，如血液制品的种类、保存温度、保存时间及污染细菌的种类、数量等影响。目前的血液制品中，血小板细菌污染概率最高，原因主要是血小板的保存温度为$(22\pm2)$℃，比较适合细菌生长。细菌性输血反应确诊最可靠的依据是在剩余的血液中培养出与患者血液标本中相同的细菌或从来自同一次献血的其他血液成分制品中检出相同的细菌。因此，发生输血不良反应时，对于怀疑可能是细菌性输血反应的应对血液制品进行细菌培养。

### 214. 为什么血液制品不是绝对安全的

答：安全的血液是指血液中不含有任何病毒、寄生虫、药物、酒精、化学物质或其他能给患者带来损害、危险和疾病的外来物质。献血者必须身体健康，没有也未曾得过任何严重的疾病，患者不会因输血而受到伤害。然而，理想的绝对安全的血液目前是不存在的。输血过程中或输血后，患者发生的原发疾病不能解释的新的症状或体征，即由于患者输注血液制品导致的副作用和疾病称为输血不良反应。输血不良反应可以分为免疫性反应、非免疫性反应以及输血传染病。尽管目前血液制品已经经过严格的筛查、检测等处理程序，但由于早期传染病存在病毒感染的"窗口期"以及个人情况的差异性，依然存在发生输血传播疾病及其他输血不良反应发生的可能。因此，只有当患者具有明确的输血适应证，且患者和家属详尽了解输血相关风险，签署《输血治疗知情同意书》后，方能输血。

（侯 忱 汤朝晖）

## 第六节 输血检验自动化技术

### 215. 为什么全自动血型配血系统在输血领域的应用越来越普遍

答：近年来，自动化仪器高效快速的发展极大地推动了输血检验技术的发展，逐步实现输血检验各部分一体化、工作人员技术全面化、人力财力成本最小化；效率提高，标本量减少，方便患者；操作误差减小，检验过程缩短，结果报告加快；实验室操作规范化，质量控制严格化，全面提升了输血检验的管理模式。随着输血检验技术的发展，全自动血型配血系统在输血领域的应用越来越普遍，按操作系统的不同，大致分为微柱凝集系统和微量反应板系统。前者便于单个及批量使用，适用于医院输血科；后者便于大批量的血型鉴定等，适用于血液中心及血站等献血员血型鉴定。自动化仪器的使用，提高了检测灵敏度，减少了人为差错，避免了费时费力的细胞洗涤过程，使输血更安全，操作更方便，程序更简化，实现了血型鉴定、交叉配血等血型血清学试验操作的标准化。所以全自动血型配血系统在输血领域的应用越来越普遍。

### 216. 为什么目前输血检测无法实现完全自动化

答：近年来，自动化仪器高效快速的发展极大地推动了输血检验技术的发展，然而无论未来的发展前景如何，临床输血检测手工操作在可预见的未来将不会被彻底淘汰。这是因为对于血型检测、血型抗体检测以及配血中遇到的各种疑难问题，仍然需要通过灵活的手工操作加以解决，在一些仪器操作过程中需要一些人为的加样和判读。从另一个角度来讲，如果未来能生产出真正意义上的"万能血型"血液，临床输血中所有的血型检测盒、血型抗体检测、配血试验将会被彻底淘汰。然而"万能血型"血液的生产，远比想象的要困难得多，在可预见的未来，人类还无法生产这种"万能血型"血液来替代献血者捐献的血液。因此，临床输血检测也无法实现完全的自动化。

### 217. 为什么在 ABO 血型的自动检测过程中宜加入反定型 O 细胞检测

答：ABO 血型系统是人类血型中唯一一个抗原和对应抗体规律出现的血型系统，因此 ABO 血型鉴定必须同时进行正、反定型，正、反定型结果提示的血型一致才能判读最终血型。目前无论是对献血者还是受血者的血型检测，均已进入全自动检测的时代。ABO 血型自动检测过程中，可能会出现正、反定型不符的情况。引起正、反不符的原因有很多，排除疾病因素，主要是由于存在 IgM 型不规则抗体和 ABO 亚型两方面原因引起。通过在自动化检测过程中加入反定型标准 O 型红细胞，可以初步区分以上两种原因引起的 ABO 正反不符。比如 A2 亚型时常伴有抗 A1 抗体，会和反定型 A 细胞反应；而正常 A 型合并存在 ABO 系统以外的不规则 IgM 型抗体时，若反定型 A 细胞上有相应的抗原，则该抗体也会和 A 细胞反应。在使用了反定型 O 细胞之后，可以发现前者不与 O 细胞反应，而后者反之。此外，使用反定型 O 细胞还能防止孟买型和 O 型类孟买型血型的漏检。随着血站对献血者以及临床输血科对受血患者在 ABO 血型鉴定时同时进行抗体筛查检测的日益普及，反定型 O 细胞将逐渐被更为精细而直接的抗体筛查试验取代，但就目前而言，反定型 O 细胞在 ABO 血型鉴定中还是具有重要的作用，尤其是对一些基层血站和输血科。

### 218. 为什么实验室自动化包括标本处理自动化和实验室信息处理自动化

答：全自动血型仪的使用大大降低了人为因素造成的错误率及操作者暴露于危险物质的概率，使检测结果批量化、信息化、标准化、自动化。实验室自动化应包括标本处理自动化及实验室信息处理自动化，并使之能够有机地组合成一个系统。实验结果由全自动仪器的判读系统（数码照相机和照明系统）经过拍照将图谱保存到计算机中并自动判读，运用信息网络与医院的 LIS 或 HIS 系统对接，上传到医院信息中心，实现了实验室自动化管理和网络信息化管理。检测系统可实现样本条码双向识别，减少人为失误，数据联网功能可实现实验室自动化管理。同时全自动仪器具有质控管理、急诊管理功能，具有强大的变通能力，能更好地适应输血科的工作。全自动系统不仅使实验微量化，节约试剂成本，而且节省人力,消除人为因素对实验结果的影响,而且通过与 LIS 系统的连接,自动传送实验结果,最大限度地保证了结果的准确性,实现了血型鉴定的规范化、标准化、信息化、网络化。

### 219. 为什么全自动血型分析仪必要时宜借助手工法进行复检

答:全自动血型分析仪是一种微处理器控制仪器,利用基于微孔板的平台,实现免疫血液学检验自动化。作为一种遥控仪器,用于移动微孔板,使液体试剂盒血液样品以正确顺序流向特定检验试验的不同台面和处理区域,如孵育器、微孔板洗涤工作站、离心机和阅读器,从而实现测试处理,结果注释和数据管理功能自动化。虽然全自动血型分析仪具有全自动、操作简便、安全可靠、高通量等特点,能极大提高工作效率和降低工作强度,但在定型时,对于一些血型血清学的疑难结果,如由于患者存在不规则抗体或抗原抗体减弱引起的 ABO 正、反不符,全自动血型分析仪无法对这些结果进行准确判读。其原因是全自动血型分析仪全程采用计算机遥控自动操作,方法无法实现个体化,而对于血清学检测存在问题的标本,通常需要采用一些特殊的实验方法进行鉴定,比如加大血清量,延长孵育时间,在 4℃放置后观察结果等。这些特殊实验方法目前主要以手工法进行操作。同时,对于罕见的一些亚血型,全自动血型分析仪也可能存在漏检。因此,对于全自动血型分析仪无法准确判读的标本,需要借助手工法进行再次检测,以保证血型血清学鉴定的准确性。

（姜晓星　戴健敏　蔡晓红）

# 第四章 血液制品管理

## 第一节 血液制品种类

### 220. 为什么血液要进行成分分离

答：血液的各种生理功能是通过其中的各种成分来实现的，但在全血的保存中，除红细胞外，其他成分都不能在适合它们的最佳条件下得以保存，因而会很快丧失其生理功能。自20世纪下半叶始，血液成分制备越来越普及。将采集的全血在规定时间内，用物理方法分离成体积小、纯度高、临床疗效好、不良反应少的单一血液成分（如红细胞、血小板、血浆等）的技术称为血液成分制备。对血液成分进行制备和分离，是为了合理保存血液、科学用血，依据患者病情的实际需要进行成分输血。

### 221. 为什么悬浮红细胞血袋标签上有"CPDA"抗凝字样

答：这是抗凝保存液配方的英文缩写，抗凝保存液的问世对输血医学的发展起到了至关重要的作用。1943年Loutit和Mollison配制出了酸式枸橼酸葡萄糖（acidcitrate dextrose，ACD）溶液作为抗凝血剂，同时解决了血液抗凝和体外保存两个制约输血发展的关键问题，使全血储存期延长至21天，二战期间的战地血库也开始使用这项技术。1957年吉布森提出在ACD保存液加入磷酸盐组成CPD（citrate phosphatedextrose）保存液，全血的保存期延长到28天。1979年一种新的抗凝血剂CPDA（citrate phosphatedextrose adenine）被采用，其中添加了腺嘌呤（adenine），从而红细胞保存期限延长到了35天。

用三联袋的主袋采集新鲜全血，三联袋为含CPDA保存液主袋、含红细胞添加液的末袋和次空的转移袋。采集全血后，在（4±2）℃环境下以5000g离心7分钟，尽量分出血浆置于空袋内，然后将另一只转移袋内的红细胞添加液加入主袋内，其用量约等于原血浆的一半，热合封闭并切断血浆管，制成悬浮红细胞。因此，悬浮红细胞血袋标签上有"CPDA"抗凝字样。

### 222. 为什么要制备辐照红细胞

答：血液成分中能引发输血相关性移植物宿主病的主要成分是白细胞，特别是淋巴细胞。绝大部分红细胞成分血中都含有足够量的能够使受血者发生GVHD的淋巴细胞。采用γ射线辐照血液的方法可灭活成分血中活性淋巴细胞，达到预防TA-GVHD的目的。辐照后的红细胞没有放射性，对受体无任何放射损伤作用。最佳照射剂量一般为25～35Gy，可完全灭活供者淋巴细胞的有丝分裂能力而不破坏其他血液细胞功能。

### 223. 为什么少数血袋中会有血凝块和絮状物

答：原因主要是保养液含量少；采血时血袋摇摆不够，穿刺时血流不畅；采血时血液与保养液未混匀；血液未接触到保养液之前发生纤维蛋白析出。预防处理措施有严格检查保养液的含量及装量；采血时选好血管，防止献血员紧张，保持血流通畅；注意采血袋摇摆频率，使血液与保养液及时充分混合；必要时拔针重新穿刺。

### 224. 为什么辐照血的保存期不同

答：辐照血是经 25～35Gy 剂量 γ 射线照射后的血液，以杀死具有免疫活性的淋巴细胞，用于防止输血相关性移植物抗宿主病的发生。

与未经辐照的悬浮红细胞相比，在 35 天的保存期内，辐照血未引起红细胞的 ATP 含量和 2,3-DPG（二磷酸甘油酸）含量的明显降低及血浆游离血红蛋白的明显升高，表明仍有良好的细胞活性。但 γ 射线可使红细胞膜表面瞬间产生损伤，损伤程度与照射剂量相关，可使红细胞丧失部分功能。用 25Gy 剂量 γ 射线辐照红细胞后，一周内成分血的 $K^+$ 浓度有显著升高，其他指标与非辐照血差异不大，因此，辐照后血液保存期缩短。对于不能耐受较高 $K^+$ 浓度的新生儿、肾功能不全患者和快速大量输血患者等，血液辐照后应立即输注。

### 225. 为什么低温保存红细胞使用前要洗涤

答：低温保存红细胞即冰冻解冻去甘油红细胞，临床习惯称冰冻红细胞，是将保存 6 天内的全血经离心去除血浆，加高浓度（57%）甘油作为红细胞冷冻保存剂，室温静止平衡后置 -80℃ 冰箱或干冰中速冻保存。需要使用时，先将冰冻红细胞在 37～40℃ 水浴箱中解冻，再以生理盐水加羟乙基淀粉溶液洗涤去甘油，最后用生理盐水洗涤并以此悬浮红细胞。

这种红细胞制备成本较高、工艺复杂、制备时间长，目前主要为稀有血型患者和自身红细胞长期储存患者的临床紧急供血需求。

### 226. 为什么去除白细胞的悬浮红细胞有自身优点

答：去白细胞悬浮红细胞是指通过白细胞滤器过滤或其他方法去除绝大部分白细胞，使红细胞至少保留 85%。其特点是 99.9% 的白细胞已经去除，过滤后每袋血残留的白细胞 $< 5 \times 10^6$，可有效降低血液中白细胞所致的各种输血不良反应及相关性疾病，如：①减少 HLA 抗原量，有效预防非溶血性发热性输血反应及 HLA 同种免疫的发生；②显著降低嗜白细胞病毒（CMV、HLTV）感染的危险，降低了经血液传播疾病的风险。但去白细胞悬浮红细胞不能防止输血相关性移植物抗宿主病（GVHD）的发生。

### 227. 为什么血小板要在专业振荡仪中室温贮存

答：血小板的保存质量主要受温度（22±2）℃、pH（6.6～6.8）、摇荡（50mm，20～30 次/分的速度左右往复，连续水平摇荡）等因素影响，而专业的血小板恒温振荡仪采用聚氨酯发泡，有效隔离外界环境温度影响；强制式空气对流设计，确保仪器内温度均匀；设有换气孔，确保仪器内空气清新，可以实现恒温（22±2）℃，设有温控显示屏，"设定温度"和"实际温度"双屏显示，出现超出设定温度区间会实时报警，并拥有大视角观察窗，方便观察仪器内工作情况,以及便于清洁的镜面不锈钢内胆,可附加紫外消毒。所以只有专业的血小板振荡仪才有这种储存条件来保存血小板。

### 228. 为什么手工分离血小板与机采血小板各有不同的特点

答:手工分离浓缩血小板是由全血制备,全血采集后 6 小时内,室温条件下,经离心分离等手工方法制备的血小板浓缩悬液。国家规定,由 200ml 全血制备的浓缩血小板含量为 1 个单位,所含血小板数应≥$2.0×10^{10}$,浓缩血小板容量一般为 25~35 毫升 / 袋,可在($22±2$)℃的振荡仪中保存期为 24 小时。满足临床血小板输注 1 个治疗量需要由多个献血员提供。

机采血小板是用血液成分单采机从单一献血者血液循环中采集血小板到特质血袋中,每袋血小板含量≥$2.5×10^{11}$,容量为 250~300 毫升袋,保存期为 5 天。

两者不同点在于:①制备不同:前者由多名供者的全血分离提纯制备,后者采自单一供者;②含量不同:前者每单位含量为 $2.0×10^{10}$,后者为 $2.5×10^{11}$;前者 10 个单位相当于后者 1 个单位的血小板含量。③保存期不同:前者保存期为 1 天,后者为 5 天。④纯度不同:前者所含白细胞、红细胞较多,纯度不高,后者所含较少,纯度高。因此手工分离血小板在患者输注前应该进行交叉配血,机采血小板只需要 ABO 同型输注即可。⑤治疗效果不同:前者由多单位全血提纯合并使用,易发生细菌污染,治疗效果不佳,后者血小板纯度高,能有效减少因输注而产生的同种免疫反应等,治疗效果更佳。

### 229. 为什么血小板制品的质量控制将对其临床应用疗效产生重要意义

答:血小板临床输注疗效不仅与所输注的血小板数量有关,而且与血小板功能密切相关。目前国内外在血小板成分制作规程中没有对献血者进行血小板功能筛查,按照规程采集和保存后的血小板制品也无需做进一步的功能检测即可发放使用。

这种输注方式将增加血小板临床输注疗效的不确定性。临床上,发生血小板输注无效的原因可能就包括保存血小板本身的质量问题。在血小板保存研究中发现,血小板在不同群体和个体中差别非常大,不同个体、不同保存期血小板功能差异显著;多种药物和治疗手段可以直接影响患者和献血者体内血小板功能。因此,血小板成分质量监测对于保证质量,提高临床应用疗效具有重要的意义。特别是冰冻血小板的制备必须遵循多项连续的关键技术要求,否则将引起冰冻血小板质量发生问题。因此,全程质量控制是保证血小板保存成功的重要前提。

### 230. 为什么血小板冰冻保存与室温保存有很大的区别

答:血小板冰冻保存技术不同于血小板室温保存方法,其具有较高的技术难度和复杂性。液体新鲜血小板室温保存只需在考虑温度($22±2$)℃、pH($6.6$~$6.8$)、摇荡($50mm$,20~30 次 / 分的速度左右往复,连续水平摇荡)等因素影响的专业振荡仪中储存;冰冻血小板需要用二甲基亚砜(DMSO)保护剂双人匀速、慢速、振荡或用仪器注入,这样可以避免短时间内散发出热量,使血小板聚集。主操作人员用 20ml 一次性注射器抽取 15ml DMSO(为冰冻血小板体积的 5%),插入加药件接口,经检查无渗漏后,以 1.0ml/min 的速度缓慢持续推入DMSO,助手则同时以 30~40 转 / 分的速度持续振荡、摇匀血小板直至 DMSO 加入完毕。使用仪器加入法,即把准备好的 DMSO 放入振荡加样器缓慢加入到机采血小板悬液中。血小板冻存宜速冻后再放入深低温冰箱保存，确定低温速冻机达到设定值（-60℃），把血小板放入速冻机速冻 40 分钟，完全冻结后移入相应超低温保存箱单层存放待发。冰冻血小板宜用大容量、振荡、循环水浴箱解冻，恒温循环解冻箱[水容量为（90±5）kg]内部水温与显示温度宜在（40±2）℃，冻存血小板取出固定在水浴箱摇摆器上（每次最多融化 2 袋），血小板袋柔软后，血小板完全融化（1 袋血小板约需 5 分钟）后 1 分钟，从解冻箱内取出血小板，置于背景明亮处进行检查，与新鲜血小板相比，如未发现异常，可应用于临床。

### 231. 为什么冰冻血小板会出现两个区分明显的亚群

答：与新鲜血小板相比，冰冻保存血小板产生了与冰冻保存前显著不同的新亚群。磷脂酰丝氨酸（PS）存在于细胞膜内层，在某些因素作用下，血小板细胞膜的不对称性结构发生改变，使 PS 出现在细胞膜外层。采用 Annexin V 将冰冻血小板明显区分为两个亚群，一个为 PS 阴性亚群和另一个为 PS 阳性亚群。PS 阴性亚群在 2.5mmol/L 钙离子的刺激后都表达 CD62p；而 PS 阳性亚群只能部分表达 CD62p。然而新鲜血小板只有一个 PS 阴性的亚群，在钙离子的刺激下，只有少部分血小板被激活并表达 CD62p。

### 232. 为什么冰冻血小板不易保存

答：血小板具有非常独特的低温生物学和低温物理学特性，成功的血小板冰冻保存需要很高的技术要求作保证。常见的保存失败的原因有：袋装血小板厚度超过 5cm；储存血小板的 -80℃冰箱温度不稳定，运输时温度在 -40℃以上超过 1 小时；运输采用冰块做冷源或者与新鲜冰冻血浆同时运输。在复温条件下血小板胞内冰晶的形成、细胞过度膨胀对血小板包膜的损伤可能是血小板致死损伤的主要原因，且目前条件并不能完全解决。因此，冰冻血小板的制作和运输，以及复温的关键步骤和技术必须严格执行，否则可能造成血小板冰冻保存失败。

### 233. 为什么冰冻血浆要在 37℃环境中融化

答：科学、规范地融化血浆对于保证血浆的质量和疗效是非常重要的，冰冻血浆使用时应在 37℃条件下融化，不断轻轻摇动血袋，直到血浆完全融化成液体为止。温度绝对不可超过 37℃，如果温度过高会破坏血浆的所含凝血因子和蛋白质。该制品不能置于室温下自然融化或能用自来水融化，因室温自然融化或自来水融化速度缓慢，有凝血因子被消耗且易有大量纤维蛋白析出，更不能随便弄一盆热水或微波加热融化。融化后的血浆应尽快输注，以免血浆蛋白变性和凝血因子失活。为防止细菌污染，融化时应将血袋的节管部分露出水面或外加保护袋。保持水温的恒定，对血浆的质量十分重要。

### 234. 为什么融化后的血浆不应再冰冻保存

答：新鲜冰冻血浆含有全部凝血因子，普通冰冻血浆含稳定的凝血因子，主要用于各种凝血因子缺乏症患者的补充治疗。凝血因子大部分为蛋白质，反复冻融和长期放置均可导致其破坏加速或效力降低，因此在血浆融化后应尽快输注，如因故未能及时输注，可在 4℃暂时保存，但不能超过 24 小时，将血浆中凝血因子的消耗降到最小范围，以保证临床治疗的最佳效果。特别是新鲜冰冻血浆几乎含有全部的血浆凝血因子，包括不稳定 FV 和 FⅧ；

融化后,FV、FIX、FXI活性随着时间的延长,其活性呈下降趋势。FVIII的半衰期在8～12小时,FIX活性24小时内无明显变化,FXI活性在保存12小时和24小时都会有所衰减。

### 235. 为什么新鲜冰冻血浆与普通冰冻血浆有不同的用途

答:新鲜冰冻血浆是全血采集后6小时内,在全封闭条件下将血浆分离并立即置于-20℃以下低温冰箱速冻保存的成分血制品,有效期为1年(保存满1年后即为普通冰冻血浆)。其中含有全部凝血因子、血浆蛋白,主要用于各种凝血因子缺乏症、大面积创伤、烧伤患者等患者的补充治疗等。

普通冰冻血浆是全血保存有效期内,在全封闭条件下将血浆分离并立即置于-20℃以下低温冰箱速冻保存的成分血制品,有效期为1年。该制品内含有全部稳定的凝血因子和血浆蛋白,但缺乏不稳定的凝血因子VIII和V,主要用于大出血、血浆大量丢失患者和凝血因子VIII和V以外的凝血因子缺乏的补充治疗等。

### 236. 为什么病毒灭活血浆能提高血浆输注的安全性

答:病毒灭活血浆是指通过物理或化学手段破坏血浆中可能存在的病毒蛋白结构,使其失去感染、致病和繁殖能力的血浆成分。对血浆进行病毒灭活,能有效阻断血浆中病毒传播,达到安全输血的目的。目前采用亚甲蓝光化学法灭活血浆中病毒,亚甲蓝可与病毒核酸的鸟嘌呤及病毒的脂质包膜相结合,在可见光的作用下,使病毒核酸断裂,包膜破损,使病毒完全失去穿透、复制及感染能力,尤其对HBV、HCV、HIV等灭活效果更为理想。所用亚甲蓝剂量小,对人体造成的毒性低,血浆蛋白的免疫原性无变异,总蛋白回收率>85%,能够满足临床需要,病毒灭活血浆中白细胞残留量<$1.0×10^6$/U,在临床上大大提高了输注血浆的安全性。

### 237. 为什么冷沉淀物的止血效果较好

答:冷沉淀是将保存期内的新鲜冰冻血浆在2～4℃封闭状态下融化后,离心去除上层血浆,分离出不融解的白色絮状沉淀物,并在1小时内冻结而制成。由400ml全血,约200ml新鲜冰冻血浆制备的1袋冷沉淀制品为1个单位,容量为(20±5)毫升/袋,-20℃以下保存,有效期为一年。其主要成分为凝血因子VIII(FVIII)≥80IU、纤维蛋白原≥150mg、血管性血友病因子(vWF)、凝血因子XIII(XIII)、纤维结合蛋白(Fn)等。它对上述凝血因子缺乏有良好的止血效果,可用于治疗遗传性凝血因子缺乏症(血友病甲、血管性血友病)、获得性凝血因子缺乏(弥散性血管内凝血、严重肝病、尿毒症等)、纤维结合蛋白(Fn)含量降低(严重创伤、烧伤、大手术、重度感染、恶性肿瘤等)、遗传性或获得性纤维蛋白原缺乏症等。剂量通常为1～1.5单位/10千克体重。

### 238. 为什么冷沉淀物融化时温度不能超过37℃

答:冰冻保存的冷沉淀物融化时温度不能超过37℃,须在10分钟内完成融化,以免凝血因子VIII失去活性。融化过程中必须不断轻轻摆动,避免局部温度过高。如经37℃加温后仍不融化,提示纤维蛋白原已转变为纤维蛋白,因而是不能使用的。另外,融化后的冷沉淀物应在4小时内输注完毕,因故不能及时输注时,不可再重新冻存,以免不稳定凝血因子VIII丧失活性。

### 239. 为什么浓缩白(粒)细胞的应用日益减少

答：白(粒)细胞作为血液细胞中的一种重要成分，在机体防御外来病原体与抗原侵入等免疫功能中起重要作用，白(粒)细胞制品对粒细胞缺乏症患者伴有危及生命感染时应用具有一定的治疗意义。然而，含有白(粒)细胞的血液成分可引起诸多不良反应与相关性疾病。如非溶血性发热反应、输血相关性移植物抗宿主病(TA-GVHD)、输血相关性急性肺损伤(TRALI)，还能传播巨细胞病毒(CMV)。

白细胞抗体是在妊娠、输血或移植过程中，由同种异体白细胞致敏产生的免疫性抗体，因此输血患者最好应用去白细胞制品，当白细胞数量 $<5\times10^6/L$ 时，可以减少同种致敏，避免抗体产生。此外，可用紫外光处理血液制品，灭活白细胞，防止抗体产生。

目前对白(粒)细胞减少的患者已有较好的治疗方法，即注射粒细胞集落刺激因子(G-CSF)和粒-巨噬细胞集落刺激因子(GM-CSF)，多数患者注射后白(粒)细胞数有所上升，而副作用比输注白(粒)细胞少。所以，白(粒)细胞在临床上的应用越来越少。

（林隽峰 胡宁克 王 静）

## 第二节 血液制品的输注指征

### 240. 为什么手术及创伤输血要有严格的输血指征

答：手术及创伤输血指征主要有：

全血：根据《临床输血技术规范》(卫医发[2000]184号)附件三规定：全血用于急性大量血液丢失可能出现低血容量休克的患者，或患者存在持续活动性出血，估计失血量超过自身血容量的30%。但并不代表失血量超过自身血容量30%的患者就一定需要使用全血。

红细胞：用于需要提高血液携氧能力，但血容量基本正常或低血容量已被纠正的患者。血红蛋白 $>100g/L$，可以不输；血红蛋白 $<70g/L$，应考虑输血；血红蛋白在 $70\sim100g/L$ 之间，根据患者的贫血程度、心肺代偿功能、有无代谢率增高以及年龄等因素决定。低血容量患者可用晶体液和胶体液进行扩容。

血小板：用于患者血小板数量减少或功能异常伴有出血倾向或表现。血小板计数 $>100\times10^9/L$，可以不输；血小板计数 $<50\times10^9/L$，可考虑预防性输注；血小板计数在 $(50\sim100)\times10^9/L$ 之间，应根据是否有自发性出血或伤口渗血决定；如术中出现不可控渗血，确定血小板功能低下，输血小板不受限制。

新鲜冰冻血浆(FFP)：用于凝血因子缺乏的患者。凝血酶原时间(prothrombin time，PT)或活化的部分凝血酶时间(activated partial thromboplastin time，APTT)＞正常1.5倍，创面弥漫性渗血；患者急性大出血(出血量或输血量相当于患者自身血容量)，输入大量库存全血或浓缩红细胞后；病史或临床过程表明有先天性或获得性凝血功能障碍；紧急对抗华法林的抗凝血作用(5~8ml/kg)。

### 241. 为什么内科输血指征与外科不同

答：内科患者血容量多数较为稳定，患者对贫血等具有一定的耐受性，输血指征与外科有所不同。

（1）全血：用于内科急性出血引起的血红蛋白和血容量的迅速下降并伴有缺氧症状。血

红蛋白 < 70g/L 或血细胞比容 < 0.22，或出现失血性休克时考虑输注，但晶体液或并用胶体液扩容仍是治疗失血性休克的主要输血方案。

（2）红细胞：用于红细胞破坏、丢失或生成障碍引起的贫血伴缺氧症状。血红蛋白 < 60g/L，或血细胞比容 < 0.20 时输注，输注红细胞主要是为了提高血液携氧能力，消除或减轻贫血症状。

（3）血小板：血小板计数减少或血小板功能低下，伴有出血表现。血小板计数 > $50 \times 10^9$/L 一般不需输注；血小板计数为（$20 \sim 50$）$\times 10^9$/L 根据临床出血情况决定，可考虑输注；血小板计数 < $10 \times 10^9$/L，或血小板功能低下且伴有出血表现时输注，防止患者出血或达到止血的目的。

（4）新鲜冰冻血浆（FFP）：用于各种原因引起的凝血因子 II、V、VII、IX、X、XI 或抗凝血酶 III（AT-III）缺乏，并伴有出血表现时输注。一般需输入 $10 \sim 15$ml/kg 体重 FFP。

（5）普通冰冻血浆（FP）：主要用于补充稳定的凝血因子。

（6）洗涤红细胞：用于避免引起同种异型白细胞抗体和避免输入血浆中某些成分（如补体、凝集素、蛋白质等），包括对血浆蛋白过敏、阵发性睡眠性血红蛋白尿症、红细胞 T 激活、高钾血症或缺 IgA 抗体但已有抗 IgA 抗体的患者。

（7）冷沉淀：主要用于儿童及成人轻型甲型血友病，血管性血友病（von Willebrand disease，vWD），纤维蛋白原（Fg）缺乏症及凝血因子 VIII 缺乏症患者，严重甲型血友病需加用 VIII 因子浓缩剂。

（8）机器单采浓缩白细胞悬液：主要用于中性粒细胞缺乏（中性粒细胞 < $0.5 \times 10^9$/L）、并发细菌感染且抗生素治疗难以控制者，充分权衡利弊后输注。

### 242. 为什么需按适应证输注悬浮红细胞

答：红细胞的主要功能是携带氧气到组织细胞，非手术患者的红细胞疾病可分为贫血和红细胞增多两大类，其中临床最为常见的是贫血。贫血及血容量不足都会影响机体氧运输，通常人体对血容量损失有一定的耐受程度。只有当失血量达总血容量 30% 左右才会有明显的低血容量表现，此时首先要用晶体液或胶体液补充足够的体液（非失血性休克抢救不主张用全血或血浆做扩容剂），就可完全纠正失血造成的血容量不足，再输注红细胞制剂以提高血液携氧能力，消除或减轻贫血症状。根据《临床输血技术规范》要求，输注红细胞成分适用于红细胞破坏过多、丢失或生成障碍而引起的贫血并伴有缺氧症状。输血指征为：①血红蛋白 > 100g/L，可以不输注红细胞制剂；②血红蛋白 < 60g/L 或血细胞比容 < 0.2，应予以输注红细胞制剂；③血红蛋白 $60 \sim 100$g/L，应根据患者的具体情况（如贫血程度、心肺代偿功能、有无代谢率增高以及年龄等因素）决定是否需要输注红细胞成分。红细胞成分种类较多，有浓缩红细胞、悬浮红细胞、洗涤红细胞、去白细胞红细胞和冰冻红细胞等，除了共有的提高携氧能力外，还有各自的临床适应证。

### 243. 为什么输注去白细胞血液成分可减少输血不良反应

答：存在于全血及各种血液成分制品中的白细胞常常会引起非溶血性发热反应、血小板输注无效等输血不良反应，而且白细胞中常混有巨细胞病毒（cytomegalovirus，CMV）、人类 T 细胞白血病病毒 - I、II（HTLV- I、II）等血液传播性病毒，给受血者造成危害。去白细胞悬浮红细胞是指通过白细胞滤器过滤或其他方法去除绝大部分白细胞,使红细胞至少保留85%。去白细胞悬浮红细胞的白细胞残留量<5×10⁶/单位,使得人类白细胞抗原(HLA)作用较弱,可减少非溶血性发热性输血反应(febrile non-haemolytic transfusion reaction,FNHTR)及HLA同种免疫的发生,可防止大多数输血反应的发生,且降低了经血液传播疾病的风险,是最常用的红细胞制剂。主要适用于:①因输血或妊娠已经产生白细胞抗体,引起发热等输血不良反应的患者;②防止产生白细胞抗体的输血患者,如器官移植;③急性失血、产后大出血、大手术或严重创伤时丢失大量血液的患者;④需要长期反复输血的患者,如再生障碍性贫血、白血病、地中海贫血,可从第一次输注起就用去白悬浮红细胞。

### 244. 为什么冰冻解冻去甘油红细胞的输注具有特殊性

答:自20世纪70年代Mery man成功将甘油保存红细胞用于人体输血以来,冷冻解冻血逐渐在临床输血治疗中得到推广。深低温冰冻保存可大幅度延长红细胞的体外存活时间和存活率。20世纪80年代初,美国FDA批准冰冻保存红细胞的有效期为10年。冰冻解冻去甘油红细胞是采用防冻剂,将红细胞储存于冰冻状态,经融解、洗涤后的富含红细胞成分。其特点为:①可以长期保存,一般保存期为10年,主要用于稀有血型红细胞的储存,减少了稀有血型血液宝贵资源的浪费,解决此类血液的紧急临床需要;②残余白细胞和血小板均≤1%,红细胞至少保留80%;③冰冻红细胞解冻洗涤后,(4±2)℃保存,24小时内输注。适应证:①稀有血型患者;②新生儿溶血病换血;③自身血储存,避免输血不良反应及输血相关性疾病传播,有利于危重抢救时使用。

### 245. 为什么输注去白细胞悬浮红细胞制品不能防止输血相关性移植物抗宿主病的发生

答:输血相关性移植物抗宿主病(TA-GVHD)是指免疫缺损或免疫抑制的患者在输入含有免疫活性的淋巴细胞时,淋巴细胞在受血者体内迁移植活、增殖,将患者的组织器官视为靶标进行免疫攻击、破坏的一种致命性输血并发症。输注有直系亲属关系供血者的悬浮红细胞,由于供体和受体有部分相似的遗传基因,白细胞中HLA抗原相似率比较高,患者机体防御系统不易识别到这一类外来淋巴细胞。另外,先天性或获得性免疫缺陷综合征、急性白血病、各种恶性肿瘤接受放、化疗和造血干细胞移植等免疫力低下的患者,其免疫系统极难识别供者的淋巴细胞,容易发生TA-GVHD。目前临床上应用的悬浮红细胞中所含淋巴细胞数均≥1.0×10⁹/L,而使用白细胞过滤器可去除大部分白细胞,滤除率≥99%,但血液中仍残留1×10⁶/L淋巴细胞,也会引起免疫缺陷患者发生TA-GVHD。所以,去白红细胞仍不能预防TA-GVHD的发生。目前认为预防TA-GVHD最有效的方法是利用淋巴细胞对电离辐射极为敏感的特性,应用射线照射红细胞制品,灭活淋巴细胞,防止TA-GVHD的发生。

### 246. 为什么要求规范洗涤红细胞悬液输注

答:400ml或200ml全血经离心去除血浆和白细胞,用无菌生理盐水洗涤3～4次,最后加150ml生理盐水悬浮。白细胞去除率>80%,血浆去除率>90%,RBC回收率>70%;同时去除了钾、氨、乳酸、抗凝剂和微小凝块等,可明显降低输血不良反应的发生率。洗涤红细胞悬液的适应证:①用于存在抗IgA血浆蛋白抗体受血者或输注血液成分后发生过敏反应的贫血患者；②自身免疫性溶血性贫血和睡眠性血红蛋白尿的受血者；③高钾血症及肝肾功能障碍者；④新生儿或宫内输血者；⑤红细胞 T 激活的患者。对于多次输血或妊娠已产生的白细胞或血小板抗体引起的输血发热反应最好应用去白细胞悬浮红细胞取代洗涤红细胞悬液。但洗涤红细胞悬液也存在某些缺陷：①在反复洗涤过程中，会丢失近 10%～15% 的红细胞，直接影响输注效果。②输注的剂量要比其他红细胞制品大一些，增加感染的风险。③增加红细胞膜的脆性，变形性差，需要时间和机体环境恢复。

### 247. 为什么免疫功能低下或缺乏等患者应输注辐照红细胞

答：输血相关性移植物抗宿主病（TA-GVHD）是指受血者输注含免疫活性淋巴细胞的血液成分时，其中的活性淋巴细胞在宿主体内存活并增殖，将患者的组织识别为非己物质，进行攻击并加以破坏，引起移植物抗宿主病。现普遍认为 TA-GVHD 可发生于任何因素所致免疫系统严重缺陷的受血者。当免疫系统存在严重缺陷或严重抑制时，受血者自身免疫系统缺乏识别并排斥异体抗原尤其是异基因 T 淋巴细胞的能力。若输入富含白细胞成分的血液后，异基因 T 淋巴细胞得以在宿主体内存活、分裂增殖，然后向宿主的骨髓发起攻击，这就产生了 TA-GVHD。较常见于严重型免疫联合缺陷病、5′-核苷酸酶缺陷病、胸腺发育不良症等各类免疫缺陷或低下等疾病。辐照红细胞为应用 γ 射线对红细胞悬液进行照射，照射剂量为 25～30Gy，使红细胞悬液中有免疫活性的淋巴细胞失去活性，防止其在受血者体内植活或增殖，是目前预防 TA-GVHD 的唯一有效且可靠的方法。

### 248. 为什么要评估红细胞成分的输注效果

答：输血治疗分为 3 个层次：①是确保输血后无不良反应；②是要求输注某种成分血后患者体内该血液成分升高达到预期值；③是利用输血调节机体生物学功能，从而达到治疗的目的。在临床用血中，红细胞成分输注比例很大，约占总用血量的 50%，输注红细胞主要用于纠正红细胞减少而引起的缺氧现象，恢复器官组织氧供。红细胞的主要功能是通过血红蛋白运输氧气和二氧化碳，因此血液循环中血红蛋白升高与否可作为判断红细胞输注效果的主要指标。对于血容量正常的成年贫血患者，输注 400ml 全血或由其制备的红细胞成分大约可提高血红蛋白 10g/L 或平均红细胞容积 0.03，达不到此指标者应视为效果不佳或者无效，应查找原因并进行针对治疗。目前临床对于红细胞输注尚处于第 1 层次，只求输注后无不良反应，未重视输注后效果如何。输注后如果血红蛋白升高不显著甚至不升高者，临床医师往往采取继续输注的措施，很少有人追究其无效原因。血红蛋白水平并不是判断红细胞输注疗效的唯一指标，应根据临床情况综合判断。输注前应改善心肺功能使之达到最佳状态，发现并治疗心力衰竭，改善心功能，治疗肺部感染、肺水肿、肺不张等，消除增加氧耗的因素，如甲亢、寒战等，使机体氧的供需达到平衡。

### 249. 为什么血液中心提供的血小板制品有浓缩血小板和单采血小板之分

答：血小板输注是临床治疗因血小板减少或血小板功能障碍所致的出血性疾病的重要手段。可供临床输注的血小板成分有多种类型，主要有浓缩血小板和单采血小板两种。前者采用多份（10 份或 5 份）200ml 或 400ml 全血分离制备而来，因其采自多个异体供血者，有传播病毒的危险，多次输注浓缩血小板会产生 HLA 抗体或血小板特异性抗体，导致输注无效。单采血小板是采用专用血液细胞分离机从单个个体采集所得,血小板的数量和质量均可得到保障,且可去除白细胞。临床医学证实,单采血小板产生同种免疫的机会较少,其纯度较高而且来源单一,治疗效果肯定。

### 250. 为什么血小板输注可以治疗血小板减少或血小板功能障碍

答:血小板输注是预防和治疗血小板减少或血小板功能障碍的出血,恢复和维持人体正常止血和凝血功能的重要措施。血小板输注并不适用于所有血小板减少的情况,在是否输注血小板前,应查明引起血小板减少的原因,权衡利弊再做决策。适应证有:①血小板生成障碍引起的血小板减少:常见于白血病、再生障碍性贫血、淋巴瘤等血液病和恶性肿瘤大剂量化疗和放射线治疗后骨髓抑制引起的血小板减少,常伴严重出血;造血干细胞移植受血者干细胞成功植入前的血小板低下;②血小板功能异常:先天性或获得性血小板功能障碍性疾病,如血小板无力症、尿毒症、抗血小板类药物所致等引起的出血;③稀释性血小板减少:大量输注保存全血及红细胞或其他血液制品引起血小板计数降低并伴有出血倾向者。

### 251. 为什么部分无明显出血患者可进行预防性血小板的输注

答:血小板计数与出血之间尚无公认的临界值,下面的建议仅供参考。有人推荐将预防性输注血小板的临界值定为 $10 \times 10^9/L$,但个体差异较大,一般认为:①血小板数 $< 20 \times 10^9/L$,无明显出血不输注;②血小板数 $< 20 \times 10^9/L$,有发热、感染或有潜在出血部位等危险因素须输注;③血小板数 $< 5 \times 10^9/L$,须紧急输注(很容易发生颅内出血);④做侵入性检查或腹部手术应将血小板提升至 $50 \times 10^9/L$(骨髓穿刺例外);⑤关键部位的手术(如脑、脊椎、某些泌尿外科手术等)应将血小板提升至 $100 \times 10^9/L$。因为血小板制品中混有大量白细胞,会引起同种异体免疫反应,要严格掌握其适应证,减少预防性输注。同时,为有效预防或减少同种免疫反应,一般用过滤法去除血小板成分中的白细胞,或输注机采血小板限制同种异体抗原的接触,对于已经发生同种免疫反应的患者,要进行血小板交叉配型,最好使用 HLA 配型的血小板。

### 252. 为什么在大量输血时需补充血小板

答:输注大量液体或红细胞悬液后可发生止血、凝血功能障碍,出现血小板稀释性减少,血小板计数可降低至 $50 \times 10^9/L$ 以下,血小板计数下降幅度与液体输注和血液输注量呈正比。血液循环中的血小板寿命为 7～10 天,每天约有十分之一的血小板更新。血小板是参与止血和凝血不可缺少的细胞成分,当患者血小板减少或功能异常时,需要输注外源性血小板以达到促进凝血或止血的目的。稀释性血小板减少多见于危重和多发性创伤患者,在治疗中常会输注大量液体、悬浮红细胞和血浆。血小板稀释的程度可根据受血者血容量被替换数来推测:当输注液体和血液量达到患者血容量的 1、2、3 倍时,自体血的剩余量分别为 37%、15%、5%。凡血小板计数 $< 50 \times 10^9/L$ 伴有微血管出血症状者须输注血小板。

### 253. 为什么血小板输注后需评估效果

答:血小板是人体生理性止血和凝血机制中至关重要的血液成分,临床上出现血小板数量减少或功能障碍时,输注血小板进行替代性治疗是简单有效的治疗措施之一。但并不是血小板输注对所有血小板减少患者都有效,许多原因可以影响血小板输注的效果。根据临床症状,血小板输注疗效可分为 3 个等级:①血小板计数上升,出血停止或明显减轻为显效,②血小板计数不上升,但出血症状在明显好转为有效,③血小板计数不上升,出血症状亦无好转为无效。临床医师应对血小板输注的效果作出正确评估,以便发现问题和原因,采取适当对策。主要有以下两个评估依据:

$$校正血小板增加值(CCI)=\frac{(输注后血小板计数-输注前血小板计数)\times 体表面积(m^2)}{输入血小板总数(10^{11})}$$

体表面积$(m^2)=0.0061\times 身高(cm)+0.0128\times 体重(kg)-0.015\,29$

注:血小板的计数单位为 $10^9$/L,输注后 1 小时 CCI$>7.5\times 10^9$/L,24 小时 CCI$>4.5\times 10^9$/L,表示临床有效,反之则无效。

$$血小板恢复百分率(PPR)(\%)=\frac{(输注后血小板计数-输注前血小板计数)\times 血容量(L)}{输入血小板总数\times 2/3}\times 100\%$$

注:2/3:输入的血小板约有 1/3 进入脾脏血小板储存池。

输注后 1 小时回收率应$>60\%$左右,输注后 24 小时应$>40\%$左右为有效,否则为无效。

另外,目前 TEG 和 SCA(补充)两种功能性凝血分析仪,能动态、及时提供凝血因子功能、纤维蛋白形成、血块收缩和纤溶亢进信息,患者输注血小板后,可通过 TEG 的 MA 值或 SCA 的 PF 值是否升高及患者的出血情况是否得到改善,说明血小板输注是否有效。

### 254. 为什么有些疾病不适合输注血小板

答:血小板输注是预防和治疗血小板减少或血小板功能障碍的出血,恢复和维持人体正常止血和凝血功能的重要措施。血小板有手工分离浓缩血小板与机器单采血小板之分,浓缩血小板由多人份血液经提纯制备而成,单采血小板是由单一献血员血液制备而成。单采血小板治疗效果好,副作用少。但临床上有些疾病并不适合血小板输注:①血栓性血小板减少性紫癜(thrombotic thrombocytopenic purpura,TTP),输注血小板可促进血栓形成,加重病情;②输血后紫癜,受血者体内存在血小板特异性抗体;③免疫性血小板减少症(immune thrombocytopenic purpura,ITP),由于受血者血液循环中存在血小板自身抗体,输入的血小板很快被破坏(但急性 ITP 患者有大出血时,或 ITP 患者进行手术时,输注血小板也是需要的);④未经治疗的 DIC;⑤药物诱发的血小板减少,如肝素诱导的血小板减少症(heparin-induced thrombocytopenia,HIT);⑥溶血性尿毒症综合征(HOS);⑦脓毒血症和脾功能亢进引起的血小板减少,输入的血小板很快从循环中被破坏清除。

### 255. 为什么不主张用血浆进行低血容量的扩容治疗

答:临床上某些因素会导致患者循环血容量降低,如外科失血、出血等。当出现低血容量症状时,治疗的主要目的是恢复患者循环血容量,以维持组织灌注和供氧。首先应先进行静脉补液,但不主张用血浆作为液体补充以纠正低血容量,因为:①血浆会传播 HIV、HBV、HVC 等病毒;②血浆中含有大量的异体蛋白,可致敏产生相应的抗体,从而引起过敏反应;③血浆容量较大,循环负荷过重,可引起循环超负荷而发生心力衰竭;④血浆中含高浓度抗凝剂(枸橼酸盐),过量输注可引起中毒反应;⑤血浆治疗效果没有晶体液、胶体液好，且价格较贵。临床采用输注静脉替代液维持循环血容量，从而维持组织灌注和供氧。静脉替代液分晶体液和胶体液两类：①晶体液有生理盐水、平衡盐液体，为纠正低血容量，晶体液的输入量最少要达到血容量减少量的 3 倍；②胶体液：有明胶、葡聚糖、羟乙基淀粉、白蛋白等，胶体液输注量要小于晶体液，通常输注量等于损失的血容量。

### 256. 为什么输注血浆类血液制品成分可预防或减少出血

答：我国临床常用的血浆主要有两种，分别是新鲜冰冻血浆（fresh-frozen plasma，FFP）和普通冰冻血浆（frozen plasma，FP）。FFP 含有几乎全部的凝血因子及血浆蛋白，其浓度和活性与采集后 6～8 小时内的全血相似；普通冰冻血浆仅含稳定凝血因子和部分血浆蛋白。因此，血浆可以预防和减少凝血因子消耗导致的出血。世界卫生组织（World Health Organization，WHO）强调 FFP 仅用于：①补充多种凝血因子缺乏，如肝脏疾病合并凝血障碍；②大面积创伤、烧伤；③弥散性血管内凝血（disseminated intravascular coagulation，DIC）；④血栓性血小板减少性紫癜（TTP），首选去冷沉淀血浆；⑤华法林过量导致的严重出血；⑥手术前存在凝血功能障碍；⑦大量输血使受血者凝血因子稀释性减少；⑧维生素 K 不足导致的凝血异常（但不推荐常规使用）。要求应与受血者 ABO 血型相同或相容，37℃摆动水浴融化。

### 257. 为什么血栓性血小板减少性紫癜患者可输注去冷沉淀血浆

答：冷沉淀是新鲜冰冻血浆在 1～6℃条件下不溶解的白色沉淀物。近年来，冷沉淀的应用范围和用量呈明显上升趋势，除用于治疗甲型血友病及纤维蛋白原与凝血因子缺乏所致的出血性疾病外，在烧伤、外伤、DIC 等方面也得到广泛应用，而析出冷沉淀后的血浆即为去冷沉淀血浆（cryoprecipitate-depleted fresh-frozen plasma）或称为冷上清（cryosupernatant）。冷上清在因子 V、Ⅷ、Ⅸ 水平和纤维蛋白原、总蛋白含量方面均明显低于新鲜冰冻血浆（FFP）和普通冰冻血浆（FP），其血管性血友病因子（von Willebrand factor，vWF）含量极低。vWF 被认为与血栓性血小板减少性紫癜（TTP）患者血小板聚集有关。但去冷沉淀血浆、FFP、FP 中，抗凝血酶（antithrombin，AT）、血浆蛋白 C（PC）和血管性血友病因子裂解蛋白（a disintegrin-like and metalloprotease with thrombospondin-1 repeats，ADAMTS13）水平无明显差异。ADAMTS13 降解大分子的 vWF，即去冷沉淀血浆中富含大量的 AT、PC 和 ADAMTS13，可用于上述因子缺乏症患者的补充治疗。TTP 患者 ADAMTS13 缺乏，去冷沉淀血浆可用于 TTP 患者进行血浆置换后，可使患者凝血系统恢复正常。随着冷沉淀的广泛应用，去冷沉淀血浆的应用也逐年递增，但不能替代普通冰冻血浆，最好用于 TTP 患者的治疗，既可达到有效治疗的目的，又能节约血液资源。

### 258. 为什么要进行治疗性血浆置换

答：血浆置换能迅速清除患者血浆中一些病理成分，如异常免疫球蛋白、同种或自身抗体、免疫复合物等，补充患者体内缺乏的正常成分，以达到缓解症状或治疗疾病的目的。其适应证有：①中毒：外源性中毒（麻醉药、农药等），内源性中毒（高胆红素血症、代谢性酸中毒、细菌内毒素血症、败血症等）；②高黏滞综合征：如巨球蛋白血症、多发性骨髓瘤等。③其他情况：心血管系统功能障碍、肾功能不全或严重神经系统症状、原发性疾病用化疗无效或有严重并发症、重症肌无力、系统性红斑狼疮（systemic lupus erythematosus，SLE）对药物治疗无效、急性肾小球肾炎、Rh 血型抗原致敏的孕妇等。

在血浆置换过程中，保持采血和替补同时进行，确保出入量平衡，并根据疾病选择不同替补液，密切观察患者生命体征，如果出现异常情况，立即降低体外血液循环速度，并做相应的急救处理，要对患者进行安全性实验监控和疗效分析。但在具体操作中会引起一些不良反应，如枸橼酸盐中毒、血容量失衡、低蛋白血症、过敏反应、感染（包括操作性感染、血源性感染或患者抵抗力下降引起的感染）、"反跳"现象（自身病理性或成分反跳，治疗药物过低或过高反跳等）和凝血异常等。

### 259. 为什么冷沉淀可用于特定凝血因子缺乏的治疗

答：冷沉淀是新鲜冰冻血浆在 1～6℃条件下不溶解的白色沉淀物，体积仅为新鲜冰冻血浆（FFP）的 1/4～1/5，主要含有纤维蛋白原（fibrinogen，Fg）、凝血因子Ⅷ、凝血因子ⅩⅢ、血管性血友病因子（vWF）及纤维结合蛋白（fibronectin，Fn）5 种成分。其中，每袋含量 Fg 为 150～200mg，vWF 和 FⅧ分别为原 FFP 的 60% 和 20%～30%。冷沉淀的制备简单，体积小，能解决血浆输注易引起的循环血容量过负荷，价格低廉。近年来，冷沉淀的应用范围和用量呈明显上升趋势，其主要适应证有：①先天性凝血因子缺乏：血友病 A，血管性血友病（vWD）；②获得性凝血因子缺乏：弥散性血管内凝血（DIC），严重肝病，尿毒症伴止血功能异常；③获得性或先天性纤维蛋白原缺乏症，或 FⅩⅢ缺乏症；④大量输血伴出血：严重创伤、烧伤，大手术，重度感染，恶性肿瘤等；⑤溶栓治疗过度以及原位肝移植出血等。

### 260. 为什么冷沉淀是输血相关性传染病的高危制品

答：当前国内常用的病毒灭活技术能够有效地预防由于输血或者是血液制品造成的传染性疾病，降低输血带来的风险，在各类血液成分的临床输注治疗中发挥了巨大的作用。冷沉淀每袋由 400ml 全血，约 200ml 新鲜冰冻血浆（FFP）制成，称 1 单位。在 1 单位冷沉淀中，因子Ⅷ的含量应≥80IU，纤维蛋白原（Fg）的含量应≥150mg。为了保障冷沉淀的质量，血液中心通常对血浆不做病毒灭活处理直接制作出冷沉淀制品或仅滤除白细胞制作成去白细胞冷沉淀凝血因子制品，因此血浆成分中大部分病毒集中在冷沉淀中。所以，如果血液供应者当前正处于病毒感染的窗口期，未能及时检测到病毒的存在，则可能导致受血者感染病毒。由于输血可以引起血源性疾病的传播和同种免疫反应，相对于其他血液制品，冷沉淀的输注风险较高，更容易使病毒传染。

### 261. 为什么人血白蛋白制品是临床常用的血容量扩容剂

答：扩容剂应具备的主要品质有：①输注后循环系统内滞留时间长；②较少的过敏反应；③没有副作用，包括凝血异常和感染；④从循环系统清除并完全代谢；⑤免疫学必须相容；⑥实际使用中保质期较长；⑦费用可接受。目前，没有一种产品完全符合以上特征。白蛋白的药理作用为增加血容量和维持血浆胶体渗透压，运输小分子物质及解毒，供给营养。白蛋白含量占健康人血浆蛋白总量的 52%～56%，白蛋白形成的渗透压达到 21.8mmHg，占血浆总胶体渗透压的 70%～80%，在调节组织与血管之间的水分动态平衡方面，有着不可替代的作用。白蛋白分子质量较高，输注的白蛋白溶液有 90%～95% 会滞留在血管内，与盐类及水分子相比,透过血管内膜速度较慢,使白蛋白的胶体渗透压与毛细血管的静力压抗衡,以此维持正常与恒定的血容量;1g 白蛋白可保留 18ml 水,每 5g 白蛋白保留循环内水分的能力约相当于 100ml 血浆或 200ml 全血的功能。因此,人血白蛋白制品是一种有效的血浆扩容剂,起到增加循环血容量和维持血浆胶体渗透压的作用。

(胡宁克 陈绍恒 陆元善)

# 第五章 临床输血

## 第一节 成分输血

### 262. 为什么世界卫生组织提倡自愿无偿献血

答：为降低感染性疾病通过输血传播的风险，世界卫生组织（WHO）提出了安全血液全球战略，主要包括：从健康安全的献血员中采集血液，对每一袋血液进行严格的血液筛查以及提倡临床合理用血等。大量的研究资料表明，有偿献血人群中感染性疾病的流行率远远高于无偿献血人群。无偿献血者尤其是重复献血者（所谓重复献血者或称低危献血者，是指每年献血一次，连续献血三年的志愿者）的血液更为安全。因此，世界卫生组织在全球范围内大力提倡无偿献血，并推荐实施献血前面谈和问卷、献血者自我排除、延缓献血以及保密性弃血等措施，以从源头上保证每一袋血液的安全性。目前我国以及许多发达国家已实现全面的无偿献血体制，为保证血液安全作出重要贡献。

### 263. 为什么临床输血的核心是合理输血和成分输血

答：输血作为一项具有特殊疗效的临床治疗手段而得到广泛开展，然而我们也必须承认输血同样可能引起不良反应，甚至危及生命。世界卫生组织（WHO）提出了安全输血的三大战略，除了选择健康的献血者、严格进行血液病毒标志物的筛查检测外，在临床输血方面最核心最重要的就是合理输血和成分输血。合理用血就是指只为确实有输血适应证的患者输血，避免一切不必要的输血；成分输血则是把血液中各种细胞成分、血浆和血浆蛋白成分用物理或化学的方法加以分离、提纯，分别制成高浓度、高纯度、低容量的制品，临床根据病情需要，按照缺什么补什么的原则输注，来达到治疗患者的目的。成分输血是当前输血技术发展的总趋势，也是输血现代化的重要标志之一。成分输血相较于全血输注来说，更高效、安全、更易于保存，也能够更好地节约血液资源。

### 264. 为什么需要开展成分输血

答：合理的输血应该是根据患者的实际需要，有针对性地补充一种或多种血液成分，盲目的输注全血非但不能达到理想的治疗效果，还可能造成血容量过载，免疫因素导致的不良输血反应，加重患者的代谢负担。因此，我国自20世纪80年代开始，逐步全面推广成分输血，目前成分输血已成为现代输血的主流形式。相对于全血输注，成分输血具有高效、安全、易于保存和节约血液资源等优点。血液成分是在其活性保存完好的时间段内，从采集到的全血或者直接从献血者血液内采集而来，并保存在其最适宜的保存条件下。因此，血液成分相对容量小、纯度高，临床应用针对性强，因此成分输血疗效更为显著。而且，成分输血有针对性地使用患者需要的某种血液成分，可以减少其他不必要的血液成分的输入量，尤其是限制白细胞和血浆的输入量，有利于降低同种异体免疫反应的发生和输血传播疾病的传播，从而降低输血风险。因此，国际要求和提倡成分输血，从而更好地、合理安全地用血。

### 265. 为什么成分输血可以减少输血不良反应的发生

答：成分输血可以减少输血不良反应，主要有以下三个方面：

（1）对于血容量正常的患者，成分输血仅输注其所需成分的血液制品可以相应地减少输血量，从而避免循环超负荷而发生急性肺水肿和心力衰竭。

（2）全血中细胞碎片较多，血浆内的"保存损害产物"如乳酸、钠、钾、氨等成分含量高，全血输注越多，患者的代谢负担就越重，尤其对于肝和肾损害就越大。而成分输血例如输注悬浮红细胞，大部分的抗凝剂和"保存损害产物"都随血浆被移去，从而可以降低患者代谢负担。

（3）不同的血液成分所承载的输血风险也不同。从免疫学角度来说，红细胞、血小板、白细胞以及血浆都有不同的免疫原性和免疫活性，从而引起不同的免疫性输血反应；就感染性输血风险来说，不同的血液成分所可能携带的病原体种类和载量也是不同的。

成分输血可以减少其他不必要血液成分的输血，从而降低免疫性输血反应的发生和输血传播性疾病的传播。

### 266. 为什么成分输血具有节省血液及经济方便的优点

答：随着医学科学的不断发展，临床输血亦发展迅速。输血已不仅仅是传统意义上的替代概念，而是作为一种治疗手段已被广泛应用，在临床治疗中占据了重要的地位。目前现代输血强调成分输血，成分输血就是把血液中各种有效成分用物理或化学方法进行分离，分别制成高浓度和高纯度的制品，根据患者病情，需要什么成分就给什么成分的输血方法。成分输血不仅可以降低输血不良反应的发生，同时兼具着节省血液和经济方便的特点：

（1）一份全血可以制备成多种血液成分，用于不同需求的患者的治疗，可以有效地节约有限的血液资源，同时降低患者相应的输血费用。

（2）不同的血液成分有着不同的最适保存条件。成分输血将不同的血液成分在活性保持完好的时间内从采集的全血中分离出来或直接从献血者血液中提取，分别保存在其适宜的保存条件下，可以有效地延长血液成分的保存时间，保证血液成分的治疗效果，避免不必要的浪费。

### 267. 为什么再生障碍性贫血患者应输注成分血液

答：再生障碍性贫血（aplastic anemia，AA）简称再障，系多种病因例如化学物质、生物因素、病毒感染以及多种不明因素造成骨髓造血干细胞数量减少、功能异常以及造血微环境损伤，导致以全血细胞减少为特征的一种综合病证。再障因相应血细胞减少，所以主要临床表现为乏力、出血或感染。对重症病例，常需要输血。对于再障患者输血治疗的原则主要有两点：一是要严格掌握输血适应证，二是要进行成分输血。多数再障患者虽然表现为全血细胞减少，但是却无需输注全血。因为：①全血随保存期延长，成分"不全"；②输注全血易造成循环超载；③全血中含有许多的细胞碎片，"保存损害产物"也较多，输注容易造成患者代谢负担加重；④全血内的红细胞、白细胞、血小板和血浆里面都含有多种复杂的血型抗原，使得全血的输注更易产生同种免疫，发生输血不良反应，而再障患者多数在病情缓解前需要多次反复的输血，发生输血不良反应的概率更高；⑤全血中的血浆成分易引起过敏反应。因此，对于再障患者应该根据其病情选择相应的血液制品，一次足量输注，以减少输血反应，提高输血疗效。

### 268. 为什么输注悬浮红细胞需要进行交叉配血试验

答：悬浮红细胞（suspended red blood cells，SRBC）又称添加剂红细胞，是将全血中的大部分血浆在全封闭的条件下分离后并向剩余物加入红细胞保存液制成的。悬浮红细胞含有全血中的全部红细胞，在输注前必须进行交叉配血试验。交叉配血试验也称血液相容性试验，目的是为了检查患者与输入的血液是否相合，避免发生免疫性溶血性输血反应，是确保患者输血安全有效的必不可少的试验。只有交叉配血试验阴性，表明患者和供血者之间没有检出不相合的抗原、抗体成分，配血无禁忌，方可进行输注。除非紧急用血的情况下，任何一次输注红细胞之前都要进行交叉配血试验。交叉配血试验主要包括：①主侧配血：患者血清与供血者红细胞反应；②次侧配血：患者红细胞与供血者血清反应；③自身对照：患者红细胞与自身血清反应。

### 269. 为什么临床使用的"全血"是狭义的全血，而不是广义的全血

答：广义的全血是指血液的全部成分，包括各种血细胞及血浆，主要功能有：①运输氧和二氧化碳以及各种营养物质，保证机体新陈代谢的正常进行；②调节体液平衡，维持酸碱平衡以及调节体温；③防御，参与机体免疫反应；④止、凝血。而临床所使用的全血的保存液和保存条件都是针对红细胞设计的，对于其他血液成分如白细胞、血小板以及不稳定的凝血因子则毫无保存作用。因此许多血液成分随着保存期延长而改变，如全血在4℃，保存1天后丧失了粒细胞和血小板功能，第Ⅷ因子在全血中保存1天后，活性下降50%。第Ⅴ因子保存3～5天后活性也丧失50%。因此临床所使用的全血是狭义的，仅含有比较稳定的红细胞与血浆蛋白成分，前者具有携氧功能，后者维持胶体渗透压。

### 270. 为什么不同的红细胞成分适用于不同的患者

答：红细胞制品的种类较多，临床主要使用的有悬浮红细胞、去白细胞悬浮红细胞、洗涤红细胞、辐照红细胞以及冰冻解冻去甘油红细胞等制品。

（1）悬浮红细胞：适用于临床各科需要补充红细胞、提高血液携氧能力的患者，尤其是血容量正常的长期慢性贫血，外伤或手术引起的急性失血，心、肝功能不全以及老年人、儿童慢性贫血。

（2）去白细胞悬浮红细胞：去除了96.3%～99.9%白细胞的红细胞制品，适用于由于输血或妊娠已产生白细胞抗体的患者、有非溶血性发热性输血不良反应史的患者、预期实施器官移植的患者以及需要反复输血的患者。

（3）洗涤红细胞：由于血浆、白细胞、血小板等成分已基本从制品中去除，可有效地降低

输血不良反应的发生；O 型洗涤红细胞缺乏抗 A 抗体、抗 B 抗体，可输给任何 ABO 血型患者；洗涤红细胞中钾、钠、氨、枸橼酸盐已基本去除，更适合于心、肝、肾疾病的患者。因此，除具有悬浮红细胞的大部分适应证外，还特别适用于异型血液输注后所致溶血性输血反应等患者。

（4）辐照红细胞：因灭活了有免疫活性的淋巴细胞，可有效预防输血相关性移植物抗宿主病，适用于严重免疫功能缺陷或免疫抑制和造血干细胞移植后输血的患者。

（5）冰冻解冻去甘油红细胞：适用于稀有血型和自身红细胞长期储存的患者。

### 271. 为什么输注全血容易引起发热性和过敏性输血反应

答：非溶血性发热性输血反应（febrile non-hemolytic transfusion reaction，FNHTR）是指在输血中或输血后体温升高≥1℃，并以发热、寒战等为主要临床表现，且能排除溶血、细菌污染、严重过敏等引起的一类输血反应。FNHTR 的发生率为 0.5%～1.0%，是最常见的输血不良反应，约占输血不良反应的 52%，在多次输血患者或多次妊娠妇女中尤为多见。66%～88% 的 FNHTR 由 HLA 抗体、HNA 抗体或 HPA 抗体引起。因全血中的白细胞、血小板、血浆蛋白等成分含有多种复杂的血型抗原，全血受血者很容易发生同种免疫反应引起FNHTR。过敏性输血反应是另一种常见的输血反应，约占全部输血反应的 45%，输注血液制品，特别是血浆成分后可能发生轻重不等的过敏性反应，轻者只出现荨麻疹，重者可发生过敏性休克甚至死亡。全血制品中血浆成分含量较高，因此容易造成过敏性输血反应。

### 272. 为什么婴幼儿、老年人和心功能不全的患者不适合用全血输注

答：决定新生儿和婴幼儿输血应十分谨慎，原因是新生儿及婴幼儿的循环血容量少，对血容量的变化和低氧血症等的调节功能尚未完善，其电解质平衡与酸碱度易受输入血中电解质和 pH 的影响，尤其是新生儿肾脏保钠排钾和维持酸碱平衡的功能尚不成熟，短期大量输注极易引起患儿电解质和酸碱平衡紊乱从而加重其病情。老年患者输血应尽量选择新鲜血或近期血，以免加重其代谢紊乱，输血量需按病情、输血目的和心功能而定，以多次少量为原则。而对于心功能不全的患者来说，其输血权衡的重点是如何解决输血增加循环负荷与不输血或少输血会影响心肌供氧、加重心功能不全之间的矛盾，因此对于心功能不全患者来说，输血量的控制十分重要。而全血中含有较多的细胞碎片、"保存损害产物"以及各种血液成分，婴幼儿、老年人和心功能不全的患者输注全血会加重其代谢负担，引起循环超负荷，发生急性肺水肿和心力衰竭。因此，婴幼儿、老年人和心功能不全的患者不适合用全血输注。

### 273. 为什么全血输注仍有使用价值

答：全血目前主要分为新鲜全血和库存全血两种。新鲜全血包括全部血液成分，而库存全血是将血液采入含有保存液的容器后尽快放入（4±2）℃的贮藏冰箱保存的全血。全血的有效成分主要是红细胞、血浆蛋白和凝血因子，其主要功能是载氧和维持渗透压，因而也有其一定的适应证，包括：

（1）需要同时补充红细胞和血浆的患者，如急性失血、产后大出血、大手术、严重创伤或 DIC 时丢失大量血液，失血量超过自身总血容量 30% 的患者，缺乏载氧红细胞和血容量

明显减少,此时可输全血。

(2)全血置换治疗的患者,需要进行换血、体外循环等治疗的患者,尤其是新生儿溶血病患儿的换血治疗应适当选用新鲜全血,经过换血可以去除胆红素、抗体以及抗体致敏红细胞。

### 274. 为什么输注血小板患者 RhD 抗原不必匹配

答:在红细胞系统中,Rh 系统是最为复杂的一个系统,已发现的抗原至今有 50 余种。涉及临床的主要有 D、C、c、E、e 5 个抗原,抗原的免疫原性强弱次序依次为 D>E>c>C>e,其中 D 抗原的免疫原性最强,其临床重要性仅次于 A 和(或)B 抗原,1ml RhD 阳性血液输入给 RhD 阴性个体后,大约会导致 25% 个体产生抗 D 抗体。D 抗原只存在于人类的红细胞膜表面,体液和分泌液中包括血小板上都没有 D 抗原。机器单采浓缩血小板采自单个献血者,每袋所含的血小板含量为 $(2.0 \sim 2.5) \times 10^{11}/250ml$,其中红细胞含量低于 5ml,可不做红细胞交叉配血试验,贮存于 $(22 \pm 2)℃$ 的血小板振荡仪中,保存时间不超过 5 天。临床输注血小板时,应选择与患者红细胞 ABO 血型相配合的血小板制品予以输注。由于血小板上无 Rh 血型抗原,故献血者与患者红细胞 RhD 血型不必相匹配。

### 275. 为什么冰冻血浆广泛应用于临床

答:冰冻血浆包括普通冰冻血浆和新鲜冰冻血浆。普通冰冻血浆(FP)是指全血保存有效期内在全封闭的条件下将血浆分离并立即置于 -20℃ 以下速冻保存的血浆成分,有效期为 1 年。普通冰冻血浆主要用于凝血因子 Ⅴ 和 Ⅷ 以外的凝血因子缺乏症患者的替代治疗以及手术、外伤、烧伤、肠梗阻等大出血或血浆大量丢失患者的血容量补充等。新鲜冰冻血浆(FFP)是由抗凝的新鲜全血于 6 小时内在 4℃ 离心将血浆分出,并迅速在 -50℃ 以下冰冻成块制成。它们的主要功能是补充体内各种凝血因子的缺乏,如单个凝血因子缺乏血友病的补充、肝病患者获得性凝血功能障碍、大量输血伴发的凝血功能紊乱、口服抗凝剂过量引起的出血、血栓性血小板减少紫癜、免疫缺陷综合征、抗凝血酶缺乏等。

### 276. 为什么冷沉淀物有较大的临床需求

答:冷沉淀是新鲜冰冻血浆(FFP)在低温下(2~4℃)解冻后沉淀的白色絮状物,是 FFP 的部分凝血因子浓集制品。冷沉淀主要用于补充凝血因子 Ⅷ、血管性血友病因子(vWF)、纤维蛋白原、因子 ⅩⅢ 等缺乏。由于冷沉淀在制备过程中缺乏病毒灭活,使用时需严格掌握适应证,不可滥用。冷沉淀的主要适应证有:

(1)先天性或获得性纤维蛋白原缺乏症:对严重创伤、烧伤、白血病和肝功能衰竭等所致的纤维蛋白原缺乏,输注冷沉淀可明显改善预后。

(2)先天性或获得性凝血因子 Ⅷ(FⅧ)缺乏症:由于冷沉淀中含有较丰富的 FⅧ,故常用作 FⅧ 浓缩剂的替代物。

(3)血管性血友病(vWD):血管性血友病表现为血浆中 vWF 缺乏或缺陷,因冷沉淀中含有较高的 FⅧ 和 vWF,是 vWD 补偿治疗最理想的制剂。

(4)儿童及轻型成年人血友病 A:血友病 A 的治疗主要是补充 FⅧ,冷沉淀是除 FⅧ 浓缩剂外的有效血液制品之一。

### 277. 为什么说冷沉淀物不是血友病 A 患者治疗的首选制品

答：血友病 A（hemophilia A）是凝血因子Ⅷ缺乏所导致的出血性疾病，约占先天性出血性疾病的 85%，中国血友病 A 发病率为 3～4/10 万人口。由于冷沉淀在制备过程中缺乏病毒灭活，导致输注后感染病毒的风险增加，所以冷沉淀物不应作为血友病 A 患者治疗的首选制品。虽然制备冷沉淀的血浆经过严格的 HBsAg、抗 HCV、抗 HIV 病毒及梅毒血清学等检测，但依然存在漏检的可能，冷沉淀的制备过程又没有进行病毒灭活处理。因此，随着输注次数的增加，发生输血传播疾病的可能性不断升高。血友病 A 患者出血的治疗，每次需要输注多个供血者血浆制备的冷沉淀，长期反复输注可能需要接受数以千计的供血者血浆，发生输血传播疾病的概率则增加千倍。因此，凝血因子缺乏患者的治疗，首选应该是相应的凝血因子浓缩制品。这些凝血因子制品在生产过程中有可靠的病毒灭活处理工艺，使发生输血传播疾病的风险大大降低。

### 278. 为什么严重烧伤患者需要输注血浆及蛋白制品

答：烧伤是由各种物理因素致机体皮肤组织或器官受高温损伤的病理反应。面积较小的浅表烧伤，除疼痛刺激外，对全身影响不明显。面积较大、较深的热烧伤，则可能引起贫血、血容量不足以及凝血功能异常等全身性变化。血浆是比较理想的胶体溶液，含钠量高于生理盐水，肺阻力和肺水肿增加不显著，同时还可以补充免疫球蛋白等成分。因此，临床医师会选择输注血浆做复苏治疗和扩充血容量，恢复毛细血管通透性及纠正休克。另外，大面积烧伤的患者，在丢失大量体液的同时也消耗或丢失一定量的白蛋白，且烧伤后患者肝脏合成白蛋白的功能显著下降，因此在充分补充胶体溶液后可考虑输注适量的白蛋白制品，起到维持血容量，补充丢失的白蛋白成分和改善血流动力学状态的作用。

### 279. 为什么有时需要输注浓缩白细胞混悬液作为控制严重感染的手段之一

答：由于粒细胞是人体血液中数量最多的白细胞。因此，通常输注浓缩白细胞悬液主要是指粒细胞。目前，对中性粒细胞过低的患者采用预防性粒细胞输注的方法已废弃。随着各种高效抗生素、基因重组造血因子的出现，以及临床对输注粒细胞引起的严重输血不良反应认识的加深，再加上现有技术和条件难以获得足够剂量的粒细胞供临床输注，且粒细胞离体后功能会很快丧失等原因，治疗性粒细胞输注也呈日益减少的趋势。但是，由于放、化疗对一些肿瘤患者骨髓造成严重损害，导致中性粒细胞显著减少而并发严重的感染，在联合抗感染治疗无效的情况下，仍需要使用粒细胞以增加抗感染能力。一般认为应同时满足以下三个条件，且权衡利弊后才考虑输注：①中性粒细胞绝对值低于 $0.5 \times 10^9$/L；②有明确的细菌感染；③强有力的抗生素治疗 48 小时无效。

### 280. 为什么说通常输注白细胞主要是指粒细胞

答：白细胞根据形态差异可分为颗粒和无颗粒两大类。颗粒白细胞（粒细胞）中含有特殊染色颗粒，用瑞氏染料染色可分辨出三种颗粒白细胞即中性粒细胞、嗜酸性粒细胞和嗜碱性粒细胞。而无颗粒白细胞主要包括单核细胞和淋巴细胞。由于粒细胞是人体血液中数量最多的白细胞，且绝大部分的粒细胞是中性粒细胞。因此，通常输注白细胞主要是指输注粒细胞。机体内外来病原体与抗原等侵入会受到中性粒细胞的防御，中性粒细胞作为机体的第一道防线,它在骨髓中发育成熟,然后进入血液循环中,具有趋化、吞噬和杀菌等功能。粒细胞输注的不良反应和并发症多,因此一定要从严掌握输注的适应证,优先考虑抗生素、细胞因子以及生物或化学药物的使用,权衡利弊后再输注。

### 281. 为什么白细胞计数不应作为浓缩白细胞输注的疗效评价指标

答:由于粒细胞是人体血液中数量最多的白细胞,通常输注浓缩白细胞主要是指输注粒细胞。而粒细胞中,中性粒细胞的数量占据绝对优势。外来病原体与抗原等入侵机体会受到中性粒细胞的防御,中性粒细胞是机体的第一道防线。粒细胞在骨髓中发育成熟,然后进入血液循环中,具有趋化、吞噬和杀菌等功能。浓缩白细胞输注主要应用于治疗因粒细胞缺乏症(粒细胞绝对值 $< 0.5 \times 10^9/L$)伴有败血症或威胁生命的严重感染的患者。输注后观察患者感染是否得到控制或体温是否下降,而不是观察患者外周血白细胞绝对值是否增加。因为中性粒细胞输注后会很快离开血液循环,而在肺部积聚,然后重新分布于肝、脾,且感染时粒细胞常移动至炎症部位。因此,不能以外周血白细胞计数来评价输注疗效。

(徐淑君 侯 忱 汤朝晖)

# 第二节 自 身 输 血

### 282. 为什么要开展自身输血

答:自身输血(autologous blood transfusion/autologous transfusion/auto-transfusion)是指采集某一个体的血液和(或)血液成分并予以保存,或当其处于出血状态收集其所出血液并做相应处理,在需要时将其本人的血液和(或)血液成分实施自我回输的一种输血治疗方法,又称为自体输血。自身输血按其采集的方式分为预存式自身输血、稀释式自身输血、回收式自身输血。自身输血的最大益处是可避免同种异体输血导致的感染性疾病传播危险,其次可避免同种异体输血导致的免疫性及非免疫性输血反应,第三可最大限度地避免同种异体输血导致的人为差错与事故。此外,自身输血可为因特殊血型、特殊宗教信仰而无法或拒绝使用他人血液或血液成分的患者提供医疗用血保障。反复预存式自身输血可以刺激机体造血、增加红细胞,稀释式自身输血可以降低患者血液黏度、改善微循环。另外自身输血作为同种异体输血的替代措施,极大减少对同种异体输血的需求和依赖,也可以节约血液资源,缓解采、供、输血等各方面压力,并在一定程度上降低患者医疗成本。因此,开展自身输血是可行的,也是必须施行的。

### 283. 为什么自身输血可以在临床治疗中推广应用

答:自身输血主要有三种类型:预存式自身输血、稀释式自身输血、回收式自身输血。三种类型自身输血可根据患者具体情况和医疗技术条件,既可单独采用,亦可联合应用。自身输血所采集的血液既可以是全血、红细胞,也可以是血浆、血小板、脐带血、干细胞及其他血液成分。与异体输血相比,自身输血无论是从节约血液资源、控制输血相关性疾病,还是对患者的紧急救治上,都具有非常重要的意义,其优越性具体表现在:①防止经输血传播的传染病,如病毒性乙型(丙型)肝炎、梅毒、艾滋病、巨细胞病毒感染等;②防止同种异体血液中的各种成分,包括红细胞、白细胞、血小板及血浆蛋白等抗原引起的同种免疫反应所致疾病,如溶血反应、过敏反应、发热反应、输血相关性移植物抗宿主病、输血相关性急性肺损伤等,这也是自身输血最重要的意义所在;③防止同种异体输血引起患者免疫功能抑制,从而降低了围手术期感染的发生率及肿瘤患者的术后复发率;④防治因输注同种异基因血液制品导致的差错、事故发生;⑤刺激患者骨髓造血功能,提高机体造血能力,稀释式自身输血还可以降低血液黏度,改善微循环,增加组织摄氧能力;⑥为特殊群体,如稀有血型患者、因宗教信仰而拒绝使用他人血液的患者、血液供应困难地区的患者等提供了血液保障;⑦避免因需要输注同种异体血液而做的相关检测等工作;⑧提供血液的来源,减少了同种异体血液的需求量,缓解社会血液供应困难;⑨为特殊患者紧急情况下的救治提供条件。

### 284. 为什么自身输血在临床治疗中有其局限性

答:自身输血作为临床输血治疗的一种替代措施,安全高效的同时,也存在一定局限性:

(1)术中或术后回收式自身输血的缺点包括:可能造成急、慢性溶血性输血反应,因为溶血还会导致血细胞比容下降;有时回收的血液中可能混有纤维、碎片、脂肪、细菌等污染,由于洗涤的不彻底而导致患者发生 DIC、贫血、菌血症或败血症等风险。

(2)术前预存式自身输血的缺点包括:①操作复杂、时间跨度大,有时因术前评估不足而造成存而不用或多存少用的浪费;②预存式自身输血也需要经血液采集、入库储存、核对发放、临床输注等操作流程,每个环节都可能产生人为差错,因此其与同种异体输血所面临的差错风险相差无几;③预存式自身输血对异地就医患者还会带来生活成本的增加,对输血科室的内部管理,特别是血液库存管理也增加了难度;④有些准备不充分的术前自身血液预存还会造成患者红细胞和(或)血红蛋白急性下降,因急性失血可能影响患者的麻醉耐受,进而延误手术操作或手术进程。

因此,时刻牢记"自体输血治疗仅适用于一部分患者"十分重要。

### 285. 为什么拟实施自身输血的患者需要满足下列基本条件

答:自身输血作为临床输血治疗的一种方式,其本身亦有严格的适应证标准和基本操作要求,患者只有符合自身输血的基本条件,才能保证其自身输血的操作过程安全、治疗效果可靠。患者需要满足的基本条件包括:①年龄一般在 18～65 岁之间,心、肺、肝、肾等重要脏器功能正常的可适当放宽,儿童自身输血的实施应结合其理解、配合能力及本身生理情况决定;②血红蛋白≥110g/L,血细胞比容≥0.33,长期血红蛋白较低者,标准可适当放宽;③血小板计数≥100×10⁹/L,且功能正常,对于无任何出血倾向者,标准可适当放宽至血小板计数≥80×10⁹/L;④凝血系统功能正常;⑤无严重心、肺、肝、肾等重要脏器功能损害者,该脏器需要手术治疗者除外;⑥无感染性发热或菌血症;⑦无骨髓造血系统疾病或异常;⑧术前估计手术失血量≥600ml,儿童或身体弱小者适当放宽标准。此外,所有接受自身输血的患者均应签署知情同意文件并归入病史保存。

### 286. 为什么不同方式的自身输血有不同的自身要求

答:自身输血依其原理和操作方式不同可分为三种类型:①预存式自身输血(preoperative autologous blood donation,PABD)是指在某一个体计划或可能需要施行输血治疗前,有计划地采集其自身血液并做相应保存,在治疗需要时将预先储存的血液进行回输的一种输血治疗方法;②稀释式自身输血(hemodilutional autotransfusion with short-term storage,HAT)是指在麻醉成功后手术开始前或手术主要出血步骤开始前,采集患者一定数量的血液,同时输注一定数量的晶体和胶体溶液,以补充有效循环容量,且维持其正常稳定,使血液稀释,并在患者失血后回输其先前采集血液的一种输血治疗方法;③回收式自身输血(salvaged blood autotransfusion)是指在患者手术过程中将术前已出血液(外伤出血)和(或)手术野出血液(术后引流血液)经回收、抗凝、过滤、洗涤、浓缩等处理后再回输给患者本人的一种输血治疗方法。不同方式的自身输血除需满足基本要求外,还应分别符合不同方式各自的特殊要求。

(1)预存式自身输血:①有采血可诱发疾病发作史且未被完全控制者;②曾有献血反应史,特别是曾发生过迟发性献血反应的患者,不宜采用预存式自身输血。

(2)回收式自身输血:①怀疑有肿瘤细胞或羊水污染者;②使用不适于静脉输注的消毒剂或细胞毒剂清洗手术伤口,或使用微晶胶原止血剂进行创面止血者;③使用肝素抗凝剂,同时怀疑脑、肺、肾脏损伤,或有大面积软组织损伤的患者,不宜采用回收式自身输血。

(3)稀释式自身输血:①各种容量受限者;②血小板功能异常或血小板消耗增加性疾病的患者,不宜采用稀释式自身输血。

### 287. 为什么自身输血前需要做好环境及物品准备

答:自身输血是对患者有创治疗的一种方式,某些形式的自身输血操作过程与无偿献血相似,因此必须准备好适宜的环境和物品,以保证自身输血方案的实施及患者在自身输血过程中的安全。

(1)自身输血对采血环境的要求:应严格按《医院消毒卫生标准》(GB15982-2012)要求达到Ⅲ类环境标准。其中预存式自身输血的血液采集宜在输血科治疗室或手术室中进行;实施床旁采血时,应选择临床科室的治疗室或换药室中进行。采血前应充分清洁、消毒(包括地面和操作台面),并对室内空间环境进行紫外线光照灭菌。

(2)自身输血对采血物品的要求:①采血物品,包括采血床或采血椅、采血称量仪、单联或多联采血袋、高频热合机、血压计、止血带、止血钳或止血夹、一次性垫巾、消毒棉签或棉球、消毒液(2%碘酊或75%酒精或其他有效消毒液等)、剪刀、试管及试管架、血液及标本转运箱、医疗废弃物品箱及利器盒及其他相关物品,进行机器采集时,还需要准备血细胞分离机、一次性使用血液分离管道、生理盐水和抗凝剂等;②急救物品,包括基本药品(如强心、升血压、呼吸兴奋、抗过敏、镇静、扩容剂等)、急救器材(如氧气瓶或氧气袋、吸氧面罩或吸氧鼻套管、一次性无菌静脉输液器及针头、一次性无菌注射器及针头、开口器等)。采血物品及急救物品均应定期检查,保证数量充足、状态良好,并确保在有效期内使用。

### 288. 为什么自身输血前需要做好人员准备

答:自身输血的操作不仅对环境和物品的准备有特殊要求,对于参加治疗的医务人员与患者本人也需要做好自身输血实施前的各项准备工作。

(1)负责患者血液采集的医务人员应做到:①必须经严格的无菌操作和静脉穿刺培训,取得合格证的输血科工作人员或临床医护人员方可实施,未经培训合格的医护人员不得从事该项工作;②必须严格按要求穿戴洁净工作衣,佩戴口罩和帽子,使用肥皂、流水洗手,并用消毒液浸泡 3 分钟后进行采血；③连续采集多个患者血液时，每个患者采血完毕，采血者均应重复清洗、消毒双手后，再开始下一个患者的血液采集；④全部采血操作完成后，采血者应再次重复洗手和消毒浸泡过程。

（2）拟自身输血的患者应做到：①在医师指导下充分认识和理解自身输血、血液采集等相关知识，并予以积极配合；②采血前一天不宜饮酒及油腻饮食，避免过饱和过度疲劳，洗澡并充足睡眠，采血当日应食用易消化的清淡食物及水果，多喝水，不吃高蛋白、高脂肪食物；③采血前应按要求彻底清洗前臂，特别是肘部；④严格消毒皮肤穿刺部位，面积大于 6cm× 8cm；⑤采血部位应光滑、无畸形、无炎症、无皮疹、无瘢痕，避开不适于做局部穿刺的部位。

### 289. 为什么自身输血可以采取多种方法联合使用

答：围手术期患者血液保护是一个复杂的多学科共同参与的过程，既包括术前患者红细胞和血红蛋白调整，也有各种减少失血和自身输血的措施及应用，以及患者自身贫血耐受程度的评估和优化，其间涉及药物、器械和手术方式等各方面因素，没有单一方法可以达到最佳血液保护和避免同种异体输血效果，因此，经常需要多种方式和方法的联合应用。自身输血的三种方式分别针对不同的目的和目标以及患者群体，术前预存式自身输血能够有计划地采集患者手术所需血液，并能保证患者红细胞和血红蛋白恢复；术中和术后回收可以最大限度减少手术出血的损失，使术前预存血量获得补充；急性等容稀释能进一步减少手术失血导致的有形血液成分的减损，达到血液保护的目的。由此可见，三种方式的自身输血作为科学合理的输血治疗手段，在具体操作过程中，都是有的放矢、安全有效的，联合使用可以达到更好的血液保护目的，使患者免于同种异体输血的风险。当然，不同的自身输血方式必须严格掌握其适应证标准，并按规定操作规程执行，才能达到安全、有效目标。

### 290. 为什么自身输血可以采用稀释式方法

答：稀释血液是通过补充晶体和胶体溶液恢复采血后的循环血容量，降低单位体积血液中的血细胞浓度，使在等量的外科出血情况下，有形的血细胞损失量明显减少，亦即减少相对出血量。稀释式自身输血是 20 世纪 60 年代发展起来的一项输血新技术，是减少同种异体输血的重要途径之一。研究表明，在血容量正常，氧合度充足和心脏功能正常的前提下，患者可以接受一定量的液体，使血液中度稀释而不会引起氧合度不足的危险，其相应凝血因子的稀释也不会增加出血倾向。而适度的血液稀释，不仅有效减少了血液有形成分的丢失，还可降低血液黏度，增加血流速度，改善组织微循环灌流。此外，术前采集的自身血液在体外仅存放数小时，仍保持了原有的血小板和凝血因子活力，将此血液回输后，也可减少患者的术后出血。稀释式自身输血根据血液稀释程度可分为急性等容性、急性非等容性和急性高容性稀释等三种方式，其中急性高容性稀释不采集患者血液。

### 291. 为什么凝血机制异常的患者不宜采用稀释式自身输血的方法

答：稀释血液是稀释式自身输血的主要特征，一般是通过静脉输液，如晶体液、胶体液等，补充恢复患者循环血量的同时，降低血细胞比容和血液黏滞度，改变血流动力，加速血液循环，改善微小血管的血流灌注，增加组织供氧。理论上，血细胞比容从 45% 降至 30%，可使血液黏滞度降低 1 倍，外周血管阻力也减少近 1 倍。此时，因动脉血氧含量降低代偿性引发心脏每搏输出量增加、心率加快,造成心输出总量增加,且使心肌收缩力增强,进一步加速血液流动和向组织送氧。但血液稀释在降低血液黏滞度的同时,还可以引起全血细胞、凝血因子等稀释导致轻度凝血异常,而且因血流动力学变化引起的血液流动加快,对凝血机制提出了更高要求。因此,稀释式自身输血对凝血机制异常的患者不适用,包括血小板数量和功能异常、凝血因子数量和功能异常等。

### 292. 为什么准确预估采血量对稀释式自身输血很重要

答:稀释式自身输血有三种主要方式:急性等容性稀释、急性非等容性稀释和急性高容性稀释。其中急性等容性血液稀释(acute normovolemic hemodilution,ANH)血液采集与稀释液补充同步进行,即患者一边静脉输注稀释液的同时,另一边静脉进行血液采集,一般可采 1500~2000ml 血液,血细胞比容可降至 25% 左右,但通常采集与输注等量,维持血容量平衡。急性非等容性血液稀释(acute no-normovolemic hemodilution,ANNH)先采集患者估计血容量 10%~15% 的血液,然后快速补充 2 倍采血量的稀释液,以维持有效循环血容量。急性高容性血液稀释(acute hypervolemic hemodilution,AHH)不采集患者血液,只于术前快速输注患者估计血容量 20%~25% 的稀释液,术中出血以等量胶体液补充,尿液、呼吸损失水分及皮肤与手术野蒸发的水分用等量晶体液补充,患者血容量始终维持在相对高容量状态。其中 ANH、ANNH 均需要对患者进行血液采集操作,因此术前进行采血量的预估直接关系到患者的手术安全、自身输血的有效性。采血量的预估方法包括患者血容量的理论计算,如男性为 $B_V = H \times 28.5 + B_W \times 31.6 - 2820$,女性为 $B_V = H \times 16.25 + B_W \times 38.46 - 1369$。ANH 法采血量计算为 $B_L = 2B_V(H_o - H_f)/(H_o + H_f)$,而体外循环的心血管手术患者的 ANH 法采血量计算为 $B_L = [0.7B_W(H_o - H_i)B_VH_i]/H_o$,其中 $B_V$ 为患者估计血容量(ml),H 为患者身高(cm),$B_W$ 为患者体重(kg),$B_L$ 为血液采集量(ml),$H_o$ 为采血前患者的血细胞比容,$H_f$ 为采血后期望的血细胞比容,$H_i$ 为体外循环时的最佳血细胞比容。此外,采血量的预估还可以按以下方法计算,即按血容量占体重 7%~8%(L/kg)计算,采血量简易确定法为 15~20ml/kg 体重。

例如,某患者身高(H)170cm,体重($B_W$)60kg,血细胞比容($H_o$)0.45

患者血容量为,男性 $= 170 \times 28.5 + 60 \times 31.6 - 2820 = 3921$ml

女性 $= 170 \times 16.25 + 60 \times 38.46 - 1369 = 3701.1$ml

采血后期望血细胞比容($H_f$)0.35,体外循环最佳血细胞比容($H_i$)0.30

ANH 法采血量,男性 $= 2 \times 3921 \times (0.45 - 0.35)/(0.45 + 0.35) = 980.25$ml

女性 $= 2 \times 3701.1 \times (0.45 - 0.35)/(0.45 + 0.35) = 925.275$ml

### 293. 为什么稀释式自身输血需要预备好替补液(稀释液)

答:稀释式自身输血在血液采集的同时或之后需要以替补液(稀释液)补充或扩充血容量,因此,准备好替补液(稀释液)是稀释式自身输血术前准备的重要环节。理想的稀释液应具备:①可以快速补充血容量,增加组织灌注;②可以在血管内停留足够时间以维持血容量;③对凝血功能无明显影响;④可改善组织供氧及器官功能;⑤无毒、无致敏和致热源性,可在体内代谢并易于排出等。常用稀释液有晶体液和胶体液两种,主要以该溶液在体内维持血容量的作用决定,一般晶体液的快速扩容能力较强,但胶体液的维持血容量效果更好。

为迅速恢复患者血容量和维持胶体渗透压，通常会按一定比例，如 1:(1.5～2)，联合使用胶体液和晶体液。晶体液主要有生理盐水、5% 葡萄糖液、乳酸林格液、乳酸林格葡萄糖液、平衡盐溶液等；胶体液包括右旋糖酐、羟乙基淀粉、缩合葡萄糖、5% 白蛋白、明胶制剂及无基质血红蛋白溶液等，原则上不使用血浆。

### 294. 为什么稀释式自身输血需要预备好血液采集、保存及回输的相关设备

答：无论哪一种自身输血都必须严格按标准规程进行操作，才能确保患者安全和自身输血的有效。稀释式自身输血的血液保存还应做到以下几点：①术前采集的血液预计 6 小时内可以回输完毕时，可置手术室内室温（22℃左右）环境下暂存；②术前采集的血液预计 6 小时内不能回输完毕时，或手术已进行 4 小时而血液尚未回输的，则应将血液送至输血科置于储血专用冰箱保存；③血液采集后应尽量送至输血科置于储血专用冰箱保存，以便术中和（或）术后回输使用。此外，稀释式自身输血的血液回输需要考虑到：①术前采集的血液回输按输血操作规程进行，回输前应详细核对患者信息（包括姓名、医院名称、病区、床号、住院号或 ID 号、ABO 和 RhD 血型等）与采血信息（至少包括采血编号、采血日期、采血者姓名等）；②血液回输顺序按"后采集先使用"原则，即先使用后采集的，再使用先采集的血液；③密切监测血液回输过程中的患者血压、脉搏、呼吸频率、血氧饱和度、中心静脉压、血细胞比容、尿量等生命体征，以及浅表静脉的充盈、皮肤温度和色泽等症状，有条件的还应监测患者心电图、动脉血氧分压、肺动脉压等，并维持正常；④监测过程中，上述指标发生异常时，应采取相应措施使其恢复正常，此外，减慢或暂停采血、加快或减慢稀释液（替补液）输注、调整稀释液（替补液）胶晶比例等亦可以达到良好效果；⑤监测尿量，应≥50ml/h，必要时可使用利尿剂，以减少血容量，减轻心脏负荷；⑥血液回输监测和处置情况应详细记载于病历中。

### 295. 为什么稀释式自身输血过程中需要特定的操作和监护技术条件

答：稀释式自身输血主要在手术室由麻醉医师负责完成，在血液采集过程中，麻醉医师需要密切监护患者，注意采血与稀释液（替补液）的适度同步使用，维持血液循环和生命体征的稳定。特别对于急性非等容性稀释和高容性稀释，需要依据患者全身情况以及重要脏器功能，做适度调整。当采血与稀释液（替补液）补充不同步，如急性非等容性血液稀释，可引起心肌缺血，进而导致心律失常。因此，需要严格掌握适应证标准，有重要脏器功能不全的患者禁用此技术。此外，也可通过控制稀释度使血细胞比容不低于 0.25，同时加强心电监测和血气分析进行有效预防。当采血速度过快而稀释液（替补液）补充不及，或控制性降血压速度过快时，可引起血压急性下降，甚至出现低血容量休克。此时可通过控制采血速度，增加稀释液（替补液）用量来预防和纠正。因而，稀释式自身输血必须有严密的监护措施和特定的操作规程。

### 296. 为什么稀释式自身输血过程中需要控制替补液补充的剂量

答：血液稀释是在采集血液的同时，应用胶体、晶体液进行容量补充，以维持循环血容量的稳定。稀释式自身输血过程中，需要依据患者全身情况以及重要脏器功能，做适度调整。替补液（稀释液）补充过多，如急性非等容性血液稀释或高容性血液稀释，均可因心脏

前负荷过重而发生急性肺水肿。因此，需要严格掌握适应证标准，心、肺、肾等脏器功能不全者禁用此技术。对于重要脏器功能健全的患者，同样需要密切监护循环血容量过盛导致的并发症出现，因此要严格控制稀释液的补充剂量，一旦出现异常，应及时给予吸氧，且流量不低于 3L/min，维持良好通气，适当使用利尿剂，以减少有效循环血容量，减轻心脏负荷。此外，大量补充稀释液还可造成血小板和凝血因子浓度降低，导致凝血功能减弱、纤维蛋白形成异常，同时末梢循环血液增加、血管扩张易导致出血倾向。出现此类情况，可以适当控制稀释度，及时回输先期采集的血液以补充血小板和凝血因子等予以纠正。此外，大量使用胶体溶液，如血浆或血浆代用品等，也会引起红细胞相互聚集，造成血液黏滞度上升，此时，除需要加强监测外，还应适当调整稀释液的晶体液和胶体液的比例，以改善循环血流动力学。

### 297. 为什么稀释式自身输血过程中需要考虑相关的特殊注意事项

答：首先，血液稀释可导致血液黏度下降，造成循环血流阻力减低，心搏出量显著增加，舒张压下降可能导致冠状动脉血流量不足而引起心肺功能不全。当血液稀释达到一定的界限时（一般认为 60～70g/L），机体耗氧量会急剧下降。其次，在血液稀释过程中大量使用的血液代用品，可导致血小板附着功能下降和纤维蛋白形成异常，血浆凝血因子的稀释、末梢循环血液增加及血管扩张易导致出血倾向。另外，用于血液稀释的血浆、血浆代用品可引起红细胞之间发生凝集，导致血液黏度上升。此外，稀释液补充过多可造成心脏前负荷过重而发生急性肺水肿。因此，需要严格掌握适应证标准，同时密切监护循环血容量避免容量过盛导致的并发症出现。

### 298. 为什么临床上应用最广泛的是回收式自身输血的方法

答：回收式自身输血通过严格的无菌操作技术与适当的医疗器械（血液回收机）的良好结合，操作简捷、稳定，能够及时提供与患者血型完全相同的、常温的血液，且回收红细胞的腺苷三磷酸（ATP）及 2，3- 二磷酸甘油酸（2，3-DPG）含量均高于库存血液，因此具有更好的活力和携氧功能，是临床治疗中应用最早、使用最广泛的自身输血方法。回收式自身输血按红细胞回收处理方式可分为洗涤式和非洗涤式两种：

（1）非洗涤血液回输方法的特点是血液回输迅速，能缩短循环血容量减少的时间，同时能不废弃回收血液中各种成分，包括血浆。缺点是混入血液中的异物，特别是混入血浆中的异物直接被输注体内，有可能发生以溶血为主的各种并发症（如高铁血红蛋白血症、肾功能障碍、败血症、DIC 及其他意外的血压下降等）。

（2）洗涤红细胞血液回输方法是采用洗涤的方法废弃了血浆成分，与非洗涤式相比回输血液耗费时间，但可以显著减少以溶血为主的多种并发症，近年来洗涤式已被广泛应用。

此外，回收式自身输血按实施回收的时间及应用范围可分为术中回收及术后（床旁）回收两种。术中回收式自身输血是将手术中流出的血液回收，其血液有凝固性，必须使用抗凝剂，但如果是对外伤后（包含自发性出血）所致的滞留在胸腔或腹腔内的血液进行回收，被回收的血液中纤维蛋白原已被清除，其血液无凝固性，所以不需要抗凝剂。术后（床旁）回收式自身输血用于回收手术结束后手术部位后续流出的血液，被回收的血液中凝血因子已基本被清除，其血液无凝固性，所以不需要抗凝剂。

### 299. 为什么关节置换手术比较适合采用回收式自身输血的方法

答：尽管回收式自身输血操作简单、易于推广，是临床应用最普遍的自身输血方式，可以应对紧急情况下无法实施同种异体输血的疾病，而且其诸多禁忌证也并非绝对，但是对于围手术期患者是否采用回收式自身输血仍须综合评估风险与受益，并由手术医师、麻醉医师和输血医师联合对其适应证及禁忌证进行讨论决定。回收式自身输血的适应证包括：①成人预计术中出血量在 600～2000ml 及以上，或已患贫血且经历手术出血有可能需要输血的患者；②有严重内出血的患者；③血源供应不足时的战伤、创伤、外伤手术患者；④其他术中出血无细菌及肿瘤细胞污染、术中出血持续时间长、流速细慢，可将流出的血液全部回收的手术患者；⑤儿童或身体弱小者，因受血容量所限，可依据体重适当放宽条件；⑥在血源紧张或特殊情况下，通过使用带微滤器吸附功能的血液回收装置。禁忌证包括：①怀疑出血可能存在细菌、肿瘤细胞、胆汁、羊水污染等；②使用了不适于静脉输注的消毒剂或细胞毒剂清洗手术伤口，或使用微晶胶原止血剂进行创面止血的；③使用肝素抗凝剂，同时怀疑脑、肺、肾脏损伤，或有大面积软组织损伤的。综上可见，关节置换手术符合回收式自身输血的适应证标准，同时回避了其禁忌证，因此，关节置换手术比较适宜临床开展回收式自身输血。

### 300. 为什么回收式自身输血回收的血液不可长久保存

答：回收式自身输血回收的血液可以是术前已出血液、手术野中所出血液，也可以是术后体腔和（或）手术部位引流出的血液，经抗凝、过滤、洗涤、浓缩等处理后再回输给患者本人。目前使用最多的是术中洗涤回收式自身输血，术中洗涤回收式自身输血是采用负压吸引血液至储血罐中，同时加抗凝剂，经过滤、洗涤、离心得到的红细胞悬液再回输给患者。由于血液回收是在一个开放的环境中进行，特别是术前创伤性出血的血液回收，具有高细菌污染的可能，其次经负压吸引回收的过程也会导致红细胞的损伤和破坏，各种细胞因子的释放和激活，因此不利于血液的长久保存。此外，未经洗涤的回收血液，在细胞存活、形态变化、pH、2, 3- 二磷酸甘油酸（2, 3-DPG）以及钾离子浓度等优于或等同于库存血，且白细胞在加工处理过程中部分丢失，释放大量生物活性物质，并余留中性粒细胞空泡。而洗涤后的回收血液多储存在 ACD 血液保存液，甚至生理盐水中悬浮，也不适于长期保存。

### 301. 为什么回收式自身输血可能发生凝血异常或出血倾向

答：目前临床广泛使用的回收式自身输血是洗涤式血液回收，而经过回收、过滤、洗涤、浓缩处理后的血液，再回输体内可能会造成患者凝血异常，甚至有出血倾向，其主要原因包括：①手术创伤可使血小板聚集、激活、释放大量活性物质，触发凝血瀑布反应，造成内源性凝血，继发组织纤维蛋白溶解原激活因子、激肽释放酶和补体被激活，产生大量纤维蛋白降解产物，除其本身具有抗凝作用外，还进一步损害纤维蛋白聚合和血小板聚集；②血液经过回收、过滤、洗涤、浓缩等处理程序，损失了全部的血小板、凝血因子和纤维蛋白，因而不能产生凝血作用，大量回输体内还可造成凝血稀释效应，进一步加重凝血负担；③回收的血液如过滤不当、洗涤不充分，可能会有"残留抗凝剂"也会引发凝血异常，甚至出血。因此，回收式自身输血过程中应密切监测激活凝血时间（ACT）、凝血酶原时间（PT）和活化部分凝血酶时间（APTT），综合确定是否应用拮抗剂，或根据抗凝剂使用剂量给予相应的拮抗剂。

### 302. 为什么回收式自身输血需要防止血红蛋白血症及肾功能不全

答：回收式自身输血过程中回收的血液仍可含有游离血红蛋白和细胞碎片，血液在回收、过滤、洗涤、浓缩处理过程也可造成红细胞形态改变，将这些血液回输后，存在引发血红蛋白血症和血红蛋白尿症的危险，严重者可导致或加重患者肾功能不全。因此，回收的血液，特别是未经过滤、洗涤、浓缩处理的血液，应视血红蛋白残留量给予相应治疗。此类情况包括：①血液经低压吸引器回收，但吸引力大于 30psi（2 千克力 /cm²）时引起的过度波动会造成红细胞损害；②吸引头不当，与导管和塑料表面的相互作用，离心率过高和滚动泵等也会造成溶血；③当患者原来存在肾功能不全、低血容量休克或酸中毒时，游离血红蛋白和红细胞基质等溶血产物将进一步对肾功能产生不利作用，加重肾功能不全；④回收血液中含有的 D- 二聚体、补体活化片段 C3a，以及过滤器不能去除的纤维蛋白降解产物、脂肪颗粒、凝血因子前体、活化的凝血因子和激活凝血因子等有害物质。

### 303. 为什么预存式自身输血是目前比较好的自身输血方式

答：预存式自身输血既可做全血预存，也可以单独或联合进行血液成分预存，特别对某些不能耐受高频采血或手术需要拖延至 6 个月及以上实施的，以及需要保存不稳定凝血因子或其他血浆蛋白的患者，可定期手工采集血液并进行成分分离，然后将血液成分分类冷冻保存起来。此外，还可以使用血细胞分离机，单一采集包括红细胞、血浆、血小板以及外周造血干细胞等血液某种成分储存备用。采集造血干细胞并进行保存，其实也是一种预存式自身输血。预存式自身输血适用范围比较广泛，可接受人群较多，而且可预存血量相对也比较大，患者恢复情况也可以良好管控。预存式自身输血可在一定的时间内，依靠自身造血功能采集到手术所需血液，适当给予造血刺激剂和铁、叶酸等造血原料，还可以大大缩短血液恢复的时间。因此，预存式自身输血对于大部分的外科择期手术患者，如：①心、胸、血管外科、整形外科、骨科等择期手术患者；②体内含有多种红细胞不规则抗体所致交叉配血试验不合患者；③伴有严重输血不良反应需再次输血患者；④稀有血型患者；⑤因宗教信仰关系不能同种异体输血患者有着非常重要的意义，临床治疗中应给予积极推广。

### 304. 为什么预存式自身输血需要加强临床医师和输血科医师与患者(或其家属)的沟通

答：预存式自身输血作为一种重要的自身输血方式，出现最早，效果最好。但随着科技和医学的进步，预存式自身输血也产生了一些不利因素，如国外有资料显示，近 45% 的预存血液因手术方案修改而被废置；国内也有专家认为，术前大量预存自身血液，可能会因手术方式调整而无需使用，或勉强使用而造成隐性浪费。因此，临床医师应加强与输血科医师的沟通交流，及时通报手术方案调整情况，对术前患者自身血液采集计划和程序作出修正，以充分发挥预存血液的使用效率。此外，自身血液采集需要患者和（或）其近亲属 / 监护人的充分理解和密切配合，临床医师和输血科医师应向患者和（或）其近亲属 / 监护人详尽解释血液采集、抗凝、成分分离、储存、回输的全过程，以及可能出现的意外风险和相应处理措施。患者和（或）其近亲属 / 监护人应充分认识自身血液预存的意义和输血治疗的目的，放松心情，解脱疑虑，按临床医护人员的指导和要求，做好血液采集前的各项准备，以最佳状态完成自身血液的采集和预存。

### 305. 为什么预存式自身输血需要充分做好患者和手术失血风险的评估

答：预存式自身输血是指择期手术患者估计术中出血量较大时需予以输血，一般要求患者无感染且血细胞比容大于 0.30，根据所需的预存血量不同，从择期手术前 4 周开始采血，每 3～4 天一次，每次采集 300～400ml，直至术前 3 天为止。采得的全血存储于储血专用冰箱中以备手术需要时使用。实施术前自身血液预存的患者应进行补充铁剂和给予营养支持。虽然预存式自身输血作为一种良好的围手术期患者血液保护方式，在西方输血医学发达的国家被广泛应用，但如果常规使用仍存在一定风险，如预存血液的浪费问题，目前有研究认为，不当术前血液预存，或因手术方式改变造成的预存血液浪费比例高达 45%。国内应用还存在手术失血量预估不准确，导致预存血液不足以应对手术失血时的需要，往往还要进行同种异体输血，尽管达到了减少异体输血的效果，仍使患者面临巨大的输血风险。因此，充分做好患者耐受程度和手术出血风险的评估，是做好术前自身血液预存式自身输血的关键。

### 306. 为什么预存式自身输血不适宜慢性贫血等患者

答：慢性感染、炎症及恶性肿瘤等疾病所伴有的贫血通常称为慢性贫血，是临床最常见的综合征之一。慢性贫血以肿瘤坏死因子、白细胞介素 -1 及干扰素等介导免疫或炎症反应的细胞因子产生增多为特征，病程演变全程均与细胞因子有关，包括红细胞寿命缩短、对促红细胞生成素（EPO）反应迟缓、红细胞集落生成受损以及网状内皮系统储存铁动员障碍等。慢性贫血等患者合并症多，分析查找病因困难，治疗复杂，往往对纠正贫血的药物治疗反应不敏感。如慢性感染所致贫血，以铁剂、叶酸、维生素 B$_{12}$ 或其他已知的造血原料均无法矫正。而预存式自身输血需要预先采集患者自身血液，一方面会加重慢性贫血等患者的贫血状态，另一方面由于患者自身造血能力不足，恢复缓慢也导致预存采血计划和程序难以制订及按期完成，甚至可能造成预存的血液因达不到血细胞比容标准而浪费，因此，不推荐有慢性贫血等疾病患者做预存式自身输血。

### 307. 为什么自身输血需要考虑采血并发症

答：自身输血的三种方式中，预存式自身输血和稀释式自身输血均涉及有患者自身血液采集和回输的操作过程，无论血液采集，还是自身血液回输都有可能对患者造成损伤，出现相应并发症，血液采集过程中可能出现的反应和并发症包括：

（1）采血反应：有局部和全身反应之分，其中局部反应如采血部位血肿，此时应立即停止采血，用无菌棉球按压穿刺点，并抬高手臂达心脏水平以上持续 10 分钟。另外还可出现感染疖肿、蜂窝织炎、静脉炎、淋巴管炎等，可按相应的治疗方法分别处理。全身反应有迷走神经血管性晕厥，症状为头晕、出汗、面色苍白，严重者意识丧失、惊厥及大小便失禁。体征为皮肤湿冷、血压下降、心率减慢、脉搏难以触及。处理应迅速将患者置头低脚高仰卧位，松开衣领、腰带并保持呼吸通畅，必要时可压迫人中或合谷穴，也可适当给予芳香氨酯吸入。局部感染后也可导致全身感染，一般可按感染控制治疗方法处理。轻度全身反应还有恶心、呕吐，通常稍加休息即可恢复，指导患者进行深呼吸运动，严重者可适量给予镇静药。对于肌肉痉挛或抽搐等由于患者精神紧张而换气过度所致全身反应，应嘱患者安静平稳，适时给予面罩吸氧。

（2）采血并发症：主要为空气栓塞或微血栓引发的心、脑、肺脏器血管阻塞，以及因过量或过频采血所造成的失血性贫血，因此应对采血操作所带来的不良反应和并发症给予重视并做好防范。

（徐恒仕　吴　江）

## 第三节　围手术期输血

### 308. 为什么要对围手术期输血实施控制

答：围手术期是指针对需要外科手术疾病的处理过程，包括术前、术中和术后的全段时间。现代外科手术技巧不断发展，仍不能避免手术创伤出血。在一定程度上，术中出血是手术成功与否的关键。输血可以提高血红蛋白浓度，改善组织供氧。但近年来输血的不利影响已引起人们普遍关注，特别是输血不良反应，输血后传染性肝炎和艾滋病的威胁，使越来越多的人担心和恐惧。所以对围手术期输血实施节制和保护也越来越引起重视，如何减少围手术期血液用量已成为提高手术麻醉质量和医院管理水平的重要标志之一。围手术期血液保护是指在围手术期采取不同的或联合应用多种技术进行血液质和量的保护，具体包括：①严格掌握输血指征，减少或避免不必要的输血；②充分合理应用自身输血技术；③提高麻醉管理水平；④合理使用药物；⑤提高手术技能，完善彻底止血；⑥人工氧载体。总之，血液保护意义深远，应结合患者情况、手术情况、现有技术和设备选择安全可行的方法，减少出血，从而减少或避免异体输血。这样做的目的不仅是为了珍惜血资源，更重要的是保障患者的安全。

### 309. 为什么输全血不是治疗急性失血的理想方法

答：将人体内血液采集到采血袋内所形成的混合物称为全血，即包括血细胞和血浆的所有成分。全血是由液态血浆和血细胞组成。由于所有的保存液都是针对红细胞设计的，因此全血保存一般指红细胞保存。不同的保存液，其保存期限有所不同，目前一般常用的CPD-A 保存液在 2～6℃环境下可保存全血 35 天。但全血中其他成分，如粒细胞、血小板、Ⅴ因子、Ⅷ因子基本上丧失了活性，比较稳定的只有白蛋白、免疫球蛋白和纤维蛋白原，因此库存全血的有效成分主要是红细胞，其次是白蛋白和球蛋白。全血输注存在很多弊端，主要表现在：①大量输全血可使循环超负荷；②全血输入越多，患者代谢负担越重；③全血除红细胞外，其余成分均达不到治疗浓度；④全血容易产生同种免疫，不良反应多；⑤全血中的白细胞是传播血源性病毒的主要媒介。由于全血存在上述弊端，现代输血主张不用或少用全血，输全血也不是治疗急性失血的理想方法。

### 310. 为什么围手术期可以应用血栓弹力图等检测指标来指导大量输血

答：血栓弹力图（thromboela-stogram，TEG）是反映血液凝固动态变化（包括纤维蛋白的形成速度、溶解状态和凝状的坚固性、弹力度）的指标，因此影响血栓弹力图的因素主要有：红细胞的聚集状态、红细胞的刚性、血凝的速度，纤维蛋白溶解系统活性的高低等。故而血栓弹力图（TEG）可用于：①围手术期各种凝血异常的筛查；②术前凝血全貌评估，出血风险判断；③各种出血原因的鉴别诊断、指导成分输血；④输血前原因判断，输血后效果评估；

⑤手术期凝血功能紊乱诊断,指导输血和用药;⑥各种使用肝素的手术或治疗中,如体外循环(CPB)、器官移植、肾透、血透、各类介入、经皮冠状动脉介入治疗(PCI)等,药物效果、凝血状况及鱼精蛋白中和效果的评估;⑦各类手术尤其是 PCI、介入、骨科、妇科、器官移植、冠脉搭桥术(CABG)、体外膜肺氧合(ECMO)、血管外科等术后的血栓发生的评估。所以在围手术期我们可以应用血栓弹力图(TEG)等检测指标来指导大量输血。

### 311. 为什么大量输血后反而会增加出血倾向

答:大量输血后会发生以下情况:①稀释性血小板减少或下降:血液采集后储存在 4℃条件下,全血内的血小板几乎大部分失去活性。因此,大量输入库存血可能因稀释作用使患者血小板计数降低,造成稀释性血小板减少;②凝血因子减少:血液储存在 4℃条件下,除纤维蛋白原、$FXIII$、凝血酶原、$FIX$ 和 $FX$ 保持正常外,$FV$~$FVIII$ 活性水平均降低;③枸橼酸钠输注过多:大量输入库存血,其中枸橼酸钠与钙结合使血钙下降。输注含有枸橼酸钠的血液,可使毛细血管张力降低,失去正常收缩功能,同时枸橼酸钠与血液中钙离子螯合,使钙离子下降,也可加重出血;④大量输血可激活纤溶系统,而导致纤维蛋白原溶解,故发生凝血机制障碍;⑤弥散性血管内凝血(DIC):由于组织严重损伤,大量促凝物质进入血液中,输入的库存血中血小板、崩解的白细胞,破坏的红细胞释放出大量的含有磷脂类促凝物质,造成 DIC 发生。以上这些情况都会增加大量输血后的出血倾向。

### 312. 为什么要对手术患者做术前输血评估和准备

答:术前评估和术前准备对围手术期血液保护有极其重要的作用,术前评估包括了解既往有无输血史及有无输血并发症,有无先天性或获得性血液疾病,有无服用影响凝血功能的药物,有无活动性出血或急、慢性贫血,以及各项实验室检查和术前重要脏器功能评估等。通过术前评估对不同患者做出相应的术前准备,可视病情停止或调整抗血栓药物。必要时可推迟择期手术直至抗凝药物的效力消失。对慢性贫血、肾功能不全的患者可予术前一周使用促红细胞生成素等药物。血液病患者术前应进行病因治疗和(或)全身支持治疗,包括少量输血或成分输血、加强营养等。Rh 阴性和其他稀有血型患者术前应备好预估计的需要血量。通过术前评估和术前准备工作,可有效减少不必要的血液输注,达到血液保护的目的。

### 313. 为什么不是所有接受手术的患者都适合术前自体贮存自身血液

答:自身储血的概念是选择符合条件的择期手术患者,于手术前若干日内,定期反复采血储存,然后在手术时或急需时输还患者。适合术前自身储血的患者主要是身体状况良好准备择期手术的、稀有血型或曾经配血发生困难的、有严重输血反应病史的患者。自身输血仅适用于一小部分患者,不适合的人群包括:①可能患有脓毒血症或菌血症或正在使用抗生素的患者;②肝肾功能不良者;③有严重心脏病患者;④贫血、出血及血压偏低者;⑤有献血史并发生过迟发性昏厥者;⑥采血可能诱发疾病发作或加重病情的患者;⑦血液可能受恶性肿瘤细胞污染者;⑧凝血因子缺乏者等。

### 314. 为什么手术前要对手术患者停止使用抗栓药物

答:抗栓药物包括抗血小板药物、抗凝药物和抗溶栓药物,可用于防治血管内栓塞或血栓,预防心梗、脑梗或其他血栓性疾病。正常人由于有完整的凝血和抗凝及纤溶系统,所以血液在血管内既不凝固也不出血,始终自由流动完成其功能;但当机体处于高凝状态或抗凝及纤溶减弱时,则发生血栓栓塞性疾病。但是在术中使用抗凝和抗血小板药物会增加出血的风险,故而对手术患者需要根据病情和各类凝血试验的检测结果及时停止或者调整抗栓药物的使用。使患者的凝血指标达到适合手术的标准后再进行手术,以防在手术过程中出现大出血,造成不必要的血液浪费。对于一直服用抗栓药物的患者如遇急诊或威胁生命的出血时,可使用血小板输注、浓缩凝血酶复合物(PPC)或新鲜冰冻血浆(FFP)等来逆转抗栓效应。

### 315. 为什么手术中不能以输注悬浮红细胞替代血容量扩张剂

答:在外科择期手术中,大部分患者的血容量不会发生明显的变化,手术期间输血、输液重点在于调节性治疗,通常称为"液体治疗"。在创伤伤员急救时,大部分伤员因为创伤、失血等多因素影响,血容量的丢失十分明显,在救治期间不仅仅是术中调节,更重要的是需要及时补充和恢复已经丢失的容量,使组织与器官的灌注迅速得以改善。这种液体治疗措施称为容量治疗也称容量复苏或液体复苏。可用于维持循环容量的各种液体分为晶体液(生理盐水、乳酸林格液及其他电解质溶液等)、天然胶体(全血、新鲜冻干血浆 FFP 及人白蛋白溶液等)、人工胶体(明胶、右旋糖酐及羟乙基淀粉等),选择输注液体的种类、剂量和速度皆因患者的身体状况和体内水、电解质的平衡状态而不同,实施胶体液/晶体液并举的输注方式。如只依赖输红细胞,不仅效果不佳且造成血液浪费,还增加传播艾滋病、乙肝病毒、丙肝病毒和其他输血传播性传染病的危险。

### 316. 为什么手术中适当采用的血液稀释是有益的

答:虽然手术中红细胞的丢失使血氧载体减少,但是机体可通过一系列生理代偿机制改善氧合,因而有限度的血液稀释不仅没有危害反而有益:

(1)增加组织的氧合作用:①降低血液黏度:全血血液黏度与血细胞比容呈指数相关,比容增高黏度成倍增高,所以血液稀释后,血液黏度降低,使组织获得更好的氧供;②降低外周血管阻力:血液稀释后外周血管阻力降低,血液流速加快,使血液分布更均匀,有利于组织对氧的摄取和利用;③增加心排血量:血液稀释后虽然单位血容量中因血红蛋白减少而使氧含量下降,但由于血流速度加快,每搏量增多,心排血量增加,因此氧输送量反而有所增加;④氧离解曲线右移:血液稀释后氧离解曲线右移,氧离子更容易从血红蛋白中释放,使组织得到更多的氧供。

(2)机体有代偿血浆蛋白下降的能力:血液稀释后虽然血浆蛋白下降,但可通过肝脏加速蛋白合成、减少蛋白分解、血管外蛋白转移入血管内以及补给胶体溶液来维持正常的血浆胶体渗透压。

(3)对凝血功能影响不明显:只要血细胞比容不低于20%～30%,术前无凝血障碍及肝功能不良者,血液稀释不会对凝血功能产生明显影响。经研究,目前用于血液稀释的新一代明胶液体,大量输入也不会对凝血系统产生明显影响。

(4)对各重要器官的影响:只要血细胞比容不低于20%～30%,血液稀释后血流改变,对心脑、肾、肺等循环均有一定的良性作用。

### 317. 为什么术中控制性降低血压可减少对异体血液的依赖

答：控制性降低血压是指在全身麻醉下手术期间，在保证重要脏器氧供情况下，利用药物和（或）麻醉技术使动脉血压降低并控制在一定水平，使手术野出血量随血压的降低而相应减少，以利于手术操作、减少手术出血及改善血流动力的方法。终止降压后血压可以迅速回复至正常水平，不产生永久性器官损害。控制性降压应用于临床已有50多年的历史。血液供应丰富的组织和器官的手术，通过控制性降压可使手术野出血减少，术野显露清晰，方便手术操作。血管手术通过控制性降压，降低血管壁张力，减少因手术操作导致血管壁破裂。手术创面较大时可减少失血量。所以说术中控制性降压可减少对异体血的依赖，达到血液保护的目的。以后随着医学科技的发展，控制性降压技术也会得到更好的发展和完善。

### 318. 为什么手术过程中输血要对血液进行加温

答：这是为了防止患者出现"输血低温反应"，输血低温反应主要是由于快速大量输入温度低于机体体温的血液成分引起的。大量输入冷血时可使体温降低3℃以上，出现明显的临床症状，甚至心脏停搏。一般也会引起静脉痉挛。若大量快速输血、换血，血液须事先加温。因为通常情况下库存血在冰箱中储存，一般储存温度在（4.0±2.0）℃左右。血液加温应注意：血液不得在没有任何监控的条件下加温（如在一个装有热水的容器中），这样可导致红细胞破坏而发生溶血。血液加温必须有专人负责操作并严密观察，最好在专用血液加温器中进行，如无此条件，可将血袋置于35～38℃水浴中，轻轻摇动血袋，并不断测试水温，15分钟左右取出。加温时需注意：①水温不得超过38℃，以免造成红细胞损伤或破坏而引起急性溶血性输血反应；②加温后的血液要尽快输注，因故不能输注不得再进入储血冰箱保存。

### 319. 为什么术中接受输血的患者要注意体温保护

答：手术时患者需要输入大量与室温相同的液体或库存血，达到了"冷稀释作用"，成人静脉每输入1L环境温度下的液体或每输入1个单位的4℃血液，可降低平均体温0.25℃，输入的液体越多下降越明显，在体内需要吸收机体热量，从而使热量消耗增加，促使体温下降。低体温会增加手术切口的感染率，影响机体凝血功能，手术期间发生的轻度低体温可使血小板功能降低，凝血功能受损，降低凝血酶的活性，血液黏滞度增加，激活纤溶系统，严重的低体温可DIC的发生，导致术中失血量增加和对同种输血的需求增加。因此现在术中的体温保护已越来越受到医护人员的重视。加强体温检测，使用输液加温泵将液体、库存血进行复温，是最简单、最有效的预防体温下降的方法，对预防低体温起到了较好的疗效。

### 320. 为什么尤其需要建议有输血风险的成人手术中使用血液回收机

答：血液回收机是用于处理各种手术创口失血的器械。在手术过程中，先用负压吸引装置将患者手术创口失血收集，然后利用血液回收机对血液进行过滤、清洗、分离，然后再回输给患者。自体输血不仅能节省大量的库存血，而且将与异体输血有关的风险降至最低限，完全避免了传染病（如艾滋病、肝炎等）的传播，同种异体免疫反应也得以完全杜绝。自体血液回收的优点是：①可解决血源短缺的困难；②无输异体血的反应，并发症少；③能避免异体输血引起的疾病,如艾滋病、肝炎等。④不产生对血细胞、蛋白抗原等血液成分的免疫反应;⑤无需检验血型和交叉配血,无输错血之虑;⑥解决特殊血型(如 RhD 抗原)及一些亚型特殊病例的供血问题;⑦对不接受异体输血的宗教信仰者也能接受;⑧细胞活力较库存血好、携氧能力强;⑨操作简便、易于推广;⑩节省开支、经济合算、能降低患者医疗负担。所以现在建议有输血风险的成人手术中使用血液回收机。

### 321. 为什么不是所有的手术都适合术中血液回收

答:随着临床用血日益增加,手术过程中患者大量失血得不到利用,造成了血液资源的浪费。输异体血又可引起肝炎、梅毒、艾滋病等传染的危险。自体血液回收机的出现和使用,减少了异体输血和并发症的发生,提高了对患者的安全保障。因此,术中开展血液回收愈来愈受到人们的重视。但是血液回收并非对所有手术患者都适用。介于血液回收的特点,对于一些经血传播的病例往往不适于血液回收机的使用。比如:①有菌血症或败血症的患者;②血液被细菌严重污染的病例(胃肠道内容物,结核性手术,胆囊以下的胆汁);③血液被恶性肿瘤严重污染的病例;④开放性创伤超过 4 小时;⑤凝血因子缺乏者。对于在肿瘤手术中是否使用血液回收技术,目前意见尚不统一,主要顾虑是担心肿瘤细胞混杂于血液中,造成血源性扩散,现多倾向于暂不使用血液回收技术。

### 322. 为什么大量失血时除了输血以外还要加用药物进行辅助治疗

答:大量失血时除了输血以外,往往还要加用药物进行辅助治疗,这类药物通常是一些止血药物,主要有:①纤维蛋白原(Fg):血浆纤维蛋白原水平 $<1.0g/L$ 或血栓弹力图指示功能性纤维蛋白原不足时使用;②凝血因子XIII浓缩物:应用于凝血因子XIII活性 $<60\%$ 的患者;③凝血酶原复合物(PCC):若出现出血倾向增加和凝血酶原时间延长的情况,建议使用凝血酶原复合物,如曾接受口服抗凝药物治疗的患者,在运用其他凝血制品处理围手术期严重出血之前,应给予凝血酶原复合物(PPC)和维生素 $K_1$;④重组活化凝血因子Ⅶ(rFⅦa):大量失血时,若传统的治疗手段均失败,可考虑使用重组活化因子Ⅶ(rFⅦa),它还可用于治疗合并低温或酸中毒的凝血障碍;⑤抗纤溶药(氨甲环酸):应用于纤溶亢进时,可明显减少患者输血量,维持正常的钙离子水平,有助于术中止血;⑥去氨加压素(DDAVP):预防性应用可使轻型血友病 A 和血管性血友病患者(vWD)术中出血减少,但重复使用可使疗效降低。

这些药物的主要作用是改善凝血功能、帮助止血、减少输血量。因为输血存在很多潜在危险,除了传播血源性疾病以外,多次输血还可广泛降低各种抗原的免疫应答,使受血者产生全面的免疫抑制和术后感染,可能加重对严重创伤患者的打击。所以加用止血药物可以帮助临床合理用血,达到珍惜血液资源,节约用血,保障患者安全的目的。

### 323. 为什么手术过程中早期输血不良反应不易被发现

答:在全身麻醉状态下,输血反应的症状和体征往往被掩盖,不易观察和早期发现,并且还可能会被漏诊,应引起麻醉科医师的警惕。

输血前应由两名医护人员严格核对患者姓名、性别、年龄、病案号、床号、血型、交叉配血试验报告单及血袋标签各项内容,检查血袋有无破损渗漏,血液颜色是否正常。准确无误方可输血。此外,在输血过程中应仔细、定时查看是否存在输血反应的症状和体征,包括荨麻疹、发热、心动过速、低血压、脉搏血氧饱和度下降、气道峰压升高、尿量减少、血红蛋白尿和伤口渗血等。如发生输血不良反应,抢救措施包括:①首先应立即停止输血,核对受血者与供血者姓名和血型,采取供血者血袋内血和受血者输血前后血样本,重新检测血型和交叉配血试验,以及做细菌涂片和培养;②保持静脉输液通路畅通和呼吸道通畅;③抗过敏或抗休克治疗;④维持血流动力学稳定和电解质、酸碱平衡;⑤保护肾功能,碱化尿液、利尿等;⑥根据凝血因子缺乏的情况,补充有关凝血成分,如新鲜冰冻血浆、凝血酶原复合物及血小板等;⑦防治弥散性血管内凝血(DIC);⑧必要时行血液透析或换血疗法。

(顾玉微 王 静)

# 第六章 儿 科 输 血

## 第一节 新生儿输血

### 324. 为什么要严格掌握新生儿的输血剂量

答：新生儿及婴幼儿的循环血容量少，对血容量的变化和低氧血症的调节尚未完善，因此控制患儿出入量平衡、掌握输血剂量是临床输血或换血治疗的关键，大多数新生儿是小剂量输血，10～20ml/kg。在制订输血方案时，还需要考虑患儿的总血容量及其对失血的耐受能力的差异，以及年龄对血红蛋白和血细胞比容水平的影响，控制不好可能直接会导致患儿死亡。

### 325. 为什么新生儿的输血原则与成人有所不同

答：新生儿的血液学特点与成人不同：

（1）新生儿有生理性贫血现象。

（2）新生儿身材小、血容量少、易发生医源性贫血，足月新生儿的血容量约为 85ml/kg，若每日采血量 5～7ml，早产儿每日采血量 4ml，极低出生体重儿每日采血量 2ml，连续 5 天即可造成医源性失血（10%）。

（3）新生儿贫血代偿反应差，新生儿对血容量下降的代偿能力不如成人，新生儿血容量丢失 10%（约 25ml）的反应是每次左心室射血量的减少，心率并不增快，但外周血管阻力增加，以维持全身血压，这样导致组织灌流减少，氧合作用低，产生代谢性酸中毒。新生儿骨髓对失血的反应较成人慢。

（4）新生儿免疫功能低下，输注粒细胞的效果较成人好。

（5）新生儿肝脏功能尚不健全，易发生输血并发症，应严格掌握输血量和速度。

因此，新生儿一旦失血超过其血容量的 10%，应当补充红细胞，而不应以 Hb 的浓度作为固定的输血指征，这与成人不同。

### 326. 为什么换血治疗可以有效治疗新生儿溶血病

答：换血治疗或称红细胞血浆置换治疗，是以正常人的相合红细胞和血浆作为置换剂，去除各类因素所致形态和功能异常的红细胞以及血浆成分（主要指血红蛋白及其降解产物）的方法。大部分 Rh 溶血病和个别严重的 ABO 溶血病需换血治疗，换出部分血中游离抗体和致敏红细胞，减轻溶血；换出血中大量胆红素，防止发生胆红素脑病；纠正贫血，改善携氧，防止心力衰竭。符合下列条件之一者即应换血：①产前已明确诊断，出生时脐血总胆红素＞68μmol/L（4mg/dl），血红蛋白低于 120g/L，伴水肿、肝脾大和心力衰竭者；②足月儿出生后 24 小时内血清总胆红素＞257μmol/L（15mg/dl）者；③光疗失败，是指高胆红素血症经光疗 4～6 小时后血清总胆红素仍上升 8.6μmol/（L·h）；④已有胆红素脑病的早期表现者。

Rh 溶血病应选用 Rh 系统与母亲同型、ABO 系统与患儿同型的血液，紧急或找不到血源时也可选用 O 型血。母 O 型、子 A 或 B 型的 ABO 型溶血病，最好用 AB 型血浆和 O 型红细胞的混合血。有明显贫血和心力衰竭者，可用血浆减半的浓缩血。

换血量一般为患儿血量的 2 倍（150～180ml/kg），大约可换出 85% 的致敏红细胞和 60%的胆红素及抗体。一般选用脐静脉或其他较大静脉进行换血，也可选用脐动、静脉进行同步换血。

需要注意的是：①换血操作较复杂，易发生感染、血容量改变及电解质紊乱等并发症，所以必须谨慎从事；②使用药物主要目的是降低血清非结合胆红素，预防胆红素脑病；③出生 2 个月内，重症溶血者常发生严重贫血，应注意复查红细胞和血红蛋白，若血红蛋白＜70g/L，可小量输血。

### 327. 为什么患有 ABO 血型不合溶血病的新生儿在行换血治疗时需输注 O 型红细胞与 AB 型新鲜冰冻血浆的混合血液

答：新生儿溶血病以 ABO 血型不合最常见，主要是由于胎儿红细胞抗原 A 与来自母体的抗 A 抗体，或胎儿红细胞抗原 B 与来自母体的抗 B 抗体相互作用导致相应红细胞被破坏。IgG 类抗体分子质量较小，可以通过胎盘主动运输作用进入胎儿体内引起新生儿溶血病，此时应输注不含 A 抗原与 B 抗原的 O 型红细胞，以及不含抗 A 和抗 B 抗体的 AB 型新鲜冰冻血浆混合的血液，同时应需补充换血所丧失的凝血因子。

### 328. 为什么患有 Rh 血型不合溶血病的新生儿在行换血治疗时，需输注 Rh 阴性的红细胞

答：Rh 血型不合引起的新生儿溶血病在我国的发病率较低，如果孕妇体内存在 IgG 类 Rh 抗体，同时胎儿红细胞又存在相应的 Rh 抗原，则胎儿极有可能患 Rh 新生儿溶血病。Rh 新生儿溶血病一般不会发生在第一胎。经输血、妊娠等免疫刺激后，孕妇体内可产生 Rh 抗体，若再次妊娠的胎儿红细胞又存在相应的 Rh 抗原，母体将在胎儿红细胞的刺激下，使 Rh 抗体效价不断升高，越到妊娠后期抗体效价升高得速度越快，抗体通过胎盘进入胎儿体内发生 Rh 溶血病，严重的病例可发生胎儿水肿，甚至死胎。患病的新生儿出生后输血治疗应输注 Rh 阴性的红细胞，即不含相应 Rh 抗原的红细胞，不与孕妇通过胎盘进入胎儿/新生儿的抗体起反应，可起到补充血红蛋白的作用。

### 329. 为什么严重的胎儿溶血病可以进行宫内输血治疗

答：作为胎儿治疗手段的一种，胎儿宫内输血是胎儿学科中的基础，它涉及宫内治疗的禁区，采取了宫内干预。不仅能成功矫正多种原因引起的胎儿贫血、水肿、免疫性血小板减少等病症，促进胎儿的健康成熟发育，而且可延缓疾病的发展，为进一步的治疗争取宝贵的时间。在妊娠 33 周以前，少数血型不合的胎儿会过早发生严重的溶血，为了保证胎儿发育和纠正胎儿贫血，以维持到可以引产的孕周，应及早使用宫内输血。宫内输血采用与母亲血型一致的悬浮红细胞。在 B 超引导下，将悬浮红细胞输注至胎儿脐静脉，每隔 3～4 周可

再输血一次,直至妊娠33~34周,胎儿成熟后再进行剖宫产。

### 330. 为什么新生儿红细胞增多症可以进行血浆置换

答:新生儿红细胞增多症(polycythemia)是新生儿早期常见的临床症候。新生儿生后1周内静脉血血细胞比容≥65%、血红蛋白>220g/L,可考虑为本病。新生儿红细胞增多症是新生儿早期较常见的疾病,常合并高黏滞综合征。由于血液黏度增加,影响血液在各器官的血流速度,导致缺氧、酸中毒及营养供应减少,出现一系列症状,如少尿、血尿、蛋白尿、发绀、呕吐、腹胀等。采用部分置换输血疗法,其稀释液有新鲜冰冻血浆、20%人血白蛋白或生理盐水,使静脉血细胞比容降至安全值(约0.55)。如果新生儿是低蛋白血症,那么用4.5%人血白蛋白进行稀释性置换可有效改善症状。

### 331. 为什么血液回收也适用于新生儿外科手术

答:血液回收是利用现代医学成果和高科技手段,将患者手术过程中收集到的血液,进行过滤、分离、清洗、净化后再回输给患者。新生儿因其全身血容量基数小,即使回收少量的血液(50~100ml)也是有意义的。在新生儿心脏外科手术时,可以常规应用血液回收。

### 332. 为什么新生儿血小板减少症可以输注新鲜全血

答:目前,对新鲜全血的概念缺乏公认的标准,主要根据输血的目的不同,新鲜全血的含义也不同。在新生儿血小板减少症的治疗中,输入与新生儿血小板同型的新鲜全血,主要是利用新鲜全血中的血小板和血清中的抗体,且补充红细胞,有利于提高疗效、病情恢复;特别是当发生严重出血或新生儿颅内出血危险(血小板计数$<30\times10^9$/L)时,输注新鲜全血是急救措施之一。但新鲜全血含有大量淋巴细胞,新生儿免疫反应低下,增加了发生输血相关性移植物抗宿主病(TA-GVHD)的危险,建议输注辐照的新鲜全血。

### 333. 为什么新生儿血型鉴定常会出现正、反定型不符的现象

答:新生儿自身尚未产生抗体,其体内能检出的抗体往往是来自母体。母体中的IgG型血型抗体与其他抗体一样,可通过胎盘进入胎儿体内,并可持续到出生,出现在新生儿体内。此时进行血型鉴定,正定型是反映新生儿红细胞上抗原的状况,即新生儿血型;而反定型是反映新生儿血浆中抗体的状况,此时的抗体往往是从母体携带来的抗体。如果母婴的血型不同,ABO血型鉴定常常会出现正、反定型不一致的现象,反定型往往反映母体的抗体情况,而不是新生儿自身真正的反定型,所以新生儿血型鉴定会出现正、反定型不符的现象,故新生儿血型鉴定通常只做正定型。

### 334. 为什么新生儿免疫性血小板减少症对输注血小板有特殊要求

答:新生儿同种免疫性血小板减少症多数是由于母亲体内的同种免疫抗体携带至新生儿体内所致。临床上多以皮肤瘀斑瘀点、颅内出血、贫血、感染等为表现。英国血液学标准委员会推荐新生儿免疫性血小板减少症的患儿血小板计数应维持于$30\times10^9$/L以上,如果低于$30\times10^9$/L,在使用高剂量的丙种免疫球蛋白治疗的同时,应输注与母亲血小板抗原相合的血小板。

临床上应根据患儿血小板减少的程度实施个体化输注，对于无出血症状的患儿，可根据情况进行预防性输注。血小板的选择有其特殊的要求：①若检测到 HPA 抗体，则应选择 HPA 抗原阴性的血小板输注，可以选择家庭成员的血小板，如可单采母亲的血小板，并对血小板进行洗涤，输注前进行辐照，以预防输血相关性移植物抗宿主病的发生；②紧急输血时一般选用 ABO 或 Rh 同型血小板，有条件最好选用 HLA 和 HPA 完全相容的血小板。切不可盲目地随机输注血小板，不然会造成血小板输注无效，延误病情。

### 335. 为什么新生儿提倡输注辐照血液制品

答：辐照血液制品就是使用辐射强度为 25～35Gy 的 γ 射线照射血液制品，可以有效预防输血相关性移植物抗宿主病（TA-GVHD）。TA-GVHD 是严重的输血并发症，病死率高达 90%，是由于输注了供血者具有免疫活性的 T 淋巴细胞的血液成分，T 淋巴细胞在免疫功能低下的受血者体内植活、增殖，进而攻击受血者而致病。所有存在免疫缺陷、正在接受免疫抑制治疗的患儿、来自家庭成员的、HLA 配型的、宫内输血以及血液置换所用的血液成分均需经过辐照处理。新生儿免疫功能低下，为防止输血相关性移植物抗宿主病的发生，最好输注经辐照的血液。

### 336. 为什么新生儿提倡输注去白细胞的红细胞制品

答：存在于全血及各种血液成分制品中的白细胞常常会引起非溶血性发热反应、血小板输注无效等输血不良反应，而且白细胞中常混有巨细胞病毒、HTLV-Ⅰ、Ⅱ（人类 T 细胞白血病病毒）等血液传播性病毒，给新生儿输血带来危害。因此，从 20 世纪 70 年代就开始了各种白细胞滤器的研制和应用，使白细胞的过滤去除率由 90% 提高到 99.999%，不仅对新生儿，还对所有受血者都提倡输注去白细胞的血液制品，可有效地提高输血的安全性。

### 337. 为什么新生儿外科手术的输血指征与成人不同

答：外科输血的目的是纠正贫血和凝血功能障碍。前者是指有效循环血容量（主要是红细胞）严重缺乏；后者是指缺乏某种或多种凝血成分，影响机体的止凝血功能。新生儿外科患者多为急症，因其体重小，绝对血容量较少，估计输血量更应精确，避免输入过多而造成不良后果及浪费。故围手术期输血指征为：

（1）新生儿输血后 Hb>120g/L，Hct>0.36；并考虑到是否贫血与低血容量共同存在，以便进行积极输血处理。

（2）一般中、小手术，如新生儿幽门环肌切开术、肾切除术，卵巢囊肿切除术等多数不需要输血，仅补充晶体液及胶体代血浆即可达到目的。

（3）当病儿出血量过多，超过 20% 总血容量时，血流动力学不稳定者需补充悬浮红细胞或全血，使 Hct 和 Hb 维持在 0.32 和 100g/L 以上，同时密切监测血压、脉搏、尿量、中心静脉压等。

（4）在大出血或输血量超过患儿血容量的 50% 之前，一般不需要输血浆。

### 338. 为什么新生儿血小板的输注与成人不同

答：新生儿输注血小板应根据其体重或体表面积决定血小板输注剂量。无论是由全血人工制备的血小板或血细胞分离机单采获得的血小板,其标准剂量为 10ml/kg 体重。1 个治疗剂量的血小板输注时间应控制在 30 分钟左右。开始输注的前 15 分钟应严密观察有否发热、过敏反应等的不良反应;出现轻度反应采取减慢输注速度或停止输注并给予抗组胺药物治疗,出现严重反应(如低血压、心动过速、呼吸急促或窒息)应停止输注并给予支持治疗,剩余血送输血科(血库)进一步分析。

### 339. 为什么新生儿严重的血小板减少是全身性疾病趋于恶化的标志

答:新生儿的血小板计数 $<150\times10^9$/L 就可诊断为新生儿血小板减少症。然而,这一数值有何临床意义尚未明确,因为绝大多数血小板计数在此范围的新生儿表现是健康的。新生儿血小板减少主要病因分两种:免疫性和非免疫性减少。免疫性血小板减少主要由同种免疫、自身免疫、药物免疫等引起;非免疫性血小板减少主要由感染、先天性及遗传性、其他新生儿疾病等引起。

有研究资料表明,血小板减少症的患儿与血小板计数正常的患儿相比,其严重的心室内出血和神经系统的出血发生率较高。亦有人发现在 NICU 患儿中接受过 1 次或多次血小板输注者与未输注者相比,其死亡率升高 10 倍之多。这些新生儿并非死于无法控制的出血,而是死于可导致血小板减少的原发病。因此,新生儿严重的血小板减少是全身性疾病趋于恶化的标志。

### 340. 为什么确定新生儿预防性血小板输注的临界值相当重要

答:对新生儿来说,确定预防性输注的临界值相当困难,因为除了血小板数值之外,还存在许多其他影响因素,如胎龄(早产儿出血的发生率较高)、出生天数(大多数严重的心室内出血发生在出生后第 1 周)、原发病的严重程度、血小板减少的原因(免疫性或非免疫性血小板减少)、凝血系统异常情况(是否存在 DIC)、药物的应用情况等。专家建议要根据上述影响因素,结合血小板数值决定血小板预防性输注的临界值。

美国血库协会(American Association of Blood Banks,AABB)专家认为新生儿无活动性出血的预防性血小板输注的临界值是在 $<30\times10^9$/L,有活动性出血和侵入性检查前的输注值为 $<50\times10^9$/L。尽管目前对新生儿血小板输注方案上仍存在争议,但有一点已形成共识,即早产儿和足月新生儿应比儿童和成人有更高的血小板输注临界值,因为前者具有潜在的出血危险。专家们还推荐不健康的早产儿应比足月新生儿有更高的血小板输注临界值,前者血小板应维持在 $(50\sim100)\times10^9$/L。对新生儿预防性血小板输注应当谨慎,减少异体血小板抗原的刺激,从而减少免疫性抗体的产生。

### 341. 为什么新生儿放置体外膜氧合时经常需输注血小板

答:体外膜氧合(extracorporeal membrane oxygenation,ECMO),简称膜肺,是抢救垂危患者生命的新技术。ECMO 技术源于心外科的体外循环,1975 年成功用于治疗新生儿严重呼吸衰竭,是新生儿的一种新的支持治疗方法,主要用于对大量药物治疗无效的呼吸衰竭的新生儿。使用 ECMO 后,血小板计数会立即降低,推测是由于循环中输入的血液稀释作用。加上循环管道或膜氧合器对血小板的激活和黏附均加速了血小板的破坏所致。采用 ECMO 的新生儿需多次输注血小板,大多数医院给 ECMO 新生儿输注血小板的量较大,以

维持血小板计数 > $100 \times 10^9$/L。用较大剂量的血小板输注是因为这些患儿有严重的原发病，血小板减少且功能异常，加上放置 ECMO 需全身肝素化，存在出血的高风险。为了减少接触血小板供者的数量，有些医院已把血小板输注阈值降低到 $80 \times 10^9$/L，并尽可能使用单采血小板。

### 342. 为什么丙种球蛋白制品联合人白蛋白制品可治疗新生儿溶血病

答：丙种球蛋白联合白蛋白治疗新生儿溶血的机制为：外源性丙种球蛋白进入机体后，与免疫性抗体竞争红细胞的结合，抑制自身抗体合成，使红细胞不被致敏，静脉输注的丙种球蛋白与单核巨噬细胞系统 Fc 受体结合后，封闭了它对致敏红细胞的吞噬作用，阻断杀伤细胞 Fc-IgG 受体与致敏红细胞 IgG 抗体结合，从而阻断抗体依赖性细胞介导的细胞毒作用，抑制单核巨噬细胞对致敏红细胞的吞噬作用，减少红细胞破坏，阻断溶血，减少胆红素的生成。然而静脉输注的丙种球蛋白只能减轻溶血，不能降低体内已产生的游离胆红素含量，外源性的白蛋白可增加与游离胆红素的结合，阻止游离胆红素通过血脑屏障进入脑内，防止胆红素脑病（核黄疸）发生。丙种球蛋白联合白蛋白的使用可有效阻断溶血过程，迅速降低血清游离胆红素水平，缩短黄疸消退时间。

### 343. 为什么新生儿出现凝血因子含量减低时可以输注新鲜冰冻血浆

答：新生儿的肝脏尚未发育完善，凝血因子含量低于儿童和成人。因此，生理因素导致新生儿凝血因子水平较低，存在出血倾向和血栓形成倾向的双重危险。还有一些病理因素，如先天性凝血因子缺陷症、肝病、DIC 等进一步造成新生儿凝血因子水平低下而出血。无论是生理原因还是病理原因造成新生儿出血症状并伴凝血因子水平低下，可以及时给予新鲜冰冻血浆予以纠正，但应根据临床症状，不要盲目输注。

### 344. 为什么新生儿凝血功能低下疾病不能盲目输注新鲜冰冻血浆

答：由于凝血功能受多方面因素的影响，机体凝血机制也很复杂，对于新生儿来说，新生儿的肝脏尚未发育完善，凝血因子含量低于儿童和成人，因此，不能仅仅以 PT、APTT、TT 延长值作为新鲜冰冻血浆输注的阈值。新鲜冰冻血浆含所有的凝血因子，新生儿是否需要输注新鲜冰冻血浆，临床医师应参考凝血功能检测结果，结合患儿的病情及有无出血表现综合决定，避免盲目输注新鲜冰冻血浆。输注新鲜冰冻血浆后，应观察输入的凝血因子能否被机体充分利用，达到改善患儿出血状况的目的，及时复查凝血功能指标，评估血浆输注效果，为临床治疗提供依据。

### 345. 为什么母亲孕前的输血会对胎儿与新生儿的血液系统产生影响

答：输血，其实是一个血液成分的移植过程。此过程中与受血者血型不同的血液成分都可视作抗原，对受血者产生致敏作用，使受血者产生相应的抗体。目前常规的输血前血型鉴定只包括红细胞的 ABO 和 RhD 血型，不包括红细胞上其余 30 多个血型和血液中其他可溶性与非可溶性成分的血型。如果其他血型系统的抗原不相合，也会使受血者致敏并产生相应的不规则抗体、抗 HLA 抗体、抗 HPA 抗体等。女性受血者日后妊娠，若所孕胎儿来自父亲的血型抗原与母体先前所接受血液的抗原相同，则会刺激母体产生"回忆反应"，该反应的 IgG 类抗体经胎盘进入胎儿体内，引起胎儿与新生儿溶血病或血小板减少症等。因此，母亲孕前的输血可能会对胎儿与新生儿的血液系统产生影响。

### 346. 为什么新生儿输血治疗经常需要血液的相容性输注

答：新生儿体内含有来自母亲的 IgG 抗体，若母婴血型不合可能发生溶血，造成新生儿贫血，因此新生儿的输血有其特殊性，所输注的红细胞血型抗原不可与来自母体的血型抗体发生结合，所输注血浆中的抗体也不可与新生儿的红细胞抗原发生结合，以免抗原抗体结合激活补体，加重溶血，这种情况下的输血往往要进行相容性输注。ABO 新生儿溶血病的患儿要输注 O 型红细胞和 AB 型血浆，Rh 新生儿溶血病的患儿要输注该 Rh 抗原阴性的红细胞和不含不规则抗体的血浆，如 RhD 新生儿溶血的患儿要输注 D 抗原阴性的红细胞和不含抗 D 的血浆。

（张 帆 王 静）

## 第二节 幼儿及儿童输血

### 347. 为什么小儿贫血输血指征与成人有较大差别

答：输血的目的是补充某种或某几种血液成分，以恢复和保持受血者血液循环的平衡和生理功能。小儿与成人相比，血液学有明显的年龄特点。国内对儿童贫血的诊断标准为：出生后 10 天以内的新生儿 Hb<145g/L、10 天至 3 个月 Hb<100g/L、3 个月～6 岁 Hb<110g/L、6～12 岁 Hb<120g/L 定为贫血。贫血的治疗主要是去除治疗病因，在 Hb<70g/L 时才考虑输血。长期慢性贫血能维持 Hb 在 70～90g/L 或以上者，一般勿需输血；当 Hb<30g/L 时，应行急性输血。

### 348. 为什么预存式自身输血适合于 6 岁以上择期外科手术的患儿

答：小儿因其全身血容量基数小，即使回收少量的血液（50～100ml）也能减少异体血的用量。目前，儿科自体输血主要用于 6 岁以上择期手术患者，体重在 25kg 以上，术前献血1～5 个单位。这样，63%～88% 的患儿术中用自体血就能满足需要。然而，新生儿身材小，血容量少，即使每日采血量仅为 5～7ml，连续 5 天也可造成医源性失血；而且新生儿对血容量下降的代偿功能不如成人，新生儿血量丢失 10% 就可能产生代谢性酸中毒。因此儿科自体输血，特别是预存式，适合于 6 岁以上的外科择期手术患者而不适用新生儿。

### 349. 为什么自身免疫性溶血性贫血的患儿尽量减少输血

答：自身免疫性溶血性贫血（autoimmune hemolytic anemia, AIHA）是一种获得性溶血性疾患，由于免疫功能紊乱产生抗自身红细胞的抗体，与红细胞表面抗原结合，或激活补体使红细胞加速破坏而致溶血性贫血。根据抗体种类可分为温反应性抗体型和冷反应性抗体型。由于自身免疫性溶血性贫血患者对自身的红细胞和多数正常人红细胞都起反应，输血会加速溶血，使黄疸和贫血加重，甚至会引起急性肾衰竭和弥漫性血管内溶血，特别是大量输血时更危险。这类患者所面临的最重要问题是有广谱反应性的红细胞自身抗体和同种抗体，可以引起溶血性输血反应，它们可针对许多血型系统抗原，如 Rh、Kell、Kidd 和 Duffy，输血后往往引起溶血加重。因此,自身免疫性溶血性贫血的患儿要尽量减少输血,最好选用洗涤红细胞、辐照红细胞和联合血液置换的治疗方法,同时输血前要严格配血。

### 350. 为什么 G6PD 的患儿输血指征与普通贫血不同

答:G6PD 指葡萄糖 6- 磷酸脱氢酶缺乏症,是一种遗传性红细胞酶缺乏性的疾病,俗称蚕豆病。本症溶血发生迅速,血红蛋白快速下降。当患儿溶血严重时应迅速给予输血,是治疗重症病例的一个主要措施,能显著降低死亡率。G6PD 患儿的亲属很可能也缺乏 G6PD,若输入亲属血后有可能再次出现溶血,因此尽量不输亲属的血。对轻、中型病例可不用输血,但应及时补充晶体液,注意电解质平衡,保证足够的尿量。

### 351. 为什么有些患儿要输注辐照的血液制品

答:辐照血就是使用照射强度为 25～35Gy 的 γ 射线进行照射的红细胞,使其中的 T 淋巴细胞失去活性,从而预防输血相关性移植物抗宿主病的发生。辐照血适用于免疫功能低下或免疫抑制的患儿、移植后需输血患儿,同时来自家庭成员的、HLA 配型的、血液置换所用的血液成分也均需经过辐照处理。

### 352. 为什么有些患儿要输注洗涤血制品

答:所谓洗涤红细胞,就是全血高速离心分离出血浆后加入相同体积的生理盐水,再离心弃去上清液,如此反复洗涤 3 次后加入相应体积的生理盐水混合而成。主要特点是去除了大部分血浆和大部分非红细胞成分血浆,清除率 >99%,白细胞清除率 >80%。去除血浆可以去除抗体和血浆蛋白,减少血浆引起的过敏反应等副作用;去除白细胞可以明显减少发热性输血不良反应等的发生;去除血浆中钾、钠、氨、枸橼酸盐等,可以减少患儿的代谢负担。对于体内有特殊致敏抗体的患者,如抗 IgA 抗体,也可以选择输注洗涤红细胞。O 型洗涤红细胞制品可以用作 ABO 血型不同患儿的输注。

### 353. 为什么 ABO 血型不合造血干细胞移植患儿输血有特殊要求

答:ABO 血型不合的造血干细胞移植分为主要 ABO 血型不合、次要 ABO 血型不合及主次均不合三种情况:①主要血型不合是指受血者体内存在针对供血者红细胞表面 ABO 血型抗原的抗体。早期输注血小板和血浆时,应选用与供血者 ABO 血型相同的血液成分;输注红细胞时,ABO 血型应该与受血者相同;只有当受血者体内 ABO 血型抗体完全消失,才能输注与供血者 ABO 血型完全相同的血液成分。②次要 ABO 血型不合是指供血者体内存在针对受血者红细胞 ABO 血型抗原的抗体,可能发生迟发性溶血性输血反应,应输注与供血者 ABO 血型相同的红细胞;当患者 ABO 血型完全转变为供血者血型后,才可以输注与供血者 ABO 血型相同的血小板和血浆。③主次 ABO 血型均不合时,需要输注 O 型红细胞,当受血者原有的 ABO 血型抗体消失后再输注与供血者血型相同的红细胞。移植后输血反应,主要是供血者淋巴细胞植活产生抗受血者的红细胞抗体。可以先输注 AB 型血浆和 AB 型血小板,至受血者 ABO 血型完全转变成供血者血型,原有 ABO 血型抗体消失后,再输注与供血者 ABO 血型相同的血液成分。

当存在血型嵌合状态时,原有的 ABO 血型抗体没有消失的情况下,或在 ABO 血型不合移植过程的任何阶段，最安全的输血策略是输注 O 型洗涤红细胞和 AB 型血浆及 AB 型血小板。

### 354. 为什么接受肝移植患儿由于移植前多次输血，而于移植后会出现急性排斥反应

答：肝脏疾病的患儿常伴有出凝血异常，临床上表现为鼻出血、牙龈出血、皮肤瘀斑、胃肠道出血等，重者伴发弥散性血管内凝血并危及生命，因此临床上常需输注血制品。但是对于移植前的患儿，多次输血对机体的免疫作用可能会导致移植后的排斥反应。移植前的患儿接受多个不同献血者的血液，其体内 HLA 抗体明显增加，抗体大多属于针对 HLA 的 IgG 抗体。这种抗体不仅会引起输血发热反应和血小板输注无效，而且，如果接受的移植物有相应抗原时，可能会导致急性或者超急性排斥反应。

### 355. 为什么患儿肝移植手术过程中要补充凝血因子

答：肝脏是大多数凝血因子及其抑制物的重要合成场所，同时也是清除活化凝血因子的重要器官，肝功能严重受损的患儿均存在不同程度的凝血因子合成障碍。肝移植手术技术复杂，手术时间长，无肝前期、无肝期、新肝期的各种手术因素、凝血状态、输血策略都影响到术中、术后的出血量和输血量。

手术过程的不同阶段需要补充大量不同的血制品和凝血因子。供肝血流再通后，患者可能出现程度不等的代谢性酸中毒，在血管开放前短期少量补充碳酸氢钠，开放后根据血气变化再酌量补充，应避免过量以防止代谢性碱中毒而不利于红细胞氧释放。由于肝移植手术持续时间长，创面长时间暴露于室温，加之无肝期的低温，所以应备有血液加温装置。由于术中失血较多，对于年龄较大的患儿可通过血液回收装置，回收患者自身血再回输以补充血容量。由于术中输入血制品及晶体液的量很大，故术前、术中及术后应定期监测血常规、血气、电解质、凝血等各项指标及中心静脉压。尤其是根据血小板及凝血象的变化指导补充所需的血小板、新鲜冰冻血浆及凝血因子等，血栓弹力图可提供凝血及纤溶变化，随时调整红细胞及血浆等的摄入。由于患儿的病肝可能有枸橼酸盐代谢障碍，因此在输入枸橼酸盐抗凝血和新鲜冰冻血浆时应注意补钙。

### 356. 为什么抗体筛选阳性的患儿输注悬浮红细胞前要特殊配血

答：抗体筛选阳性是指患儿体内存在抗 A 和抗 B 以外的不规则抗体。在交叉配血之前进行抗体筛选试验，有利于对患者抗体的早期确认，鉴别出有临床意义的抗体，保证输血安全。所谓特殊配血是指通过分子生物学或血清学技术选择相容性供血者红细胞，避免不规则抗体引起的输血反应，保证受血者的输血安全。

抗体筛选阳性的患儿经特殊配血后，应选择输注合适的红细胞，避免输入与体内不规则抗体相对应的红细胞，保证输血有效。

### 357. 为什么患儿大量输血时需要对血液成分进行选择

答：大量输血，应对血液成分进行合理选择。首先大量输血时先选择 2～3 个单位的普通红细胞，然后再根据病情选用其他血液成分。临床研究表明，大出血造成的失血性休克可先用晶体液和胶体液补充血容量，然后输注红细胞来提高患者的携氧能力，比单纯用全

血好。当大量的补液和输血造成的血小板稀释性减少时，应配合使用单采血小板，同时补充新鲜冰冻血浆，以补充丧失的多种凝血因子、血浆蛋白和血容量。纤维蛋白原减少的患儿可输注纤维蛋白原制品，快速纠正凝血紊乱。

### 358. 为什么大量和快速输注血液制品会引起患儿循环超负荷

答：大量和快速输入血制品容易使心肺功能不全、低蛋白血症的婴幼儿患者出现循环超负荷现象，原因可能是输血速度过快或者过量，导致急性肺水肿和心力衰竭，重者可导致患者死亡。临床表现为输血过程中或输血后突然心率加快、呼吸急促、端坐呼吸、发绀、咯血性泡沫痰、颈静脉怒张、肺内可闻及大量湿啰音，此时需要立即停止输血。避免循环超负荷要注意以下几点：①根据心肺功能及血容量确定输血量；②输注红细胞宜多次、少量、缓慢输注；③对于有心力衰竭的贫血患儿必须输血时，可采取单采患儿血浆而输入等量红细胞的方法；④注意为患者保暖，使周围血管扩张，防止心脏负荷过重；⑤取半坐位输血，必要时用利尿剂和强心剂；⑥记录输血量、输液量及排尿量，注意出入量平衡。

### 359. 为什么大量输血会致患儿低温反应

答：婴幼儿体重轻，循环血量少，短时间内大量、快速地输入 $4 \sim 6 \, ^\circ\!C$ 的库存血，会使患儿体温下降，增加机体血红蛋白对氧的亲和力，损害血小板功能，当身体深部体温低于 $34 \, ^\circ\!C$ 时血液将丧失凝固性。若患儿心脏温度下降，此时心电图可见 QT 延长、T 波高位、QSR 变形、心动过缓、室性期前收缩，甚至心室颤动及心脏停搏。

世界卫生组织的《临床用血手册》指出，低温输血有发生心脏骤停的风险。为了预防输血所致的低温反应，若需大量快速输血、血液置换 [成人 $>50 \mathrm{ml}/(\mathrm{kg} \cdot \mathrm{h})$、儿童 $>15 \mathrm{ml}/(\mathrm{kg} \cdot \mathrm{h})$]、患儿体内存在具有临床意义的冷凝集素时，则应对血液进行加温。血液加温必须使用专业的设备或可视温度计以监测血液温度，加温过程中必须有专人负责操作并严密观察，最好在专用血液加温器中进行，确保血液温度不高于 $41 \, ^\circ\!C$。血液不得在没有任何监控的条件下加温（如在一个装有热水的容器中），这样可导致红细胞破坏而发生溶血。同时，对患儿应采取适当的保暖措施，尽量不暴露肢体，监测患儿体温，采用直肠测温，根据体温调节保暖措施。

### 360. 为什么弥散性血管内凝血消耗性低凝期患儿要选择补充血液制品

答：弥散性血管内凝血（DIC）是在某些致病因素作用下凝血系统被激活，消耗大量凝血物质，继而又发生纤溶活性亢进，引起以凝血功能障碍为特征的病理过程。DIC 低凝期的特点是凝血因子和血小板因消耗而减少，继发纤维蛋白原减少，纤溶过程逐渐加强，以出血为其临床特征。而冷沉淀是由新鲜冰冻血浆在 $2 \sim 6 \, ^\circ\!C$ 水浴中解冻融化后，经离心移除上层血浆，剩下的不易融解的白色絮状沉淀物。冷沉淀中主要含有凝血因子Ⅷ、纤维蛋白原和 vWF。因此，在 DIC 的低凝期可以选择输注凝血因子、新鲜冰冻血浆或冷沉淀。

### 361. 为什么婴幼儿血小板输注具有特殊性

答：婴幼儿年龄小、抗体弱，其血小板输注有与成人不同的特点。输注的血小板中应不含具有临床意义的不规则抗体和高效价的抗 A 抗 B 抗体，血小板制品中 CMV 抗体应为阴性，一袋单采血小板可在密封系统中分装，以适合小年龄的婴幼儿患者输注。去除白细胞的血小板制品可以有效地阻止 CMV 的输血感染，更适合婴幼儿输注。

儿科输血中，建议血小板的输注时间在 30 分钟以上，相当于输注速度为 20～30ml/（kg•h）。年龄较小的儿童（<20kg）应给予 10～15ml/kg 直至 1 个成人剂量的单采血小板，年龄较大的儿童可以给予 1 个成人剂量的单采血小板。

### 362. 为什么血栓性血小板减少性紫癜症患儿禁忌输注血小板

答：血栓性血小板减少性紫癜（TTP）是一种严重的弥散性血栓性微血管病，以微血管病性溶血性贫血、血小板聚集消耗性减少以及微血栓形成造成器官损害（如肾脏、中枢神经系统等）为特征，即血小板减少性紫癜、微血管病性溶血、中枢神经系统症状、发热以及肾脏损害，并称之为 TTP 五联征，仅有前三大特征的称为三联征。多数 TTP 患者起病急骤，病情凶险，如不治疗死亡率高达 90%。患者血小板计数极低，可能是因为形成血栓时血小板被大量消耗所致，微血栓的主要成分是血小板，这种情况下输注血小板可使病情恶化。因此在无严重危及生命的出血情况下，即使血小板计数偏低，原则上也不予输注血小板。绝大多数 TTP 患者是由于 vWF 蛋白裂解酶质、量的缺陷或存在抗体，形成过多超大的 vWF 多聚体，触发病理性血小板聚集而引起。TTP 可通过血浆疗法、脾切除、激素、免疫抑制等治疗。血浆疗法包括血浆置换、血浆输注，用以纠正和补充 vWF 蛋白裂解酶的缺乏，去除导致内皮细胞损伤和血小板聚集的不利因素和自身抗体。随着血浆置换的临床应用，预后大大改观，死亡率可降至 10%～20%。

### 363. 为什么多次输注血小板会引起患儿血小板输注无效

答：血小板输注无效是指患者在输注血小板后计数未见有效提高，临床出血症状未见改善，患儿至少连续两次或两次以上输注足量随机血小板后，没有达到理想的血小板增高纠正指数 CCI 值或临床止血效果不明显，可认为是血小板输注无效。血小板输注无效可由免疫性和非免疫性原因引起，对于儿童，多次输注血小板引起血小板输注无效的原因主要是免疫因素，多次输注血小板引起的异体免疫和致敏，产生针对血小板的抗体，这种抗体可破坏输入的具有相应抗原的血小板而使输注无效。血小板表面共同抗原包括 HLA 抗原和红细胞血型抗原，其中 HLA 抗原不相合是引起免疫性血小板输注无效的主要原因，另一重要原因是血小板表面的特异性抗原（HPA）不相合。解决血小板输注无效的措施是输注"配合型"的血小板，即通过筛选，选择 ABO 血型相同、HLA 和 HPA 均配合的血小板。

### 364. 为什么有些血小板计数较低的患儿可以进行血小板预防性输注

答：对于血小板减少患者可预防性输注血小板以减少自发性出血风险。AABB 建议对于血小板计数≤$10×10^9$/L 患者应预防性输注血小板以减少自发性出血风险，对于血小板计数≤$20×10^9$/L 的择期中心静脉插管患者应预防性输注血小板，对于血小板计数≤$50×10^9$/L 的行诊断性腰椎穿刺患者应预防性输注血小板。目前血小板输注中有很大一部分用于化疗后或造血干细胞移植后血小板缺乏患者的预防性输注以减少自发性出血的风险。统计分析发现，预防性血小板输注能有效减少近一半 2 级或更高等级自发性出血的风险。此外，提高血小板输入阈值，不能降低 2 级或更高等级的出血风险或者出血相关死亡率。通常以

$10 \times 10^9/L$ 为血小板输入阈值,可以减少血小板的使用,同时也可以降低输血反应的发生可能。

**365. 为什么国外指南建议在血小板短缺时可以输注ABO非同型的血小板**

答:目前,一般主张输注ABO血型与受血者相同的血小板,但ABO不同型的血小板也不是绝对不可以用。由于血小板资源的短缺、保存期短等特点和血小板紧急输注的不确定性,血小板的ABO非同型输注越来越得到各方关注。因为引起血小板输注免疫反应的主要原因是血小板表面表达的HLA抗原和血小板特异抗原(HPA),而ABO抗原在血小板表面的表达量远远不及红细胞,因此,英国血液学标准委员会颁布的《血小板输血指南》中建议,在ABO同型血小板无法供应时,可接受ABO不同型的血小板;将O型血小板用于非O型患者时,应做抗体检测,并确定不含有高效价的抗A和抗B抗体。即使输注后血小板计数不增高,仍可取得临床止血效果。使用ABO非同型的血小板,在输血实践中是可接受的,尤其是血小板供应短缺,或当需要输注HLA相合的血小板时。

血小板ABO不相容不应成为临床拒绝输注血小板的理由,特别是对于挽救生命为首要原则的急性血小板减少所导致出血的患者。

(顾 萍 王 静)

# 第七章 胎母免疫性疾病输血

## 第一节 胎儿与新生儿溶血病

### 366. 为什么会发生胎儿与新生儿溶血病

答：胎儿与新生儿溶血病（hemolytic disease of the fetus and newborn，HDFN）主要是因胎儿与母亲的红细胞血型不合所致，胎儿的红细胞进入母体，母体的免疫系统被胎儿红细胞致敏而产生血型 IgG 类抗体，这种血型 IgG 类抗体可以通过胎盘进入胎儿的血液循环，胎儿的红细胞被母亲的 IgG 型抗体包被，并在胎儿或新生儿的单核巨噬细胞系统内受到破坏而引起免疫性溶血性疾病。溶血引起继发性胎儿或新生儿发生贫血、肝脾肿大等症状，严重者可产生核黄疸等，甚至造成胎儿死亡。在我国，母婴血型不合引起的免疫性溶血病中，ABO 血型不合者最常见，Rh 血型次之，其他如 MNS、Kell、Duffy 血型系统等更少见。

### 367. 为什么胎儿与新生儿溶血病会导致贫血

答：溶血性贫血是由于红细胞破坏速率增加（寿命缩短），超过骨髓造血的代偿能力而发生的贫血。骨髓有 6～8 倍的红系造血代偿潜力。如红细胞破坏速率在骨髓的代偿范围内，则虽有溶血，但不出现贫血，称为溶血性疾患。正常红细胞的寿命约 120 天，只有在红细胞的寿命缩短至 15～20 天时才会发生贫血。当胎儿由父方遗传所得的血型抗原与母亲不合时，进入母体后即会刺激母体产生相应的抗体，可通过胎盘进入胎儿体内，与胎儿红细胞发生抗原抗体反应导致溶血。溶血病患儿有不同程度的贫血，以 Rh 溶血病较为明显。如血型抗体持续存在可导致溶血继续发生，患儿在出生后 3～5 周发生明显贫血（Hb＜80g/L），称晚期贫血，多见于未换血者和已接受换血的早产儿中。

### 368. 为什么新生儿溶血病会引起新生儿病理性黄疸

答：黄疸在新生儿期较其他任何年龄都常见，因其病因特殊而复杂，既有生理性黄疸，又有病理性黄疸，还有母乳性黄疸，这些情况要区别对待，加以处理。如果新生儿在出生后 24 小时内就出现黄疸或黄疸发展过快，持续时间较长，甚至伴有贫血、体温不正常、吃奶不好、呕吐、大小便颜色异常，有的是黄疸已经消退或减轻后又重新出现或加重，多属病理性黄疸。病理性黄疸常见的原因是新生儿溶血病、新生儿感染、胆道畸形和新生儿肝炎等。由于母婴血型不合，导致母亲产生针对胎儿红细胞的免疫性抗体，该抗体可通过胎盘屏障，进入胎儿血液循环，引起胎儿红细胞大量破坏，产生大量胆红素。出生后，母体对胆红素的代谢中断，使新生儿出现病理性黄疸。溶血病患儿黄疸出现早，一般在生后 24 小时内出现黄疸，并很快发展，血清胆红素以未结合胆红素为主。但也有少数患儿在病程恢复期结合胆红素明显升高，出现胆汁黏滞综合征。部分 ABO 溶血病黄疸较轻，与生理性黄疸相似。

### 369. 为什么胎儿与新生儿溶血病会造成死胎或新生儿生理缺陷

答：胎儿和母亲血型不相容时，母体产生相应的 IgG 类血型抗体并通过胎盘，使胎儿红细胞致敏，造成溶血甚至死胎。如胎儿存活，出生后来自母体的抗体可继续作用于新生儿红细胞，使之溶血，严重者造成死亡。新生儿黄疸因血中游离胆红素与结合胆红素浓度增高导致，游离胆红素（即未结合胆红素，在体内未与白蛋白结合的部分）具有较强的亲脂性，能透过细胞膜，当它进入脑组织后，可产生胆红素的毒性作用而致胆红素脑病。胆红素的神经毒性作用是阻断脑细胞线粒体的氧利用，使脑细胞的"呼吸"和能量代谢产生受到抑制，称为"核黄疸"，从而影响脑的正常功能。

临床上通常以血清胆红素浓度来估计核黄疸的危险性，一般认为血清总胆红素浓度高时有发生胆红素脑病的危险，但通常要以游离胆红素的升高为主。核黄疸后的患儿多数为手足徐动型脑瘫。由于脑基底核等部位神经细胞的变性、坏死，患儿出现锥体外系受损症状或体征及不同程度的智力减退，主要表现为四肢不自主的、无目的，不协调的动作，紧张时加重；颜面肌肉、发音、构音器官也受累，表现流口水、咀嚼困难、语言障碍、听力失常等。近年来有研究指出，我国胆红素脑病和核黄疸的发生率高于西方国家，造成了新生儿生理缺陷。

### 370. 为什么母子血型不合也不一定会导致溶血病的发生

答：母子血型不合不一定直接和必然导致溶血症的发生，它的发生有一定的概率，通常为 20% 左右，但是，实际发生溶血的胎儿仅为 5% 左右。而且，即使发生了溶血，绝大部分症状是非常轻微，只有少量的红细胞发生破裂，导致出现黄疸。新生儿出生后，体内来自母亲血液中的抗体会在一段时间内被慢慢地代谢消耗掉。有部分孕妇血清中血型抗体效价较高（IgG 抗 A/B≥1∶64），其婴儿并不发病，血型与其母亲不合且健康的新生儿可能与其血型抗体的 IgG 亚型、吞噬细胞的黏附能力、胎儿红细胞 A/B 抗原较弱及孕妇胎盘的致密性较好有关。由于 A 和 B 抗原也存在于红细胞外的许多组织中，通过胎盘的抗 A 或抗 B 抗体仅少量与红细胞结合，其余都被其他组织和血浆中的可溶性 A 和 B 血型物质所中和，只有极少的溶血病例出现严重的贫血，需要输血治疗，这种病例极其罕见，不到溶血病例的 1‰。所以，母子血型不合也不一定会发生新生儿溶血病。

### 371. 为什么红细胞抗体释放试验是诊断新生儿溶血病的主要依据

答：抗体释放试验是把结合到红细胞膜上的抗体解离下来，用于其他检测。通过释放试验获得的含有或不含有抗体的溶液称为放散液，可以有效地分离、鉴定混合抗体。放散液中的抗体特异性可用已知抗原的红细胞来鉴定，释放试验是诊断新生儿溶血病的主要依据。通常 ABO 血型不合溶血病行 56℃热放散法，Rh 血型不合溶血病行乙醚或磷酸氯喹放散法。

### 372. 为什么只有 IgG 类抗体可以引起胎儿与新生儿溶血病

答：血型抗体有天然抗体和免疫性抗体两类。天然抗体为 IgM，分子质量大，不能通过胎盘；免疫性抗体为 IgG，分子质量小，能通过胎盘进入胎儿体内。新生儿溶血病是由于胎儿与母体的血型不合,胎儿的红细胞进入母体并刺激母体产生针对该血型抗原的抗体,然后这种 IgG 类血型抗体再通过胎盘进入胎儿血液循环,使胎儿的红细胞被母亲的 IgG 血型抗体包被,并在胎儿及新生儿的单核巨噬细胞系统内受到破坏而引起免疫性溶血性疾病。

### 373. 为什么有既往母子血型不合的孕妇产前检查要做 IgG 血型抗体效价测定

答:胎盘对抗体的吸收是选择性的,IgG 是唯一能穿过胎盘的免疫球蛋白,并且 IgG 通过胎盘是一个主动转运的过程。在妊娠 24 周时,胎儿体内的 IgG 浓度约为 1.8g/L,足月时脐带血中 IgG 水平可比母亲高 20%~30%,约为 15.12g/L。一般孕妇血清中 IgG 抗体效价的高低与胎儿受累程度呈正相关,随母体血型抗体效价的升高,患儿血清间接胆红素水平有升高趋势,母体血型 IgG 抗体效价水平可以预示患儿血清间接胆红素水平。当孕期 IgG 抗体效价≥1∶256 或者持续升高达 4 倍以上时,可认为胎儿发生溶血的可能性大。但母子血型不合引起的溶血病还与胎儿红细胞 A/B 抗原的强弱程度、胎盘屏障作用、血型物质含量的多少以及 IgG 亚类(IgG1 和 IgG3 型抗体的量与溶血严重性有线性关系,IgG4 则关系不大)等因素相关。因此,检查孕妇体内血清中 IgG 抗体效价,可有效评估新生儿溶血病发生的可能性,并进行预防性治疗。

因此,既往发生过母子血型不合的孕妇,再次妊娠时仍有发生此病的可能,故再次妊娠后,更应加强孕期免疫血清学的 IgG 抗体效价检查,这对预防和治疗母婴血型不合的新生儿溶血病有积极作用。特别是抗体效价较高时应该重点监测,可预测新生儿溶血病的发生,减轻胎儿受害的程度。如果尽早地进行蓝光治疗、地塞米松、白蛋白或免疫球蛋白的输注,在必要时给予输血治疗,能在很大程度上降低新生儿溶血病所致的胆红素脑病的风险。目前国外溶血病的产前诊断有采用孕妇血扩增胎儿的 DNA 的方法,这为我们提供了新的方法和思路,值得进一步研究推广。

### 374. 为什么高危孕妇要做产前血清 IgG 亚类检测

答:IgG 重要的生物学活性为特异性结合抗原,并通过重链 C 区介导一系列生物学效应,包括激活补体、亲和细胞而导致吞噬、胞外杀伤及免疫炎症,最终达到排除外来抗原的目的,其中补体活化作用是关键的一步。IgG 抗体有 4 个亚类:IgG1、IgG2、IgG3 和 IgG4,各亚类与红细胞结合后激活补体的能力顺序为 IgG3＞IgG1＞IgG2,而 IgG4 很难结合补体。IgG 通过经典途径激活补体并可通过胎盘到达胎儿体内,IgG3 和 IgG1 在新生儿溶血病和溶血性输血反应中具有重要意义。因此有必要进行母亲产前血清 IgG 亚类检测。

### 375. 为什么新生儿溶血病要做抗球蛋白试验

答:抗球蛋白试验分为直接抗球蛋白试验与间接抗球蛋白试验。前者是检测受检者红细胞是否被不完全抗体致敏;后者是用已知抗原的红细胞去检查受检者血清中有无不完全抗体。在新生儿溶血病(hemolytic disease of the newborn,HDN)血清学检查中,抗球蛋白试验分别用于检测新生儿红细胞是否受 IgG 抗体致敏和新生儿血清内是否有与本身血型不合的抗体。不同血型系统 HDN 的抗球蛋白试验反应强弱程度不同,如 ABO 血型系统,抗球蛋白试验反应常常较弱甚至无法检出,因此试验结果只起参考作用。但有的血型系统却反应强烈,如 Rh 血型系统。

### 376. 为什么直接抗球蛋白试验阴性不能排除新生儿溶血病

答：在新生儿溶血病（HDN）血清学检查中，直接抗球蛋白试验是用于检测新生儿红细胞是否受 IgG 抗体致敏，游离试验是检查新生儿血清中 IgG 抗体是否存在，释放试验是检查新生儿红细胞上致敏的抗体是否为相应的血型抗体。如在 ABO HDN 的检测中，直接抗球蛋白试验常常反应较弱甚至无法检出，主要原因是新生儿红细胞上的抗原可能发育不完全，数量较少，位点较稀，不足以结合足量的 IgG 抗体，进而不足以与抗球蛋白试剂产生可见的阳性反应；另一方面，能结合足量抗体分子的红细胞可能已被溶解破坏，可出现游离试验和放散试验阳性而直接抗球蛋白试验阴性的现象。新生儿的 Rh 抗原在出生时已发育较完善，因此，在 Rh HDN 的检测中，直接抗球蛋白试验可以出现较强的阳性结果。

直接抗球蛋白试验在 HDN 的检测中起参考作用，其阴性结果不能排除 HDN，放散试验则是 HDN 检测的确诊试验。

### 377. 为什么出生 3~7 天新生儿溶血病检测阳性率较高

答：检测新生儿溶血病要及时，患儿出生时间越短检测阳性率越高。出生 24 小时内，新生儿血液中还有较多的游离 IgG 血型抗体及致敏红细胞，24 小时后检测率将随出生时间的延长而降低。这是由于新生儿血液中只有少量的游离血型抗体及致敏红细胞存在，而大部分 IgG 型抗体以抗原抗体复合物的形式存在，失去了反应原性，加之网状内皮系统对抗体和致敏红细胞的清除，导致阳性率逐渐下降，最终结果可能出现假阴性。

因此临床上应尽早采集患儿血液进行送检，建议出生 3~7 天内采集血样，以提高新生儿溶血病的检出率，避免漏诊、误诊。

### 378. 为什么会发生 ABO 胎儿与新生儿溶血病

答：ABO 胎儿与新生儿溶血病是由于母子 ABO 血型不合引起的溶血，多见于母亲的血型为 O 型，胎儿与新生儿为 A 型或 B 型，母亲的 IgG 型抗 A 或抗 B 抗体通过胎盘进入胎儿血液循环破坏胎儿红细胞。这种母子 ABO 血型不合并不少见，但发生新生儿溶血病的则很少，而且大多症状较轻，其中只有一部分新生儿可能发生明显的黄疸。ABO 溶血症可发生在第一胎，分娩次数越多，发病率越高，且一次比一次严重。

### 379. 为什么 ABO 胎儿与新生儿溶血病主要发生在母亲为 O 型而下一代为 A 型或 B 型时

答：ABO 胎儿与新生儿溶血病主要发生在母亲为 O 型而下一代为 A 型或 B 型，即母亲不具有胎儿显性红细胞 A 或 B 血型抗原，如母亲为 A、B 型或胎儿为 O 型，则均不会发生胎儿与新生儿溶血病。A 或 B 型血型物质广泛存在于自然界某些植物、动物、革兰阴性菌、肠道寄生虫及疫苗中，因此，O 型母亲通常在第一次妊娠前即可能已受到自然界具有 A、B 血型物质的刺激而产生抗 A、B 抗体，故 40%~50% 的 ABO 溶血症发生在第一胎。但并非所有 O 型母亲的胎儿及新生儿都会发生 ABO 溶血病，这里有胎盘屏障的阻挡作用和新生儿 ABO 抗原发育不完全的原因。另外，85% 的白种人携带 *FUT2* 基因，分泌可溶性 A、B 抗原进入体液，这些可溶性 A、B 抗原可中和血型抗体，保护胎儿及新生儿红细胞免受溶血的破坏。

### 380. 为什么 A 型新生儿比 B 型新生儿发生溶血症概率更大

答：由于新生儿红细胞 A 位点上的抗原决定簇比 B 位点多。而抗原决定簇是抗原物质分子表面或其他部位具有一定组成和结构的特殊化学基团，能与其相应抗体发生特异性结合的结构，因此 A 型血新生儿比 B 型血新生儿发生 ABO 新生儿溶血病的概率相对更大一些。

### 381. 为什么 ABO 新生儿溶血病伴贫血的患儿，病程在 2 周内宜输注 O 型洗涤悬浮红细胞

答：ABO 血型溶血的患儿在病程 2 周内宜输注 O 型洗涤红细胞，因 O 型红细胞中不含 A 和 B 抗原，而经生理盐水的反复洗涤后的红细胞已去除大部分非红细胞成分，如白细胞、血小板、血浆蛋白，所以可以防止输入的血液在患儿体内发生抗原抗体结合的免疫性溶血反应而加重病情，又可起到治疗贫血的作用。2 周后可输注同型血的红细胞，尽量减少输血次数，并随时观察患儿有无溶血症状加剧，应予及时处理。

### 382. 为什么会发生 Rh 胎儿与新生儿溶血病

答：Rh 血型是人类已知红细胞血型中最为复杂的一个，母婴之间 Rh 血型不合所引起的妊娠期特殊的免疫反应，可导致新生儿溶血病。RH 血型基因由 *RHD* 和 *RHCE* 串联排列组成，*RHD* 基因编码 D 抗原，*RHCE* 基因编码 C/c、E/e 抗原。因 D 抗原的免疫原性较强，所以产生的抗体以抗 D 抗体为主，其次是抗 E、抗 c、抗 C 和抗 e 等抗体，除抗 D 抗体外引起溶血症最多见的是抗 E 抗体，其次为抗 c 抗体。Rh 抗体常常一起出现，CDe/CDe 型免疫产生抗 E 抗体，通常有抗 c 抗体，形成联合免疫。血型抗体引起的是一种免疫性溶血反应，通过抗体依赖性细胞介导的细胞毒（ADCC）作用，杀伤细胞的 Fc 受体与致敏红细胞的 IgG 抗体结合可导致红细胞破裂而溶血，绝大多数 Rh 抗体是免疫性抗体，经妊娠或输血免疫而产生。

RhD 溶血病时孕母血型必为 RhD 阴性，婴儿为 RhD 阳性。而 RhE 溶血病时（在我国和日本仅次于 RhD 溶血病）孕母必为 RhE 阴性，而婴儿为 RhE 阳性。如果发生 Rh 溶血病，是因为胎儿的 Rh 抗原经胎盘到达母体，刺激母体产生相应 Rh 抗体，此抗体经胎盘再回到胎儿，造成溶血。Rh 溶血病时，第一胎具有 Rh 抗原的胎儿在出生过程中（也可能在宫内）红细胞有机会进入母体，母体不久产生 IgM 抗体，以后产生 IgG 抗体，但量不多，速度也慢，8～9 周或最长不超过 6 个月，才能产生足够的抗体，使孕母致敏。此妇女再次妊娠的胎儿如仍具有该 Rh 抗原，红细胞在宫内再次进入母体，已致敏的孕母即迅速产生大量 IgG 抗体，经胎盘至胎儿，使胎儿发生溶血病，胎次愈多，产生的溶血病愈严重。我国 Rh 溶血病的发病率比欧美国家低。随着免疫血液学的发展，抗血清、谱细胞的制备，该病并不难诊断。为减少母婴 Rh 血型不合引起的同种免疫，防止新生儿 Rh 溶血病的发生，及早发现新生儿溶血病，为尽早采取相应治疗措施提供实验依据，应推广产前孕期夫妇血型鉴定及孕妇 Rh 免疫性抗体筛查，尤其是对有新生儿黄疸史、死胎史、早产史、流产史和输血史的孕妇做产前 Rh 血型鉴定和孕妇 Rh 免疫性抗体筛查极有必要。同时如果母亲为 RhD 阳性或排除了抗 D 抗体，但患儿出现溶血症状并且患儿直接抗球蛋白试验阳性，母亲间接抗球蛋白试验阳性，又检出 ABO 系统以外不规则抗体时，应对 RhD 以外的 C、c、E、e 等抗体的筛查与鉴定，以防止 Rh 溶血病的误诊或漏诊。

### 383. 为什么 Rh 新生儿溶血病以 RhD 溶血最多见

答：Rh 血型系统有 40 多个抗原，最重要的有 5 个：C、D、E、c、e，受第一对染色体上三对紧密连锁的等位基因编码，由于免疫原性不同，抗原性强弱从 D>E>C>c>e 依次减弱，凡红细胞膜上具有 D 抗原时称为 Rh 阳性。D 抗原的频率白种人约为 85%，黑种人 95%，黄种人最高，为 99% 以上，我国汉族 D 抗原阳性率约为 99.7%。所以 Rh 溶血病中以 RhD 溶血最多见，其次是 RhE 溶血病。

### 384. 为什么 Rh 新生儿溶血病多数发生在第二胎

答：因为 Rh 抗原仅存在于猿和人的红细胞上，自然界无 Rh 血型物质。首次妊娠末期或胎盘剥离时，Rh 阳性的胎儿血（0.5~1ml）进入 Rh 阴性母体中，经过 8~9 周产生 IgM（初发免疫反应），且不能通过胎盘，到以后产生少量 IgG 时，胎儿已经娩出而不致受累。如母亲再次妊娠，胎儿还是 Rh 阳性，若孕期中少量胎血进入母体循环，则几天内便产生大量的 IgG 抗体，该抗体通过胎盘引起胎儿红细胞溶血，Rh 溶血病的症状随胎次增多而加重，这是由于在首次分娩时有超过 0.5~1ml 胎儿血进入母循环，而且第二次致敏仅需 0.01~0.1ml 胎血，并很快产生大量 IgG 抗体所致。所以 Rh 新生儿溶血病多数发生在第二胎。

### 385. 为什么 Rh 新生儿溶血病有时也会发生在第一胎

答：由于当 Rh 阴性孕妇尚为胎儿时，她母亲是 Rh 阳性，存在血型不合，若此时母亲少量的血经胎盘进入胎儿体内使胎儿发生了初次免疫反应。当该孕妇第一次妊娠时，若她的胎儿是 Rh 阳性，也可发生 Rh 新生儿溶血病，此现象也可称为"外祖母学说"。如果孕妇曾有过流产史或 RhD 抗原不合输血史，那她的体内也会存在抗体，发生 Rh 新生儿溶血病。因此，也有 Rh 阴性的孕妇第一胎就发生 Rh 新生儿溶血病的情况。

### 386. 为什么 RhD 阴性的孕妇建议注射抗 D 免疫球蛋白

答：抗 D 免疫球蛋白是由 Rh 阴性经免疫产生 Rh 抗体的人血浆制备。RhD 阴性母亲若其胎儿是 RhD 阳性，在孕 28 周时被动给予抗 D 免疫球蛋白，可以预防母亲 RhD 抗体产生，使在孕阳性胎儿安全出生。RhD 阴性妇女的所有新生儿都应在出生时做一个 RhD 血型检测。所有怀有 RhD 阳性胎儿的 RhD 阴性母亲应在分娩后 72 小时注射抗 D 免疫球蛋白，可预防 95% 以上 RhD 阴性妇女的致敏。然而研究显示，大约有 2% 的孕妇在分娩前就已经发生了致敏，因此，为预防早期致敏，建议在孕 28 周和分娩 72 小时内给孕妇各注射一次抗 D 免疫球蛋白。此外，RhD 阴性妇女在自然流产、异位妊娠、人工流产或输入 RhD 阳性血后都应注射抗 D 免疫球蛋白。

### 387. 为什么 Rh 胎儿与新生儿溶血病一般要比 ABO 胎儿与新生儿溶血病严重

答：虽然 Rh 血型抗体引起的新生儿溶血病发病率比 ABO 溶血病低，但是 Rh 胎儿与新生儿溶血病（Rh HDFN）具有发病早、进展快、病情危重等特点，可导致胎儿流产、早产、死胎、新生儿贫血黄疸及胆红素性脑病等致残的后果，严重影响新生儿的生存质量。由于 ABO 血型抗原在出生时发育尚不完全，另外，85% 的白人携带 *FUT2* 基因，分泌可溶性 A、B 抗原进入体液，这些可溶性 A、B 抗原可中和血型物质，保护胎儿及新生儿红细胞免受溶血的破坏。而且 ABO 胎儿与新生儿溶血病（ABO HDFN）依赖于补体，而补体在新生儿时期量很少，且 Rh 抗体对于补体依赖性较差，可同时引起血管内和血管外溶血，病情更为严重复杂，需要及时治疗。但 Rh HDFN 的症状还会随着妊娠次数的增加而越来越严重，因为孕妇再次接触 Rh 阳性抗原的刺激时，记忆 B 细胞迅速反应而产生大量的 IgG 抗体，随着妊娠次数的增多，母体内 IgG 抗体也逐渐增多，抗体效价逐渐增高，使得 Rh 胎儿与新生儿溶血病一般要比 ABO 胎儿与新生儿溶血病严重。

### 388. 为什么母婴之间 ABO 血型不合的新生儿所患 Rh 溶血病较轻

答：如果母婴之间 ABO 血型不合，意味着胎儿红细胞进入母亲体内后，将立即被母体内的相应 ABO 抗体破坏掉，因此无法有效刺激母体内 Rh 抗体效价的升高，这种情况下新生儿所患的 Rh 溶血病较轻。

### 389. 为什么 Rh 新生儿溶血病要做 Rh 抗体鉴定试验

答：在 Rh 血型系统中，以 D 抗原的抗原性最强，E 抗原次之，c 抗原再次之。东方人有 E 抗原者约占 21%，c 抗原者约占 16%，由于 RhE 阴性频率远高于 RhD 阴性的频率，免疫原性在 Rh 血型系统中仅次于 RhD，容易因输血或妊娠等同种免疫刺激后产生抗 E。另外，抗 c 也是较常见的 Rh 系统抗体，由抗 c 引起的 HDFN 临床症状也较严重。临床发现母婴 E 和（或）c 抗原不合引起新生儿溶血病概率较高，特别是抗 E 和抗 c 常常同时出现。新生儿溶血病患儿进行 Rh 血型抗体检测有助于明确抗体种类，了解病情的严重程度，便于指导治疗。

### 390. 为什么抗 D 抗体引起的直接抗球蛋白试验阳性的 Rh 新生儿溶血病对 RhD 抗原鉴定有干扰

答：Rh 系统血型抗体一般是由妊娠或输血等免疫刺激而产生，产妇血清 IgG 水平与胎儿溶血程度有关，抗体效价越高，溶血程度越重。患儿红细胞直接抗球蛋白试验呈强阳性，高效价抗 D 进入胎儿血液循环，将新生儿红细胞上的 D 抗原完全封闭，以致红细胞上没有多余的 D 位点与血清试剂起反应，此时用任何性质抗 D 血清都不能正确检测患儿的 Rh 血型，盐水 Rh 抗原反应为阴性或模棱两可的结果，或者与血清学不相符，这种现象称为遮蔽现象，容易造成漏检。鉴于这种情况，可采用 56℃ 条件下加热放散或其他不损伤红细胞膜的抗体放散法，将致敏在红细胞膜上的 IgG 抗 D 抗体放散后进行血型鉴定。

### 391. 为什么 Rh 新生儿溶血病换血选择 ABO 同型和 Rh 血型阴性的新鲜全血为佳

答：为了使红细胞立即有供氧能力，一般选用 5 天以内的新鲜红细胞，亦可选用采血后立即甘油冰冻保存红细胞，以确保最大的红细胞 2,3- 二磷酸甘油酸水平，减少无活力红细胞释放出额外血红蛋白产生的胆红素和能导致心律不齐的钾离子。在 Rh 溶血 ABO 相容时选择与患儿 ABO 血型同型而 Rh 血型阴性血，若 Rh 合并 ABO 溶血病，则选择 Rh 阴性的新鲜 O 型血加 AB 型血浆，避免新生儿体内来自母亲的 Rh 抗体和 ABO 抗体破坏输入的红细胞，加重溶血。

### 392. 为什么 Rh 溶血病的胎儿必要时需实施宫内输血

答：Rh 溶血病是孕妇和胎儿之间 Rh 血型不合产生的同种血型免疫性疾病。随着母体内免疫抗体的增高，导致胎儿红细胞破坏加剧，产生贫血、黄疸、水肿、器官发育不全，造成死胎、死产、早产及母亲反复性流产，引起胎儿与新生儿溶血病。对此病治疗主要有：①中医中药降低孕妇体内的不完全抗体；②口服苯巴比妥减少产后新生儿核黄疸的发生；③注射抗 D 丙种球蛋白对抗 Rh 阳性细胞；④宫内输血。其中宫内输血是目前治疗此病的主要方法之一，能消除胎儿水肿，提高胎儿组织器官的供氧率，促使其正常发育，对此病有较好的疗效。随着胎儿影像技术、围产医学和胎儿外科的发展，出现了宫内胎儿的介入治疗等新的治疗手段。作为胎儿外科治疗手段的一种，胎儿宫内输血是胎儿学科中的基础，它实践了宫内治疗的禁区，采取宫内干预，与常规治疗方法相比，使用宫内胎儿输血可合理调节胎儿贫血、预防死胎。

### 393. 为什么 Rh 溶血病宫内输血需间隔一段时间

答：胎儿宫内输血的临床应用已有近 40 年的历史。宫内输血主要有经腹腔途径与经脐静脉途径。临床上常常根据病史、抗体效价、超声检查以及羊水检查作出宫内输血决定，在穿刺脐带血管后，先抽取少量胎血检查血象，而后输血。输血结束后再取血复查血象，以了解贫血纠正情况，决定输血间隔时间。宫内输血，最早可从妊娠 18 周开始，34 周结束。间隔 1～4 周，视胎儿贫血程度、血细胞比容下降情况以及有无水肿而定。可根据前次输血后血象情况决定输血间隔。输血次数视胎儿贫血纠正情况、孕周而定。有报道因多次输血造成胎儿体内铁含量过多，引起新生儿肝功能异常、凝血功能障碍和门静脉高压。故而宫内输血需要根据实际临床情况进行，选择合理的输血间隔时间，以避免宫内输血的并发症。

### 394. 为什么红细胞上的多个血型系统都会引起胎儿与新生儿溶血病

答：红细胞血型抗体是机体受到血型抗原刺激后，B 细胞被活化、增殖，分化为浆细胞，产生能与相应抗原特异性结合、并引起免疫反应的免疫球蛋白，免疫球蛋白广泛存在于血液及体液中。分为 IgG、IgA、IgM、IgD、IgE 五类。而 IgG 约占血清 Ig 总量的 75%，是血液中的最主要的免疫球蛋白。IgG 全部以单体形式存在，能通过胎盘，引起胎儿与新生儿溶血病。

红细胞上的多个血型系统都具有 IgG 类抗体，常见的有 ABO、Rh 血型系统，其他如 MNS、P1PK、Kell、Kidd 血型系统等，它们都有可能引起相关血型系统的胎儿与新生儿溶血病。因此新生儿科医师应加强对本病的认识和警惕，当出现不明原因的重度黄疸和（或）贫血，以及 ABO 血型和 Rh 血型难以解释的新生儿溶血病时需进行其他血型及其抗体检测协助诊断。

### 395. 为什么胎儿与新生儿溶血病轻重程度与不同血型系统相关

答：只有能通过胎盘的 IgG 类抗体可以起胎儿与新生儿溶血病，而 IgG 抗体有 4 个亚类 IgG1、IgG2、IgG3 和 IgG4，各亚类与红细胞结合后激活补体的能力顺序为 IgG3>IgG1>IgG2，当新生儿红细胞上结合 IgG4 时不发生溶血，只有结合 IgG1 和 IgG3 时才发生溶血。IgG3 和 IgG1 破坏红细胞的能力不同，IgG3 在介导单核细胞破坏抗体致敏红细胞方面的能力比 IgG1 要强，例如 Kidd 血型系统的抗 Jk 抗体大部分都是 IgG1 和 IgG3，所以可以引起中等程度的新生儿溶血病。而有些血型系统的溶血依赖于补体,例如 ABO 血型系统,而补体在新生儿时期量很少,所以引起的溶血病较轻。Rh、MNS 等血型系统通常有非补体结合性抗体,对补体依赖性较差,发生溶血病后病情更为严重,需要及时治疗。此外,不同血型系统抗原的发育时间不同,有些抗原在胎儿和新生儿时期还未发育完全,抗原量少,引起的HDFN 症状也相对较轻,如 ABO 血型系统。

### 396. 为什么 MNS 新生儿溶血病要特别检测抗 Mur 抗体

答:MNS 血型是继 ABO 血型后被检出的第 2 个血型系统,其编码基因位于 4 号染色体上,包括超过 40 种抗原,其中 4 种最为重要,分别称为 M、N、S、s 抗原,它们对应的抗体都与输血反应有关。M、N、S、s 抗原均为糖蛋白,与 MN 有关的糖蛋白称为血型糖蛋白 A,与 Ss 有关的称为血型糖蛋白 B。

Milternberger 亚血型系统是其中一类特殊的亚血型系统,Mur(MNS10)和 Mia(MNS7)血型抗原是该亚系统中最具有临床意义的两个同种异体抗原,相应抗体常引起急性溶血性输血反应和新生儿溶血病,Mur(MNS10)在白种人和黑种人中罕见,中国人阳性率为 7%。抗 Mur 是除了抗 A、B 之外最常见的血型抗体,抗 Mur 抗体可引起较为严重的溶血性输血反应和新生儿溶血病,必须引起重视,因此该抗体检测愈加受到临床重视。

### 397. 为什么 Kell 血型系统会引起较严重的新生儿溶血病

答:Kell 血型是于 1946 年使用抗球蛋白试验方法(又称为 Coombs 试验)检出的第一个血型,相应抗体是在一位姓 Kell 的产妇血清中发现的,故被称为抗 Kell 抗体,后来又检出了抗 K 的对偶抗体抗 k;其抗原系统比较复杂,但主要抗原的基因型为 K 和 k,可为 KK、kk、Kk。K 和 k 抗原均表现为显性遗传。Kell 系统在输血上的重要性仅次于 ABO 和 Rh 系统,为第三大血型系统。Kell 系统的抗原性很强,K 抗原的免疫性大约为 D 抗原免疫性的 10%,抗 K 多为 IgG,是仅次于 Rh 系统的最常见的血型抗体,可以引起新生儿溶血病及速发性与迟发性溶血性输血反应。在输血中有重要意义。我国汉族人 Kell 血型系统虽大多数为 kk,但产生抗 K 的可能性仍然存在。抗 K、抗 k 都会引起溶血反应。所以说由于 Kell 系统的抗原性强,Kell 血型系统会引起较严重的新生儿溶血病。即使在我国非常稀有,仍然需要引起临床的注意。

### 398. 为什么有些新生儿溶血病表现为髓外造血

答:新生儿溶血病的临床表现轻重不一,取决于抗原性的强弱、个体的免疫反应、胎儿的代偿能力和产前的干预措施等因素。Rh 溶血病临床表现较为严重,进展快,而 ABO 溶血病的临床表现多数较轻。溶血病患儿有不同程度的贫血,不同血型系统引起的溶血程度不同,如血型抗体持续存在,可导致溶血继续发生,患儿在出生后 3~5 周发生明显贫血(Hb<80g/L),称晚期贫血,多见于未换血者和已接受换血的早产儿中。小儿出生后主要是骨髓造血,若婴幼儿时期出现各种原因的贫血时,可出现髓外造血代偿。表现为肝、脾、淋巴结肿大(恢复造血功能),外周血中出现有幼稚细胞和幼稚中性粒细胞,不出现异常淋巴细胞。当贫血病因去除后,恢复骨髓造血功能,不再需要骨髓外造血。所以说有些新生儿溶血病可表现为髓外造血。

**399. 为什么有效阻止孕妇体内有害抗体的升高是纠正胎儿溶血性贫血的一种治疗方法**

答：孕妇血型抗体效价高低与新生儿溶血病发生率关系密切，这是由于 IgG 抗体效价越高，越有可能通过胎盘，增加引起 HDFN 的可能性。因此，可以通过注射大剂量丙种球蛋白等制品治疗的方法，阻止孕妇体内血型抗体的升高。血浆置换能去除孕妇体内部分有害抗体，也可以阻止妊娠期间有害血型抗体的持续上升。宫内输血和剖宫产都是防止胎儿在孕期严重受害的有效方法。当孕妇体内抗体效价在孕后期快速升高，或经 B 超检查发现胎儿水肿，或孕妇曾经分娩过严重患 HDFN 的患儿，都应该考虑阻止孕妇体内有害血型抗体的升高，同时考虑是否需要纠正胎儿贫血。对于 IgG 抗 A（B）效价≥1∶64 却未发病的病例，分析原因可能是受母亲抗体效价浓度、新生儿抗原的强弱、IgG 亚群、胎盘的作用及血型物质含量等因素影响。因此，孕妇产前血清 IgG 抗 A（B）效价上升速度及程度用于评估新生儿溶血病发病的可能性和严重程度时，需综合考虑上述各种影响因素。

**400. 为什么换血疗法用于重症母婴血型不合所致新生儿溶血病是有效的治疗方法**

答：新生儿溶血病的一个显著特征是患儿出现高胆红素血症，一般在出生后 24 小时内出现，发展迅速，若不及时治疗，过高的胆红素可透过血 - 脑脊液屏障，造成不可逆的中枢系统功能障碍，引起胆红素脑病，导致听力及视力损害、运动功能障碍、癫痫、脑性瘫痪甚至死亡，故应尽快降低胆红素水平。换血疗法是快速、显著降低胆红素最有效的方法。换血疗法可用来治疗药物中毒、败血症，在新生儿科主要用来治疗重症新生儿溶血病。其换血作用可显著降低血清胆红素的水平以预防胆红素脑病；用携氧能力强的正常红细胞取代处于加速破坏的已致敏的红细胞，可改善携氧，防止发生心力衰竭，纠正贫血；换出部分血中不相容的抗体和致敏红细胞，减轻溶血程度。换血过程中需要注意的是未经复温的冰冻血液会导致心血管功能异常，输血前要将血袋放在室温下常规预温；使用陈旧性血可引起高血钾，导致心律失常甚至心脏骤停，故应选用储存＜3 天的新鲜血液；换血同时如有静脉补液应注意减慢流速，避免回心血量过多并发心力衰竭；换血过程中严格无菌操作，尽量避免继发感染。

新生儿溶血病行换血术后，胆红素明显下降，同时应用常规性治疗，可取得更好的临床效果。静脉输注人血白蛋白，可促进未结合胆红素的联结，减轻神经毒性，预防胆红素脑病的发生；大剂量免疫球蛋白的应用可抑制机体内的吞噬细胞破坏致敏红细胞，减轻溶血程度；同时配合抗感染和光照疗法，使疗效更为稳固。

（林隽峰　顾玉微　方晓霞　王　静）

# 第二节　胎儿与新生儿免疫性血小板减少症

**401. 为什么会发生胎儿与新生儿同种免疫性血小板减少症**

答：胎儿与新生儿同种免疫性血小板减少症以血小板减少，伴有或不伴有临床上的紫癜为特征，主要危险为颅内出血（intracerebral hemorrhage, ICH），发生率为 10%～20%。新生儿出生时可见全身散在紫癜、紫斑，病程多呈自限性，一般持续 1～2 周，很少超过 2～4 周。

本病主要是母婴的血小板抗原不合而产生的同种免疫性疾病。父亲遗传给胎儿的血小板抗原恰为母亲所缺少，胎儿的此抗原可进入母体，刺激母体产生 IgG 类同种免疫性抗体。IgG 类抗体可通过胎盘进入胎儿血液循环，并与胎儿血小板上的相应抗原结合，使受累血小板在脾脏和其他网状内皮系统中被滞留和破坏,引起胎儿血小板减少。这种同种免疫性抗体仅针对遗传于父亲而母亲缺乏的血小板抗原,因此只诱导胎儿和新生儿血小板减少,母亲的血小板并不受影响。

### 402. 为什么会发生胎儿与新生儿自身免疫性血小板减少症

答:有自身免疫性血小板减少症病史、自身免疫性血小板减少性紫癜(autoimmune throm-bocytopenic purpura, AITP)或红斑狼疮引起的紫癜的妊娠妇女,可能合并胎儿和新生儿自身免疫性血小板减少症。在这种情况下,由于患病母亲循环中的 IgG 自身抗体通过胎盘传入胎儿体内,破坏胎儿体内的血小板,可导致胎儿和新生儿血小板减少。患本病的胎儿体内的抗体来自母亲体内被动免疫的抗体,此抗体可同时导致胎儿和母亲血小板减少。若母亲患 AITP,则其出生的新生儿有 15%～40% 的可能性患血小板减少症,重症血小板减少症(PLT < $50 \times 10^9$/L)的发生率为 12%～15%,有 0.5%～3% 的患儿可发生严重的出血,如颅内出血。临床上新生儿常在出生时或出生后短时间内出现出血,表现为皮肤的紫癜、黑便、颅内出血、血尿、软组织血肿等,严重出血者还可能出现黄疸。病情较轻者可无出血,仅出现血小板减少。

### 403. 为什么胎儿与新生儿同种免疫性血小板减少症是重症血小板减少症

答:胎儿与新生儿同种免疫性血小板减少症是重症血小板减少症最常见的原因,可导致胎儿、新生儿死亡或并发严重的神经系统疾病。在活产儿中,胎儿新生儿同种免疫性血小板发生率为 1:1000,其中将近 20% 的患儿发生颅内出血,且将近一半发生在宫内。与胎母 Rh 血型不合所致的新生儿溶血病不同,20%～59% 的胎儿与新生儿同种免疫性血小板减少症发生于初产妇,孕妇一般全身状况良好,无免疫性血小板减少性紫癜史,亦无感染、药物等导致血小板减少。并无明显的可预测因素,因此准确的产前诊断尤为重要,临床上可以通过检测父母及胎儿血小板的抗原表型以及基因型、血小板抗体检测、胎儿血小板计数等手段进行产前诊断。

### 404. 为什么母亲血小板同种抗体效价的强弱并不能预测胎儿血小板减少症的严重程度

答:有研究认为,胎儿同种免疫性血小板减少的程度由以下共同几个因素决定:母体中 IgG 抗体的浓度和亚类;胎儿血小板上靶抗原密度;胎儿网状内皮系统中吞噬细胞活性;胎儿骨髓对加速破坏血小板的代偿能力。研究证实,胎母体内的抗 HPA 抗体的浓度、亲和力以及生物活性并不能预测患儿血小板的减少程度,与患儿血小板下降水平并无一定的关联性。因此妊娠期胎母体内的血小板同种抗体浓度并不能反映胎儿体内血小板的情况。

### 405. 为什么 A"高表达者"在 ABO 不匹配时会出现胎儿与新生儿同种免疫性血小板减少症

答:血小板表面有复杂的血型抗原,通常分为两类:一类是与其他组织共有的抗原,称为血小板相关抗原;另一类为血小板特有抗原。血小板相关抗原主要与红细胞 ABO 血型系统以及 HLA 有关。血小板表面上的 ABO 系统血型抗原有 A、B、Lewis、I、i 和 P 抗原,但没有 Rh、Duffy、Kell 和 Lutheran 抗原。ABO 血型系统抗体在血小板输注无效中的作用常被忽视，事实上，抗 A、抗 B 可以缩短血小板寿命，有时也是引起血小板破坏的主要原因。在病理生理学中有血型 A"高表达者"在其血小板表面有高水平的血型 A 抗原，因此，当胎母 ABO 不匹配时，产生同种免疫反应，刺激母体产生的抗 A 抗体并作用于血小板表面高表达的 A 抗原，引起胎儿与新生儿同种免疫性血小板减少症，但是这种情况较少见。

### 406. 为什么胎儿与新生儿同种免疫性血小板减少症的围产期预防很重要

答：同种免疫性血小板减少症（AIT）产前处理的主要目的是预防围产期以及相关的神经后遗症与死亡率，更重要的是使无血小板减少症的胎儿出生后健康状况更好。对于刚出生就确诊的患儿及时治疗很重要，可以恢复患儿的止血功能，但若对患儿的危害往往已经造成，进一步的治疗也仅仅是来局限危害程度。通过以前受累同胞来确诊的患病胎儿进行产前处理能够明显减少 AIT 有关的发病率和死亡率。

虽然只有一部分人发生严重的血小板减少症，但只要发生，将会产生较严重的后遗症，因此积极的围产期预防很重要。

### 407. 为什么胎儿与新生儿同种免疫性血小板减少症是一种自限性疾病

答：自限性疾病是指疾病在发生、发展到一定程度后能自动停止，并逐渐恢复痊愈，并不需特殊治疗，只需对症治疗，靠自身免疫就可痊愈的疾病。新生儿同种免疫性血小板减少症主要是由于胎母 HPA 不合，刺激母体产生的抗 HPA 抗体通过胎盘进入胎儿体内作用于血小板，使血小板减少。当胎儿出生后，不再有新的抗体进入患儿体内，进入体内的抗体可通过自身免疫消耗殆尽。对于轻型病例不需要治疗，对重症病例或危及生命的出血时，可给予患儿大剂量丙种球蛋白、血小板输注等对症治疗。

### 408. 为什么当胎儿可能患有同种免疫性血小板减少症时进行脐带穿刺取样检测血小板计数存在争议

答：临床上对于患 AIT 风险的胎儿的处理并没有标准化，胎儿取样（fetal blood sampling，FBS）仍然存在争议。FBS 可用于 AIT 患者诊断胎儿血小板减少症、监测药物治疗的效应、并可为胎儿血小板分型。但也有研究者认为 FBS 操作存在风险，不主张进行，即使是经验丰富的医师，为了避免出血并发症，也需要进行预防性血小板输注。同时脐带穿刺取血可能会导致除出血外的其他并发症，如感染、血栓形成、早产等，一般认为取样操作后导致的出血会使患儿的死亡率会升高。

### 409. 为什么免疫性血小板减少症新生儿网织红细胞计数增高

答：单纯的自身免疫性血小板减少症性紫癜（AITP）胎儿体内的抗体只作用于血小板，使血小板计数降低，白细胞和红细胞计数不受或轻微影响，但严重的血小板减少症，导致的紫癜，潜在的内脏出血导致失血性贫血，刺激骨髓造血，可导致外周血网织红细胞增加。

### 410. 为什么产妇病史对胎儿与新生儿自身免疫性血小板减少症的诊断很重要

答：有自身免疫性血小板减少症病史（自身免疫性血小板减少性紫癜或系统性红斑狼疮引起的紫癜）妊娠妇女，可能合并胎儿和新生儿发生 AITP。如何于产前准确及时地预测新生儿血小板减少症的发生及严重程度是备受关注的问题。大量研究表明,产妇的 HLA 基因型、妊娠期内曾发生重症血小板减少症、生育过 AITP 的胎儿、脾切除病史以及母亲体内抗血小板膜糖蛋白自身抗体等因素可能与新生儿血小板减少症的发生有关。产妇有严重的自身免疫性疾病是重症胎儿和新生儿发生血小板减少症的一个危险因素,没有脾切除病史或妊娠期间无重症血小板减少症发生的妊娠妇女,其胎儿和新生儿发生重症血小板减少症的危险性很低,而产妇有脾切除史及母抗 GPIb-Ⅸ 自身抗体阳性有较高的概率引起 AITP。

### 411. 为什么患同种免疫性血小板减少症的胎儿出生后容易发生新生儿颅内出血和神经系统并发症

答:AIT 是新生儿发生严重颅内出血(ICH)最常见的原因,可引起胎儿和新生儿全身和中枢神经系统出血,几乎所有的 AIT 病死胎儿或新生儿都与 ICH 有关,发生于 15%~20% 的患病胎儿。45%~80% 发生在胎儿期,常遗留神经系统后遗症,如脑积水、精神发育迟滞、脑瘫等。脑室内出血最常见,但单灶、多灶、大量软组织出血病例也有出现。患儿体内血小板减少是 ICH 发生的因素之一,大多数 ICH 都伴有新生儿血小板计数 $<20\times10^9/L$。血小板降低或缺乏使血管内皮细胞的完整性受损,损害血管壁的完整性。另外免疫复合物引起内皮损害,甚至血栓形成;内皮细胞上的 HLA 系统也可能导致血管损伤,经阴道分娩时的压力也可能导致 ICH 的发生,对于发展中的血小板减少症的胎儿和新生儿,即使很小的损伤也可能导致毁灭性的血管出血。

### 412. 为什么胎儿与新生儿同种免疫性血小板减少症的血小板输注有特殊性

答:英国血液学标准委员会推荐 AIT 小儿血小板计数应维持于 $30\times10^9/L$ 以上,如果低于 $30\times10^9/L$,在高剂量的丙种免疫球蛋白治疗的同时,应输注与母亲 HPA 相合的血小板,如母亲 HPA 相容性不知,则应单采母亲的血小板,并对血小板进行洗涤,输注前进行辐照,预防输血相关性移植物抗宿主病。盲目地随机输注血小板会造成血小板输注无效,延误病情。

### 413. 为什么静脉注射提高母血中的 IgG 水平,并不能预防胎儿与新生儿自身免疫性血小板减少症的发生

答:有自身免疫性血小板减少症病史(自身免疫性血小板减少性紫癜或红斑狼疮引起的紫癜)的妊娠妇女,母体循环中的 IgG 抗血小板抗体可通过胎盘,导致胎儿与新生儿血小板减少。对于胎儿与新生儿同种免疫性血小板减少症目前尚无出生前的有效治疗方法。出生后的患儿中,轻型病例不需治疗;重症病例可择情选择大剂量丙种球蛋白和血小板输注等治疗。有研究表明,重症胎儿血小板减少症的母亲分娩前给予大剂量丙种球蛋白进行治疗,使母亲血小板明显上升,但新生儿出生后仍有重症血小板减少症,他们认为外源性的 IgG 即使大剂量提高母血中 IgG 水平的情况,也不能大量通过胎盘到达胎儿体内,预防自身免疫性血小板减少症的发生。

### 414. 为什么在亚洲人群中,由 HPA-1a 不相容引起的胎儿与新生儿同种免疫性血小板减少症并不常见

答:在对高加索人种的大型调查中显示,HPA-1a 是最常见引起 AIT 的不相容抗原,但

在亚洲人群中，由 HPA-4a 和 HPA-3a 引起的分别占到胎儿与新生儿同种免疫性血小板减少症的 80% 和 15%，中国人群中，HPA-1a 频率高达 99%，HPA-1a1b 多态性非常罕见，HPA-4 不相容及"Nak-a"是严重 AIT 的最常见形式，Nak-a 并不是多态性，而是膜糖蛋白缺失。

人类血小板表面膜糖蛋白Ⅳ（GPⅣ）命名为 Naka-1989，即 CD36，其缺乏症中亚洲人占 3%～11%，美国非洲人占 2.5%，高加索人占 0.06%。因此，亚洲人群中，由 HPA-1a 不相容引起的胎儿与新生儿同种免疫性血小板减少症不常见。

### 415. 为什么对于胎儿与新生儿同种免疫性血小板减少症第二胎受累比第一胎严重

答：母亲第一胎妊娠时，胎儿来自于父亲的抗原第一次致敏母亲的免疫系统，经历的是最初的免疫应答，初次免疫应答的速度较慢。第二胎经历的是免疫回忆应答，当第二胎来自于父亲的抗原再次致敏母亲免疫系统，免疫系统对已识别的抗原具有记忆能力，将产生更快、更强烈的免疫反应，所以胎儿与新生儿同种免疫性血小板减少症第二胎受累比第一胎严重。

（王成云　王　静）

# 第八章 特殊情况下输血

## 第一节 自身免疫性溶血的输血

### 416. 为什么会发生自身免疫性溶血性贫血

答：自身免疫性溶血性贫血（autoimmune hemolytic anemia，AIHA）是一组由于机体免疫功能紊乱，产生针对自身红细胞抗体和（或）补体并吸附于红细胞表面，导致红细胞破坏而引起的一种溶血性病症。

根据是否存在基础疾病，温、冷抗体型溶血均可分为原发性和继发性两大类。继发性AIHA 的常见基础疾病有：①温抗体型 AIHA：系统性红斑狼疮、类风湿关节炎、淋巴增殖性疾病、感染和肿瘤等；②冷抗体型 AIHA：B 细胞淋巴瘤、巨球蛋白血症、慢性淋巴细胞白血病、感染等；③阵发性冷性血红蛋白尿症：梅毒、病毒感染等。

根据红细胞抗体反应温度不同可分为：温抗体型和冷抗体型，①温抗体型：反应最适温度为 $37^\circ\text{C}$，主要为 IgG 不完全抗体，其引起温抗体型 AIHA 的靶抗原以 Rh 抗原最多见；②冷抗体型：反应最适温度 $<30^\circ\text{C}$（$0\sim4^\circ\text{C}$ 最强），低温下可以直接凝集红细胞，绝大多数为 IgM 型。

根据溶血反应发生的部位不同可分为：血管内溶血和血管外溶血。温抗体型主要导致血管外溶血，冷抗体型主要导致血管内溶血。该病多较难根治，极少数病例呈自限性。

### 417. 为什么自身免疫性溶血性贫血可继发于多种疾病

答：自身免疫性溶血性贫血的原因有很多种，大致可分为原发性及继发性。前者无基础疾病，国内外报道原发性 AIHA 占总 AIHA 患者 $40\%\sim60\%$；后者可继发于以下疾病：①血液或淋巴系统肿瘤：如慢性淋巴细胞白血病、慢性粒细胞白血病、骨髓增生异常综合征、霍奇金病、非霍奇金淋巴瘤、多发性骨髓瘤、原因不明性巨球蛋白血症等；②自身免疫性疾病：如系统性红斑狼疮、类风湿关节炎、硬皮病、溃疡性结肠炎、重症肌无力、自身免疫性甲状腺炎、低丙种球蛋白血症、异常球蛋白血症、自身免疫性肝病等；③各种微生物感染、病毒感染：如传染性单核细胞增多症、病毒性肝炎、疱疹病毒、支原体肺炎、结核、梅毒感染等；④良、恶性实体肿瘤：如卵巢皮样囊肿、卵巢畸胎瘤、卵巢腺癌、肺癌、肾癌等；⑤其他：如高谢病、皮肤型血卟啉病、硬化性胆管炎、肾移植后等。

### 418. 为什么自身免疫性溶血性贫血会产生自身抗体

答：自身免疫性溶血性贫血患者红细胞成为自身抗原，与自身抗体结合后形成抗原抗体免疫复合物，激活补体而杀伤自身红细胞。目前自身抗体产生的病因不明，包括以下几个假说：

（1）抗原变异：某些病毒、药物、化学毒物或射线等作用于造血细胞、成熟红细胞，或者红系造血基因突变，导致红细胞或全血细胞膜抗原发生变异，进而刺激机体免疫系统产生识别此类变异抗原的自身抗体，即所谓抗自身红细胞抗体。

（2）抗体产生异常：某些病理因子刺激机体的免疫系统使之发生功能紊乱或淋巴系统肿瘤，使免疫器官失去了识别自身红细胞细胞抗原的能力，进而产生自身红细胞细胞抗原的抗体。

（3）交叉免疫：某些病原微生物与人体血细胞有部分抗原成分相似，当其侵入人体后刺激机体产生交叉抗体，这些抗体可同时抗病原微生物及人的血细胞的作用。

（4）遗传因素：部分 AIHA 患者 HLA-Ⅰ类抗原中 A1、A3 及 B8 频率升高；HLA-Ⅱ类抗原 HLA-DQ6 与溶血程度呈负相关。

### 419. 为什么自身免疫性溶血性贫血会导致红细胞破坏出现溶血

答：自身免疫性溶血性贫血发生溶血机制包括：血管外溶血及血管内溶血。血管外溶血以温型抗体多见，主要是抗体与红细胞结合，使抗体的 Fc 端构型发生变化，可同时激活补体，使红细胞膜上黏附一定量的 C3b/C4b，构型发生变化的 Fc 端及 C3b/C4b 分别被单核-巨噬细胞吞噬、溶解、破坏；当破坏的红细胞量超过骨髓产生的红细胞量时，机体出现贫血征象。另外，当单核-巨噬细胞释放出较多破坏红细胞的代谢产物时，可引起胆红素代谢紊乱，发生高胆红素血症导致间接胆红素升高；当溶血反复长期发生时，刺激单核-巨噬细胞发生反应性增殖，临床上出现肝、脾肿大。血管内溶血主要为冷型抗体，且与自身红细胞在血管内结合，引起红细胞凝集，同时结合、激活补体而破坏红细胞，导致血管内溶血。

### 420. 为什么温抗体型自身免疫性溶血性贫血可按抗球蛋白试验进行分型

答：与红细胞在 30℃ 以上发生反应，最适反应温度为 37℃ 的自身抗体称为温抗体，由温抗体引起的自身免疫性溶血性贫血称为温抗体型 AIHA，以 IgG 型抗体为主。IgG 型抗体的 Fc 段与红细胞膜上黏附的 C3b/C4b，与单核-巨噬细胞上的 Fc 受体（FcR）和 C3b/C4b 受体（C3b/C4bR）特异性识别、结合，进一步被吞噬、破坏，发生血管外溶血。IgG 型温抗体又可分为 IgG1、IgG2、IgG3 和 IgG4 四个亚型。单核-巨噬细胞上的 Fc 受体也可分为 FcRⅠ、FcRⅡ、FcRⅢ，这些受体可与 IgG1 和 IgG3 结合而与其他两种亚型的 IgG 不发生反应。温抗体型 AIHA 以 IgG1 型最为常见，偶尔可见 IgM 和 IgA 型抗体。IgG 型抗体破坏程度以 IgG3 型破坏红细胞最为严重，其次是 IgG1，再次是 IgG2，IgG4 几乎不破坏红细胞。脾脏巨噬细胞无 IgM 而有 IgA 型 FcR，因此吸附有 IgA 型抗体的红细胞可在脾脏破坏，而吸附有 IgM 型不完全抗体（非凝集素）的红细胞均在肝脏破坏。

### 421. 为什么诊断温抗体型自身免疫性溶血性贫血需要临床表现与实验室检查相结合

答：温抗体型自身免疫性溶血性贫血临床表现具有多样性，需要依赖实验室检查加以诊断、治疗。通常诊断温抗体型 AIHA 依据是：①是否有血管外溶血性贫血的证据；② Coombs 试验是否阳性；③是否存在其他溶血性疾病的证据；④肾上腺皮质激素类免疫抑制剂治疗是否有效。同时符合上述 4 条即可明确诊断。若前 2 条为是，后 2 条为否，或第 1、第 4 条为是，中间 2 条为否，也可确诊。由于 Coombs 试验反应灵敏度不同，可能会影响诊断，此时应结合临床表现及其他实验室诊断，加激素治疗有效，也可有助于明确诊断。

### 422. 为什么温抗体型免疫性溶血性贫血中自身抗体可有不同免疫球蛋白类型

答：温抗体型免疫性溶血性贫血患者自身抗体大多为 IgG 型抗体，患者直接抗球蛋白试验结果为阳性，血清中的抗体在盐水介质中并不与自身或试剂红细胞起反应；另外，罕见的自身抗体是 IgA 及 IgM 抗体，大约各占 1/100，IgM 温自身抗体也可以在盐水中凝集自身红细胞。倘若有两个种类的免疫球蛋白抗体同时致敏红细胞，临床溶血表现会加重。在进行血型血清学试验时，大多数患者自身抗体无特异性，与抗体鉴定谱细胞发生凝集，即称为非特异性凝集，也可发现自身抗体与抗体鉴定谱细胞反应格局类似具有 Rh 系统某些抗体特性，后者称类抗体。

### 423. 为什么温抗体型自身免疫性溶血性贫血自身抗体具有特异性

答：温性 AIHA 的自身抗体特异性非常复杂，常规试验中可与抗体鉴定谱细胞均会出现凝集呈现阳性反应。某些反应格局类似具有 Rh 系统某些抗体特性，如 -D-、Rh$_{null}$ 个体所产生的抗体，显示出 Rh 系统广泛适应性（broad specificity）。也有部分针对 Rh 系统的单个抗原，如抗 C、c、E、e 等；偶尔可发现抗 Rh 系统以外的抗原，如抗 A、抗 Kell 抗原（抗 Kell 抗原约占 1/250）等。这种反应通常表述为具有"相关"特异性。在血清学实验中这种相关特异性常与同种抗体混淆，应予以高度重视。

### 424. 为什么 Coombs 试验在自身免疫性溶血性贫血中具有重要价值

答：Coombs 试验包含直接和间接抗球蛋白试验两种，是检测温抗体型 AIHA 的经典方法。尤其是直接抗球蛋白试验（DAT），因温抗体在体内与红细胞抗原已结合发生致敏，但并不出现凝集。然而，加入抗球蛋白试剂后才与红细胞上黏附的免疫球蛋白结合，即出现凝集反应。一般经典的 DAT 试剂包含抗 IgG 和抗 C3d 的抗人球蛋白血清，主要用于分别检测红细胞表面的 IgG 系列和（或）补体成分；而对于 IgM 和 IgA 型的自身抗体，经典 DAT 试验常为阴性。国外也有应用改良的 Coombs 试验，采用的是含有抗 IgG、IgM、IgA 和抗 C3 的广谱抗球蛋白试剂，可检测多种类型的自身抗体。进一步分型有 IgG、C3、IgM、IgA 单纯型，以及上述几种抗体两个或以上的多种组合的复合型。通常复合型抗体引起的溶血程度较单纯型抗体为重，以 IgG + IgM + C3 型最重，C3 型最轻。分型可作为临床判定疾病严重程度的依据。倘若抗体包含 IgG 型，再进行亚型分型，也可进一步判断疾病严重程度。

### 425. 为什么 Coombs 试验阴性不能排除自身免疫性溶血性贫血

答：临床上有少数患者具有 AIHA 的典型临床特征，但反复检查 Coombs 试验却为阴性。在排除试剂或操作等因素外，需考虑红细胞上结合的抗体和（或）补体分子数量过少，不能达到 Coombs 试验所能检测的阈值范围所致。一般来说用标准凝集法的 Coombs 试验阳性其红细胞表面至少具有 500 个 IgG 分子，或至少具有 60～115 个 C3 分子。某些典型溶血患者红细胞表面仅有 70～434 个 IgG 分子，由于 IgG 分子数过少导致 Coombs 试验为阴性。采用较为灵敏的检测方法如试管法,可使红细胞表面 Ig(150～200 个)和补体检出率更高。也可应用自动增强凝集技术、自动分析仪法或抗 IgG 抗体消耗试验检测,每个红细胞表面只要具有 8 个 IgG 分子就会可发生 5% 的凝集;倘若同时应用菠萝蛋白酶处理正常人"O"型红细胞,每个红细胞表面仅有 1 个 IgG 分子就会发生 5% 的反应;倘若具有 3 个 IgG 分子则可发生 50% 的凝集,其方法可提高阳性检出率。另外,应用高度浓缩红细胞洗涤液研究证实即使 IgG 分子数目在直接抗球蛋白试验阳性检测值以下,其 IgG 分子还能在细胞表面结合大量 C3 补体,故单纯 C3 型及药物等所致的 AIHA 也能被检测出阳性结果。

### 426. 为什么直接抗球蛋白试验阳性不一定会发生免疫性溶血性贫血

答:虽然直接抗球蛋白试验阳性对诊断 AIHA 具有重要价值,但也会出现假阳性结果应引起重视。在正常人群中 1/9000～1/10 000 直接抗球蛋白试验阳性而无临床溶血症状。除了 AIHA 外,直接抗球蛋白试验阳性还可见于:①因输异体血而导致同种抗体正在产生中;②新生儿溶血病中母体抗体通过胎盘致敏胎儿红细胞;③药物或药物 - 抗体复合物与红细胞相互作用;④器官移植后淋巴细胞产生一过性致敏抗体作用于红细胞,即所谓过客淋巴综合征;⑤高丙种球蛋白血症,血液循环中红细胞非特异性吸附丙种球蛋白等。

### 427. 为什么除了 Coombs 试验外,自身免疫性溶血性贫血的诊断还需其他检测手段的协助

答:温抗体型自身免疫性溶血性贫血患者除了 Coombs 试验可阳性外,还有诸多实验室检测可辅助诊断,如:① $^{51}$Cr 标记的红细胞生存时间缩短,由 120 天降至 25～32 天;②由于红细胞破坏增加导致间接胆红素增高,尿胆原增加,尿胆红素阴性;③血浆游离血红蛋白增加,血清结合珠蛋白降低或消失,出现高铁血红蛋白血症;④血细胞检查中血涂片可见球形、破碎红细胞等;⑤由于红细胞代偿性增生,患者外周血中网织红细胞明显增加,骨髓象中可见增生性骨髓象,红系增生明显,以中 / 晚幼红细胞增生为主,粒 / 红比例下降或倒置等。

### 428. 为什么温抗体型自身免疫性溶血性贫血直接与间接抗球蛋白试验可同时阳性

答:具有温自身抗体的患者,可分为以下两种情况:一种是温自身抗体或者已全部被自身红细胞吸收,血清中没有可测出游离的温自身抗体;另一种是自身红细胞对温抗体吸收饱和后,多余的自身抗体可出现在血清中。前者 Coombs 试验直接抗球蛋白试验结果为阳性,而间接抗球蛋白试验(抗体筛选)结果为阴性,自身对照是阳性,通过乙醚放散法可将自身红细胞上的抗体放散下来,再做间接抗球蛋白试验结果为阳性;后者 Coombs 试验直接、间接结果均为阳性。此时需注意患者血清中如果存在较强的温自身抗体时,温自身抗体可能掩盖同种抗体,应用自身吸收法测定同种抗体,进行自身吸收试验首先需要将自身红细胞上的自身抗体放散下来,提供体外自身抗体吸附的抗原部位。实际工作中温自身抗体的自身吸收试验操作会有一定困难,患者体内存在高强度的温自身抗体时常伴随着重度贫血,较难得到足够多的自身红细胞;况且在将红细胞上的自身抗体放散时会对红细胞有一定的损伤,从而影响后续的自身抗体吸收试验。此外,如果患者近期有输血史也不适合做自身抗体吸收试验,可改用"异体细胞吸收法"排除同种抗体。

### 429. 为什么温抗体型自身免疫性溶血性贫血患者在鉴定同种抗体时需要进行吸收试验

答：自身免疫性溶血性贫血作为一种获得性溶血性疾病，主要是由于免疫功能紊乱产生抗自身红细胞抗体，与红细胞表面抗原结合，或激活补体使红细胞加速破坏而致病。该病女性患者多于男性，以青壮年为多，其中温反应性抗体型约占80%。温型AIHA患者血清中存在的温反应性自身抗体会和任意献血者ABO同型红细胞发生凝集，可能掩盖具有临床意义的同种抗体，用自身红细胞吸收除去这类温自身抗体，可能使血清中同种抗体被检测出来。然而，在血液循环中自身红细胞致敏了自身温抗体，所以需用吸收放散法先将自身抗体解离下来，进一步吸收除去血清中游离的自身抗体，从而得到充分吸收自身抗体血清后才可鉴定血清中是否存在同种抗体以及其特异性。

### 430. 为什么在温抗体型自身抗体免疫性溶血性贫血试验中使用酶处理红细胞可以加速吸收自身抗体

答：在血液循环中自身红细胞吸收的温自身抗体能够从红细胞膜上被解离，只有暴露出的抗原才能吸收除去血清中游离的自身抗体。酶处理红细胞可以加速吸收过程。酶处理红细胞是经木瓜酶、无花果酶或菠萝酶等蛋白水解酶处理过的红细胞。蛋白水解酶可作用于红细胞表面的多糖链上，切断带有负电荷羧基团的唾液酸，从而减少红细胞表面负电荷，增强红细胞抗原与抗体的反应能力。加速温抗体型AIHA患者红细胞吸收自身抗体最有效的方法是使用二硫苏糖醇（DDT）和半胱氨酸活化的木瓜酶组合试剂（ZZAP）。ZZAP能切开结合在红细胞上的IgG及带有血型抗原的某些红细胞成分的二硫键和肽键。IgG分子经ZZAP试剂中的巯基试剂DDT处理后增加对蛋白酶消化的敏感性。当被IgG型自身抗体致敏的红细胞用ZZAP试剂处理后，IgG分子失去其完整性，并从红细胞膜上解离下来，蛋白酶的作用可增加处理后红细胞的吸收能力。

### 431. 为什么ZZAP试剂处理红细胞有一定局限性

答：ZZAP试剂（半胱氨酸活化的木瓜酶和二硫苏糖醇混合试剂）处理红细胞时，也可破坏所有Kell系统抗原和其他能被蛋白酶破坏的血型抗原，包括M、N、Fya、Fyb、S、s抗原以及LW、Gerbich、Cartwright、Domgbrock和Knops系统抗原。倘若怀疑自身抗体的特异性属于这些血型系统中的任何一种，就必须换用其他自身吸收程序，如只用1%半胱氨酸激活木瓜酶或1%无花果酶处理的自身红细胞。值得注意的是：在使用ZZAP处理红细胞前，不必洗涤红细胞；ZZAP处理的红细胞与血清混合，尤其强抗体存在时，红细胞会出现凝集，说明吸收效果好。倘若同种抗体非常强，应先将用于吸收的细胞分成3份甚至更多。倘若第一次吸收没有成功使用较高比例的细胞/血清（放散液）可以增加吸收效果。吸收用的比容红细胞应尽可能去除上清液以免稀释血清中或放散液中抗体。孵育时应轻轻摇动试管以争取最大红细胞表面接触；倘若吸收对自身抗体没有效果，可以试用没有经过处理的红细胞进行吸收。通常超过4次吸收可能减弱自身抗体反应。

### 432. 为什么磷酸氯喹放散法可应用于自身免疫性溶血性贫血的放散试验

答：磷酸氯喹放散法（CDP）是目前应用最多的放散试验方法。因为它能保持红细胞膜的完整性和抗原活性，用CDP放散试验能将吸附在红细胞表面的抗体放散下来，而红细胞膜表面上的血型抗原无明显丢失，可进行血型鉴定与交叉配血试验。倘若 CDP 方法处理的红细胞需 37℃孵育 30 分钟以上，会增加红细胞溶血，同时加速红细胞老化，部分细胞膜丢失，会使红细胞 M、$Jk^a$、$Jk^b$、Do 等抗原强度下降。

### 433. 为什么聚乙二醇可用于自身抗体合并同种抗体的检测

答：聚乙二醇（polyethylene glycol，PEG）可增强被处理红细胞的抗体吸收能力，通过谱细胞吸收可以鉴定同种抗体的特异性，它可用于自身或同种抗体的吸收。需注意倘若试使吸收用红细胞的某些抗原失活，在吸收之前红细胞可用酶处理；用于被吸收的红细胞必须彻底去除上清液，以免稀释血清中的抗体；PEG 吸收后的血清应立即进行检测，血清中的抗体会随着时间的延长而消失；第一次使用的血清在间接抗球蛋白试验中凝集强度较高时，可能需要二次吸收。

### 434. 为什么近期输注异体血的自身免疫性溶血性贫血患者不可使用酶处理红细胞作自身吸收

答：经蛋白水解酶处理后的红细胞可以增加对红细胞抗体的吸收能力。但近期输注过异体血的患者，血液循环中存在被输入的异体红细胞，可能已吸收了需要被检测的同种抗体。当使用酶技术进行处理放散原本吸收在异体红细胞上的同种抗体后，用其再次和自身血浆（血清）混合进行自身抗体吸收时，不仅会干扰自身抗体的吸收效果，还会同时吸收同种抗体，容易导致同种抗体的漏检。因此，近期有输异体血的自身免疫性溶血性贫血患者的血液样本，不可使用酶处理红细胞做自身吸收。

### 435. 为什么温型自身抗体还可用放射免疫或免疫酶标试验测定

答：自身免疫性疾病是指机体由于免疫系统功能紊乱，针对自身抗原发生免疫反应而导致自身组织损害的疾病。在免疫系统疾病中，常见自身免疫性抗体有抗核抗体、抗双链 DNA 抗体、抗组蛋白抗体、抗心磷脂抗体等。临床上针对红细胞表面抗原的自身 IgG 抗体因吸附于红细胞从而导致红细胞在网状内皮系统遭到破坏，然而其 Coombs 试验检测可为阴性，究其原因，可能是抗体量较少或 Coombs 试验灵敏度不够，此时应用放射免疫或免疫酶标试验可在患者的血清中检测到自身抗体。

**（李志强　朱长太　徐文皓　黎勤云　高宗帅　李丽玮　蔡晓红）**

## 第二节　药物介导的溶血性贫血

### 436. 为什么某些药物会导致溶血性贫血

答：由药物引起的溶血性贫血称为药物介导的溶血性贫血。根据 2014 年美国输血相关杂志发表文章，已明确 300 多种药物可致溶血性贫血发生。WHO 药物不良反应国际监督调查研究中心估计：药物介导的溶血性贫血占药源性血液系统不良反应的 10%。其中急性溶血病情重，可危及生命。按照发病机制，药物介导的溶血性贫血可分为三类，即药物氧化性溶血、药物免疫性溶血和药物非免疫性溶血。随着药物品种、用药人数日益增多，药物介导的溶血性贫血病例报道会越来越多。

### 437. 为什么药物会引起免疫性溶血性贫血

答：1953 年由 Snapper 等报道 3 例患者因口服美芬妥而导致免疫性溶血性贫血伴全血细胞减少，停药后溶血症状随即消失。以后又陆续报道许多药物可引起直接抗球蛋白试验阳性并加速红细胞破坏的药物，继而引起临床高度重视。药物引起的免疫性溶血性贫血是指药物通过免疫机制对红细胞产生免疫损伤，按照免疫原理可分为四大类：半抗原型、免疫复合物型、自身抗体型及非免疫型蛋白吸附型。

### 438. 为什么甲基多巴类药物会引起免疫性溶血性贫血

答：1966 年，Worlledge 首次报道甲基多巴所致的免疫性溶血性贫血。其作用机制可能是甲基多巴改变了红细胞抗原的蛋白特性（红细胞膜固有抗原），或者阻碍了抑制性淋巴细胞的功能，或通过其他免疫调节途径产生了自身抗体，形成能与红细胞表面抗原蛋白起交叉反应的抗体，主要是 IgG 型，即自身抗体型。临床发现患者在口服甲基多巴治疗后 3～6 个月或半年后，发生无症状的抗球蛋白试验阳性者高达 15%。停用该药后半年至 1 年抗球蛋白试验转为阴性。而服用甲基多巴导致溶血性贫血发生者只占 1% 左右，贫血多为轻度至中度，这是由于 IgG 吸附的红细胞在脾脏内被吞噬细胞所破坏。贫血程度与服用剂量无关，直接抗球蛋白试验显示抗 IgG 阳性，抗 C3 多为阴性。

### 439. 为什么应该重视药物介导的溶血性贫血

答：因为药物介导的溶血性贫血临床表现多样，发病机制种类繁杂，临床上不易及时发现，容易耽误患者诊治，甚至误诊。因此，临床医师需要提高专业知识，对患者应用药物时，须注意药物的毒副作用、几种药物合用的功效及副作用可能叠加，以及患者自身体质特点等。如 G-6-PD 缺乏者禁用氧化还原作用强的药物，如磺胺、伯氨喹、对氨水物酸类等药物。另外，患者倘若服用氧化剂类或接触樟脑丸等引起溶血的个人史或家族史，应禁用相关类药物。

### 440. 为什么抗球蛋白试验在诊断药物介导的免疫性溶血性贫血中具有一定价值

答：抗球蛋白试验包括直接试验和间接试验，前者是检测被检红细胞上有无被不完全抗体致敏，后者是检测血清中是否存在游离的不完全抗体。在药物介导的免疫性溶血性贫血中，倘若自身抗体型，如甲基多巴，直接及间接抗球蛋白试验均为阳性；如果是半抗原型，如青霉素，一般直接抗球蛋白试验为阳性，而间接抗球蛋白试验为阴性；倘若以正常红细胞先与相关药物在 37℃孵育后再加入患者血清，间接抗球蛋白试验均可阳性。

### 441. 为什么有些药物可致 Coombs 试验阳性而无临床溶血性贫血表现

答：临床上有些药物属于非免疫性蛋白吸附型抗体。少部分使用头孢类药物，如头孢噻吩、头孢氨苄、头孢唑啉等，它们能与红细胞膜结合，使膜的抗原决定簇发生变化，从而能非免疫性地吸附蛋白质。在体外应用头孢菌素致敏的红细胞与正常血浆共同孵育，可见此种红细胞吸附了大量血浆蛋白质：包括 IgG、IgA、IgM、α1 抗胰蛋白酶、α2 巨球蛋白、C3、C4 和纤维蛋白原等。由于 β 与 γ 球蛋白被吸附，但红细胞能随意通过网状内皮系统，且不被破坏。实验室检查中仅红细胞抗球蛋白试验阳性，但无其他溶血阳性结果。严格地说，此型不属于药物引起的免疫性溶血性贫血。

### 442. 为什么药物介导的溶血性贫血患者会遇到血型鉴定及交叉配血困难

答：药物介导免疫性溶血性贫血患者由于血清中有药物性抗体，这些药物抗体会与游离在血清中的药物或者药物代谢物形成免疫复合物，后者易吸附在红细胞表面，使红细胞出现多凝集现象从而干扰 ABO 血型正反定型。一般血型鉴定要设自身对照，倘若自身对照管出现凝集，则可提示红细胞上可能存在药物抗体或自身抗体。此外，有些药物或其代谢物，如甲基多巴，通过结合红细胞，并与红细胞膜相互作用，形成由药物和细胞成分共同组成的新抗原，这种新抗原会受到自身免疫系统的攻击。另一方面，药物介导免疫性溶血性贫血患者在交叉配血时由于 DAT 阳性，导致次侧管常出现强弱不等凝集。此时可用吸收放散的方法排除自身抗体干扰。由于患者反复输血，需特别注意自身抗体是否掩盖了同种抗体可能。

### 443. 为什么药物介导的免疫性溶血性贫血患者输血不一定需要选择洗涤红细胞

答：洗涤红细胞是采用物理方式在无菌条件下将保存期内全血、悬浮红细胞等红细胞制剂使用大量静脉注射用生理盐水进行洗涤，去除绝大部分非红细胞部分，并将红细胞悬浮在生理盐水中制成的红细胞成分制剂。洗涤红细的适应证主要是应用于需输注悬浮红细液而又合并血浆蛋白过敏反应，或者有 IgA 缺乏，以及新生儿等。由于药物介导的免疫性溶血性贫血患者其体内药物抗体主要凝集自身红细胞，对异体红细胞不一定产生凝集，或有"非特异性"凝集，普通的异体悬浮红细胞含有的极少量的血浆等成分一般不会影响其输注效果。这同样也适用于温抗体型 AIHA 患者，此时应注意倘若患者具有输血史或妊娠史，需排除同种抗体的存在或者 AIHA 中自身抗体存在所谓的"效擎"抗体。

### 444. 为什么药物免疫复合物可用血清学试验进行检测

答：有些药物（如头孢菌素、青霉素等）和其相应抗体在血浆中形成的免疫复合物可以附着在红细胞膜上，这种被结合的复合物能激活补体并在体内引起红细胞溶血。通常在实验过程中，在加入药物患者的血清试管中出现凝集反应，而相应的 PBS 代替的药物对照试管中为阴性结果时，表示具有药物／抗药物反应。另外，药物／抗药物的免疫复合物能够激活补体，在体内可引起溶血。这些免疫复合物可在药物存在时，通过血清学方法检测出来，但有些药物，如诺米芬辛直接针对的是药物代谢物，而不是药物本身，此时在采用药物免疫复合物检测时其结果可能为阴性，为此，需进一步用药物代谢的免疫复合物检测，即患者所用药物的代谢物包括：血液及尿液。实际操作上需采集患者服药前即可和服药之后 1 小时与 6 小时的血样及尿样标本后进行检测；也可将血清及尿液按 1ml 分装，在 <6℃ 或更低温度下冰冻保存。

### 445. 为什么诊断药物介导的免疫性溶血性贫血，除用抗球蛋白试验外还须参考其他试验

答：药物介导的免疫性溶血性贫血的输血前检查最常遇到的问题是药物导致的直接抗球蛋白试验阳性，间接抗球蛋白试验也可呈阳性，通常为 IgG 型。药物介导的免疫性溶血性贫血除应参考抗球蛋白试验结果外，还需参考其他实验室检测项目：①加入药物检测抗体的试验，当血清不与未处理的红细胞起反应时，则需在血清中加入药物，再与红细胞反

应，或者用怀疑的药物（青霉素或头孢菌素）先处理红细胞，再与待检血清反应；②外周血的红细胞、血红蛋白减少外，可见球形细胞、嗜酸性粒细胞增多，白细胞和血小板总数增多；③血胆红素增高，以间接胆红素增高为主；④血清游离血红蛋白增高、结合珠蛋白下降等。其他辅助检查根据临床表现、症状、体征可选择加做 X 线、B 超、心电图、肝肾功能及 DIC 等有关检查。

（李志强　朱长太　徐文皓　黎勤云　高宗帅　李丽玮　蔡晓红）

# 第三节　冷凝集综合征

### 446. 为什么冷凝集素综合征患者会发生溶血性贫血

答：冷凝集素综合征是由于自身反应性红细胞凝集及冷诱导因素导致慢性溶血性贫血和微循环栓塞为特征的一组疾病，是自身免疫性溶血性贫血中的一种类型，也是最常见的溶血性贫血，占免疫性溶血性贫血的 16%～32%。可以是原发性的，也可以是继发性的，后者可见于淋巴瘤、支原体肺炎、传染性单核细胞增多症等其他疾病。冷凝集素主要为 IgM 抗体，这种冷抗体在 31℃ 以下时能与补体成分（特别是 C3 和 C4）结合而作用于自身的红细胞抗原。当红细胞循环返回至较温暖部位时，IgM 从红细胞上分离，只留下补体附着于红细胞，而补体途径的进一步激活能使红细胞发生溶血。当体表皮肤温度较低时，凝集的红细胞阻塞微循环而发生发绀（雷诺现象），可伴有较轻的溶血，从而引起贫血。

### 447. 为什么冷凝集素会激活补体而破坏红细胞

答：在低温环境下，冷凝集素综合征患者血液中具有高效价的冷凝集素能使红细胞发生凝集，并使补体与红细胞结合。当这种红细胞在血液循环中回流到身体温度较高之处，抗体与红细胞脱离，但补体仍留在红细胞表面。这些补体的活力可停止在 C3b（未激活补体）阶段而不发生溶血，但在较少的情况下，补体可依次全部被激活，导致红细胞破坏。激活补体的最适宜温度为 20～25℃。表面附有 C3b 的红细胞可以被肝脏中的巨噬细胞吞噬而被灭活。红细胞的破坏在血液循环和单核巨噬细胞系统内均可发生。

### 448. 为什么冷凝集素综合征患者三种类型抗体具有各自的特征性

答：冷凝集素综合征患者血清中存在的抗体有三种，能分别与红细胞表面上三种正常的抗原"I""i"和"SP1"（亦称"Pr"）发生反应。最多见的抗体是"抗 I"抗体，"I"抗原几乎存在于所有成人的红细胞表面，但不存在于胎儿红细胞和极少见的"I"阴性的成人红细胞上。"抗 I"抗体是完全性抗体，无论在体内或体外，在低温下均能与红细胞发生凝集反应，且在 4℃ 时最强，而在 37℃ 时不发生作用。冷凝集素综合征可分为原发性（特发性）和继发性，后者可见于白血病、恶性淋巴瘤或系统性红斑狼疮等患者，抗"I"抗体是含有单克隆 κ 型轻链的 IgM。血清 IgM 浓度常增高至约 400mg/dl，而 IgG 及 IgA 值均正常。继发于肺炎支原体属感染者抗体的滴定度常很低（1∶1000 以下），抗体也是 IgM，但含有及 λ 轻链，故是多克隆的。在传染性单核细胞增多症和部分淋巴瘤病例所见的抗体是抗"i"的，能在低温下凝集脐带血中的胎儿红细胞，但在成人中对红细胞的凝集作用极微弱。

### 449. 为什么冷凝集素综合征患者应加温采集血标本

答：由于冷凝集素综合征患者血液中含有大量 IgM 型冷自身抗体，遇冷会快速凝集，可能导致抽血过程中凝集的红细胞部分或完全堵住抽血针，使得红细胞由于机械摩擦而发生溶血，甚至无法完成患者的血样采集。即使没有明显血凝块，也可能由于红细胞凝集导致补体激活和红细胞溶血破坏，影响后续实验项目检测。因此，在采集患者血标本时，应先将注射器、吸管或其他器具适当加温，然后再采集患者血液，或者直接用抗凝采血管采静脉血。在进行标本运送时也应注意保温。

### 450. 为什么冷凝集素综合征患者需进行抗体效价测定

答：冷凝集素综合征患者临床症状的严重程度与其冷自身抗体效价高低密切相关。另外，在药物治疗过程中也可通过抗体效价监测，来判断药物疗效。通常抽取患者静脉血 5ml，置 37℃ 水浴中 1 小时后，快速离心分离血清，离心时尽量使用 37℃ 水浴套管，以减少离心时温度下降导致血清中的抗体吸附于红细胞上，影响冷自身抗体效价测定的准确性。在进行稀释操作时需注意，每个稀释度均要用吸管进行充分混匀避免高效价抗体残留在吸管内对后继稀释度的影响，使用大容量的稀释（如 0.5ml）比小容量稀释更精确。

### 451. 为什么冷凝集素综合征患者需进行自身红细胞吸收试验

答：冷凝集素综合征是由于自身反应性红细胞凝集及冷诱导因素导致慢性溶血性贫血和微循环栓塞为特征的一组疾病，是自身免疫性溶血性贫血中的一种类型。冷凝集素综合征患者可逆性的自身红细胞吸收试验对疾病的诊断具有重要意义。此外，由于冷自身抗体会干扰 ABO 血型鉴定、抗体筛查和交叉配血，掩盖血清中有临床意义的同种抗体，因此采用自身红细胞吸收除去血清中的冷自身抗体，提供合适的血清用于 ABO 反定型、抗体筛查和交叉配血等。

### 452. 为什么冷凝集素综合征患者需进行直接抗球蛋白试验

答：冷凝集素综合征患者有时会出现直接抗球蛋白试验的抗 C3 阳性，具有临床诊断意义。因此，为了与其他原因所致溶血性贫血进行鉴别，需进行直接抗球蛋白试验。通常在试验过程中应注意将患者的全血标本置 37℃ 水浴中 30 分钟，倘若出现红细胞自凝现象，用 37℃ 的生理盐水洗涤 3～5 次，待自凝现象消失后，进行常规的直接抗球蛋白试验，即先用广谱抗球蛋白试剂检测，阳性者再用抗 C3 和抗 IgG 分型试剂鉴别免疫球蛋白的类型。

### 453. 为什么冷凝集素综合征患者在进行冷凝集素试验与自身冷凝集素试验时应特别注意试验温度变化和采样类型

答：可逆性的 O 型红细胞冷凝集素试验与自身冷凝集素试验对冷凝集素综合征患者最具有诊断意义。由于实验温度与实验结果具有极强的相关性，即红细胞凝集现象在 4℃ 环境中最强，而在 37℃ 环境中则消失。因此，在进行红细胞冷凝集素试验与自身冷凝集素试验时应特别关注实验温度的变化。另外，冷凝集素综合征患者宜采集 2 份血标本，1 份抗凝标本，37℃ 采集并运送，防止冷抗体吸收到红细胞上；另 1 份不抗凝标本，置 4℃，让红细胞充分吸收冷抗体，以便使用尽量不含冷自身抗体的血清。

### 454. 为什么冷凝集素综合征诊断标准具有一定的特异性

答：冷凝集素综合征的诊断除临床具有一定特点外，往往在实验室检查方面具有一定的特异性，通常包括：Coombs 试验阳性，其原因是抗球蛋白血清与红细胞表面的 C3 补体发生反应，即抗 C3 阳性。由于有冷凝集素的作用，故本试验须在 37℃ 条件下进行，在试验前红细胞应先使用温盐水洗涤。可逆性的红细胞冷凝集素试验是最具有诊断意义，在患者的血清或血浆中加入血型相同或 O 型的正常人红细胞，在 31℃ 以下即可见到红细胞凝集，在 0~4℃ 最显著，将温度回升至 31℃ 以上甚至 37℃ 时，凝集又消失。这种可逆性的冷凝集现象可反复观察到。

### 455. 为什么冷凝集素会引起血型鉴定错误或交叉配血困难

答：血型鉴定通常在室温条件下进行，交叉配血的盐水法和聚凝胺法通常也是在室温下进行。冷凝集素综合征症状较轻的患者的血清，在 37℃ 一般不凝集自身及同种 O 型的红细胞，只有在 4℃ 或 22℃ 才显示出冷凝集素的性质。通常会干扰室温条件下的 ABO 血型鉴定和盐水介质和聚凝胺介质交叉配血。冷凝集素的凝集能力随着温度的升高而降低，低效价的冷凝集素在 37℃ 其凝集活性可消失。因此，可在 37℃ 条件下进行血型鉴定和交叉配血，以避免大多数冷凝集素对血型鉴定和交叉配血的干扰。但症状较重的冷凝集素患者，高效价的冷凝集素在 37℃ 甚至在 43℃ 仍有较强的凝集力，容易造成血型鉴定错误或交叉配血困难，应特别注意。

### 456. 为什么冷凝集素综合征患者盐水试管法血型鉴定易出现正、反定型不符

答：冷凝集素综合征患者盐水试管法血型鉴定在室温 22℃ 条件下进行实验操作，易出现正、反定型不符，可能是冷凝集素干扰血型鉴定的结果所致。通常是抽取患者血标本 5ml，立即保温分离血清与红细胞。正向定型时要消除的红细胞自凝现象后再进行定型；反向定型时患者的血清若与 ABO 血型分型试剂红细胞发生凝集，应将试管置 37℃ 水浴中 3~5 分钟后再观察结果。

### 457. 为什么冷凝集素综合征患者需输注红细胞时宜使用凝柱法进行交叉配血试验

答：冷凝集素综合征是由于自身反应性红细胞凝集及冷诱导因素导致慢性溶血性贫血和微循环栓塞为特征的一组疾病，是自身免疫性溶血性贫血中的一种类型。冷凝集素综合征患者使用微柱法进行交叉配血试验时，通常使用温盐水洗涤患者红细胞，且需要 37℃ 孵育等过程，可减少由于疾病导致红细胞凝集现象，提高实验的正确性；而试管法的实验操作通常是在室温下进行，极易产生红细胞凝集现象。

### 458. 为什么冷凝集素综合征患者交叉配血试验时需正确处理主次侧凝集现象

答：由于冷凝集素综合征患者血清中的冷自身抗体具有广泛的特异性，会与献血者同型红细胞发生凝集，掩盖具有临床意义的同种抗体导致的凝集，干扰交叉配血试验。因此，在交叉配血试验时，应尽量将其去除。倘若患者 ABO 血型鉴定无误，盐水试管法交叉配血试验主侧管中出现冷自身抗体引起的凝集时，应将患者的血清进行自身吸收后再进行交叉配血试验。若患者的红细胞有自凝现象，交叉配血试验出现次侧凝集时，可将配血管置于

37℃水浴中3～5分钟。若次侧管内的红细胞仍有凝集,用43℃的生理盐水洗涤红细胞3次后再进行交叉配血试验。

### 459. 为什么冷凝集素综合征患者需采取特殊的方法进行输血前血型血清学检测

答:一般人群中可存在低滴度的冷凝集素,其不会对输血前血型血清学检测结果有所影响。而冷凝集素综合征患者可产生高效价冷凝集素(通常在1:64以上),可干扰ABO血型鉴定和交叉配血试验等输血前血型血清学检测的结果。另外,由于冷凝集素能可逆性地附着在红细胞上,在较高的温度下又可从红细胞上放散到血清中,从而导致溶血。倘若发生溶血,必须严格控制在37℃条件下重新采集血标本,并在37℃离心分离血清。倘若实验条件允许情况下和(或)择期手术患者备血时,可使用患者自身的红细胞采用4℃吸收冷凝集素,再使用37～43℃的生理盐水反复洗涤红细胞,去除吸附在红细胞表面冷凝集素。应用已去除冷凝集素的洗涤红细胞进行血型鉴定或交叉配血、直接抗球蛋白试验。所有实验温度需在37℃条件下进行。

### 460. 为什么冷凝集素综合征患者输血时应注意环境的温度

答:与冷凝集素综合征有关的IgM冷反应性抗体,温度越低和红细胞的凝集越强。最适反应温度通常在4℃,效价常大于1000;当温度达到32℃以上时,这些抗体则很少凝集红细胞。因此,对于伴有冷凝集素效价高或自身抗体中含有抗I抗体患者,输血时需注意给患者保暖,同时输血前可以用血液加温器预热待输注的血液成分制剂。此外,输血的速度不宜太快,并在输血过程中进行密切观察,以确保输血安全。另外,也可将病房温度调至40℃。

### 461. 为什么血浆置换可治疗冷凝集素综合征

答:冷凝集素综合征患者血浆中存在大量冷自身抗体,这些抗体可结合于红细胞表面,引起红细胞的凝集,并激活补体引起红细胞破坏和溶血。通过血浆置换可暂时减少冷凝集素综合征患者血浆中冷凝集素及胆红素,迅速缓解临床症状与体征。尤其是对具有严重溶血的冷凝集素综合征患者近期效果极为明显。另外,对冷凝集素综合征患者进行血浆置换治疗时,必须注意周围环境的温度,以及仪器、管道、抗凝剂、补充液等的温度控制,以免因其温度太低影响疗效。

### 462. 为什么实验室检查可区分冷凝集素综合征和冷球蛋白血症

答:冷球蛋白血征患者与冷凝集素综合征患者临床表现极为相似,可通过实验室检查进行鉴别。冷球蛋白血症患者血中可出现冷球蛋白,它是一种不正常的血浆蛋白,大多是IgM,常见于多发性骨髓瘤、淋巴瘤、系统性红斑狼疮等疾病。冷球蛋白血症患者由于血浆黏滞性增高,一般会引起末梢血管的阻塞,可出现指端发绀。但冷球蛋白血症患者冷凝集试验和Coombs试验均阴性,而冷凝集素综合征患者两项试验均为阳性,由此可加以鉴别。

### 463. 为什么进行实验室检查可鉴别冷凝集素综合征、阵发性冷性血红蛋白尿性贫血和温抗体型自身免疫性溶血性贫血

答:冷凝集素综合征、阵发性冷性血红蛋白尿性贫血和温抗体型自身免疫性溶血性贫

血均可发生程度不同的溶血和贫血征象,临床表现相似。但阵发性冷性血红蛋白尿性贫血患者冷热溶血试验(Donath-Landsteiner test,D-L 试验)阳性,直接抗球蛋白试验可为阳性,冷凝集素试验阴性;温抗体型自身免疫性溶血性贫血患者 D-L 试验阴性,直接抗球蛋白试验阳性,冷凝集素阴性;冷凝集素综合征患者 D-L 试验阴性,直接抗球蛋白试验和冷凝集素均为阳性。由此可通过以上三项实验室检查加以鉴别。

### 464. 为什么诊断雷诺综合征需根据临床表现和实验室检查

答:雷诺综合征是由于寒冷或情绪激动引起发作性的手指(足趾)苍白、发紫然后变为潮红的一组综合征。特发性雷诺综合征可能与寒冷刺激、神经兴奋、内分泌紊乱、疲劳、感染等因素有关;继发性雷诺综合征可发生于全身性硬皮病、系统性红斑狼疮、皮肌炎或多发性肌炎、类风湿关节炎、四肢动脉粥样硬化、血栓性脉管炎、原发性肺动脉高压、创伤后等。由于部分冷凝集素综合征患者以雷诺现象为首发症状,因此应根据临床表现及实验室检查,进行雷诺综合征与冷凝集素综合征的鉴别诊断。雷诺综合征患者由于肢端动脉痉挛可出现手足发绀,但该病不一定都在寒冷季节,发生皮肤发绀前先有苍白及反应性充血,鼻尖和耳轮不发生发绀,严重者可有局部坏疽。此外,雷诺综合征患者冷凝集素试验和 Coombs 试验均阴性。

**(李志强 朱长太 徐文皓 黎勤云 高宗帅 李丽玮 蔡晓红)**

# 第四节 弥散性血管内凝血的输血

### 465. 为什么弥散性血管内凝血会引起广泛性出血

答:出血是弥散性血管内凝血(DIC)及最常见的临床表现,患者可有多部位出血倾向,如皮肤瘀斑、紫癜、咯血、消化道出血等。轻者仅表现为局部(如注射针头处)渗血,重者可发生多部位出血。在 DIC 的发生、发展过程中,由于微血管内广泛的微血栓形成,使大量血小板和凝血因子被消耗,并且消耗超过代偿性增加,使血液中凝血因子和血小板急剧减少,导致凝血障碍而引发出血;DIC 继发纤溶亢进时,活化的凝血因子Ⅻa 可激活纤溶系统,使纤溶酶原变成纤溶酶。纤溶酶既能溶解已形成的微血栓纤维蛋白凝块,引起血管损伤部位再出血,还能水解多种凝血因子和纤维蛋白原而造成低凝状态,加重出血;纤维蛋白(原)降解产物[fibrin(ogen)degradation products,FDP]是纤维蛋白(原)在纤溶酶作用下生成的多肽碎片,有抗凝血酶作用,可抑制纤维蛋白单体聚合,大部分 FDP 均能抑制血小板的黏附和聚集,加重出血。休克、栓塞、缺氧、酸中毒等使毛细血管受损,通透性增高,也可引起出血。

### 446. 为什么输血是弥散性血管内凝血的补充治疗措施

答:弥散性血管内凝血(DIC)是许多疾病发展过程中一种复杂的病理过程。在某些致病因素的作用下,血管内生成或进入血流的促凝物质过多,超过了机体防护和代偿的能力,使人体凝血和抗凝血过程出现病理性平衡失调,发生弥散性微血管内血小板聚集和纤维蛋白沉积,导致凝血因子与血小板大量消耗并继发纤溶亢进。临床上表现为广泛出血、微循环障碍、多发性栓塞及微血管性溶血等症状。基于以上 DIC 的病理特征,临床上对 DIC 的治疗措施关键在于原发病的治疗,积极治疗原发病,消除诱发因素是终止 DIC 病理生理过程的关键措施；其次，抗凝治疗和血液补充治疗，可终止血管内凝血的病理过程和补充缺失的血液成分。一般认为，在 DIC 高凝期能及时去除诱发因素，病情得到控制可不输血；如 DIC 病程进一步发展，大量的凝血因子和血小板在微血栓形成过程中被消耗，临床上表现出血症状，此时为了帮助止血功能重建，缓解出血症状，可在病因治疗和抗凝治疗的基础上及时补充各种相应的血液成分，使其恢复或接近正常水平。所以，输血治疗是 DIC 的补充治疗。

### 467. 为什么弥散性血管内凝血输血提倡成分输血

答：对弥散性血管内凝血（DIC）的治疗，尽管输血治疗作为一种替代治疗，但在大量失血、休克的 DIC 患者救治中，输血能够补充血容量，提高患者血液携氧能力；能补充各类凝血物质，改善因血小板和凝血因子消耗引起的出血。基于 DIC 病理过程的特点，输血不当会加重 DIC 病理过程的进一步恶化。因此，DIC 输血要掌握最佳的输入时机，遵循"缺什么补什么"的原则。成分输血可针对性地补充患者所缺的血液成分。输入高浓度、高纯度的血液成分制品，能迅速达到缓解临床症状的效果，并且可防止因不必要的血液成分输入而造成病情恶化。以前习惯于输全血来补充凝血物质和细胞成分，认为全血包含了所有需要的血液成分，其实全血并不全，首先全血在温度 4℃ 保存下，除红细胞外，血小板保存 12 小时丧失大部分活性，24 小时后丧失全部活性，不稳定因子（因子 V 和因子 Ⅷ）4℃ 保存 24～72 小时后就丧失 50%；同时全血中各血液成分含量都相对较低，并且随着贮存时间的延长，全血中的血小板和凝血因子功能丧失，所以试图输全血提升血小板和凝血因子来缓解出血症状效果不佳。目前，临床上输注红细胞悬液来补充红细胞以改善组织器官缺氧情况，输注血小板、新鲜冰冻血浆、冷沉淀和凝血酶原复合物来补充凝血物质以改善出血症状。

### 468. 为什么弥散性血管内凝血输血不选择陈旧库存血

答：全血和红细胞制剂输注一般适用于弥散性血管内凝血（DIC）失血过多而有显著贫血和血容量明显不足的患者，或在条件受限暂时无法得到其他血液制品时。通常情况下，DIC 输血治疗不选择陈旧库存血，其原因：

（1）库存全血和红细胞制剂中含有较高浓度的氨、钾及细胞碎屑，红细胞破坏后可释放大量 ADP 和红细胞素，ADP 具有激活血小板发生血小板凝集作用；红细胞素具有组织因子样作用，促进血凝，加重 DIC 病程。

（2）全血和红细胞制品随着贮存时间的延长，血液中的一些有效成分如 2,3-DPG 含量减少，功能丧失。贮存时间较长的血液 2,3-DPG 需要在输注后 12～24 小时才能恢复到正常水平，而 DIC 起病急，发展迅猛，需要尽快提高运氧能力，改善组织器官缺氧状况，防止因缺氧造成组织器官功能衰竭。

（3）全血在 4℃ 保存条件下血小板 24 小时后丧失全部活性，不稳定因子（因子 V 和因子 Ⅷ）在 24～72 小时后就丧失 50%，随着贮存时间的延长，全血中的血小板和凝血因子含量极其有限。目前普遍认为库存近期（7 天）的红细胞悬液其红细胞内含有较高的 2,3-DPG，且氨、钾含量不高，细胞破坏少，更适合 DIC 患者的治疗。

### 469. 为什么弥散性血管内凝血患者补充凝血因子首选新鲜冰冻血浆

答：在弥散性血管内凝血（DIC）病程进展过程中，由于大量的血小板和凝血因子被消耗,临床上表现为出血。同时继发性纤溶功能增强,大量的纤溶酶不但能降解纤维蛋白原或纤维蛋白,还能水解各种凝血因子,使凝血因子进一步减少,加剧凝血功能障碍并引起出血。为了重建止血功能,在 DIC 病因和病理过程得到控制和充分抗凝治疗的基础上适当补充凝血因子和血小板来改善出血症状。新鲜冰冻血浆是在新鲜全血采集后 6~8 小时内分离出来并在 −50℃ 下迅速冻结而成。它包含全部的凝血因子,特别是不稳定的 V 因子和 Ⅷ因子,这是全血和普通血浆所不能及的。因此,FFP 是 DIC 患者较理想的凝血因子补充制剂。FFP 中还含有丰富的抗凝血酶 -Ⅲ(AT-Ⅲ)。在 DIC 病程中,大量的凝血因子被活化,机体的防御反应使 AT-Ⅲ大量被消耗,而且肝素的抗凝治疗严重依赖 AT-Ⅲ存在,当 AT-Ⅲ血浆水平低于正常浓度的 60% 时肝素几乎不发生作用,目前国内又没有 AT-Ⅲ制剂。所以新鲜冰冻血浆作为 DIC 患者补充凝血因子的首选制剂更有利于 DIC 恢复。

### 470. 为什么冷沉淀和凝血酶原复合物在弥散性血管内凝血救治过程中被广泛使用

答:冷沉淀是新鲜冰冻血浆在 1~5℃ 下不再融解出现的白色沉淀物。它含有丰富的因子Ⅷ(FⅧ)、因子ⅩⅢ(FⅩⅢ)、血管性血友病因子(vWF)、纤维蛋白原(Fg)、纤维结合蛋白(Fn)及其他沉淀物。FⅧ具有加速 FX 的活化,形成内源性的凝血活酶。Fg 在共同凝血途径中起到重要作用,FⅩⅢ是纤维蛋白多聚体形成和稳定的重要凝血因子,Fn 可促进组织修复、抗感染和免疫调控作用。冷沉淀中 FⅧ是 FFP 中 10 倍,Fg 是血浆中的 5 倍。凝血酶原复合物(PCC)是用混合人血浆冻干制成,它含有凝血因子Ⅱ、Ⅶ、Ⅸ、Ⅹ等维生素 K 依赖性凝血因子,均为凝血所必需的重要成分。这些凝血因子的浓度是血浆中的 25 倍。弥散性血管内凝血(DIC)高凝期后进入消耗性低凝期,临床上以出血为特征,此时需要补充一些凝血因子来缓解出血症状。冷沉淀和凝血酶原复合物具有体积小的特点,可尽快足量补充凝血物质,迅速达到恢复患者凝血功能的目的,避免因大量输注全血及血浆补充凝血因子带来的循环超负荷等副作用。因此,冷沉淀和凝血酶原复合物在 DIC 救治过程中被广泛使用。

### 471. 为什么临床在抢救弥散性血管内凝血时通常联合应用 FFP、冷沉淀和血小板

答:在弥散性血管内凝血(DIC)病程进展过程中消耗了大量的凝血因子和血小板,为了帮助凝血功能的重建,在积极治疗原发病和充分抗凝的基础上补充凝血物质就成了治疗消耗性凝血障碍的重要措施之一。新鲜冰冻血浆含有新鲜全血中所有血浆蛋白和凝血因子,是高凝期之后消耗性低凝期补充多种凝血因子的首选制剂,而且 FFP 中富含有抗凝血酶(AT),它有对抗凝血酶的作用。虽然 FFP 含有全血中所有的凝血因子,但大量使用会引起循环负荷过重。冷沉淀中含有丰富的纤维蛋白原和多种凝血因子,它具有体积小、止血效果快的特点;新鲜冰冻血浆与冷沉淀同时应用能起到叠加疗效的作用,再配合含有丰富血小板的机器单采血小板的输注,使凝血过程起到相互促进和补充作用。所以在抢救 DIC 患者时,联合应用 FFP、冷沉淀和机器单采血小板,患者止血效果明显,能有效改善凝血功能,减少输血量,提高抢救成功率。

### 472. 为什么在弥散性血管内凝血出现低纤维蛋白原血症时应用新鲜冰冻血浆和(或)冷沉淀比用纤维蛋白原制品更安全

答:纤维蛋白原是止血及血块形成中至关重要的蛋白。对于出血的患者维持稳定的血

浆纤维蛋白原水平是一项重要的治疗措施。血浆纤维蛋白原最低止血浓度的阈值为1.0g/L。当实验室检测结果确定血浆纤维蛋白原浓度＜0.8g/L时应补充纤维蛋白原制品使其血浆浓度升至＞1.0g/L可达到止血目的。目前纤维蛋白原替代治疗制品包括纤维蛋白原浓缩剂、新鲜冰冻血浆和冷沉淀。纤维蛋白原浓缩剂适用于急性弥散性血管内凝血(DIC)低纤维蛋白原血症或出血极为严重者，但急性DIC低纤维蛋白原血症在给予纤维蛋白原浓缩剂时需配合抗凝药肝素应用，否则慎用。对于出血的患者，如肝素应用不当会加重出血。因此，对出血明显的DIC患者，补充纤维蛋白原最好选用新鲜冰冻血浆和(或)冷沉淀。因上述制品除了富含纤维蛋白原外，还含有其他的凝血因子，以及还含有生理性抗凝物质，如抗凝血酶(AT)、蛋白C等。所以，在DIC出现低纤维蛋白原血症时用新鲜冰冻血浆和(或)冷沉淀比用纤维蛋白原浓缩剂更安全。

### 473. 为什么治疗弥散性血管内凝血时补充血小板及凝血因子制品一般应与肝素治疗合用

答：弥散性血管内凝血(DIC)患者补充何种血液成分应根据DIC患者的原发病、出血或血栓形成的严重程度以及患者年龄等因素决定，并严格把握输血时机。一般在DIC低凝状态出血时，应在病因治疗和抗凝治疗的基础上及时补充被消耗的血小板及凝血因子，使其恢复到或接近正常人的止血水平。DIC患者输注血小板和(或)血浆制品时，通常伴用剂量不等的肝素，以改善DIC凝血障碍。

### 474. 为什么弥散性血管内凝血输血治疗中应注意监测凝血功能

答：弥散性血管内凝血(DIC)早期，凝血系统被激活后，血液凝固性增加，使得体内凝血过程及抗凝过程失去平衡，微血栓广泛沉积于微循环内。而凝血的过程中会消耗大量的凝血因子及血小板，导致继发性纤溶系统被激活，从而产生大量的纤维蛋白降解产物，既影响血小板的止血功能，又抑制纤维蛋白的聚合性，血液则从高凝状态过渡为低凝状态，从而导致广泛出血，若救治不及时或治疗失当，极易威胁患者的生命。PLT、PT、APTT、Fbg、FDP/D-D指标是常规凝血功能检查项目，国内外学者研究表明，急性DIC患者多存在PT、APTT明显延长，而PLT、Fbg明显降低，FDP/D-D明显升高，且这种升高/延长与降低与凝血功能障碍密切相关。而在DIC发生、发展的不同阶段，凝血功能的各项指标会发生动态的变化，因此成分输血过程中应注意监测凝血功能，以免因治疗不当导致人为使凝血功能恶化。

### 475. 为什么高凝期弥散性血管内凝血患者不需要输血

答：弥散性血管内凝血(DIC)是在某些严重疾病基础上，由多种诱因引起人体凝血系统激活，血小板活化，纤维蛋白沉积，大量促凝物质入血，血中凝血酶增加，表现为血液凝固性增加，进而在微循环中形成广泛微血栓。轻者不易发现，重者广泛血栓，栓塞各器官，造成相应器官功能障碍。高凝期DIC患者的血液处于高凝状态，各脏器微循环中可有不同程度的微血栓形成。在此期间，凝血时间(CT)、凝血酶原时间(PT)、活化部分凝血活酶时间(APTT)缩短，纤维蛋白原正常或增高，血小板轻度减少。通过有效的病因治疗和抗凝(肝素)处理，通常可以有效控制DIC，多不需要输血。如果患者贫血严重并存在组织供氧不足的表现，宜首选输注洗涤红细胞以改善组织供氧。一般情况下，暂时不宜输注冰冻血浆、机采血小板等血液成分，以免加重微血管血栓形成，如果确有必要，应在充分抗凝治疗的基础上进行输注。

### 476. 为什么血栓弹力图检查有助于判断弥散性血管内凝血患者的输血需求

答：弥散性血管内凝血（DIC）是机体止、凝血机制失衡的一种临床综合征。根据病理发展过程，临床将其分为高凝期、消耗性低凝期、继发性纤溶亢进期，不同病期的 DIC 治疗措施也不尽相同。血栓弹力图（TEG）能提供由凝血启动到纤维蛋白形成、血小板聚集和血凝块溶解的全部过程信息。TEG 主要参数包括：反应时间（R）、凝固时间（K）、α 角、血栓最大幅度（MA）。在 4 个指标中，已经出现 DIC 的患者，在 TEG 的检查结果指导下，对凝血因子缺乏、纤维蛋白原缺乏、血小板凝集障碍和纤溶亢进等多种原因进行鉴别。当缺乏凝血因子时，给予新鲜冰冻血浆；当缺乏纤维蛋白原时，输注新鲜冰冻血浆或冷沉淀；在血小板功能低下时，给予血小板输注治疗；当纤溶亢进时，应用抗纤溶药物等，故 TEG 检查有助于临床判断 DIC 患者的输血需求。

### 477. 为什么输血在孕产妇弥散性血管内凝血中起到重要作用

答：妊娠期可有生理性高凝状态，从妊娠 3 个月开始孕妇血液中血小板、凝血因子逐渐增加，抗凝血酶、纤溶酶原激活物减少，纤溶酶原激活抑制物增多，使血液渐趋高凝状态，到妊娠末期更明显。故产科大出血易引起弥散性血管内凝血（DIC）。产科 DIC 治疗重在去除病因，同时应早期输注机采血小板、冷沉淀物和新鲜冰冻血浆等，但注意避免循环超负荷。血制品替代治疗需要根据临床症状及实验室检查来综合考虑：①血红蛋白 <80g/L 或血细胞比容 <0.24，同时伴有临床贫血症状或活动性出血表现时，应输注红细胞悬液或全血；②血小板计数 <50×10$^9$/L，且存在明显出血时，应输注血小板；③若存在活动性出血，凝血酶原时间（PT）、活化部分凝血活酶时间（APTT）延长超过正常对照值的 1.5 倍，首选输注新鲜冰冻血浆，补充凝血因子和抗凝血酶；④ DIC 患者纤维蛋白原≤1.0g/L，可适当输注冷沉淀物或纤维蛋白原制品。

### 478. 为什么大量失血所致弥散性血管内凝血建议输注保温血液制品

答：大量失血可导致血容量不足，后者会引起组织缺氧及凝血功能障碍，其原因相当复杂。大量输注未经加热的冷冻库存血液制品，会使全身体温明显降低，加重机体的缺氧状态；同时，也会导致机体的凝血功能障碍。表现为血小板和凝血因子水平降低。因此，在大量输血时采取积极措施使体温达到正常或接近正常，酌情按比例输入新鲜冰冻血浆、机采血小板甚至凝血因子制品。

（金燕萍　龚玮佳　曾一梅　姜晓星　戴健敏　雷　航　蔡晓红）

# 第五节　大面积烧伤的输血

### 479. 为什么烧伤患者需要输注血浆治疗

答：大面积（严重）烧伤患者，皮肤表面出现大量破溃，组织间隙液体和蛋白质通过体表渗出而不断流失到体外，与正常皮肤丢失的体液相比，烧伤患者经体表皮肤丢失的主要是蛋白质和电解质，与血浆成分基本相似。另外，皮肤烧伤早期，皮肤的屏障作用受损，容易发生细菌感染，血浆里含有部分免疫球蛋白，输入血浆后可以增加患者一定的抗感染能力，而此阶段患者的红细胞并不少，所以不要输全血，因此，大面积（严重）烧伤患者需要根据病情给予血浆输注治疗。凝血功能异常也伴随着烧伤治疗的全过程，特别是烧伤的早期，即烧伤休克期，可以考虑给予血浆配合冷沉淀输入治疗。烧伤导致的休克绝大多数为继发性休克，通常发生在烧伤后数小时或十多个小时，属低血容量性休克，此阶段主要的特点是组织间隙有效循环血量减少。烧伤休克的发生时间及严重程度与烧伤面积和烧伤深度有密切关系。烧伤面积越大，深度面积越广，休克发生越早、越严重，持续时间越长，一般为 2～3 天。所以，大面积烧伤患者的早期，由于烧伤后微循环的变化，全身毛细血管通透性增强，造成体液的大量渗出，血浆容量减少。此阶段可以给予血浆为主的胶体液作静脉复苏治疗，可以调整凝血机制，扩大血浆容量，有利于毛细血管通透性的纠正及休克的恢复。

### 480. 为什么烧伤患者需要用成分输血治疗

答：成分输血是大面积烧伤患者抢救成功的关键，而不主张大量输全血，原因是输入大量全血，特别是输入储存时间较长的库存血，血小板和不稳定凝血因子活性已损失；保存液中的抗凝剂在体内积聚，可造成机体凝血功能障碍；烧伤伴随全身感染时，细菌及其毒素使血小板生成减少或破坏增加，大剂量抗生素抑制肠道正常菌群产生维生素 K，造成凝血因子生成障碍等，故因此烧伤患者提倡成分血输注，成分输血具有浓度高、纯度高、疗效高的优点，可以最大限度地降低输血不良反应及输血后疾病的传播，节约血源。

### 481. 为什么烧伤患者使用人白蛋白制品建议在发病 24 小时后

答：人体白蛋白是在肝脏实质细胞中合成。正常人体血浆中白蛋白含量为 35～55g/L，约占血浆总蛋白含量的 60%，人血浆 80% 的胶体渗透压源自白蛋白产生。白蛋白能溶于水，能结合许多内源性和外源性化合物，与药物、营养物质的给予和疗效、解毒和抗氧化作用密切相关。还具有抗氧化和清除氧自由基、保护内皮细胞完整性等作用。烧伤后患者血清白蛋白水平低于正常，原因是烧伤后肝脏白蛋白合成功能显著下降，与烧伤后能量代谢升高和能量蛋白质供给不足以及创面大量渗出含蛋白质渗出液有关。烧伤患者白蛋白建议在初期复苏 24 小时后使用，因为烧伤 24 小时后，毛细血管完整性和细胞水肿基本恢复正常，可以输注白蛋白补充胶体，根据烧伤面积决定使用剂量，可明显降低血浆用量。

### 482. 为什么烧伤患者输注红细胞需要结合病程和病情考虑

答：烧伤特别是大面积（严重）烧伤患者输注红细胞的常见原因是：进行性出血（22%）、贫血（20%）、缺氧（13%）、心脏疾病（12%）以及其他原因（包括烧伤面积、烧伤手术）等。但输血治疗不能单纯依据血红蛋白（Hb）和血细胞比容（Hct）指标，而必须结合临床。因此烧伤患者具有特异的病理生理改变，Hb 和 Hct 随着病程及病情的变化而变化。

### 483. 为什么烧伤患者建议行限制性输血更合理

答：烧伤患者在烧伤的体液渗出期应尽快恢复良好的血液灌流，减轻组织细胞的缺血缺氧性损害，补液和输血是必要的措施。虽然血浆是目前首选用于烧伤患者的复苏液，但与晶体液相比并无确切证据显示能改善病情发展，且人工胶体液作为容量扩张剂比血浆更为安全、经济，也无引起感染和免疫并发症的危险。且大量输血存在很多并发症，如循环超负荷、稀释性凝血功能异常、枸橼酸盐中毒低钙血症、及低体温和酸碱度失衡等；输血还存在免疫抑制风险，可导致感染增多，而感染是烧伤最严重的并发症。因此对烧伤患者的输血治疗建议采取限制性输血更加合理。

### 484. 为什么烧伤患者要输注血小板治疗

答：烧伤特别是大面积（严重）烧伤患者，创面中暴露的胶原纤维可促使血小板迅速黏附、聚集、活化并消耗；单核巨噬细胞释放炎症因子增加，如前列环素等促进血小板聚集；烧伤患者由于大量输液可致稀释性血小板减少；血液浓缩，血液流动缓慢，血小板容易聚集、黏附在局部，形成微血栓等机会导致血小板计数下降。大面积烧伤患者通常在以下情况需输注血小板：①大面烧伤合并血小板减少症，血小板计数 $< 20 \times 10^9/L$，出现严重感染；②大面积烧伤合并先天性血小板功能障碍，患者手术前输注；③血小板计数 $< 50 \times 10^9/L$ 需切痂、削痂等大手术；④大量输注库存血时，每输入库存血 1600～2000ml，必须输入单采血小板 1 个单位。动态监测血小板计数变化，对烧伤患者病情观察、预后判断及指导治疗有一定的意义。

### 485. 为什么烧伤患者需要给予输注冷沉淀物

答：烧伤特别是大面积（严重）烧伤患者，应激性凝血因子生成减少和消耗性增加，合并感染，更易发生 DIC，导致凝血功能障碍。冷沉淀物因其中含有 5 种与凝血有关的重要成分，即凝血因子Ⅷ、血管性血友病因子、纤维蛋白原、纤维结合蛋白和因子ⅩⅢ，输入冷沉淀可直接提高这些凝血成分的水平，促进凝血。冷沉淀还可以在细胞表面形成坚固的网状结构，促进创伤组织的修复、愈合及肉芽再生和维持正常渗透压、减少炎症反应等多种生物学功能。冷沉淀中的纤维结合蛋白作为一种非特异性调理素，诱导巨噬细胞和成纤维细胞聚集，还可以通过其位点与胶原纤维、纤维蛋白原结合，形成富含纤维蛋白原的基质—胶原纤维—纤维蛋白复合物，有利于新皮细胞的移行生长，促进创面愈合。

### 486. 为什么烧伤患者进行液体复苏时需要考虑到晶体液和胶体液的输注比例

答：烧伤后由于组织释放的作用于血管活性物质使毛细血管通透性增加，导致血管内大量晶体液、胶体液外渗，出现组织水肿。当烧伤面积 $> 5\%$ 时即可发生低血容量性休克。扩充血容量是纠正低血容量性休克的最主要措施。早期使用晶体液对于补充丢失的细胞外液是必需的，它可以增加心搏出量，提升血压，降低周围血管的压力，增加尿量；但是在大量液体使用后可出现明显的血液稀释和血浆胶体渗透压降低现象。胶体渗透压下降可造成组织水肿和漏出液形成。因此在后续液体复苏中应该使用胶体液，以减轻重要脏器的水肿，如心脏、肺和脑等。另外胶体液也能较长时间地维持血容量。烧伤患者在晶体液复苏过程中应适当配合使用胶体液，此两种溶液都有增容和扩张细胞外液的作用。一般遵循的原则是先晶体后胶体，晶体溶液用量一般为失血量的 3～4 倍。当失血量超过总血量的 30% 时，或晶体液用量超过 3000～4000ml 后，应配合使用胶体液，晶体液与胶体液的比例为 3～4:1。

### 487. 为什么烧伤患者需要考虑给予红细胞生成素治疗

答：贫血是大面积烧伤后常见的并发症，患者烧伤整个病理过程中均有贫血现象的发生，但烧伤的不同阶段，导致贫血的原因也有所不同，但主要原因是红细胞破坏增多（包括红细胞寿命缩短）和生成减少（严重感染造成的骨髓抑制），其他原因还包括创面和手术出血（切痂或削痂时出血）等。红细胞生成素（EPO）主要生物学功能是促进红系祖细胞生成、增殖和分化，从而增加红细胞数量和血红蛋白水平，改善贫血。α- 依泊汀作为重组人红细胞生成素的产品，通过外源性 EPO 促进红细胞生成，自 1994 年被批准用于手术治疗。研究认为，EPO 可以通过抑制炎症反应和细胞凋亡，促进血管再生和生长因子释放，在急、慢性组织损伤恢复过程中发挥作用，促进创伤组织的愈合。另外，由微循环障碍及其引发的缺血再灌注损伤是烧伤的主要病理生理机制。研究表明，EPO 可以通过改善微循环灌注阻止创伤的进一步恶化。所以，临床上，常需要考虑给予烧伤患者对 EPO 治疗，但使用 EPO 时需要慎重，因为 EPO 有血栓形成的风险。

### 488. 为什么保温输血对烧伤患者尤其重要

答：在烧伤患者的输血治疗过程中，注意保温非常重要。低温状态会增加血红蛋白对氧的亲和力，导致氧释放量降低而出现缺氧症状；缺氧和低体温又影响了枸橼酸盐和乳酸盐的代谢，并刺激红细胞释放钾；血液制品输注过快（如 > 100ml/min），体温下降也加快，轻者会引起静脉痉挛，重者可引起心室停搏；低体温可能引起血小板和凝血因子功能紊乱；低体温会使凝血功能和血红蛋白的检测结果呈假性正常等。因此低温反应重在预防，且措施简单、效果明显。在临床实践中出现下列情况，如在大量输血超过 5 个单位，输血速度大于 50ml/min，手术中大面积体腔暴露患者，进行换血治疗术的新生儿；受血者体内存在较强冷凝集素；患者发生静脉痉挛，输血时针刺部位发生疼痛等，应给予输血加温处理。

### 489. 为什么烧伤患者不宜给予自身输血

答：一般来说，自身输血作为科学合理的输血手段是安全有效的。但在具体操作过程中，也需要严格掌握自身输血的适应证、禁忌证以及标准操作规程、检测手段。烧伤患者特别是大面积烧伤患者，早期即发生贫血甚至严重贫血，血小板及凝血因子大量消耗，治疗过程中体液复苏引起的血液稀释，成为预存式自身输血的禁忌证；另外，采用回收式自体输血技术存在着一个明确的缺点，就是绝大多数烧伤患者存在感染甚至大面积严重感染，即不利于术前贮存式自体输血，对术中回收式自身输血技术也受到极大的限制；烧伤患者的手术大多是切痂和（或）植皮，可回收的血液量十分有限，因此，目前认为烧伤患者不适合考虑给予自体输血。

### 490. 为什么烧伤患者术前不宜实施急性等容血液稀释，可以实施急性超容血液稀释

答：急性等容血液稀释（acute normovolemic hemodilution，ANH）为近年新兴的一种血液保护技术，ANH 是在麻醉诱导下抽出患者一定量的血液，同时按一定比例输注晶体液和胶体液，使患者处于血液稀释状态；手术中所丢失的血液为稀释性血液，术中再将放出的稀释性血液全部输回患者体内。严重烧伤早期，由于热力的作用，红细胞脆性增加，容易破裂；其后，又合并烧伤创面感染。因此，烧伤患者术前不宜实施 ANH。烧伤患者实施术前

急性超（高）容血液稀释（acute hypervolemic hemodilution，AHH）AHH 也称为急性高容血液稀释，是指在术前快速输注一定量的晶体液或胶体液而不采集自体血，术中失血用等量胶体液补充，尿液及手术视野蒸发的水分用等量晶体液补充，从而使血容量始终保持在相对高容状态。术中出血量在 800～1000ml 时，用这一技术能避免大多数异体输血，也可以达到节约用血的目的。

### 491. 为什么对烧伤休克患者要尽快进行血液保护

答：血液保护是通过改善生物兼容性、减少血液中某些成分激活，减少血液丢失、减少血液机械性破坏、应用血液保护药物和使用人工血液等各种方法，降低同种异体输血需求及其风险。对烧伤休克期患者的血液保护应尽早进行，即不失时机地尽早开始针对血流动力学方面的治疗，即及时给予相应血液制品的输注，杜绝组织缺血、缺氧的情况发生；纠正重要脏器代谢和功能的紊乱，让患者平稳度过休克期。在目前的治疗水平和医疗条件下，休克期死亡的患者已经不多，但如果休克期过渡不平稳，组织缺血、缺氧和再灌注损伤会严重削弱患者的抵御和修复能力，休克期的后继病程中合并严重全身性感染和多脏器功能衰竭的机会就会增加，而后者是当前烧伤患者死亡的主要原因。对烧伤休克患者及时有效地实施血液保护，不仅减低了死亡率，也减少了异体输血可能给患者带来的不良反应，改善患者的生存质量。

### 492. 为什么大面积烧伤患者的治疗需要注意凝血功能异常

答：严重烧伤患者由于组织损伤和应激反应，局部和全身毛细血管通透性增加，血管扩张，导致大量血浆样液体丢失，血浆容量减少，血液浓缩，血小板活化，血小板聚集和释放增强，大量微血栓形成，导致微循环障碍；此外，烧伤导致的红细胞破坏是造成血栓形成的另一重要因素。上述因素及动脉血管的炎性改变和破坏使患者早期血液呈高凝状态。高凝状态可表现为：①血管内皮细胞受损或被刺激；②血小板和白细胞被激活或功能亢进；③凝血因子水平增加或被活化；④抗凝血因子水平降低或结构异常；⑤纤溶因子水平减少或功能减弱；⑥血液黏度增加或血流减慢等。一旦发生低血容量性休克，经大量液体复苏后，凝血因子和血小板稀释性降低，血液呈稀释性低凝状态；烧伤常伴随血管内皮的损伤，释放纤维蛋白溶酶原激活物，激活纤维蛋白溶解系统。严重烧伤患者均有凝血、纤溶功能紊乱，因此监测患者的凝血状态，根据凝血状态酌情按比例输注红细胞悬液、冰冻血浆、机器分离浓缩血小板甚至凝血因子制品，将可以有效地纠正凝血障碍。

### 493. 为什么在烧伤后 24 小时内不宜输注红细胞制品

答：烧伤患者在最初几天内由创面丧失大量血浆。这时最需要补充是血浆和晶体溶液，以恢复血液总量。在烧伤后 24 小时内不宜输注红细胞，因为此时血浆丢失造成血液浓缩和黏稠度增高。烧伤期由于红细胞半存活期缩短以及侵袭性感染等因素所致的骨髓造血功能暂时受抑制，血红蛋白合成减慢，红细胞破坏加速，常可出现不同程度的贫血。烧伤后贫血，特别是早期贫血，不能单凭血红蛋白浓度来诊断。因为血液有浓缩或稀释，血液中有游离血红蛋白和变性的红细胞，两者均失去了携氧能力，不管是红细胞变性坏死，还是溶血或被吞噬，都可导致正常红细胞数量减少，有效血红蛋白浓度下降。火焰烧伤常比烫伤面积更大、深度更深，也更容易引起需要输血的贫血。

### 494. 为什么大面积烧伤患者不宜输注库存血

答：理论上，输注全血可改善血流动力学，提高携氧能力，补充血浆蛋白，维持渗透压，保持血容量，改善凝血机制，达到止血目的，改善机体代谢功能，提高免疫功能等。但随着保存时间延长，全血中的一些有效成分，如 2, 3- 二磷酸甘油酸、腺苷三磷酸、粒细胞、血小板以及不稳定的凝血因子等功能逐渐减退或丧失；而一些有害成分，如血氨、游离血红蛋白、血钾等逐渐增多。烧伤患者，由于大量液体及全血的输入，特别是输入了贮存时间较长的库存血，使凝血因子的输入相对减少，是造成出血的主要原因之一，科学合理的输血方法是成分输血，这是大面积灼伤患者抢救成功的关键措施。

### 495. 为什么烧伤患者交叉配血试验时可能出现次侧凝集现象

答：交叉配血试验可分为主侧配血和次侧配血，将献血者血清与受血者红细胞相配，称为次侧配血。大面积烧伤患者入院后积极补液抗休克和抗感染治疗，大量输注冰冻血浆和应用抗生素药物是初期有效的治疗手段；另外患者大多需要削痂或切痂植皮，所以输血是必不可少的。反复、大量输注冰冻血浆，患者体内异体血浆蛋白（包括免疫球蛋白、补体）非特异性地吸附于红细胞表面，使患者红细胞被致敏，直接抗球蛋白试验阳性，导致交叉配血次侧凝集。另外，大面积烧伤患者需抗感染，大量、长期应用头孢类抗生素也可能引起患者的直接抗球蛋白试验阳性，从而引起交叉配血试验次侧凝集。当药物作为半抗原进入人体后，经过一系列反应形成免疫复合物，通过其活化的 Fc 段成为活化补体所形成的 C3b，与红细胞黏附，在补体、单核巨噬细胞和 NK 细胞等协同下，造成这些细胞的破坏，可引起溶血性贫血。

**（徐恒仕　曾一梅　龚玮佳　姜晓星　戴健敏　蔡晓红）**

## 第六节　急性出血的输血

### 496. 为什么急性大出血患者的输血可列为紧急症

答：临床上大出血是指由动脉破裂或内脏损伤引起的大量出血的现象。患者 24 小时丢失一个血容量、3 小时丢失 50% 血容量或失血量达 150ml/min、20 分钟失血达 1.5ml/（kg•min），称为大量出血，如消化道大出血、车祸伤导致脾脏破裂大出血、孕妇产后大出血等。急性大出血具有临床发病急、出血量大、输注血液成分种类多、死亡率高等特点，大量急性出血使机体短时间内红细胞和血红蛋白大量丢失，无法满足机体对于血液和氧气的需求，不能供给心、脑、肾等脏器，继而出现头晕、乏力、心悸、恶心、血压下降或晕厥等症状，严重者可出现器官衰竭、失血性休克甚至死亡。因此，急性大出血患者的输血可列为紧急症。

### 497. 为什么急性大量出血患者需要进行输血治疗

答：急性大量出血是临床上的危重症，往往需要紧急进行输血治疗，以挽救患者生命、保护器官功能、争取手术治疗时间。急性大出血患者失血量大于 20% 的血容量，血细胞比容 <0.30 或者血红蛋白 <100g/L 时，需要输血治疗。大量急性出血使机体短时间内红细胞和血红蛋白大量丢失，红细胞携氧能力下降，无法满足机体对于血液和氧气的需求，机体缺氧会导致患者机体重要脏器功能减退或衰竭。然而，由于大量输血和输液可能造成稀释性

凝血病,而且一旦发生纠正较为困难,因此,患者输血量超过2000ml后,悬浮红细胞、新鲜冰冻血浆与机采血小板应按一定比例予以输注,防止发生稀释性凝血病。

### 498. 为什么急性大出血行输血治疗时应关注血液制品的输注温度

答:一般情况下输血不必加温,从输血科(血库)取出的血液制品是可以直接输注的。在急性大出血大量输血情况下,大量输入冷藏的血液制品可引起机体严重的低体温。低体温损坏血小板的功能和凝血因子活性,使血液的凝血功能出现障碍;低于15℃易造成血管痉挛;低体温妨碍枸橼酸盐代谢,引起低血钙;低体温使血管内红细胞与氧离子结合力增强,导致组织缺氧。因此,在输血前尽量对冷藏的血液制品进行低温的预热。

### 499. 为什么在血液供应紧张的情况下,相容性输血需按一定原则进行

答:正常情况下,输血应输同型血,这是最基本的原则。但在血液制品紧张情况下,输血科(血库)血液制品库存不足,且采供血机构一时无法满足需求的情况下,为抢救患者生命在短时间内急需大量血液或特殊的血液成分,可采取相容性输血原则:①输注前应告知患者和(或)家属并签署特殊输血同意书;②O型红细胞可以输给任何血型患者,AB型血浆和AB型冷沉淀可以输给任何血型患者;③RhD阴性患者体内不存在抗D抗体时,可输注RhD阳性红细胞等。

### 500. 为什么急性出血患者在一定条件下可输注ABO非同型悬浮红细胞

答:急性出血患者在一定条件下可输注ABO非同型红细胞成分。通常ABO非同型红细胞成分输注遵循原则是:①患者血型为O型时,只能选O型红细胞成分;②患者血型为A型时,首选A型,其次O型红细胞成分;③患者血型为B型时,首选B型,次选O型红细胞成分;④患者血型为AB型时,首选AB型,次选A型,再选B型,最后选O型红细胞成分。通常可将主侧配血相合的O型红细胞成分输给任何血型患者,次侧配血不作要求。在输入大量O型悬浮红细胞后,能否输注与患者同型的红细胞成分应视情况而定。倘若患者原ABO血型的悬浮红细胞与新采集的患者血标本血清进行交叉配血相容,则可以输注与患者原血型相同的红细胞成分;倘若不相合时,则应继续输注O型红细胞成分。输注前应告知患者和(或)家属并签署特殊输血同意书。

### 501. 为什么急性出血患者在一定条件下可输注ABO非同型血浆或冷沉淀物

答:由于血浆的贮存期限较长,通常情况下ABO血型相同或相容的血浆均可获得。急性出血患者在ABO血型相同或相容的血浆或冷沉淀物无法获得的情况下,可遵循原则是:①患者血型为AB型时,只能选AB型血浆或冷沉淀物;②患者血型为A型时,首选A型,次选AB型血浆或冷沉淀物;③患者血型为B型时,首选B型,次选AB型血浆或冷沉淀物;④患者血型为O型时,首选O型,次选A型,再选B型,最后选AB型血浆或冷沉淀物。输注前应告知患者和(或)家属并签署特殊输血同意书。

### 502. 为什么急性出血患者在一定条件下可输注ABO非同型单采血小板

答:在紧急抢救患者生命时,发现患者血型难以判断或者血小板供应短缺的情况下,可

以选择不同血型的单采血小板输注。由于单采血小板中往往含有一定量的血浆，而血浆中含有与患者不相容的 ABO 血型系统的抗体，因此在输注单采血小板时首选 ABO 血型相同的单采血小板，其次选献血者的血浆和受血者的红细胞相容的单采血小板。在急性出血的紧急情况下，血小板输注的 ABO 血型的选择遵循原则是：①患者血型为 AB 型时，只能选 AB 型单采血小板；②患者血型为 A 型时，首选 A 型，次选 AB 型单采血小板；③患者血型为 B 型时，首选 B 型，次选 AB 型单采血小板；④患者血型为 O 型时，首选 O 型，次选 A 型，再选 B 型，最后选 AB 型单采血小板。

### 503. 为什么紧急情况下，RhD 阴性患者可输注 ABO 同型、RhD 阳性的红细胞

答：若 RhD 阴性血液制品缺乏，在无法满足供应给 RhD 阴性的大出血患者 ABO 同型 RhD 阴性的红细胞的情况下，为挽救患者生命，根据"血液相容性输注"原则，可选输注 ABO 同型、RhD 阳性的悬浮红细胞，最后考虑 O 型 RhD 阳性红细胞进行输注。通常须在与患者主侧交叉配血试验阴性情况下进行输注。RhD 阴性患者红细胞上无 RhD 抗原，血浆中无抗 RhD 抗原的抗体时可一次性输注 RhD 阳性的悬浮红细胞输注，并且不会导致迟发性溶血性输血反应。倘若几天后由于病情需再次输注红细胞时，应选择 ABO 同型、RhD 阴性悬浮红细胞进行输注。

### 504. 为什么 RhD 阴性的患者可以输注 RhD 阳性新鲜冰冻血浆或冷沉淀物

答：临床上 RhD 阴性患者的血浆输注原则是：与患者 ABO 同型的 RhD 阴性或 RhD 阳性均可输注。由于 RhD 阳性新鲜冰冻血浆或冷沉淀物采集于 RhD 阳性献血者，后者机体中不存在抗 D 抗体。因此，输注给 RhD 阴性的患者是较为安全的。另外，倘若 RhD 阳性新鲜冰冻血浆或冷沉淀物中残留有微量 RhD 阳性红细胞，其新鲜冰冻血浆或冷沉淀物存放在 −20℃ 以下，使用时 37℃ 水浴解冻后其内含微量红细胞的完整性已经破坏，后者其免疫原性极其微弱甚至消失，也就是不会刺激患者机体产生抗 D 抗体。

### 505. 为什么 RhD 阴性的患者宜输注 RhD 阴性单采血小板

答：RhD 阴性的患者急性大出血时优先选择输注 RhD 阴性的单采血小板而不选择 RhD 阳性的单采血小板，这是因为尽管血小板表面无 D 抗原，但单采血小板中仍混有一定数量的红细胞，可使患者致敏产生抗 D 抗体。尤其是 RhD 阴性育龄期妇女输注 RhD 阳性血小板，可能发生流产、死胎、新生儿溶血病，女童患者输注后成年后有同样的风险。因此，对于 RhD 阴性的孕龄期妇女和（或）女童，如果一时找不到 RhD 阴性单采血小板，不立即输血会危及患者生命，为挽救患者生命，先输 RhD 阳性单采血小板抢救，有条件者可以尽快注射抗 D 人免疫球蛋白以预防抗体的产生。

### 506. 为什么对无家属且无自主意识的急性出血患者输血须履行紧急情况下输血流程

答：为确保紧急情况下的临床用血安全，切实保障患者的权益，输血相关人员必须严格执行紧急输血管理的规定和流程。紧急输血是指患者因生命垂危等特殊情况，急需输血抢救治疗，而患者无自主意识，无法取得其意见，且短期内无法取得其近亲属（或委托授权人、法定监护人）意见下的紧急情况下的输血。对无家属且无自主意识的急性出血患者病情十

分危重，不及时输血可危及生命，本着抢救患者生命为第一原则应立即启动紧急情况下输血流程。通常是无家属签字并且无自主意识的急性出血患者的紧急输血，应报医院医疗管理职能部门备案，并记入病历。当紧急输血抢救结束后，患者恢复意识或其近亲属到场后，经治医师履行告知义务，双方须补签《输血治疗知情同意书》。

### 507. 为什么急性出血的 RhD 阴性患者输注 RhD 阳性的血液制品时应详细记录相关处置过程

答：急性出血的 RhD 阴性患者输注 RhD 阳性的血液制品时应详细记录相关处置过程，至少包括：事件发生时间、患者姓名、年龄/性别、疾病诊断、病情描述、ABO 血型及 RhD 血型、输注血液制剂种类与数量、RhD 阴性血液制品不能满足供应事实描述及何时能供应事实描述、与采供血机构联系时间及人员姓名或工号、反馈给特殊输血指导小组成员姓名、事实描述及时间等。虽然紧急情况下配合性输血是抢救患者生命的重要措施之一，也是有一定的法律依据，但是输血伴随的风险是无法避免的，详细的记录以便万一出现输血反应后进行调查时提供有效医学文书资料。

### 508. 为什么应根据出血量对急性出血性贫血患者进行相应的输血治疗

答：输血是治疗急性出血的重要措施，但伴随的输血风险不可避免，而且大量输血后又会再出现更多不良反应，临床上应掌握输血原则，严格控制输血治疗的适应范围，能够不输血治疗的，坚决不输血，能够少输血的，坚决不多输。因此，急性出血性贫血患者倘若出血量不超过血容量的 20%，血红蛋白 >100g/L，一般不需输注红细胞成分，只输晶体液扩容血容量即可；倘若失血量超过血容量的 20%，血红蛋白 <100g/L，一般在输晶体液和胶体液扩容的基础上适当输注红细胞成分；倘若患者输血量超过 2000ml 后，立刻按一定比例输注红细胞成分、新鲜冰冻血浆与单采血小板等。

### 509. 为什么失血性休克患者应高度重视液体复苏治疗

答：大量失血引起的休克称为失血性休克，后者常见于创伤引起的出血、消化道大出血以及产科疾病引起的出血等。失血性休克患者应高度重视液体复苏治疗，液体复苏治疗可以恢复有效循环血容量和使血压恢复到正常水平，以保证组织和器官的血流灌注，阻止休克的进一步发展。液体复苏可以迅速补偿生理盐水或平衡盐溶液，先晶体液后胶体液。倘若液体复苏治疗效果佳，在患者血红蛋白、血小板与凝血指标较稳定的情况下，可暂缓输血治疗，后者会导致诸多输血反应与输血相关性传染病发生。反之，则需要进行输血治疗。

### 510. 为什么急性大出血的患者有时需要采用加压输血方式

答：临床上抢救危重患者及产科大出血患者，由于动脉破裂或者脏器受损，出血量很大，常常需要大量快速输血。由于患者循环衰竭，血液循环速度减慢，加之温度低，血管受到刺激容易发生痉挛，从而影响输血速度。因此，在紧急状态下，常需要采用加压输血法，输血速度可达 50～100ml/min，使血液在规定时间内快速滴入。通常所采用的加压压力 =（收缩压 + 舒张压）÷2。临床上常用的加压方法有：将血压计袖带围绕血袋，然后打气使袖带充气胀起来；把血袋卷起来用手挤压，注意血袋内空气必须很少；宜采用专门的加压输血器。

### 511. 为什么急性大出血的患者输血后15分钟应特别需要巡查

答：因ABO血型不合引起的急性输血反应通常输注后很快就会发生。因此，必须加强输血患者的输血开始的15分钟巡查，一旦发现有异常应立即停止输血。输血科人员在接到临床医师通知后应立即核对《临床输血申请单》、血袋标签和《发血单》；核对患者及献血者ABO、RhD血型，用保存于冰箱中的患者与献血者血标本及新采集的受血者血标本、血袋中剩余血标本，重测ABO、RhD血型，并进行不规则抗体筛选及交叉配血试验（盐水介质和非盐水介质）；同时采集患者血液加肝素抗凝、离心，观察血浆颜色；采集血液进行血常规、血浆游离血红蛋白含量、血清胆红素含量测定、血浆结合珠蛋白测定、直接抗球蛋白试验并检测相关抗体效价测定，如发现特殊抗体，应做进一步鉴定；留取输血不良反应后第一次尿送检，通常ABO血型不合引起的急性溶血属于血管内溶血，可出现血红蛋白尿。

（李志强　朱长太　徐文皓　黎勤云　高宗帅　李丽玮　王成云　王　静）

# 第七节　慢性贫血的输血

### 512. 为什么会发生慢性贫血

答：贫血是指外周血液在单位容积中的血红蛋白浓度、红细胞计数和（或）血细胞比容低于正常低值，以血红蛋白浓度较为重要。贫血根据失血速度分为急性贫血和慢性贫血，慢性贫血是贫血中的一部分，持续时间都在1～2个月以上，甚至长达数年。贫血常常是患者的一个症状，几乎均伴有基础性疾病。随着病情的发展，各系统性疾病均可引起贫血，如慢性肝病、慢性肾病、各种疾病所致的慢性感染、恶性肿瘤、各种原因失血等，慢性贫血一般为轻度或中度，进展较慢，贫血的症状常被基础疾病症状所掩盖。

### 513. 为什么慢性贫血的输血指征较难把握

答：慢性贫血患者一般无须紧急输血，通常原发病的治疗比单纯纠正贫血更为重要，应积极寻求贫血的原因. 针对病因进行合理有效的治疗。慢性贫血患者的贫血是缓慢发生的，多数患者通过代偿能够耐受适应血红蛋白的减低。因此，血红蛋白量和血细胞比容的高低不是决定输血的最佳指标，主要依据患者的临床症状和对贫血的临床耐受，并考虑患者的代偿机制，以及所患疾病的自然病程与存活期之间的利弊。通常无明显贫血症状者可暂不输血。而是否需要长期输血，并且血红蛋白维持在什么水平，除考虑上述因素外，还应根据患者其他实际情况决定，如年龄较轻而又无严重心肺疾病患者，因活动量大，血红蛋白可维持在比较高的水平。而年龄大、活动量相对较少的患者，血红蛋白维持在较低的水平即可，很少需要输血。但对各器官、组织严重缺氧和失代偿的重度贫血患者以及贫血严重又因其他疾病需要手术或待产的孕妇，可应用输血迅速减轻和纠正贫血，减轻机体缺氧状态、改善患者的全身状况，但输血不能消除病因和原发病。故及时查明病因，积极药物治疗比输血更重要。另外，由于全血输血危害较多，应避免输全血，对必须输血者可输注红细胞成分。

### 514. 为什么慢性贫血患者输血治疗存在误区

答：慢性贫血患者无须紧急处理，应积极寻找病因，针对病因治疗比输血更为重要，但对重度贫血患者、老年或合并心功能不全的贫血患者应输注红细胞成分。慢性贫血患者的输血,每次输入剂量和输血次数都应恰当,并非越多越好。不应等待血红蛋白降至最低,症状明显加重时才临时输血。老人、儿童和心肺功能不全的患者,输血时剂量不宜过大,还应注意输注速度,以 1~2ml/min 为宜,以免发生循环负荷过重。输血方案应基于临床评估而不仅仅是实验室血红蛋白或血细胞比容指标,过量输血或输血不足都应该避免。缺铁性贫血可补铁治疗、巨幼细胞性贫血可以补充叶酸或维生素 B$_{12}$ 以及自身免疫性溶血性贫血可采用糖皮质激素或脾切除术,对于以上能应用其他有效替代疗法纠正的贫血就不应输血。

### 515. 为什么慢性贫血患者输血治疗提倡使用悬浮红细胞而不使用全血

答:由于输血治疗慢性贫血的主要目的是减轻和纠正患者的缺氧状态,改善全身状况,输注红细胞成分便能达到这一目的。多年来临床医师习惯使用全血输血,更喜欢使用新鲜全血,认为全血很"全",红细胞可增加携氧,血浆等成分可补充营养。这是不科学的陈旧观念,应该更新。血液采集后保存在 2~8℃ 条件下,该保存条件是针对红细胞代谢规律设计的。因此,随着保存时间的延长,其他成分逐渐失去活性。保存 24 小时的全血中,白细胞、血小板、凝血因子等活性基本丧失。输注 200ml 全血和 1 个单位的悬浮红细胞具有相同的红细胞携氧能力,均可提升血红蛋白 5~10g/L,但红细胞的血容量仅为全血的一半左右。因此,对老年和小儿患者更为合适,可避免输血引发循环超负荷。悬浮红细胞制剂在制备过程中移除了大量血浆、白细胞和血小板,与全血相比更具有减少输血传播性疾病和免疫相关性输血反应等优点。

### 516. 为什么某些特殊的慢性贫血输血时应特别谨慎

答:由于某些特殊的慢性贫血的患者疾病具有某些特殊性,输血时应特别谨慎。再生障碍性贫血患者有输血指征时应输注红细胞成分,血小板计数 <20×10$^9$/L 伴有明显出血症状者,可加输注单采血小板予以纠正。自身免疫性溶血性贫血患者的输血问题应引起注意,由于这些患者机体存在抗自身红细胞的抗体,输血后易发生或加重溶血反应。因此,应尽量避免输血。具有输血指征的自身免疫性溶血性贫血患者,应在肾上腺皮质激素使用的基础上,输注交叉配血与自身对照反应等同或反应更弱的 ABO 同型红细胞成分输注;伴有免疫功能低下的贫血患者,当输注的血液中含有大量免疫活性细胞时,就有可能引发输血相关性移植物抗宿主病,这类患者的输血时应选择 γ 辐照红细胞成分等。

### 517. 为什么慢性贫血患儿在输注血液成分制品时速度相对较慢

答:儿童慢性贫血常需输血治疗的常见疾病是:珠蛋白生成障碍性贫血、再生障碍性贫血、慢性白血病等。输血的重要性在于维持正常的生长发育,避免慢性缺氧所致的心功能不全、骨骼畸形、肝脾肿大、脾功能亢进等各种并发症。由于患儿体重小,总血容量少,输血时可能加重心脏负荷。因此,应遵循"急性失血者急输,慢性失血者慢输"的原则。通常情况下,儿童每公斤体重输全血 6ml 或悬浮红细胞 4ml 可提血红蛋白约 10g/L,每次输血量以10~20ml/kg 体重为宜,输血速度应控制在 0.5~1.5ml/min。对于合并严重营养不良和心肺功能不全的患者,更应坚持少量、慢速的原则,输血量应减至每次 5~10ml/kg 体重。并将速度控制在 0.25~0.75ml/min,间隔约 24 小时待循环稳定后可反复多次输血。必要时给予利尿剂、小剂量速效洋地黄剂、吸氧等,以减少输血所致循环负荷过重的可能性。

### 518. 为什么某些疾病引起慢性贫血应尽量不输血

答：慢性贫血患者无须紧急处理，应积极寻找病因，针对病因治疗比输血更为重要。慢性贫血患者的贫血是缓缓发生的，多数患者已通过代偿能够耐受血红蛋白降低，血红蛋白及血细胞比容的高低不是决定输血的最佳指标，而要以症状为主，无明显贫血症状者可暂不输血。对于慢性贫血患者能不输血就不输血，输血本身带来的风险和副作用是无法避免的，如继发性含铁血黄素血症，甚至产生血细胞抗体等，尤其是自身免疫性溶血性贫血尽量避免输血，患者体内有自身性抗体存在，不仅破坏自身红细胞，还可以破坏外来红细胞，加重患者机体负担。并且由于红细胞在保存过程中可出现其上清液中血钾增高、血氨增高、氢离子增多等，这些物质输入患者体内，均可能会导致电解质紊乱。

### 519. 为什么慢性贫血患者在择期手术前应实施贫血风险评估与管理

答：根据 WHO 的标准，建议择期手术前患者的目标血红蛋白水平达到正常值范围，即女性 Hb≥120g/L，男性 Hb≥130g/L，推迟安排择期手术以便明确评估检测到的贫血及相关的临床合并症（如营养缺乏症、慢性肾脏疾病等），对于患者减少伤害是有益的。

倘若可能，强烈建议在手术前 28 天左右对择期手术患者检测血红蛋白水平，有充足的时间对于贫血采取一定措施促进患者的红细胞生成，比如应用铁剂、维生素 $B_{12}$、叶酸及红细胞生成素，而不是输血治疗。对于患者可能合并的营养缺乏症、慢性肾功能不全和（或）慢性炎症性疾病，强烈建议进行实验室检测以便进一步评估贫血。对于不明原因的贫血应该考虑到其他合并症的可能，必须对贫血的原因进行评估。另外，对于已经排除了和（或）治疗了营养缺乏症的贫血患者，建议应用红细胞生成素，对于大型择期手术患者被证明是有效的。红细胞生成素治疗同时给予补充铁剂对于减少异体输血是有效的。值得注意的是对于癌症或接受化疗及择期手术患者，有关应用红细胞生成素的受益风险还存在争议，应用了重组人细胞生成素后，深静脉血栓形成的危险性增加。

### 520. 为什么慢性贫血输血治疗后要进行疗效判定

答：按照《临床输血技术规范》的要求，患者在输血治疗后 24～48 小时应根据输血目的对患者进行相应的血常规和出凝血相应的实验室检测，并观察患者的病情有无好转、临床表现是否改善等，作出输血治疗后疗效判定。通过输血后疗效判定了解患者病情控制和恢复情况，有无发生输血反应。慢性贫血输血治疗后要进行疗效判定分为四个级别：痊愈、显效、好转以及无效。①痊愈：患者的临床症状和体征均消失，临床全面检测结果显示其各项指标均基本恢复正常；②显效：患者的临床症状、体征和各项指标均有显著改善；③好转：患者的临床症状、体征以及各项指标均有一定改善；④无效：患者仍有不同程度的贫血、临床症状、体征以及各项指标均无任何明显改善，实验室检测未能达到部分缓解标准。对于疗效欠佳的输血应与临床医师联系共同查找原因，尽量做到每一次输血都合理有效。

### 521. 为什么慢性贫血患者贫血越重输血速度要越慢

答：由于长期慢性贫血，引起缺氧，心脏往往受到不同程度的损伤，心肌功能较差，因而更容易发生心功能不全，可引起心绞痛、心脏扩大以及心力衰竭等。通常比一般患者更难承受由于输血带来的血容量增加而导致心脏负担。贫血越严重，输血的副作用越明显，可能会在输血后出现气短、胸闷、干咳等表现。倘若输血速度过快，在短时间内会加重心脏的负担，可能会引起心力衰竭。并且慢性贫血的患者对自身贫血状态已经形成了耐受，输血时应缓慢改变患者血容量，输注速度应控制在约 2ml/min，以观察有无输血反应及循环系统耐受情况，10～15 分钟后可适当加快输注速度，一般 200ml 血液可在 60 分钟左右输注完毕。

### 522. 为什么阵发性睡眠性血红蛋白尿患者宜输注洗涤红细胞

答：阵发性睡眠性血红蛋白尿症（paroxysmal nocturnal hemoglobinuria，PNH）是一种后天获得性红细胞膜缺陷引起的疾病，由于 1 个或几个造血干细胞经获得性体细胞 PIG-A 基因（phosphotidyl inositol glycan complementation group A）突变造成的非恶性的克隆性疾病，PIG-A 突变造成糖基磷脂酰肌醇（glycosyl phosphatidyl inositol，GPI）合成异常，导致由 GPI 锚接在细胞膜上的一组膜蛋白丢失，包括 CD16、CD55、CD59 等。临床主要表现为慢性血管内溶血，造血功能衰竭和反复血栓形成。输血治疗可以提高血红蛋白，维持组织需氧，而且能抑制红细胞生成，间接减少补体敏感的红细胞。由于悬浮红细胞在制备过程中其上清液不能完全消除补体存在，输注给阵发性睡眠性血红蛋白尿患者后可能会加重溶血。为了减少输血对患者的第二次伤害，建议输注洗涤红细胞。

### 523. 为什么珠蛋白生成障碍性贫血患者通常在单位时间内输注红细胞总量较大

答：珠蛋白生成障碍性贫血原名地中海贫血又称海洋性贫血，是一组遗传性溶血性贫血疾病。由于遗传的基因缺陷致使血红蛋白中一种或一种以上珠蛋白链合成缺如或不足所导致的贫血或病理状态。珠蛋白生成障碍性贫血通常出生或幼年时发病，输血是治疗本病的主要措施。少量输入法仅适用于中间型 α 和 β 地中海贫血，对于重型 β 地中海贫血患者应从少年起开始给予大量输血，以保证患儿主要脏器功能的发育接近正常和防止骨骼病变，通常将患儿血红蛋白维持在 130g/L 以上。但本法容易导致含铁血黄素沉着症，故应同时给予铁螯合剂治疗。另外，为了减少输血免疫反应，一般在患儿机体条件允许的情况下，采用单位时间内输注较大剂量红细胞成分。

### 524. 为什么有些慢性贫血患者宜选择去白细胞的红细胞输血

答：去白细胞红细胞的特点是绝大部分白细胞已经去除，可减少非溶血性发热输血反应、肺微血管栓塞、血小板输注无效、输血相关性免疫抑制及 HLA 同种免疫的发生，且降低了经血液传播疾病的风险，如 CMV、HIV、HTLV 等。去白细胞悬浮红细胞的适应证：①有反复输血或多次妊娠已产生白细胞或血小板抗体，引起非溶血性发热反应，或原因不明的输血发热反应的患者；②拟施行 T 细胞或器官移植的患者；③免疫缺陷或免疫抑制的患者；④预期要长期反复输血的患者，如再生障碍性贫血、白血病、骨髓增生异常综合征，可从第一次输血起尽量选用去白细胞的红细胞成分。

### 525. 为什么慢性贫血多次输血后容易产生不规则抗体

答：红细胞血型系统不规则抗体是指抗 A 抗 B 以外的抗体，常引起免疫性溶血性输血反应、新生儿溶血病或使输入的红细胞存活期缩短，不规则抗体的产生常由输血与妊娠产生，也可天然产生。由于目前输异体血相容性输血只是针对 ABO 血型和 RhD 血型的配合性输注，而不能保证除 ABO、RhD 以外的红细胞血型抗原相同，异体抗原红细胞的输入，对机体免疫刺激，不可避免地将可能发生免疫反应，产生红细胞不规则抗体。随着输血量和输血次数的增加，产生不规则抗体的概率也不断升高。在我国《临床输血技术规范》上明确指出：对具有输血史、妊娠史或交叉配血不合者应进行不规则抗体筛选。

### 526. 为什么部分慢性贫血患者会出现输血后迟发性溶血性输血反应

答：迟发性溶血性输血反应是指发生于输注血液制品 24 小时后至数日、数周或数月的输血相关性不良反应，如迟发性溶血性输血反应、输血后紫癜、输血相关性移植物抗宿主病、输血后铁超负荷等。慢性贫血患者为了维持身体状况可能需要多次输血，由于既往的输血，输入了与患者不相同的红细胞抗原，使患者处于致敏状态，最初免疫形成的抗体，随着时间的推移，将降低到这次输血前试验中检测不出的水平，故交叉配血试验结果相容。虽然输血前检测抗体筛查阴性、交叉配血试验阴性，但当患者再次输血接受相同抗原刺激后，由于免疫回忆反应，可激发患者很快产生继发性或回忆性不规则抗体，这种抗体可以破坏仍然在循环中的献血者红细胞，从而造成迟发性溶血性输血反应，导致血红蛋白持续降低。

### 527. 为什么再生障碍性贫血患者拟选择进行造血干细胞移植前后应尽量输注辐照血

答：输血相关性移植物抗宿主病主要是受血者先天性或继发性细胞免疫功能低下或受损，没有能力清除输入体内血液中的具有免疫活性的淋巴细胞，从而使其在体内植活、增殖。植活的细胞将受者的组织器官识别为非己物质，并作为靶标进行免疫攻击和破坏。再生障碍性贫血放化疗后患者免疫功能底下，发生移植物抗宿主病的概率很高。目前认为输血前对血制品进行照射，是预防 GVHD 唯一有效的方法。辐照红细胞经 25～35Gy γ 射线照射的红细胞成分，辐照处理可使红细胞成分中有免疫活性的淋巴细胞灭活，使之不能复制和分化，防止其在受血者体内植活和增殖。因此，为了提高再生障碍性贫血患者生存期，减少移植物抗宿主病的发生，对拟选择进行造血干细胞治疗前后输注血液制品均应进行辐照。

### 528. 为什么慢性再生障碍性贫血患者不建议将输血作为治疗的主要方法

答：治疗过程中输血过多一般会抑制骨髓的造血功能；同时可能还会出现输血反应，甚至会发生致命的危险。例如：发热反应和过敏反应；血型不合引发的溶血反应；大量输血或输血速度太快引起心脏负荷过重从而发生急性心力衰竭等；输血有传播病毒性疾病的危险。输血只是临时挽救患者生命的措施。因此，再生障碍性贫血患者不建议将输血作为治疗的主要方法，应在医师的指导下结合病情情况选择正确的治疗方法，减少输血的次数，以便达到较好的治疗效果。

### 529. 为什么遗传性球形红细胞增多症患者实施脾切除术后可不依赖输血治疗

答：遗传性球形红细胞增多症患者红细胞膜蛋白含量异常、不稳定或功能不全，导致膜双层脂质和骨架蛋白垂直连接的缺陷，使双层脂质不稳定，膜表面积丢失，特别是通过脾索时进一步丢失膜表面积，使红细胞变成球形。红细胞为球形其可塑性明显减低，极易在脾脏内被破坏,导致患者贫血往往会依赖输血治疗。倘若将患者脾脏切除,其红细胞不会再受到破坏,其患者就不会依赖输血治疗。

### 530. 为什么葡萄糖-6-磷酸脱氢酶缺乏症患者输血时须关注献血者的G6PD活性

答:葡萄糖-6-磷酸脱氢酶缺乏症发病原因是由于G6PD基因突变,导致该酶活性降低,红细胞不能抵抗氧化损伤而遭受破坏,引起溶血性贫血。葡萄糖-6-磷酸脱氢酶缺乏症多见于我国的南方,尤其是广东、广西较为多见。倘若献血员是存在G6PD活性低下而无临床症状,其献出的血液输注给葡萄糖-6-磷酸脱氢酶缺乏症患者疗效就会欠佳,而且有可能引起第二次溶血。因此,葡萄糖-6-磷酸脱氢酶缺乏症高发地区,给相应患者输血治疗时,宜关注献血者的G6PD活性,在条件允许的情况下,建议检测G6PD活性。

### 531. 为什么缺铁性贫血与巨幼细胞贫血患者出现临床重度贫血表现时还需考虑输血治疗

答:目前针对缺铁性贫血与巨幼细胞贫血治疗,前者硫酸亚铁与右旋糖苷铁;后者维生素$B_{12}$与叶酸,其疗效肯定且价格便宜。通常诊断为缺铁性贫血与巨幼细胞贫血患者药物治疗后临床症状很快就消失。只有当临床出现重度贫血表现时,才考虑输血治疗,通过输注红细胞成分,快速纠正贫血,改善体内缺氧状态,防止机体重要脏器的损伤。

**(李志强　朱长太　徐文皓　黎勤云　高宗帅　李丽玮　王成云　王　静)**

# 第八节　大量输血并发症

### 532. 为什么在一些特殊情况下需要进行大量输血

答:当24小时内丢失一个自身血容量;或3小时内丢失50%自身血容量;或成年人出血速度达到150ml/min;或出血速度达到1.5ml/kg且超过20分钟,往往需要大量输血。我国规定,24小时内输注血液≥1600ml为大量输血。

### 533. 为什么必须高度重视大量输血的并发症

答:由于大量输血会导致诸多并发症,主要包括:凝血功能障碍、低体温、酸碱代谢紊乱(包括酸中毒和碱中毒)、弥散性血管内凝血、输血相关性急性肺损伤、输血相关性循环超负荷、低钙血症、高钾血症、低钾血症、过敏、经血传播性疾病、非溶血性发热反应等。因此,应引起高度重视。

### 534. 为什么大量输血会导致酸碱平衡失调

答:血液在保存期过程中,由于红细胞在代谢过程中进行无氧酵解,产生大量的乳酸,同时,血液保存液中含有枸橼酸,因而会使血液呈酸性。然而大量输血后患者往往发生一过性酸中毒,常会自行纠正。这是因为只要患者肝脏功能正常,产生的乳酸可通过糖异生转化成葡萄糖,参加糖代谢;输入的枸橼酸可通过三羧酸循环生成三磷酸腺苷(ATP)、水和二氧化碳($CO_2$),使得酸中毒状况可以很快逆转。临床上失血性休克患者由于缺血、缺氧引起的代谢性酸中毒,常常被医师误以为是由于大量输血引起的酸中毒。如果大量输血后持续代谢性酸中毒，并不意味着这是由于大量输血引起的，反而表明患者低血容量仍未纠正，组织缺血、缺氧的状况未得到改善，需进一步扩容治疗。

### 535. 为什么大量输血会导致患者体温下降

答：大量输血所致的低体温主要是由于快速大量的输入库存的冷藏血，其次是由于患者大量出血，衣物很快被血液浸透，送至医院后，医师为处理伤口而尽可能多地将其衣物去除，加快了体温的丧失。当体温下降至30℃以下，可致心律失常，心搏出量减少，室性心律不齐及心搏骤停，外周血管阻力增加，血红蛋白氧离曲线左移，氧释放减少，从而导致组织缺氧；低体温时血小板和凝血酶活性下降可出现凝血障碍；同时，低温时肝脏不能代谢枸橼酸和枸橼酸盐，常常导致低血钙；低温还可增加红细胞变形，影响正常凝血功能，引起静脉痉挛，导致输血困难。为了防止大量输血所导致的低体温以及低体温并发症，应对患者采取适当的保温措施，可以在输血侧静脉、肢体、头部、大血管等处，用热水袋加温。条件允许的情况下，应事先加温血液，温度控制在32℃，不可超过37℃。

### 536. 为什么大量输血会导致高钾血症

答：大量输血后可发生高钾血症是由于血液随着保存期延长，红细胞膜上维持钾钠平衡的 $Na^+/K^+$-ATP 泵发生障碍，细胞内钾外出，使血钾水平升高。血钾水平通常会升高到 30～40mmol/L。当严重创伤、休克时肾上腺素分泌增加，肝糖原分解，钾离子自肝细胞内释出，肾排钾功能减退。倘若患者伴有酸中毒和广泛软组织损伤更易出现血钾升高，当患者血钾高到 10mmol/L 时，即可以发生心室纤颤，引起患者猝死。故大量输血时必须注意可能出现的高血钾症状。然而，倘若输血速度不超过 100～150ml/min，很少发生严重的高钾血症。

### 537. 为什么大量输血所致高钾血症须紧急处置

答：由于高钾血症可导致患者出现严重心律失常甚至死亡。因此，当患者出现高钾血症应紧急处置，包括：立即停止输血。可给予 5% 碳酸氢钠 100～250ml 快速静脉滴入，10% 葡萄糖加胰岛素静脉滴注（3～4g 葡萄糖加入 1U 的普通胰岛素），或者在心电图的监视下静脉缓慢注射 10% 葡萄糖酸钙 10ml 与 25% 葡萄糖 40ml 混合液。聚苯乙烯磺酸钠离子交换树脂（环钠树脂）25～50g 加入温水或 25% 山梨醇溶液 100～200ml 保留灌肠，时间 0.5～1 小时，每日 2～3 次。也可行腹膜透析或者血液透析等。

### 538. 为什么大量输血会导致枸橼酸盐中毒

答：通常情况下，库存全血或悬浮红细胞的保存液中含有枸橼酸盐，在大量快速输入库存全血或悬浮红细胞时可导致枸橼酸盐中毒，过量的枸橼酸盐还可以与受血者血液中的钙形成螯合物，使血液 $Ca^{2+}$ 水平降低，可能导致低钙血症。临床上可出现麻木、手足抽搐、心律失常等症状。对于大量输血后一旦出现的枸橼酸盐中毒症状，应立即减慢或停止输血，可静脉缓慢推注葡萄糖酸钙。对于输注洗涤红细胞的患者不必预防性补钙治疗。

### 539. 为什么大量输血会导致凝血功能障碍

答：据文献报道输血量大于 2500ml 患者可能会有出血倾向；输血量大于 5000ml 约 1/3

的患者有出血倾向；输血量达 7000ml 时患者必定会发生出血。大量输血导致凝血功能障碍主要因为大量输血时发生稀释性血小板减少和（或）稀释性凝血因子减少。在 4℃保存 24 小时后的血液中，血小板几乎全部失活，血浆中不稳定的 V、Ⅷ因子随着保存时间的延长逐渐减少。大量输注库存血会使血浆凝血酶原时间（PT）、血浆活化部分凝血活酶时间（APTT）延长，出现凝血功能下降。大量输血又可导致患者低体温，后者又会使血小板和凝血酶活性进一步下降，加剧凝血功能障碍。

### 540. 为什么大量输血后须严密观察凝血相关指标

答：由于大量输血会导致凝血功能障碍。倘若大量输血后出现有不明原因的出血倾向，如手术伤口或创面渗血不止、黏膜出血、皮肤大面积瘀斑、引流的血液不易凝固等，应该考虑是否为大量输血引起的凝血障碍。应迅速进行血小板计数检测、血浆活化部分凝血活酶时间（APTT）、血浆凝血酶原时间（PT）、血浆纤维蛋白原（Fib）等实验室检测判断出血原因。当 PT 和（或）APTT 大于正常值的 1.5～2.0 倍、血小板计数 $<50×10^9/L$ 时，须考虑及时补充新鲜冰冻血浆与血小板等。

### 541. 为什么大量输血患者应加强实验室检测

答：大量输血倘若不按一定比例进行有效成分输血，极易导致凝血功能障碍与血小板低下。因此，应对大量输血患者进行实验室相关指标监测。早期复苏的同时采集血液样本，并贴上患者的标识，派专人迅速送到输血科和检验科。输血科进行输血前相容性试验包括 ABO 血型正反定型、RhD 血型鉴定、抗体筛查和交叉配血；检验科进行输血前病原学检测、凝血功能检测包括凝血酶原时间、活化部分凝血活酶时间、纤维蛋白原浓度、国际标准化比值、血栓弹力图、血常规、生化检测和动脉血气分析等，成分输血后选择性重复检测。当成人连续输注悬浮红细胞≥15～18 单位，或输注悬浮红细胞≥0.3 单位 / 千克时，应立即检测血小板数量。当输血量≥1～1.5 倍的患者血容量时，应每隔 1～2 小时检测一次患者的血常规、常规血凝及血气相关项目，以准确反映患者体内血凝及内环境状态；手术过程中，当输液输血量达到患者 1 个血容量时，应检测 1 次患者的血常规、血凝指标，特别注意血小板、纤维蛋白原水平的变化；当体外循环手术中抗凝干预与中和肝素后均应检测患者的凝血指标；血栓弹力图也能有效反映患者的凝血和血小板情况。

### 542. 为什么各级各类医疗机构应制订紧急大量输血流程

答：为了应对大出血患者紧急大量输血，各级各类医疗机构应制订紧急大量输血流程，以确保医疗安全。

（1）紧急同型输血：对严重创伤患者进行紧急抢救时，输血科接到紧急配血样本后，应立即进行 ABO、RhD 血型鉴定和交叉配血试验，15～30 分钟内提供至少 2 单位同型配合性的红细胞成分。

（2）紧急非同型输血：特别紧急情况下，在征得患者和（或）家属的同意后可遵循相容性输血原则，选用 ABO 和 RhD 血型相容的非同型血液成分，以及时抢救患者生命。①对于 RhD 阴性的男性患者或无生育需求的女性患者，若一时无法提供 RhD 阴性的血液，且没有检测到抗 D 抗体，可输注 ABO 同型或相容性 RhD 阳性的红细胞。②对于 RhD 阴性且有生育需求的女性患者包括未成年女性，原则上先考虑 ABO 同型或相容性 RhD 阴性的红细胞。若一时无法提供 RhD 阴性的血液，且没有检测到抗 D 抗体，可先输注 ABO 同型或相容性 RhD 阳性的红细胞进行抢救；对于不立即输血就会危及生命的 RhD 抗原阴性患者，即使检测到抗 D 抗体，也应先输注 RhD 阳性红细胞进行抢救。

### 543. 为什么大量输血患者应正确输注各种血液成分

答：大出血患者在进行大量输血时，临床医师一定须注意各种血液成分输注比例。大量输血时可能需要输入的血液成分包括：红细胞、血小板、新鲜冰冻血浆和冷沉淀等。成分输注血液制品纯度高，针对性强，提高输血疗效并减少体循环负担，减少输血的不良反应和疾病的传播。倘若不注意各种血液成分输注恰当比例，就会导致稀释性血小板低下与稀释性凝血因子低下，导致患者机体出血进一步加重。

### 544. 为什么大量输血患者在输注血液制品时应输注一定剂量血小板

答：对于大量输血的患者，为了防止稀释性血小板低下，应尽早积极输注血小板。倘若患者血小板计数 <$50×10^9$/L 时，考虑输注；患者血小板在（50～100）×$10^9$/L 之间，应根据是否有自发性出血或伤口渗血决定；患者血小板计数 >$100×10^9$/L 时可以不输注。对于创伤性颅脑损伤或严重大出血多发伤的患者，血小板计数应维持在 $100×10^9$/L 以上。推荐输注的首剂量为 1 单位（治疗量）单采血小板。推荐根据血栓弹力图（TEG）参数及时调整血小板输注量，如果术中出现不可控制的渗血，或存在低体温，血栓弹力图（TEG）检测显示异常，提示血小板功能低下时，血小板输注量不受上述限制。

### 545. 为什么大量输注悬浮红细胞患者必须要输注一定剂量的新鲜冰冻血浆

答：新鲜冰冻血浆含有人体所需的稳定的和不稳定的各种凝血因子，而普通冰冻血浆只含有稳定的凝血因子。因此，大量输血患者须输注新鲜冰冻血浆。通常新鲜冰冻血浆适用于多种凝血因子缺乏、急性活动性出血及严重创伤、大出血时预防凝血因子稀释、抗华法林治疗及纠正已知的凝血因子缺乏的患者。对于大量输血的患者，为了防止稀释性凝血因子低下，应尽早积极输注新鲜冰冻血浆。

### 546. 为什么大量输血患者应及时输注纤维蛋白原和(或)冷沉淀

答：对于大量输血的患者，为了防止稀释性凝血因子低下，应尽早积极输注新鲜冰冻血浆，也可选择输注纤维蛋白原和（或）冷沉淀。大量输血患者，推荐输注的首剂量为纤维蛋白原 3～4g 或冷沉淀 10～15IU/kg。当出血明显且血栓弹力图表现为功能性纤维蛋白原缺乏或血浆纤维蛋白原低于 1.5～2.0g/L 时，推荐输注纤维蛋白原或冷沉淀。根据 TEG 参数 K 值及 α 角决定是否继续输注，紧急情况下，应使纤维蛋白原浓度至少达 1.0g/L。

### 547. 为什么大量输血时在 ABO 同型红细胞缺乏情况下可输注 O 型悬浮红细胞

答：在某些突发情况下，如大量出血引起的重度休克患者，对血液的需求量很大，在血型鉴定和交叉配血不能立即完成时或血库一时无法提供大量与患者血型相同血液的紧急情况下，可先输注经交叉配血相容的 O 型悬浮红细胞，以挽救患者生命。过去人们习惯将 O

型全血称为"万能血",事实上,这种"万能血"并不万能,不到万不得已的紧急情况下,应尽量避免使用。因为输注了大量的 O 型全血后,O 型全血中大量的抗 A 和抗 B 抗体输入患者体内,短期内再次选择同型红细胞成分输注时,可能发生急性溶血性输血反应。

### 548. 为什么大量输血时要定期补充钙剂

答:由于目前血液抗凝剂主要成分是枸橼酸与枸橼酸盐,在通常情况下,血液保存液中的枸橼酸与枸橼酸盐是为了确保血液成分不发生凝集。大量带有抗凝剂的血液成分输注给患者后,可导致枸橼酸盐中毒。过量的枸橼酸盐还可以与患者血液中的钙形成螯合物,使血液 $Ca^{2+}$ 水平降低,可能导致低钙血症,出现手足抽搐、肌肉痉挛、房性期前收缩、室性期前收缩等。因此,大量输血时必须及时补充钙剂。

### 549. 为什么大量输血时应即时评估输注情况

答:应对大量输血患者及时进行输注情况评估,及时调整血液制品的类型与剂量,已达到输血利益最大化。医院应建立紧急状态下大量输血应急会诊处置预案,相关部门应做好有效沟通。对严重创伤及紧急状态下需大量输血的患者,医院的医务处应立即组织高年资医师、麻醉科医师、血液病专家及输血科专家对伤情会诊评估,及时实施复苏与手术干预,术前停止抗凝药物或减缓抗凝药物的应用,减少术中失血;临床科室医师尽早通知检验科工作人员做相应的临床输血相关凝血指标检测并实时监测,监测项目包括血常规、血凝筛查、血气及血液生化等,经治医师对患者凝血试验检测结果须及时进行评估,结合临床情况对拟输注的血液成分及血液制品做相应调整。另外,输血科或麻醉科术前做好自体血回收准备减少异体血的使用量等。

### 550. 为什么大量输血时应特别注意各种血液制剂输注顺序

答:大出血患者在进行大量输血时,临床医师一定要注意各种血液成分输注比例与顺序,为患者提供高质量、更安全、合理和有效的输血方法。在抢救大量出血患者时,应按照晶体液、胶体液、悬浮红细胞、新鲜冰冻血浆、血小板、冷沉淀的输注顺序,合理搭配成分血液制品比例,足量输注,有效地达到补充血容量、止血、纠正贫血的急诊抢救效果。倘若不注意各种血液成分输注恰当比例与顺序,就会导致稀释性血小板低下与稀释性凝血因子低下,导致出血进一步加重。

### 551. 为什么紧急大量输血与输液后易出现血型血清学检查异常

答:大量输血尤其是非 O 型患者紧急输注 O 型悬浮红细胞后与大量输液后极易导致患者 ABO 血型正反定型不符等血型血清学检查异常,应引起高度重视。此时患者血液循环中含有大量输入的献血者的红细胞,导致 ABO 正定型出现混合凝集状态。建议应及时抽取患者的血液样本进行血型血清学检查监控,防止溶血性输血反应的发生。

**(李志强　朱长太　徐文皓　黎勤云　高宗帅　李丽玮　王成云　王　静)**

# 第九章　造血干细胞移植输血

## 第一节　不同血型移植

### 552. 为什么造血干细胞移植越来越广泛

答：造血干细胞（hematopoietic stem cell，HSC）是一个异质性的群体，具有长期自我更新的能力和分化成各类成熟血细胞的潜能，可经过增殖和定向分化为红细胞、粒细胞、血小板、单核巨噬细胞和淋巴细胞等各系成熟血细胞，保证机体的正常生理和应激需要，HSC也是目前能安全有效地用于临床移植治疗的成体干细胞。造血干细胞移植（hematopoietic stem cell transplantation，HSCT）是将他人或自己的HSC移植到体内，重建患者造血及免疫系统，进行疾病治疗的一种方法。HSCT可根据干细胞来源分为3类：①造血干细胞来自患者自身的为自体HSCT；②来自同卵双生的同胞供者为同基因HSCT；③来自非同卵双生的其他供者为异基因HSCT。HSCT常用于化疗失败或化疗无效的恶性疾病患者。除了血液系统疾病外，越来越多的非血液系统疾病成为HSCT的适应证，例如HSCT可作为乳腺癌等实体肿瘤的辅助支持治疗，或作为自身免疫性疾病以及遗传性疾病的根治方法等。

### 553. 为什么外周血是造血干细胞的最主要来源

答：外周血造血干细胞（HSC）与骨髓来源的相比，具有以下优点：①细胞数量更多，而且更容易植活；②不受供者限制；③各类并发症较轻；④年龄限制宽；⑤与自体骨髓移植相比可能含较少的肿瘤细胞；⑥造血重建较快。从外周血采集HSC，供者大部分先使用粒细胞集落刺激因子（granulocyte colony-stimulating factor，G-CSF）动员，根据外周血白细胞数或CD34$^+$细胞数的增长速度，再决定最佳采集方案（如采集日期、处理循环血容量和采集次数等）。一般自体外周血造血干细胞移植（HSCT）需要采集2～3次，而异体外周血HSCT需要采集3～5次才能达到目标剂量。供者无需麻醉和住院治疗，从而降低了相关风险。采集时通常在外周浅表较大的静脉或中心静脉建立静脉通道，通过血细胞分离机进行采集，时长3～5小时即可完成。

### 554. 为什么脐带血造血干细胞移植具有更多优点

答：脐带血干细胞（umbilical cord blood stem cells，UCB-SC）是指存在于脐带和胎盘血液中的干细胞，其主要成分是造血干细胞（HSC），可分化为各种血液细胞。UCB-SC既可用于自体或亲属的HSCT，也可用于无血缘关系的患者，取自脐血的HSC与骨髓和外周血来源的相比，有更好的增殖和自我更新能力。脐血造血干细胞移植（umbilical cord blood hematopoietic stem cell transplantation，UCB-HSCT）是目前治疗各种恶性血液系统疾病、肿瘤、遗传性疾病及免疫缺陷病等疾病的重要方法，被公认为是治疗以上疾病的有效方法之一。由于脐血中 T 淋巴细胞较原始且缺乏 T 淋巴细胞活化 / 生长因子，抗原表达弱且不成熟。研究表明，与非血缘 HSCT 相比，UCB-HSCT 后移植物抗宿主病（graft versus host disease，GVHD）尤其是慢性 GVHD 发生率较低且严重程度轻，但移植物抗白血病（graft versus leukemia，GVL）效应却并不减弱。因此，扩大了 UCB-HSCT 临床应用范围。

### 555. 为什么 HLA 配型对造血干细胞移植成功最为重要

答：主要组织相容性复合体（major histocompatibility complex，MHC）也被称为人类白细胞抗原（human leukocyte antigen，HLA）复合体，其基因位于人第 6 号染色体短臂 6p21.31，DNA 片段长度约为 4Mb，按照其在染色体上的排列分为 3 个区：HLA-Ⅰ、HLA-Ⅱ和 HLA-Ⅲ类基因区并编码相应的基因产物。其主要功能包括：①参与抗原提呈过程；②参与免疫调节；③参与 T 细胞的发育与黏膜免疫；④诱导同种免疫等。在组织或器官移植中，HLA 决定供者与受者之间相容（不排斥）还是不相容（排斥），直接关系移植的成败。目前，造血干细胞移植（HSCT）之前主要进行 HLA-Ⅰ、Ⅱ类抗原配型，即 HLA-A、HLA-B 和 HLA-DR 位点配型，供受者 HLA 相合程度直接影响移植的成功率和疗效。如果 HLA 配型不合，移植后发生移植物抗宿主病（GVHD）和宿主抗移植物反应（host versus graft reaction，HVGR）移植排斥的风险均显著增加，从而易导致移植失败。因此，移植前进行 HLA 分型和交叉配型对 HSCT 乃至几乎所有器官移植都是十分必要的。

### 556. 为什么即使 ABO 血型不合仍然可以进行造血干细胞移植

答：由于人类血型 ABO 抗原不依赖 HLA 遗传，ABO 抗原与人类白细胞抗原（HLA）两者相互独立存在，并且造血干细胞（HSC）表面不表达 ABO 抗原，故供受者 ABO 血型不合并不影响 HSC 的植活，所以 ABO 血型不合已经不是造血干细胞移植（HSCT）的主要障碍。国内外的资料均显示供受者 ABO 血型不合不影响粒系和巨核系的植活，甚至也不影响红系祖细胞的植入；对移植相关病死率及长期生存率、移植物抗宿主病（GVHD）的发生率及严重程度没有影响。因此 ABO 血型不合的异基因造血干细胞移植是安全的。目前有 15%～30% 异基因 HSCT 供受者间的红细胞 ABO 血型不同。ABO 血型不合的 HSCT 主要包括三种类型：血型主要不合（受者具有与供者红细胞起反应的抗血型抗体）、血型次要不合（供者具有与受者红细胞抗原起反应的抗血型抗体）和主次均不合。

### 557. 为什么会出现 ABO 血型不合的造血干细胞移植

答：ABO 血型不合的造血干细胞移植（HSCT）包括 ABO 血型主要不合、ABO 血型次要不合和 ABO 血型主次均不合三种类型。首先，ABO 血型主要不合是指受者体内含有针对供者红细胞 ABO 血型抗体，例如 O 型受者接受 A 型、B 型或 AB 型供者的造血干细胞（HSC）；A 型受者接受 B 型或 AB 型供者的 HSC；B 型受者接受 A 型或 AB 型供者的 HSC。其次，ABO 血型次要不合指引入外源性 ABO 血型系统抗体的 HSCT。如 AB 型受者接受 O 型、A 型或 B 型供者的 HSC；A 型受者接受 O 型或 B 型供者的 HSC；B 型受者接受 O 型或 A 型供者的 HSC。最后，ABO 血型主次均不合是指不仅受者血浆中含有抗供者红细胞 ABO 血型抗原的血型抗体，供者血浆中也存在抗受者红细胞 ABO 血型抗体。ABO 血型不合的 HSCT 会导致溶血反应，红系造血重建延迟等问题，因此移植过程必须采取相应措施降低风险。此外，ABO 血型不合的 HSCT 输血也需要把握相应原则。

## 558. 为什么需要积极应对由于 ABO 血型不合造成造血干细胞移植出现的诸多问题

答：ABO 血型不合造血干细胞移植（HSCT）可以引起以下诸多问题：①血型主要不合患者会引起红系延迟植入、并有发生纯红细胞再生障碍性贫血（pure red cell aplasia，PRCA）的风险；②血型主要不合患者发生中性粒细胞恢复延迟；③ ABO 血型不合的 HSCT 增加了移植相关微血管病（transplant related microangiopathy，TAM）发生的风险；④ ABO 血型主要和次要不合的患者均增加了移植后溶血的风险，甚至可能危及生命而影响 HSCT 的成功。临床医师必须在移植前做好患者危险评估，早期预防。根据患者具体病情采取适宜的治疗措施，谨慎选择免疫抑制剂，以求改善并长期生存。此外，ABO 血型不合的 HSCT 输血应监测围移植期受者血型抗原和血型抗体变化情况，根据相容性原则进行输血支持治疗。此外，ABO 血型不合对同种 HSCT 后血小板植入、移植物抗宿主病（GVHD）的发生、复发的影响仍待进一步研究证实。

## 559. 为什么 ABO 血型不合造血干细胞移植会出现严重的并发症

答：溶血反应（hemolytic reactions，HR）为 ABO 血型不合的造血干细胞移植（HSCT）最常见的并发症之一。当 ABO 血型主要不合时，受者血浆中针对供者红细胞的血型抗体可导致严重的同种免疫性溶血反应[即急性溶血性输血反应（acute hemolytic transfusion reaction，AHTR）和迟发性溶血性输血反应（delayed hemolytic transfusion reaction，DHTR）]；ABO 血型次要不合发生溶血可能机制是受者红细胞与输注的供者血浆中血型抗体相互作用所致；而 ABO 血型主次均不合的同种 HSCT 后上述相应溶血并发症的风险可同时存在。其次，受者体内残存的淋巴细胞或浆细胞可产生抗供者红细胞的血型抗体，从而抑制供者来源的造血干细胞红系造血导致纯红细胞再生障碍性贫血（PRCA）的发生，表现在骨髓检查提示红系原始细胞缺如，外周血红细胞和网织红细胞计数低下。HSCT 后 PRCA 的发生主要见于 ABO 血型主要不合和主次均不合者。因此，对于 ABO 血型不合 HSCT 需要采取相应的措施降低并发症发生，包括输注 O 型悬浮红细胞，严重者可进行血浆置换、应用免疫抑制剂治疗等。科学合理的血液成分输注能显著降低溶血反应的发生。

## 560. 为什么 Rh 血型不合的造血干细胞移植具有特殊性

答：Rh 阴性血型在我国比较少见，在汉族人中占 0.3%～0.4%，因此 Rh 血型不合的造血干细胞移植（HSCT）较少见；并且 Rh 血型与 ABO 血型不同，其抗 D 抗体不是"天然存在"的。Rh 血型不合的 HSCT 分为两种情况：① RhD 阳性受者接受 RhD 阴性供者的 HSCT，这类患者在移植后，由供者造血干细胞分化而来的淋巴细胞受残留在受体循环中的红细胞抗原刺激产生抗 D 抗体，继而发生迟发性溶血性输血反应（DHTR）。如果供者先前曾接触 RhD 阳性血液或妊娠而继发性产生抗 D 抗体，移植前应对移植的造血干细胞（HSC）进行去血浆处理以去除抗 D 抗体。自移植当天起这类患者在输血时应选择 RhD 阴性的红细胞。②另一种情况是 RhD 阴性受者接受 RhD 阳性供者的 HSCT，若受者体内已存在抗 D 抗体，则应输注 RhD 抗原阴性的红细胞直到间接抗球蛋白试验阴性。

### 561. 为什么 Rh 血型不合的造血干细胞移植引起的输血问题较少

答：由于 Rh 阴性血型在我国汉族人群中仅占 0.3%～0.4%，Rh 血型不合的造血干细胞移植（HSCT）发生率相对较低，真正引起的临床输血问题也较罕见。此外，抗 D 抗体不是天然抗体，而是后天免疫所产生的抗体，通常通过后天致敏产生的抗 D 抗体也相对较低。另外，一般受者移植前都进行清髓处理，其原有的淋巴细胞都已经清除，所以不会对移植物产生抗体或是移植排斥。总之，对 Rh 血型不合的 HSCT 来说，引起的溶血反应（HR）、移植物抗宿主病（GVHD）等并发症的发生率相对较低，Rh 血型不合对 HSCT 移植物的预后和生存影响远远不及 ABO 血型不合的 HSCT 引起的输血问题常见。Rh 血型不合的 HSCT 的输血原则：移植后输血，因为不存在天然抗体，早期输注 Rh 阴性的红细胞比较安全，血小板可尽量输注 Rh 阴性，如果没有血源也可以考虑输注 Rh 阳性的单采血小板。

（陈绍恒　陆元善）

## 第二节　造血干细胞移植患者特殊输血

### 562. 为什么造血干细胞移植及时输注有效血液制品是重要的支持疗法

答：造血干细胞移植（HSCT）移植前预处理（放疗和化疗），清除体内异常增生的细胞、抑制机体的免疫功能是保证移植成功的重要手段，而化疗或是放疗等预处理过程会造成骨髓严重受抑。通常情况下，供体造血干细胞（HSC）输给受体后需 2～3 周才能使造血重建，这些原因导致血细胞计数各项指标均处于低下状态。其次，骨髓移植、血栓性微血管病（TMA）、感染及药物的使用等原因使血小板功能低下，导致出血增加，表现为肠道黏膜或膀胱黏膜等出血引起失血性贫血。另外，ABO 血型不合 HSCT 造成的各种急性或迟发性的溶血会导致溶血性贫血发生。输血可以改善循环功能，增加携氧能力，提高血浆蛋白，增强免疫力和凝血功能，减少重要脏器出血发生率。因此，给予必要的成分输血支持治疗是 HSCT 成功的关键之一。输血支持疗法是在患者造血功能受抑制期的重要治疗措施，各类血液成分的科学合理应用可以有效地帮助移植患者度过围移植期，改善疾病预后转归；相反，若不能把握好输血原则，会使患者病情恶化，造成严重后果而直接导致移植失败。因此，输血支持疗法成为移植的重要治疗措施，科学合理的输血方案是 HSCT 成功的关键。

### 563. 为什么造血干细胞移植过程中输血方案的合理实施起着重要的作用

答：由于造血干细胞移植（HSCT）前常规需要用较高剂量化疗药物和射线进行清髓预处理，其前期的预处理会造成患者一定时段的"骨髓空虚"，引起外周血细胞极度低下，常会造成贫血、出血及感染的发生，使输血成为 HSCT 不可缺少的支持疗法。成分输血的不断发展及成熟，在血液病的治疗中得到广泛应用。在治疗过程中会根据目的的不同选择输注血小板、红细胞、粒细胞及冷沉淀等。HSCT 过程中输血需要结合供受者血型、受者血液中抗红细胞血型抗体水平，根据相容性原则选择合适的血液成分。此外，HSCT 患者免疫力低下，输注的所有血液制品都必须经过适当处理，如洗涤、滤除白细胞、γ 射线照射、病毒灭活等处理,降低输血反应和各类并发症发生。输血方案的合理应用直接关系到移植物是否存活并直接导致各类并发症的发生,如移植物抗宿主病(GVHD)、免疫溶血反应等。

### 564. 为什么接受 ABO 血型不合造血干细胞移植受者的 ABO 血型呈动态变化

答:ABO 血型不合同种造血干细胞移植(HSCT)是受者植入了与其 ABO 血型不同的供者造血干细胞(HSC)。15%～30% 异基因造血干细胞移植(allo-HSCT)供受者间的红细胞 ABO 血型不同。一般来说,在移植后 2 周至 3 个月内,受者骨髓及外周血红细胞和血清抗(A、B)或抗 A 或抗 B 抗体尚未完全消失,然而供者提供的 HSC 在受者骨髓归巢后已成功植活。植活 HSC 约 18 天后白细胞开始增殖,27～69 天红细胞也相继长出,至 2 个月时有部分红细胞生长发育、成熟,并释放到外周血液循环中,故受者外周血液中可见红细胞嵌合状态。红细胞抗原和抗体的消长呈动态变化,随着时间的延长,新生正常红细胞不断增多,异常红细胞逐渐减少或消失。当正常红细胞完全取代了异常红细胞时,受者临床症状完全消失,进入无病生存期,一般 5 年左右。

### 565. 为什么造血干细胞的围移植期每次输血前都必须进行血型的正、反定型

答:虽然清髓、造血干细胞移植(HSCT)以及移植物植活在不同时间点发生,但 HSCT 实际上是一个动态的、连续的过程,在这段时间内红细胞抗原和抗体的消长呈动态变化,并且存在明显个体差异,并受到各种因素影响。在围移植期对受者红细胞血型进行正反定型判定时,可表现为一种或两种血型,甚至检测不出血型。因此,对于 HSCT 患者,每次输血前必须检测红细胞 ABO 正反定型并做交叉配合试验,确定输注合适血型的血液成分,如此才能避免并发症发生,保证输血安全和提高疗效。特别是对于 ABO 血型不合的 HSCT,更需要结合 HSCT 不同时期,尤其在血型转换阶段,患者的体内抗原对应供者的 ABO 血型抗体短期内不会消失,需要监测每个患者血型转变过程中抗原、抗体的变化,根据患者实时的 ABO 血型抗体效价,权衡所选血型对造血重建及输血效果影响的利弊,制订个体化的输血策略,而且要随时根据监测结果,实时调整输血方案。

### 566. 为什么 ABO 血型不合造血干细胞移植的输血必须严格遵循输血原则

答:对于 ABO 血型不合造血干细胞移植(HSCT)的输血,需要把握患者 ABO 血型抗原和抗体变化,密切监测血型抗体滴度水平,根据血型相合与相容性输血原则,选择合适的血液成分,或者适当处理血液成分,或者对患者进行相关治疗,从而降低无效输血的发生率,避免溶血性输血反应等其他并发症发生。①对于 ABO 血型主要不合的 HSCT,造血干细胞(HSC)移植后每周要检测受者红细胞血型抗原和抗体效价,在其完全转变为供者 ABO 血型抗原前应遵从以下输血规则:红细胞血液制品的血型应与受者相同;血小板和血浆制品的血型应与供者相同。②对于 ABO 血型次要不合的 HSCT,HSC 移植后 3 周内应经常检测受者血型抗体效价并做 Coombs 试验,如果 Coombs 试验直接反应呈阳性,应给受者输注 O 型洗涤红细胞;如果没有免疫性溶血证据,可以输注与供者血型相同的悬浮红细胞或 O 型悬浮红细胞;输注与受者血型相同的血小板和血浆。③对于 ABO 血型主要不合与次要不合同时存在的 HSCT,HSC 移植后每周检测受者血型抗体效价,在其血型完全转变为供者血型前应输注 O 型悬浮红细胞,AB 型血小板、血浆。

**567. 为什么 ABO 血型不合的造血干细胞移植勿需去除供者干细胞中的红细胞和 ABO 抗体**

答:理论上,ABO 血型不合的造血干细胞移植(HSCT)时,为防止受者血清中的抗红细胞血型抗体与供者的红细胞发生凝集反应产生溶血,需要对供者的造血干细胞(HSC)进行去红细胞和血清血型抗体处理,限制外源抗原和抗体的同时引入,避免同种免疫发生,如急性溶血性输血反应(AHTR)、迟发性溶血性输血反应(DHTR)、纯红细胞再生障碍性贫血(PRCA)等并发症。然而,外周 HSC 是通过采集外周血中的干细胞获得,采集物中仅含有少量红细胞。同时,因终体积仅有 200ml 左右,所含抗红细胞血型抗体同样很少,所以不需要对供者 HSC 做去除红细胞和血型抗体的特殊处理。因此,无论是供受者 ABO 主要不合、次要不合还是双向不合的 HSCT,直接输注经过血细胞分离机分离收集而来的供者外周 HSC 不会产生严重的 AHTR 等严重并发症。

**568. 为什么接受造血干细胞移植患者应输注与患者同型或 O 型红细胞**

答:造血干细胞移植(HSCT)后的红细胞输注较复杂,因为移植后受者体内一段时间内仍然存在针对非原有的红细胞抗原血型抗体,即便在供者造血干细胞(HSC)植活后一段时间内仍维持较高水平。因此,HSC 移植后的早期输血应选择受者血型同型或 O 型红细胞成分。随着时间推移,必须通过监测抗红细胞血型抗体水平来决定红细胞的输注血型。一般来说,只有受者抗红细胞血型抗体效价较低(低于 1:16~1:32)时才可以输供者血型红细胞成分。在此过程中仍然需要监测抗红细胞血型抗体滴度水平,防止受者抗红细胞血型抗体水平出现反跳,直至移植受体的血型完全转变为供者血型后才能按受者实际血型选择合适的成分进行输血。

**569. 为什么 ABO 血型次要不合的造血干细胞移植早期输血应选择供者同型或 O 型红细胞**

答:对于 ABO 血型次要不合造血干细胞移植(HSCT)来说,当供者造血干细胞(HSC)在受体体内存活后,会分化增殖为成熟的淋巴细胞,而受者的红细胞会刺激这些淋巴细胞产生针对受者自身红细胞血型抗体,从而形成迟发性溶血性输血反应,所以移植后需定期监测抗红细胞血型抗体滴度,以此为依据确定输血血型,直至受者血型完全转变为供者血型。需要指出的是,此种情况迟发性溶血性输血反应是不可避免的,持续时间也比较长,但溶血程度一般并不严重,只要注意不输注含供者血型的血浆成分,多数可以安全度过,并且血浆置换对这种迟发性溶血性输血反应效果不佳。因此,ABO 血型次要不合的 HSCT 受者早期输血前需要检测受者血型抗体效价并做 Coombs 试验,根据试验结果选择去除血浆或经洗涤处理的与供者 ABO 血型一致的或 O 型红细胞。此外,输注的血小板和血浆的血型应与受者相同。

**570. 为什么 O 型洗涤红细胞是接受 ABO 血型不合造血干细胞移植患者最理想的红细胞成分**

答:ABO 血型不合造血干细胞移植(HSCT)可能引入外源性抗原或抗体,特别是对于 ABO 血型主要和次要均不合的 HSCT,如 B 型受者接受 A 型供者的造血干细胞(HSC)或 A

型受者接受 B 型供者的 HSC。移植前，HSC 的处理应包括去除红细胞和去除血浆处理，以尽量减少急性溶血性输血反应的可能；移植后，所有的成分输血支持应注意避免引入任何不必要的抗体（供者或者受者的）或 ABO 血型系统抗原（供者或者受者的）。理想的红细胞成分为 O 型红细胞（即不含 A 抗原或 B 抗原），可选择洗涤红细胞，直到直接抗球蛋白试验阴性且针对供者的抗体不再检出。然而，ABO 血型不合的异基因造血干细胞患者在血型转换阶段，患者的体内抗原对应供者的 ABO 血型抗体短期内不消失，不能所有患者都一味的输注 O 型洗涤红细胞和 AB 型血小板，要监测每个患者血型转变过程中抗原、抗体的变化，权衡所选血型对造血重建及输血效果影响的利弊，实时调整输血方案。

### 571. 为什么需要加强造血干细胞移植患者的输血护理

答：对于 ABO 血型不合的造血干细胞移植（HSCT）患者，病情复杂多变，常出现多种严重并发症。首先，移植后血型会发生变化，移植后需要定期检测患者的血型，了解红细胞及血清抗红细胞血型抗体变化，为安全输血提供保证。输血前护士应该根据医嘱及《临床输血申请单》，仔细核对患者血型与申请单上的血型是否正确，特别是患者血型处于转换期时尤应注意，输血过程中需严密观察患者反应。一般来说，前 5～10ml 速度宜慢，患者无不适反应可适当加快输血速度。由于输血后有可能出现迟发性溶血性输血反应（DHTR），应注意密切观察患者全身情况、生命体征、血象和尿色。输血结束后血袋须保存在 4℃冰箱内 24 小时，若出现不良反应，立即将血袋以及重新抽取的患者血标本同时送检，以查明原因。总之，护理过程中需要熟知各类输血反应的临床表现，做到密切观察、及时判断；然后在工作中严格贯彻"三查七对"制度，这些才是在 ABO 血型不合情况下防范输血反应的关键。

### 572. 为什么其他血型不合（ABO 血型以外）的造血干细胞移植输血选择相容性输注即可

答：现在已知人类红细胞抗原系统共有 30 多种。因此，所有接受异基因造血干细胞移植（allo-HSCT）的受体内，都存在供者 HSC 产生的新抗原，以及造血干细胞（HSC）分化而来的成熟淋巴细胞产生的新抗体。一方面，只有当受者在移植前就已经存在相应的抗体，才能针对新植入的 HSC 产生的红细胞抗原产生溶血反应；另一方面，移植前受者通常都接受了清髓处理，其原有的淋巴细胞都已经清除，所以不会对移植物产生抗体或是移植排斥。因此，其他血型不合（ABO 血型以外）的 HSCT 输血，即使红细胞抗原不匹配，只要患者没有合并天然存在的抗体，其红细胞输注原则与 Rh 血型不合 HSCT 患者的基本相同，即选择交叉配血试验相容的红细胞即可；相反，如果患者已经被致敏，随后均应选择该抗原阴性的红细胞，直到间接抗球蛋白试验阴性。

### 573. 为什么造血干细胞移植患者的血小板输注具有特殊性

答：造血干细胞移植（HSCT）患者常常血小板数量低下，原因在于：① HSCT 治疗的患者经过清髓预处理后，在一定时期内骨髓空虚，造血功能尚未重建，血小板生成低下；②一些干细胞移植相关并发症导致血小板减少，如肝静脉阻塞病、血栓性血小板减少性紫癜（TTP）；③肠道、膀胱和肺泡出血导致血小板消耗。血小板输注是治疗和预防因血小板减少或功能缺陷引起的出血最为有效的治疗方法。血小板输注不仅有效改善了因血小板减少所引起的出血症状，同时亦降低了因出血导致的死亡概率，提高了患者的总体生存情况。此外，对于 ABO 血型不合的 HSCT 患者，血小板输注具有特殊性。因为血小板制品中含有血浆，应该与目前受者循环中的红细胞以及将来造血干细胞（HSC）植活产生的红细胞相容。此外，除了注意 ABO 血型的问题，血小板输注还需要尽可能输用人类白细胞抗原（HLA）匹配的血小板，减少同种免疫的发生。对一些血小板输注无效或输血后紫癜患者，应进行 HLA 和血小板抗原抗体检查，为其选择 HLA 和血小板型相同型的血小板输注。

### 574. 为什么造血干细胞移植患者会出现血小板输注无效

答：血小板输注无效（PTR）主要包含免疫性因素和非免疫性因素。免疫性因素主要是由于反复输注所产生的抗人类白细胞抗原（HLA）和人类血小板抗原（HPA）抗体；而非免疫因素主要包括血小板质量，如感染、弥散性血管内凝血（DIC）、脾功能亢进等。造血干细胞移植（HSCT）受者出现血小板输注无效的原因有：①细胞毒药物及免疫抑制剂等预处理措施使用的药物引起骨髓抑制；②细胞毒药物及免疫抑制剂等预处理抑制免疫功能，导致感染增加，如抗病毒药物更昔洛韦引起或是抗真菌药物两性霉素 B 引起的血小板破坏增加；③移植物抗宿主病（GVHD）导致输注的血小板很快破坏，导致输注无效；④病毒感染：如巨细胞病毒（CMV）；⑤其他 HSCT 的并发症：如静脉闭塞病（vein occlusive disease，VOD）、DIC、血栓性微血管病（TMA）、脾功能亢进，导致血小板被大量破坏、血栓性血小板减少性紫癜（TTP）、黏膜出血、发热。

### 575. 为什么用血小板校正指数评价造血干细胞移植患者血小板输血的疗效有局限性

答：血小板输注后，校正血小板增加值（corrected count increment，CCI）是评价血小板输注疗效的常用指标，输注后血小板计数结果减去输注前血小板计数结果，即为血小板增高指数。目前临床判断血小板输注无效（PTR）的依据主要有以血小板恢复百分率（percentage platelet recovery，PPR）、CCI 以及患者出血状况有无改善来判断输注效果。由于血小板输注后患者出血症状改善程度不易量化，故常以 PPR 和 CCI 为量化的判断。然而，由于 CCI 影响因素颇多，故认为 CCI 在评价造血干细胞移植（HSCT）后血小板输血疗效时有一定局限性。例如，依据 CCI 对 HSCT 受者的血小板输注疗效评价时，无论是单因素还是多因素分析均发现移植前接受 25 次以上输血、供者或受者先前已感染巨细胞病毒（CMV）时，其血小板输注后的 CCI 假性升高。有学者认为，血小板下降速率比 CCI 评价 HSCT 受者血小板输血疗效更有重要意义，下降速率能预示和判断血小板恢复情况。

### 576. 为什么不主张造血干细胞移植患者输注粒细胞

答：粒细胞输注是控制感染的措施之一，但粒细胞输注的副作用和传播疾病的危险性均较大，因此造血干细胞移植（HSCT）受者输注粒细胞在临床上应用越来越少。首先，输注异体粒细胞可能导致严重的并发症，如各类输血传播疾病、非溶血性发热输血反应（FNHTR）、输血相关性移植物抗宿主病（TA-GVHD）等严重并发症。其次，由于广谱抗生素、粒细胞集落刺激因子（G-CSF）、粒 - 巨噬细胞集落刺激因子（GM-CSF）及丙种球蛋白等支持治疗的广泛应用，减少了对异体粒细胞的依赖。再次，粒细胞生存时间非常短暂。所以，只有当移植后受者体内粒细胞缺乏期间发生危及生命的严重细菌感染并且敏感的广谱抗生素联合治疗无效时，才考虑治疗性的输注粒细胞。粒细胞的供者应选巨细胞病毒

(CMV)血清学阴性者,且与受者和造血干细胞供者无血缘关系。粒细胞输注前均应做 γ 射线照射以抑制淋巴细胞活性,预防移植物抗宿主病(GVHD)发生;为降低并发症,输注时最好选用人类白细胞抗原(HLA)交叉配型相合的机采粒细胞成分。

### 577. 为什么多次输血引起的移植物被排斥是非恶性疾病造血干细胞移植的主要问题

答:移植的造血干细胞(HSC)植活或被排斥,与原发病直接相关联。恶性疾病容易植活,而非恶性疾病(如再生障碍性贫血)则容易被排斥。大量研究表明输血可引起移植物排斥,影响供者 HSC 在受者体内植活,多次输血引起的移植物被排斥已构成非恶性疾病造血干细胞移植(HSCT)的主要问题。输血造成移植物排斥可能的原因是:① HLA-Ⅰ类抗原存在于有核细胞和血小板上,HLA-Ⅱ类抗原主要在 B 淋巴细胞和激活的 T 淋巴细胞上表达,因此人类白细胞抗原(HLA)可以通过输血传递给 HSCT 受者,使其致敏从而引起移植物被排斥;②非恶性疾病保持对异体抗原的免疫排斥能力,由于多次输血而反复刺激不断增强;③非恶性疾病预处理方案相对于恶性疾病较弱,不足以造成重度免疫抑制,受者保持了免疫反应能力造成移植物排斥。

### 578. 为什么输血会对造血干细胞移植患者的存活产生影响

答:由于造血干细胞移植(HSCT)疗法涉及造血干细胞(HSC)植活与排斥、血细胞缺乏、合并继发感染、移植物抗宿主病(GVHD)等问题,必须给予积极适当的成分输血支持。然而,现已证实输血会对 HSC 或祖细胞植活产生影响,尤其是移植前后反复输注异体血可以使移植物被排斥,影响造血干细胞和(或)祖细胞的植活。在急性再生障碍性贫血等非肿瘤性疾病患者的异基因 HSCT 中,多次输血引发的移植物被排斥已经成为一个重要问题。输血引起移植排斥的主要原因为:在反复输血后,受者免疫细胞被异体血细胞表面抗原反复刺激而致敏,激活的受者免疫细胞攻击移植物造成移植物被排斥,最终影响移植干细胞的植活。因此,干细胞移植过程中应做到科学合理输血,最大限度地规避由输血带来的影响。为防止输血造成的移植物被排斥,应遵循以下原则:①尽早进行 HSCT,移植前尽可能不输血或减少输血次数;②避免家族成员和(或)HSC 供者供血;③输血去除白细胞的血液成分,如输注洗涤红细胞、冰冻红细胞、洗涤血小板或采用第三代白细胞滤器滤除全血、红细胞、血小板悬液中的白细胞。

### 579. 为什么造血干细胞移植受者所输注的血液成分需经特殊处理

答:造血干细胞移植(HSCT)患者接受全身放化疗后,常导致明显的免疫抑制,输注血液成分必须经过 γ 射线照射避免输血相关性移植物抗宿主病(TA-GVHD)发生;预处理带来的受者免疫功能低下,输血传播性疾病对其往往是致命的,这就要求所有血液制品必须经过白细胞过滤和病毒灭活处理。此外,ABO 抗原不合的 HSCT 也会带来其他问题,输注血液制品要求做洗涤等处理。总之,HSCT 患者所输注的血液成分需要经过特殊处理,这些特殊处理包括红细胞洗涤、去除白细胞、γ 射线辐照、紫外线(ultraviolet,UV)照射、病原体灭活等,具体选用哪种处理方法应根据患者的个体情况而定。对于 HSCT 患者而言,输注经特殊处理的血液成分可以避免或减轻某些免疫学并发症,从而提高 HSCT 的成功率和患者的生存率。因此,掌握各种特殊处理的特点及其适应证具有重要意义。

### 580. 为什么对造血干细胞移植受者需要特别重视输血传播性疾病发生

答：输血和大多数临床治疗技术一样，存在着一定的风险，输血风险主要是由免疫性输血风险和感染性输血风险两大类相关的安全问题所构成。在输血医学不断发展、治疗效果不断提高的同时，科学的发展也使人们对血液安全性挑战的认识越来越深化。输血传播性疾病是指受血者通过输注含病原体的血液或血液制品，以及任何病原体通过血液途径进入人体而引起的疾病，极大危害人类的健康，日益受到全球的关注。通过输血传播的疾病已知有十几种，包括细菌、寄生虫、病毒，其中最严重的是艾滋病、肝炎。梅毒和疟疾的感染在我国也有增多的趋势。造血干细胞移植（HSCT）患者一般都经过大剂量的放化疗处理，所以免疫力低下，患者通过输血引起的各类病原微生物感染后，往往病情更加严重，直接关系到 HSCT 是否成功。所以需要加强血液质量体系建设，做到科学合理用血，提倡成分输血、自体输血，采取病毒灭活等措施降低输血导致的传播性疾病。

### 581. 为什么对造血干细胞移植受者降低巨细胞病毒感染风险十分必要

答：巨细胞病毒（cytomegalovirus，CMV）在正常人群中感染较为普遍，一般健康人群免疫系统正常，使得 CMV 复制保持在极低水平而不引起感染症状。异基因造血干细胞移植（allo-HSCT）患者都进行放化疗预处理，所以免疫系统处于抑制状态，特别是细胞免疫应答水平低下，导致针对 CMV 特异性的 T 细胞和 TH 细胞数量低下，不能有效抑制病毒复制致使出现感染症状，而且患者感染后常临床表现复杂、症状严重，导致严重并发症，如 CMV 感染可致间质性肺炎等严重并发症，重度 CMV 感染往往使 HSCT 失败甚至致命。因此，对 HSCT 患者采取必要的预防 CMV 感染措施显得尤为重要。由于提供 CMV 血清学阴性的血液十分困难，目前一般采取以下方式降低感染发生率：①所有血液成分采取时做去除白细胞处理。②供、受者均为 CMV 血清学阴性时，应选用 CMV 血清学阴性血液成分。③供、受者双方之一为 CMV 血清学阴性，则 CMV 血清学阴性血液并非唯一选择；自体 HSCT 不一定非选用 CMV 血清学阴性血液不可。④病情需要而选择 CMV 血清学阴性供者极为困难时，筛选 CMV 特异性 IgM 阴性血液相对安全，而且较筛选 CMV 血清学阴性血液更具可行性；血浆和冷沉淀无需刻意选择 CMV 血清学阴性。

### 582. 为什么造血干细胞移植受者容易发生移植物抗宿主病

答：造血干细胞移植（HSCT）期间的各种放疗或化疗均可以造成患者免疫系统严重低下或免疫缺陷，而围移植期输血是 HSCT 必不可少的支持疗法，在输血过程中献血者的淋巴细胞不能被受者免疫系统清除而存活，从而导致输血相关性移植物抗宿主病（TA-GVHD）。此外，对于自体移植的患者，在造血干细胞（HSC）采集时短暂存活的自体淋巴细胞可能与 HSC 一起被采集，而在体外受到保护，从而不受清髓影响，在 HSC 回输时又重新回到体内。因此，HSCT 过程中容易发生 GVHD，降低 GVHD 发生是 HSCT 成功的关键。在需要输血时，应遵循如下原则，防止输血相关的移植物排斥：①移植前应注意科学合理输血，尽量少输或不输血，减少输血次数；②避免使用家族成员和（或）移植供者的血液；③输血时尽可能使用贮存超过 4 天的血液，并使用白细胞滤器去除血液成分中的白细胞和辐照灭活淋巴细胞。

583. 为什么输血相关性移植物抗宿主病是制约异基因造血干细胞移植广泛应用的瓶颈

答：输血相关性移植物抗宿主病（TA-GVHD）指免疫缺陷或免疫抑制的患者不能清除输注血中的具有免疫活性的淋巴细胞，使其在受者体内增殖，将受者的组织器官作为靶标进行免疫攻击、破坏的一种致命性的输血并发症。约三分之一的 TA-GVHD 患者出现骨髓增生不良引起的全血细胞减少，一般来说 TA-GVHD 多发生在输血后一个月内，该疾病一旦发生，病情重、进展快、治疗困难，目前的免疫抑制剂疗效均不理想，病死率可高达 90%。发生 GVHD 首先要具备三个前提条件：①移植物必须含有免疫活性细胞；②受者必须具有供者所缺少的抗原，这样受者才能被移植物视为外来物，通过这些特异的抗原决定簇来刺激供者细胞活化；③受者的免疫系统必须受到抑制，这样才能使供者细胞顺利植入，攻击受者组织。总之，GVHD 是一个极其复杂的、多环节的病理生理过程，是限制异基因造血干细胞移植（HSCT）广泛临床应用的主要瓶颈。

584. 为什么造血干细胞移植受者围移植期都必须输注去除白细胞的血液制品

答：首先，去除白细胞的目的是为了最大限度地减少由输血导致的同种异体免疫，可有效地预防输血反应发生，如降低非溶血性发热输血反应（FNHTR）、血小板输注无效（PTR）的发生；其次，去除白细胞可以防止部分输血相关病毒的传染，如巨细胞病毒（CMV）、人类嗜 T 淋巴细胞性白血病 I 型病毒（human T-lymphotrophic virus type 1，HTLV 1）和克雅病（Creutzfeldt–Jakob disease，CJD）；此外，造血干细胞移植（HSCT）患者接受去除白细胞的血液成分意义还在于：①预防移植物排斥反应。输血导致移植物排斥的可能原因为人类白细胞抗原（HLA）通过输血传递给 HSCT 患者，使其致敏从而引起移植物排斥。因此，为了预防移植物排斥反应，应输注去除白细胞的血液成分。②预防输血相关性移植物抗宿主病（TA-GVHD）。输注含有免疫活性淋巴细胞的全血或血液成分可引起 TA-GVHD。因此，在 HSCT 患者移植各个时期，均应输注去除白细胞的血液制品。

585. 为什么造血干细胞移植受者输注的所有血液制品（造血干细胞除外）都应经 γ 射线辐照

答：移植物抗宿主病（GVHD）是造血干细胞移植（HSCT）患者最严重的并发症之一，是制约异基因 HSCT 广泛应用的瓶颈。GVHD 主要发生机制是免疫功能低下的受血者输注含有免疫活性的淋巴细胞（主要是 T 淋巴细胞）的血液和血液成分后发生的抗宿主的致命的免疫并发症；此病治疗困难，死亡率高，重在预防。应用血液辐照仪器发射出的射线辐照血液，通过放射性同位素衰变中产生射线以核子或次级电子的形式产生的电离辐射作用，快速穿透有核细胞直接损伤细胞核的 DNA 或间接依靠产生离子或自由基的生物损伤作用，可有效灭活 T 淋巴细胞。辐射的主要目的是阻止移植的供者 T 淋巴细胞针对宿主抗原提呈并增殖，避免 GVHD 发生。因此，HSCT 患者输注的所有血液成分（除造血干细胞），都必须经过 γ 射线辐照，避免输血相关性移植物抗宿主病（TA-GVHD）的发生。

586. 为什么用于移植的造血干细胞不能经 γ 射线辐照

答：移植物抗宿主病（GVHD）是造血干细胞移植最严重的并发症之一，一旦发生死亡率很高，严重制约造血干细胞移植（HSCT）在临床上广泛应用，其主要致病机制是供者淋巴细胞在移植患者体内存活而攻击受者组织器官,因此 HSCT 受者输注的血制品(如红细胞和血小板)都需要经过 γ 射线辐照,抑制血液成分中的淋巴细胞植活和增殖,从而预防 GVHD。造血干细胞(HSC)是体内各种血细胞的唯一来源,存在于骨髓、脐血和外周血中,具有自我更新、高度增殖、多向分化潜能和异质性。经过动员采集来的 HSC 血液成分,特别是白膜层细胞不能辐照,因为其中含有较丰富的 HSC,γ 射线辐照将会使 HSC 灭活,直接导致移植物不能在受体内植活,最终导致移植失败。因此,用于移植的供者 HSC 血液成分不能经 γ 射线辐照。

### 587. 为什么 γ 射线辐照的血液制品不能取代去除白细胞的血液成分

答:近年来,随着输血医学的发展,输注去除白细胞的血液制品越来越受到人们的关注。它主要在以下几个方面得到临床的肯定:①减少非溶血性发热性输血反应(FNHTR)的发生或减轻其严重程度;②防止人类白细胞抗原(HLA)同种免疫和血小板输注无效(PTR);③减少白细胞相关的传染性疾病的传播;④在一定程度上预防移植物抗宿主病(GVHD);⑤对巨细胞病毒(CMV)、朊病毒等传播的疾病也降低了其发生的危险性。GVHD 是 HSCT 最严重的并发症之一,现在一般普遍采用中心辐照剂量 25～30Gy 射线照射血液成分,其可有效地抑制血液成分中淋巴细胞的增殖,从而降低 GVHD 发生率。但是,中心剂量 25～30Gy 的 γ 射线辐照虽然可以灭活血液成分中淋巴细胞,但却不能去除白细胞抗原,预防由其产生的输血不良反应;另外,γ 射线辐照不能灭活病毒反而有可能激活潜伏状态的病毒(如 CMV),引起 CMV 感染性疾病导致严重后果。因此,γ 射线辐照不能取代白细胞滤除作用。

### 588. 为什么在造血干细胞移植输血中常用洗涤血液制品

答:洗涤红细胞是临床上经常使用的血液成分,在制备过程中能去除血液中全部血浆、血小板和 90% 的白细胞。通过洗涤可以去除大部分的血浆蛋白、各类抗体以及电解质,这些组分输注后会引起输血反应(如过敏、发热等)。一般情况下,在严重血浆过敏的患者可选择输注洗涤红细胞,洗涤红细胞也是治疗红细胞 T 活化的首选成分。对于造血干细胞移植(HSCT)患者来说,ABO 血型不合的 HSCT 患者围移植期输血经常需要选择洗涤红细胞。例如,O 型受者接受 A 型供者的 HSCT,受者初期需要 O 型红细胞支持治疗,虽然红细胞制品中只含有少量血浆,但 O 型红细胞应通过洗涤去除抗 A 抗体后再输注,从而降低急性溶血性输血反应(AHTR)发生率。理论上,血小板制品也应洗涤,但可能会造成血小板数量明显减少和血小板激活,因此一般不进行洗涤。值得注意的是,洗涤血小板并不能有效去除白细胞。目前,国内采供血机构尚未向临床提供洗涤血小板。

### 589. 为什么造血干细胞移植患者输注病原体灭活的血液制品有利也有弊

答:现证实多种病毒可经输血传播引起输血后病毒性传染病,以脂质包膜病毒如艾滋病病毒、乙型肝炎病毒和丙型肝炎病毒等危害极大,后果严重。由于常规筛查病毒性疾病的"窗口期""免疫静默感染"、试剂的敏感性,漏检或新型病毒出现以及各类病毒筛查方法学的局限性,使得目前输血和使用血液成分仍存在一定的风险。为提高血液成分的安全性,除开展无偿献血者的筛查和病原体检测外,在保证不影响血液成分的结构、功能及对人体无毒副作用的前提下,有必要对血液成分进行病原体灭活处理。造血干细胞移植(HSCT)

患者都经过放疗或化疗，免疫系统功能低下，对输血传播病毒抑制清除能力降低，引起的感染可能更致命。因此，输注病原体灭活的血液成分对 HSCT 患者预防输血传播性疾病十分有必要。然而，虽然采用现有技术可有效减少血液成分中的病原体，从而最大限度降低输血传播疾病的发生。但是，现有的灭活技术仍然存在缺陷，如残留的化学物质，对造血干细胞（HSC）的存活产生影响。有研究报道，病原体灭活物质可能对血液细胞或蛋白进行化学修饰，诱导相应免疫应答，针对自身组织器官产生免疫反应，有可能诱发自身免疫性疾病。目前，虽然在血浆和红细胞病毒灭活上已建立了成熟的方法，使得血液成分的安全性得到更全面的保障，但各种病毒灭活方法都存在一定的缺陷，如何规避在血液成分进行病毒灭活过程中所产生的化学物质对 HSC 植活的影响还需进一步深入研究。

### 590. 为什么接受 ABO 血型不合造血干细胞移植受者进行血浆置换具有特殊性

答：对于 ABO 血型不合造血干细胞移植（HSCT）来说，虽然受者经过清髓后理论上可去除产生同种抗体的淋巴细胞，但大多数 IgG 亚型半衰期约为 3 周，受者体内残存的 IgG 仍然继续留在血液循环中。当供者 HSC 在受者体内植活、增殖和分化，产生载有供者 ABO 血型系统抗原的红细胞时，受者体内相应的抗体与之反应，可产生溶血反应。一般认为当受者血液循环中抗血型抗体为 1∶16 以下才可以进行 HSC 的输注。目前去除受者血清中抗红细胞血型抗体最为广泛的方法是进行血浆置换，一般情况下常常以 AB 型血浆作置换液。血浆置换的时间和次数应根据血型抗体水平确定，将受者循环中抗红细胞血型抗体滴度降至 1∶16 以下可避免溶血反应发生。由于异体 HSCT 患者治疗环境的特殊性，血浆置换前需要注意：①要对患者实施保护性隔离措施，严格无菌技术操作，避免给患者带来污染和感染的机会；②血浆置换过程中血浆输注速度过快或滤出血浆量过多会引起患者血容量低，因此要注意生命体征观察；③血浆置换过程中由于输入大量的异体血浆，易造成过敏反应，因此应关注异常症状，对症处理；④此外还应注意低血钙等其他并发症。因此 ABO 血型不合的 HSCT 进行血浆置换需要采取相应的措施，血浆置换后抗 A、抗 B 抗体效价的显著下降是保证异体外周血干细胞移植成功的关键。

### 591. 为什么贮存式自体输血是自体骨髓移植输血的理想选择

答：骨髓移植患者的输血要求比较高，患者如在移植前接受了多个不同献血者的血液，体内人类白细胞抗原（HLA）抗体出现概率会明显增加，即使接受单一献血者的血液，也会检出抗体。HLA 抗体不但是以后输血发热反应（FR）及血小板输注无效（PTR）的原因，而且当接受的移植物具有相应抗原时，可导致超急性或急性排斥反应，HLA 不合还易发生移植物抗宿主病（GVHD）。实行贮存式自体输血可避免这些不良反应，还能刺激患者骨髓造血干细胞（HSC）的分化，使红细胞生成增加，造血速度较移植前加快。贮存式自体输血的采血、保存、回输方法比较简单，设备要求也不高，大大地减少了患者经济负担和解决血源紧张问题。自体输血能有效补充手术造成的血容量不足，避免同种异体输血引起的多种不良反应，还可预防 CMV 感染和 GVHD 的发生，对骨髓移植具有重要意义。

### 592. 为什么贮存式自体输血可以应用于儿童自体外周血干细胞采集

答：近年来，自体外周血造血干细胞移植（HSCT）技术已广泛应用于恶性血液病、多种实体瘤及自身免疫性疾病的治疗。在低体重患儿外周血造血干细胞（HSC）采集中，体外血量超过小儿（特别是体重＜20kg 患儿）全身血量的 10%～20%，可能出现缺氧、休克等低血容量综合征。为避免上述不良反应和因血细胞比容降低影响采集效果，常采用辐照异体血代替生理盐水进行分离管路的预充，但存在发热、过敏、溶血、输血相关性移植物抗宿主病（TA-GVHD）和病原微生物感染等风险。辐照异体血可增加患者暴露于 HLA 抗原的机会而刺激机体产生抗 HLA 抗体，增加移植后异体输血的不良反应。贮存式自体输血因简便、安全且能够缓解稀有血源紧张、降低输血费用而广泛应用于骨科、妇产科、心脏科等手术中。研究表明，自体输血对儿童自体外周血 HSC 采集结果没有影响，能有效支持造血恢复。因此，贮存式自体输血在儿童自体外周血 HSC 采集中具有较好的应用前景。

### 593. 为什么间充质干细胞在造血干细胞移植中具有广阔的临床应用前景

答：间充质干细胞（mesenchymal stromal cells，MSCs）是存在于骨髓中的一类非造血细胞，在适宜条件下可以分化成多种组织细胞（如骨、软骨和脂肪等）的多能干细胞，其具有来源充足、容易获取、易于培养和自体移植及不存在伦理问题、道德和法律争议等优点，克服了胚胎干细胞的弊端，具有十分广阔的应用前景。同时，其生物学特性以及免疫特性相对纯净，使其在神经、心肌等细胞治疗方面具有广阔的临床应用前景。此外，MSCs 不表达或低表达免疫排斥相关标记，免疫原性低，是一类免疫缺陷细胞，不需经过严格配对使用，异体移植无免疫排斥反应或反应较弱，适宜于不同个体之间的移植，是细胞治疗的理想靶细胞。最近研究发现，MSCs 具有促进造血和防治移植物抗宿主病（GVHD）的作用，并且MSCs 来源充足，在 HSCT 治疗领域中具有广阔的临床应用前景。

### 594. 为什么间充质干细胞可用于防治移植物抗宿主病

答：间充质干细胞（MSCs）作为骨髓中一类非造血细胞，具有免疫调节能力。表现在：①其可以抑制 T/B 淋巴细胞、NK 细胞、树突状细胞的活化和增殖；② MSCs 不表达主要组织相容性（MHC）Ⅱ类分子和 FasL，低表达 MHC Ⅰ类分子，不表达共刺激分子 B7 21、B7 22，使其免受 T 细胞及 NK 细胞攻击，从而具有低免疫原性；③在获得性免疫方面，MSCs 通过接触依赖机制和可溶性因子抑制 T 淋巴细胞的同种免疫反应；④ MSCs 具有组织修复作用。现已证实，MSCs 对受损部位具有趋化作用，一旦到达受损或炎症部位，可能通过MSCs 的旁分泌效应，促进受损器官的组织修复。在临床研究方面，已经有多个研究报道了MSCs 应用于糖皮质激素治疗无效的急性移植物抗宿主病（graft versus host disease，GVHD）患者均具有一定的疗效。由于上述免疫学特点，临床上 MSCs 用于预防及治疗 GVHD 取得了很好的疗效。

### 595. 为什么供者淋巴细胞输注具有广阔应用前景

答：自从 1989 年报道第 1 例急性淋巴细胞白血病异基因造血干细胞移植（allo-HSCT）后白血病复发患者采用供者淋巴细胞输注（donor lymphocyte infusion，DLI）治疗获得成功以来，许多研究报道已肯定 DLI 对治疗各种类型 HSCT 后白血病复发具有较好的疗效。DLI 是指通过对受者输注异基因 HSCT 供者的淋巴细胞来治疗恶性疾病的一种方法，其目标是通过移植物抗白血病（GVL）效应来缓解疾病。DLI 能够预防和治疗移植后复发，提高移植成功率,延长生存时间和无事件生存。目前 DLI 除用于治疗移植后复发外,还可用于预防高危患者移植术后复发。此外,作为 T 细胞去除移植术后的辅助治疗,DLI 还可用于治疗植入失败、病毒感染及移植后淋巴组织增生紊乱性疾病,促进移植后免疫功能重建。

### 596. 为什么供者淋巴细胞输注会发生移植物抗宿主病

答:移植物抗宿主病(GVHD)是供者淋巴细胞输注(DLI)治疗的最主要并发症之一。早期研究表明,DLI 治疗过程中总的 GVHD 发生率接近 60%,其中 40% 为Ⅱ～Ⅳ度急性GVHD,需要治疗,严重的Ⅲ～Ⅳ度慢性 GVHD 占到 22%。GVHD 是由于供者淋巴细胞识别宿主的同种异型抗原并直接或间接地通过一系列生物因子对宿主造成的免疫病理损害。由于供者 T 淋巴细胞识别的抗原亦存在于白血病细胞表面,因而 T 淋巴细胞也可以将残留在体内的白血病细胞作为靶器官,发挥移植物抗白血病(GVL)效应,故临床观察到的 GVL效应往往依赖于 GVHD 的发生。多种因素可影响 DLI 治疗后 GVHD 的发生,包括:供者与受者性别、年龄、受体来源、人类白细胞抗原(HLA)相关性、疾病种类和复发时患者状态、输注 T 细胞的量与方法等,输注 T 细胞的不同亚型和不同数量也与 GVHD 发生相关。

### 597. 为什么在异体造血干细胞移植中应用抗人胸腺细胞免疫球蛋白可预防移植物抗宿主病

答:移植物抗宿主病(GVHD)是异体造血干细胞移植(HSCT)后最常见且最为严重的并发症之一,经典的预防方法是移植前联合应用环孢素与甲氨蝶呤,但仍有可能并发严重的 GVHD,由此带来的免疫抑制并发感染的概率会大大增加,甚至出现严重感染,危及生命。因此,预防 GVHD 的发生和减轻 GVHD 的程度,降低移植相关死亡率,提高移植安全性,是异体 HSCT 面临的重要问题。抗人胸腺细胞免疫球蛋白(antithymocyte globulin,ATG)是一种选择性免疫抑制剂,其可能作用于 T 淋巴细胞,导致淋巴细胞衰竭,从而产生免疫抑制作用。ATG 可用于 HSCT 前的预处理阶段,加强免疫抑制,预防和治疗器官的排斥反应,治疗 GVHD。临床研究显示,异体 HSCT 前加用 ATG 预防 GVHD 发生取得很好的疗效,尤其是在单倍体移植、非血缘关系移植、非清髓性移植及异基因移植治疗急性再生障碍性贫血上应用广泛。

### 598. 为什么造血干细胞移植应用抗人胸腺细胞免疫球蛋白需要加强护理措施

答:近年来,临床上应用抗人胸腺细胞免疫球蛋白(ATG)预防和治疗造血干细胞移植(HSCT)相关的移植物抗宿主病(GVHD)获得满意疗效且日益广泛。然而,ATG 作为选择性免疫抑制剂,在治疗过程中会出现各种并发症,如寒战、高热、胸闷、憋气、抽搐、血清病等。因此,ATG 临床使用过程中必须严格监护措施,注意严密观察药物不良反应、患者生命体征及过敏情况。针对出现的各种不良反应采取有效的应对措施,使用时严格按照要求控制滴速,可减轻不良反应的发生,提高疗效。大剂量使用 ATG 会引起血象急剧下降,特别是血小板下降。大多数患者的血小板计数 $<10 \times 10^9/L$ 时,可引起多处出血尤其颅内出血甚至危及生命;护士需要严密观察,嘱患者绝对卧床休息,协助患者的日常活动。发现异常及时通知医师,及时处理。

**599. 为什么重组人粒细胞集落刺激因子可以应用于造血干细胞移植**

答：在造血干细胞移植（HSCT）过程中，由于预处理时化疗药物剂量大，骨髓增生抑制，出现中性粒细胞缺乏、血小板减少，易引起感染、出血等并发症，影响细胞植入、造血及免疫功能重建。因此加快移植后造血功能的恢复可以减少并发症、缩短住院时间、节省治疗费用。由于重组人粒细胞集落刺激因子（rHG-CSF）可以刺激骨髓造血干细胞（HSC）及成熟粒细胞向外周释放；激活成熟中性粒细胞的功能，并延长其寿命；刺激骨髓向成熟粒细胞分化、增殖。因此，应用 rHG-CSF 可以预防和治疗粒细胞缺乏相关并发症，增加成熟粒细胞的趋化性，加速移植后粒细胞的恢复，促进造血，缩短植入时间。同时可以减少抗生素的应用，缩短在层流病房居住的天数，降低治疗费用。

**600. 为什么血浆置换可以应用于造血干细胞移植后移植物抗宿主病的治疗**

答：急性移植物抗宿主病（GVHD）是异基因造血干细胞移植（allo-HSCT）的主要并发症，并有较高的发病率和死亡率，其决定 allo-HSCT 是否成功。血浆置换是将人体内的致病物质或毒素从血浆分离弃去或将异常血浆分离后经免疫吸附或冷却滤过除去其中的抗原或抗体，再将余下的血液有形成分加入置换液回输的一种技术。临床资料显示，血浆置换能有效改善 GVHD 症状，对于免疫抑制剂质量效果不佳或者减量过程中复发者均有一定效果，其中 GVHD 的胃肠道症状缓解尤为明显。血浆置换治疗 GVHD 的可能机制是通过置换可以降低细胞因子水平，如肿瘤坏死因子（tissue necrosis factor-alpha，TNF-α）、白细胞介素 6（interleukin 6，IL-6），可溶性白细胞介素 2 受体（soluble interleukin 2 receptor，Sil-2R）、内毒素等。因此，对于 HSCT 后的 GVHD 应用免疫抑制剂和血浆置换联合治疗不失为一种有效的方法。

**601. 为什么细胞因子诱导的杀伤细胞可用于异基因造血干细胞移植**

答：细胞因子诱导的杀伤细胞（cytokine induced killer cells，CIK 细胞）取自骨髓或血液的单个核细胞，在 γ 干扰素（interferon-γ，IFN-γ）、抗 CD3 抗体和 IL-2 等多种细胞因子存在条件下，经过体外培养，可扩增成具有细胞毒活性的一类杀伤细胞。CIK 细胞作为一种过继性免疫治疗用细胞，具有易于体外扩增、兼有 T 细胞和 NK 细胞特征、以非主要组织相容性限制性方式杀伤肿瘤细胞的特点，已广泛用于肝癌、胃癌等实体瘤和白血病、淋巴瘤等血液肿瘤的临床治疗。新近研究表明，在造血干细胞移植（HSCT）后运用 CIK 细胞治疗，不仅能加强移植物抗肿瘤（GVT）/ 移植物抗白血病（GVL）效应而预防和治疗复发，还能降低发生移植物抗宿主病（GVHD）的风险。然而，CIK 细胞输注的临床效应和相关机制还需要更多、更深入的研究。同时，CIK 细胞的最佳体外扩增条件、毒副作用、生物安全性、临床规范方案等问题仍需进一步研究。值得肯定的是，CIK 作为一种细胞过继免疫疗法，有助于增强 HSCT 治疗效果，改善移植患者的生存质量，有望成为解决移植后复发难题最具潜力的治疗方法。

**602. 为什么自然杀伤细胞可以用于异基因造血干细胞移植**

答：自然杀伤细胞（natural killer cell，NK）是机体重要的免疫细胞，它不仅具有直接的细胞杀伤作用，而且可以分泌多种细胞因子参与免疫细胞的调节。众多临床移植资料和动物实验证据提示，NK 细胞对于异基因造血干细胞移植（allo-HSCT）预后具有诸多有利影响，其主要通过参与继发细胞免疫应答促进残存宿主细胞的清除、识别和攻击宿主白血病细胞发挥移植物抗白血病（GVL）效应。通过调节抗原提呈细胞（APC）从而降低移植物抗宿主病（GVHD）的发生和移植后白血病的复发。目前，NK 细胞输注已开始用于 allo-HSCT 后的治疗，初步结果显示 NK 细胞治疗是安全有效的，对 HSCT 过程中 NK 细胞作用的认识为临床移植策略的改善提供了新的思路。

### 603. 为什么树突状细胞可以用于异基因造血干细胞移植

答：树突状细胞（DC）是功能最强的抗原提呈细胞（APC），具有双向调节抗原、负责 T 细胞免疫反应或诱导免疫耐受，在自身免疫性疾病或移植耐受中起重要作用。移植物抗宿主病（GVHD）是异基因造血干细胞移植（allo-HSCT）最常见的并发症，是影响移植成功的关键。在移植免疫中，DC 具有激活免疫排斥和诱导免疫耐受的双重潜能，成熟 DC 启动免疫排斥及 GVHD 反应，未成熟（iDC）及淋巴样 DC 诱导免疫耐受。HSCT 中，可以通过调控不同来源、不同分化状态的 DC 来预防和治疗 GVHD，促进 HSC 的植入。然而，如何在体外获得高纯度的耐受性 DC、怎样诱导使 DC 处于最佳的耐受状态、如何提高基因转染率以保证转染基因在体内稳定高效的表达、应用 DC 的剂量，时机和维持耐受状态所需的重复次数、如何保证 iDC 在体内不会被诱导成熟等，都是研究需解决的问题。

### 604. 为什么调节性 T 细胞对防止移植物抗宿主病具有潜力

答：$CD4^+CD25^+$ 调节性 T 细胞（regulatory T cell，Treg）是体内一类具有免疫调节功能的特殊 T 细胞亚群，具有免疫抑制和免疫应答低下的特征，主要是通过降低机体对抗原的免疫应答来保持机体的自身免疫耐受，在维持机体免疫平衡状态中起重要作用。近年来，随着对 $CD4^+CD25^+$Treg 研究的深入，发现其在维持免疫自稳和抑制异体免疫应答方面的特性可以应用于造血干细胞移植后的移植物抗宿主病预防。动物实验证实，输注新鲜纯化或者体外扩增的 Treg 细胞均可预防 GVHD 的发生；此外，临床实验也显示，$CD4^+CD25^+$Treg 输注一定程度上可通过诱导免疫耐受减少了异体 HSCT 后 GVHD 的发生，甚至提高了对巨细胞病毒（CMV）的抵抗力，而移植物抗白血病（GVL）的效果几乎未受影响，对于预防与治疗 GVHD 也有一定的潜力。然而，如何寻找和建立一种有效预防与减轻 GVHD 发生的 Treg 细胞治疗方案，并规避治疗过程中的副作用亟待进一步研究。

（陈绍恒　陆元善）

# 第十章 组织器官移植的输血

## 第一节 肾移植输血

### 605. 为什么以前的肾移植患者输血较多

答：肾移植技术的不断发展使得越来越多的终末期肾病患者开始接受肾移植手术。但是，这些患者由于疾病自身的特点，肾脏无法产生促红细胞生成素（erythropoietin，EPO），并且在透析过程中可能丢失大量的红细胞，致使所有尿毒症患者在移植术前均伴有不同程度的贫血，严重者血红蛋白（hemoglobin，Hb）水平可低于 50g/L。贫血状态可致红细胞携氧能力下降，机体缺氧，心脏功能变差，对术后患者恢复不利，因此肾移植围手术期应有效纠正患者的贫血状态。EPO 作为人源性制品，其并发症少，效果良好，可很好地纠正尿毒症患者的贫血状态，在国外已得到广泛的应用，患者的 Hb 多可达到正常人水平。但昂贵的价格限制了 EPO 在临床的应用，多数患者仅以维持剂量定期注射，其 Hb 常处于较低水平。基于以上原因，临床上不得不于术后输注大量血液制品来纠正患者的贫血状态。

### 606. 为什么肾移植患者输血时会有风险

答：随着移植后新型免疫抑制剂的应用，其在提高移植物存活的同时也抑制了患者的骨髓造血功能，使输血仍然是肾移植围手术期纠正患者贫血状况的重要手段。输血有益于肾移植患者长期存活，与输血后的免疫耐受或免疫抑制有关。输血为移植患者顺利恢复也带来许多好处。但是，输血却不可避免地带来一系列不良反应：输血引起输血相关性移植物抗宿主病（TA-GVHD）、多次输血后产生的群体反应性抗体（panel reactive antibody，PRA）导致的严重排斥反应等是影响移植器官无法成活的主要原因。另外，引起输血反应的主要成分白细胞在离体 24 小时后功能几乎全部丧失，输用大量丧失功能的白细胞可造成非溶血性发热性输血反应（FNHTR）、过敏反应（allergic reaction，AR）和变态反应的发生，亦可导致乙型、丙型肝炎病毒及巨细胞病毒（CMV）的传播。

### 607. 为什么肾移植患者输血尽可能选择成分血而非全血

答：首先，全血并不"全"，随着保存时间的增加，全血中的凝血因子、血小板、白细胞等成分的活性下降，坏死血小板和白细胞释放的生物活性物质可引起输血不良反应。其次，全血可用于急性大量血液丢失可能出现低血容量休克的患者，或存在持续活动性出血、估计失血量超过自身血容量 30% 的患者，肾移植患者并不存在血容量的突然改变。同时，全血中的人类白细胞抗原（HLA）是最具有多态性的系统，同种异体 HLA 输注可致敏患者产生抗体,影响器官移植后的存活。另有大量证据表明,细胞病毒(CMV)感染与器官移植后急、慢性排斥反应(rejection)密切相关,病毒可来自供肾者器官、输注血液或血液制品,因输血而导致的 CMV 感染主要与血液中白细胞携带病毒有关。为了预防患者发生同种免疫反应或感染某些以白细胞为媒介的病毒性疾病,目前主张不用或少用全血,尽可能选择成分输血。

### 608. 为什么输血对肾移植患者会产生免疫抑制作用

答:输血对肾移植患者产生免疫抑制的机制较为复杂,血液中存在大量的同种异体抗原,包括细胞成分和非细胞成分。白细胞不是唯一的影响因素,也不是主要的成分,血液中的非细胞成分也能诱导免疫抑制。血浆中含有大量的白蛋白和球蛋白等蛋白质,输血导致献血者血液中同种异体蛋白质抗原经静脉进入机体,由于缺少合适的佐剂,加之一些抗原之间存在竞争性抑制,导致机体产生免疫耐受。临床研究也表明围手术期输白蛋白会显著增高术后感染率。Ghio 等还发现血液制品中存在的可溶性 Fas 配体(soluble fas ligand, sFasL)和可溶性人类白细胞抗原(soluble HLA, sHLA)-Ⅰ类抗原分子在体外有免疫调节功能。输血对于提高移植物的存活率、减少排斥反应发生率的机制尚不清楚,目前认为可能与克隆清除、抗独特型抗体形成、抑制性 T 细胞(suppressor T cell)产生、诱导嵌合体形成等有关。

### 609. 为什么要权衡输血对肾移植的利与弊

答:目前大多数移植中心并未特意为延长移植肾的存活时间进行输血,而仅仅是根据病情需要决定是否输血。输血有益于肾移植患者长期存活,这与输血后的免疫耐受或免疫抑制有关。然而越来越多的资料也表明:输血所致的这种免疫耐受或免疫抑制可导致患者伤口愈合延迟、术后感染机会增加、肿瘤复发等。随着输血医学的发展,人们越来越关注输血可能出现的风险。尽管我国输血管理日趋规范,临床所输注血液均按照技术规范的要求进行了严格检测,但由于当前科技水平的限制,输血仍然会有无法预测或不能预防的风险,例如发热反应(FR)、过敏反应(AR)、溶血反应(HR)、传播病毒等。因此,如何权衡输血对肾移植的利与弊,是医务工作者在为肾移植患者制订输血方案时必须要考虑的问题。现一般认为只有在尽最大努力降低输血风险、确有输血指征的前提下,才能接受输血;可输可不输的血坚决不输,输多输少不影响手术进程的血尽量少输。

### 610. 为什么说红细胞在肾移植排斥反应中也起到一定的作用

答:研究表明,红细胞亦具有一定的免疫原性,在理论上可能引起移植物排斥反应的发生。红细胞由于其结构简单曾被认为仅仅是一种运输氧和二氧化碳的工具,但事实并非如此。红细胞具有很多与免疫有关的物质,如补体受体 1(complement receptor 1, CR1)、补体受体 3(complement receptor 3, CR3)、淋巴细胞功能相关抗原 -3(lymphocyte function associated antigen-3, LFA-3)、降解加速因子(degradation accelerated factor, DAF)、人类补体膜辅助因子蛋白(human complement membrane cofactor protein, MCP)、超氧化物歧化酶(superoxide disproportionation enzymes, SOD)等,不仅具有识别、黏附、杀伤抗原,清除免疫复合物,参与机体免疫调控的作用,而且其自身也存在完整的自我调节控制系统,是机体免疫系统的重要组成部分。已有的研究表明,红细胞的免疫原性与自身免疫性疾病、血液系统疾病、内分泌系统疾病、心血管疾病和肿瘤均有联系，在肾移植排斥反应中，红细胞也起到一定的作用。

### 611. 为什么供肾者特异性输血可以增强移植肾的存活率

答：所谓供者特异性输血（donor specific blood transfusion，DST）就是在肾移植手术前多次输注供肾者的血液，这往往适合于亲属捐献活体肾的病例。DST 对移植肾的存活更有利。由于活体肾移植供受体间多数存在血缘关系，免疫学上具有良好的组织相容性，移植后长期疗效明显优于尸体肾移植。一般认为，通过 DST 预先使肾移植患者与供肾者的人类白细胞抗原（HLA）接触，可能是增强输血有益作用的一种最好途径。有文献报道进行供体骨髓血输血可以增加肾移植患者术后嵌合体的形成，并且维持嵌合体的持续存在，对移植肾的长期存活有一定意义。DST 作为诱导免疫耐受（immune tolerance）的方法之一，从 20 世纪 80 年代开始得到应用。DST 的作用在于干扰与免疫有关的细胞因子的产生，抑制其活性，并抑制 T 细胞反应，降低供体特异的混合淋巴细胞抗体，减少排斥反应发生率。输入的白细胞可引起嵌合体出现而形成免疫耐受，维持移植物在供体内的稳定存活。

### 612. 为什么供肾者特异性输血可以减少肾移植后急性排斥反应的发生率

答：急性排斥反应（acute rejection）是肾移植后早期的主要并发症。有学者认为，供者特异性输血（DST）可减少移植后急性排斥反应的发生率。微嵌合体的形成和源于供肾者的的可溶性人类白细胞抗原（HLA）对患者免疫系统的刺激是 DST 诱导免疫耐受的主要因素，库存超过 3 天的供肾者血的免疫耐受诱导作用明显强于新鲜血，这一效应与细胞凋亡作用有关。而调节 T 细胞（Treg）同样也参与了 DST 诱导免疫耐受机制，如患者胸腺和脾脏切除则 DST 诱导免疫耐受作用消失。刘宏等人的研究显示：DST 组术后血清中 C 反应蛋白（C-reactive protein，CRP）含量和急性排斥反应发生率均低于对照组，表明 DST 可有效减少肾移植术后早期的急性排斥反应率。

### 613. 为什么供肾者特异性输血可以减少移植后移植肾功能延迟恢复

答：缺血再灌注损伤是导致移植肾功能延迟恢复（delayed graft function，DGF）的主要原因。一般认为，亲体肾移植由于冷、热缺血时间短，DGF 发生率显著低于尸体肾移植。但临床观察显示，亲体肾移植后 DGF 仍较常见。国内陈杰等人对肾移植患者 DGF 的危险因素分析显示，DGF 的发生与供肾质量、免疫学因素和患者身体功能状况等多种因素均有关系。除缺血再灌注损伤外，造成亲体肾移植术后 DGF 的可能因素还包括：①取肾术中的机械性刺激导致肾血管痉挛；②供受者血管异常引起的灌注障碍；③免疫学因素导致的排斥反应；④再灌注后患者低血压等因素导致的灌注压不足。有研究显示，DST 组术后 DGF 发生较少。可能与良好手术操作及术中调控使免疫学因素成为导致亲体肾移植后 DGF 发生的重要原因；DST 可通过诱导免疫耐受（immune tolerance）、降低术后免疫性损伤，而减少术后 DGF 的发生。

### 614. 为什么不同的供肾者特异性输血方式会产生不同的肾移植效果

答：不同的供者特异性输血（DST）方式对移植效果有不同影响，对 DST 的最佳使用时间、次数、输血量仍未达成共识。有学者认为，采集后贮存3天以上的供体血输注诱导患者免疫学低反应性的可能性显著高于新鲜供体血，供体血中的凋亡白细胞是诱导这一效应的主要因素。多数DST均采用术前小量多次输血，有研究采用留置3天以上的供体血术中一次性输注，显著提高了围手术期移植成功率。一次性输注使用更加方便，且更有利于减少供肾者术中输注异体血的概率，可动员供肾者自身的造血功能，有利于手术后的身体康复，且可增进供、受者间的家庭和谐。此方案对移植术后远期免疫功能及长期生存率的影响有待于进一步研究。

### 615. 为什么供肾者特异性输血可以减少亲体肾移植围手术期并发症

答：亲体肾移植手术时机可人为控制，便于最大限度地进行供、受者的术前准备；另一方面，供、受者手术同时在具有良好操作条件的手术室进行，使得供者特异性输血（DST）在亲体肾移植中的运用不仅存在天然的便利条件，而且有可能取得较好的临床效果。因为：①术前预存的供体血可保证供肾摘取过程中供体可能的输血需要，减少输异体血风险，提高供肾者供肾依从性；②减少甚至避免受者术中随机输血，减少输血并发症；③供、受者间的亲缘关系使其配型较为理想，易于发生免疫耐受，对DST反应良好。通过对DST和随机输血两种方式下亲体肾移植围手术期治疗效果的观察，结果表明：DST可显著减少围手术期并发症，有效提高移植后围手术期的治疗成功率，减少术中的随机输血量，保障术中、术后供、受者安全，值得临床推广使用。DST对移植术后远期免疫功能及长期生存率的影响有待进一步研究。

### 616. 为什么要推进供肾者特异性输血在我国的应用

答：供者特异性输血（DST）可用于活体肾移植病例，活体肾移植在日本、欧美国家开展较普遍。在我国由于受传统观念及医疗费用等因素的影响，活体肾移植数量不到总移植量的1%，远远低于欧美国家。尽管DST同样存在输血风险，但由于活体肾移植有较广泛的普遍性和优越性，所以仍应该主张并推进DST在我国的应用。如何推进DST在我国的应用，有人认为除了恪守有关学者指出的伦理学原则外，还应该注意：①加大献血知识的宣传力度。我国的无偿献血制度1998年开始执行，目前我国的无偿献血工作取得了很大的成绩，但也应该看到发展很不平衡，城乡之间、不同地区之间差异很大，根本原因在于献血认识上的差异，因此加大献血知识的宣传力度十分重要，让人们树立正确的献血观、输血观，做到自觉自愿献血。②更新人们的思想观念。这是一场长期而艰苦的工作，要全面提高人们的文化素质、医学伦理素质，让越来越多的人自愿捐献活体肾脏。③制定相关法规，确保捐献者利益。这是一项必要的配套措施，可从根本上解除捐献者的后顾之忧。

### 617. 为什么输血医学的发展可以为肾移植提供更有力的保障

答：随着细胞体外扩增、基因重组血浆成分及基因转移技术的发展与成熟，治疗性输血将成为输血医学和移植医学的临床实用疗法。输血医学的发展如何为肾移植提供更有力的保障，也是必须思考的问题。在目前阶段，成分输血占输血总量的比例已成为衡量一个国家、一个地区、一家医院输血医学水平高低的一个重要标志。为肾移植患者提供合适的成分血是一种必然选择，输注去白细胞血已得到人们的认可；设想造血干细胞（HSC）体外定向诱导分化技术一旦成熟,完全可以采取这样一种办法:按需求有计划地采集肾移植患者自身 HSC,在体外定向诱导分化成红细胞,肾移植期间再回输给患者本人,为肾移植提供更有力的保障。

### 618. 为什么肾移植患者要输注去除白细胞的血液制品

答:等待肾移植患者常因肾脏分泌促红细胞生成素(EPO)减少,红细胞生成障碍,出现不同程度的贫血,严重者需进行临床输血。而异体输血时,其输注的白细胞一方面诱导受体产生同种异体人类白细胞抗原(HLA)抗体,使患者配型困难;另一方面白细胞所携带的巨细胞病毒(CMV),使受肾体成为 CMV 携带者。在肾移植后免疫功能低下时,导致潜伏病毒激活,引起 CMV 感染性疾病。目前普遍认为去除白细胞输血可以降低非溶血性发热反应的发生率、减轻 HLA 同种免疫作用以及预防 CMV 感染等,利大于弊。随着输血医学的发展,选择输注去除白细胞血已成为趋势。文锋等人研究结果提示去除白细胞输血不影响肾移植患者术前、术后 IL-2、IL-6 水平,提示去除白细胞不会影响输血的免疫抑制作用,不会下调输血对肾移植的有利影响。因此,对肾移植患者术前输血,去除白细胞是较好的选择。

### 619. 为什么肾移植患者输血时输注速度宜慢且要选择保存时间短的血液

答:慢性肾功能不全患者即使出现中、重度贫血,但是血容量并不减少,甚至是水钠潴留、血容量增加。如果输注速度过快,可导致患者血容量快速增加,诱发心功能衰竭。因此肾移植患者输血时输注速度宜慢不宜快,以患者能够耐受为宜,且医护人员应多加巡视。肾移植患者要尽量选择保存时间不太长的血液,一般认为慢性肾功能不全的患者最好输注保存时间在 7 天以内的血液,尽管不主张输注所谓的"新鲜血",更反对输注"热血",但考虑到保存时间太长的血液血钾较高、微聚体增加,而慢性肾功能不全者排泄功能差,输注保存时间太长的血液对患者不利,因此要尽量输注保存时间不太长的血液。

### 620. 为什么肾移植时要选择适当的输血时机

答:肾移植术选择何时输血患者获益最大仍有争议。术中输血虽对移植肾有益,但不能期望立即起作用;同时也有研究发现,术中输血术后 1 年移植肾存活率为$(57 \pm 7)$%,而手术中未输血者移植肾存活率为$(64 \pm 6)$%,两者之间无明显差异。因而有学者提出手术时输血不能提高移植肾的存活率,应在术前多次输血才能对移植肾产生有利影响。移植术前 3 周至 6 个月期间输血对移植肾的保护性作用最大,因此主张术前输血。但问题也是显而易见的:一是慢性肾功能不全患者病程通常较长,贫血较重,输血时机的选择视病情变化而定,输不输血、何时输血无法按计划进行;二是肾移植患者往往既有术前输血又有术中输血,所以对输血时机影响移植肾存活难以给出客观准确的评价。

### 621. 为什么肾移植患者需要应用辐照血液制品

答:输血安全是临床工作者极为关注的问题,输血并发症常常危及患者的生命安全,输血相关性移植物抗宿主病(TA-GVHD)就是近年来认识到的严重危及患者生命安全的并发症之一,而辐照血是预防该并发症的主要手段。TA-GVHD 是指免疫缺损或免疫抑制的患者不能清除输注血液中的具有免疫活性的淋巴细胞，使其在体内植活、增殖，将患者的组织器官识别为非己物质，作为靶标进行免疫攻击、破坏的一种致命性输血并发症。所谓辐照血主要是指经过一定剂量的放射线照射处理后输注给患者的全血或成分血。这里的放射线主要指 γ 射线或 X 射线。肾移植术后为提高移植肾的存活，患者通常要接受免疫抑制治疗，所以肾移植患者需要输注辐照血。

### 622. 为什么肾移植患者要检测群体反应性抗体

答：群体反应性抗体（PRA）是指群体反应性抗人类白细胞抗原（HLA）抗体，是各种组织器官移植术前筛查致敏患者的重要指标。如果患者在曾经的输血或者器官移植中接触过他人 HLA，则会产生较强的抗性，不利于器官移植配型。通过分析患者体内抗 HLA 抗体水平，可了解患者预致敏状态并识别患者不能接受的 HLA 基因。检测 PRA 对于预测移植肾超急性和急性排斥具有重要意义，术前输血是肾移植患者产生 PRA 的主要原因之一。PRA 的产生对等待肾移植患者可造成不良影响，使肾移植患者长期等不到合适的移植肾。PRA 的出现无论在术前或术后，均对移植患者有一定的不良作用，特别是在移植术前，如检测出具有抗供肾者特异性抗体，将是移植的禁忌，导致受肾者对移植物产生超急性排斥反应。因此，加强肾移植术前患者 PRA 水平监测，对保证肾移植手术的成功有重要临床意义。

### 623. 为什么肾移植患者中女性比男性更容易产生群体反应性抗体

答：PRA 是患者受异体人类白细胞抗原（HLA）致敏的结果，患者受异体 HLA 刺激的频率越高其产生 PRA 的概率也越大，PRA 与移植物排斥反应及存活密切相关。输血可导致 PRA 的产生，肾移植术前输血的男性患者的 PRA 产生概率大约为 15%，而伴有妊娠史的女性患者 PRA 产生概率可高达 40%。女性患者产生的抗体频率高于男性患者，其原因除输血外，还有大多数女性移植患者曾有妊娠史或是经产妇，接受了更多的同种异体免疫原的刺激，造成女性患者产生抗体频率高于男性。由此可见，妊娠合并输血的共同刺激，导致女性产生的抗 HLA 抗体频率高于男性。因此，充分了解女性移植前是否输血和妊娠是一项重要内容。

### 624. 为什么肾移植患者可以采用自身输血

答：无排斥反应是肾移植成功的标志，自身输血可减少排斥反应的发生。虽然，目前对有关尿毒症进行肾移植手术患者行自身输血的可行性和安全性存在争议，争议的焦点包括自身采血是否会加重病情、自身血的质量较正常人差能否使患者顺利度过围手术期等。但有报道表明，术前肾移植患者经血液透析、促红细胞生成素（EPO）治疗、加强营养等综合治疗，待病情稳定、贫血改善，Hb 水平提升至 100g/L 以上时即可行自身采血。自身采血不仅对患者病情无影响，还可诱导自身造血系统处于活跃状态。选择在血液透析结束前 30~60 分钟采集血液，不仅能避免采集时穿刺给患者带来的痛苦，而且能使所采血内损害红细胞寿命的有害物质尿素、肌酐等代谢废物的含量最低，提升了贮血的质量。

### 625. 为什么"蛙跳式"预存式自身输血可以用于肾移植患者

答：采用"蛙跳式"备血法，每次采血 200ml，患者血容量减少约 5%，且两次采集间隔 1

周，这样既可为恢复红细胞数量赢得时间，又能保持血容量的稳定。有结果表明该模式比较适合尿毒症肾移植患者自身输血备血。有研究显示，20例患者共失血6750ml，输自身血9800ml，输异体血5100ml，就失血量和贮血量相比，术前自身贮血量相对充足。所输血量中自身血占66%，异体血占34%。异体血均为红细胞悬液，达到了患者在短时间内纠正贫血的作用。肾移植自身输血既可减少异体血用量，又可减少输异体血的诸多弊病。只要把握好采血的方式、方法，合理补充EPO和铁剂，对尿毒症行肾移植的患者施行自身输血不是绝对禁忌证，仍是可行的、安全的。

### 626. 为什么要对肾移植患者进行抗体筛查

答：由于慢性肾功能不全的贫血是由肾衰竭引起的，对药物治疗效果差，血液透析虽能改善肾功能，但不能改善贫血，甚至因透析导致失血会加重贫血。因此肾移植患者术前、术中甚至术后输血是不可避免的，提前做抗体筛查了解其血中是否存在同种抗体或曾检出抗体非常重要。如果等到需要用血时才做交叉配合试验（cross matching test）或抗体筛查（antibody screening），存在意外抗体的患者就可能无法及时获得血液，首先是某些抗体的特异性鉴定非常耗时，其次是可能没有足够的时间准备相应抗原阴性的血液。此外，机体的免疫状态不是一成不变的，如既往妊娠或输血而产生的抗体，随着时间的推移，可能逐渐衰减甚至无法检出；再次输注含有相应抗原的血液时，机体可产生再次免疫反应，使体内抗体水平迅速升高，影响患者预后。因此要进行抗体筛查。

### 627. 为什么不主张肾移植患者输血前用药物预防输血反应

答：输血前常规用药对预防输血反应无明显作用。目前国内外学者均不主张对无输血反应史的患者在输血前给予抗组织胺药物或糖皮质激素等预防输血反应。虽然它们都具有较强的抗过敏和免疫抑制作用，对已经发生的输血反应具有良好的治疗作用，但是并不能抑制白细胞抗体的产生。因此，对非溶血性发热性输血反应（FNHTR）无明显的预防作用。而且，不同输血反应的原因、后果及预防处理各不相同。许多输血反应早期能够观察到的表现也只是发热、皮疹，如果不加以仔细观察、鉴别和区别对待，只是一味地常规使用抗过敏药物、糖皮质激素作为输血预防，则可能掩盖病情，导致诊断遗漏，延误抢救。预防输血反应最好的措施是不输血，符合开展自身输血条件的患者，提倡自身输血；严格把握输血指征，根据需要选择成分血液。

### 628. 为什么多次输血的肾移植患者在输注血小板之前需要检查血小板抗体

答：血小板输注的重要性日益被临床医师所关注，但是临床不少血小板偏低的肾移植患者在输注血小板之后，其血小板计数不但没有上升，有些反而会下降，这是因为部分患者在输注血小板之后，产生了抗血小板抗体（platelet antibody）。当再次输注时，输注的血小板就有可能被抗体迅速破坏而发生血小板输注无效（PTR）。引起PTR主要有两大类原因：一类是非免疫性血小板消耗，多发生在脾肿大、发热、感染、出血和弥散性血管内凝血（DIC）患者中；另一类是免疫性因素，其中人类白细胞抗原（HLA）-Ⅰ类抗体导致PTR最常见，其次与人类血小板抗原（HPA）抗体、ABO抗体、自身抗体、药物免疫所致抗体等有关，多见于反复输血或者有妊娠史的患者。ABO相容性输血时血浆中如存在ABO抗体也会引起输注效果下降，研究发现，长期输注血液制品的患者，血小板抗体的阳性率较高。对反复输注血小板的患者进行血小板抗体的检测，可以预测血小板的输注效果，有助于临床医师发现导致患者 PTR 的免疫性因素。对于免疫性 PTR 的患者，通过血小板交叉配型试验，可以为患者选择合适的血小板进行输注，减少同种免疫反应，提高血小板的输注效果，减轻患者的经济负担。由此可见，血小板抗体检测在提高肾移植患者血小板输注疗效中有重要意义。

### 629. 为什么有些肾移植患者需要应用治疗性单采术

答：治疗性单采术（therapeutic apheresis）在器官移植中的作用包括：①提供血浆；②处理排斥反应；③控制并发症。在严重衰竭患者的治疗中，血浆置换有时是为了起到暂时的代谢和止血作用。接受 ABO 不相合的器官移植患者，血浆置换可降低引起排斥反应的人类白细胞抗原（HLA）抗体和 ABO 抗体水平。也有研究认为可应用光照单采术（photo apheresis）治疗器官排斥反应。方法是先让患者口服甲氧补骨脂类药物后，用血细胞分离机单采患者的淋巴细胞，经 A 段紫外线照射后回输给患者。该疗法可以抑制移植物白细胞引起的增生性免疫反应。移植后的免疫抑制有时会发生血栓性血小板减少性紫癜（TTP）或溶血尿毒综合征（haemolytic-uraemic syndrome，HUS），血浆置换对于处理这些并发症有较好的疗效。

（王莉莉　陆元善）

## 第二节　肝移植输血

### 630. 为什么在实体器官移植中，肝移植的输血量最大

答：肝移植是急性或慢性终末期肝病，包括原发性肝癌、代谢性疾病等首选的治疗方法，手术复杂、难度大、术中失血量大，输血是保证其得以进行的重要手段。由于肝脏是一个结构细微、功能复杂、血管和血供极为丰富的器官，在血管切断和血管吻合过程中极易发生大出血，且肝移植患者术前一般情况较差，大多存在代谢紊乱、凝血机制异常、门脉高压、贫血、血管内有效容量不足等情况，术中大出血的风险很高，而且肝脏是纤维蛋白原、凝血酶原等多种凝血因子合成的主要场所，肝移植历经患肝切除、供肝植入和功能恢复等过程，围手术期凝血机制和血流动力学必将发生改变，血流动力学的改变和凝血系统的异常会进一步增加大量出血的风险，所以，肝移植过程中必须有效地提供大量血液制品。

### 631. 为什么 RhD 阴性患者可以接受 RhD 阳性的肝脏

答：在 Rh 血型系统中，RhD 具有高度免疫性，RhD 阴性血型的人群极小，白人约占 15%，亚洲人约占 0.5%，汉人约占 0.3%，因此 RhD 阴性肝移植受者要找到 RhD 阴性血型的肝移植供体是非常困难的。RhD 抗原主要表达在红细胞上，内皮细胞不表达，因此不会造成肝脏器官移植的障碍，并且较多研究显示，肝移植供受者 RhD 血型不一致也可以获得较好的疗效；随访显示这些肝移植患者通常不产生抗 D 抗体，可能是由于免疫抑制剂的使用在很大程度上降低了患者对 RhD 的致敏，但是在肝脏中残留的红细胞可能导致肝移植受体产生抗 D 抗体。因此在获取肝移植供者器官时应该要充分灌洗，尽量减少红细胞残留，以减少抗 D 抗体的产生。总之，RhD 阴性患者可以接受 RhD 阳性供肝，术中和术后如需输血可根

据患者有或无抗 D 抗体选择输 RhD 阴性或阳性红细胞和血小板,输血浆和冷沉淀则不受 RhD 血型限制。

### 632. 为什么供、受体 ABO 血型不合也可进行肝移植

答:ABO 血型不合肝移植最主要的障碍来自抗体介导的排斥反应,肝细胞不含血型抗原,但胆管上皮细胞和血管内皮细胞却含有丰富的抗原,当两者血型不合时,受体内的抗体与供肝中的血型抗原形成抗原 - 抗体复合物,损伤供肝的血管和胆道内皮,可能出现血栓等一系列并发症。现在肝移植允许 ABO 血型不相合,但是应遵循以下输血规则,见表 10-1,并且在术前或术中采取措施来降低受体血清中的抗体滴度:如血浆置换和术中切除脾脏来减少血清中的抗体含量、术前 2 周给患者注射抗 CD20 的单抗利妥昔单抗(rituximab)来诱导免疫耐受,即可有效减少因血型不合而引起的排斥反应,从而进行不同血型间的肝移植。

表 10-1　肝移植时应遵循的输血规则

| 供者血型 | 受者血型 | | | |
|---|---|---|---|---|
| | A 型 | B 型 | O 型 | AB 型 |
| A 型 | 相合 | 不相合 | 不相合 | 相合 |
| B 型 | 不相合 | 相合 | 不相合 | 相合 |
| O 型 | 相合 | 相合 | 相合 | 相合 |
| AB 型 | 不相合 | 不相合 | 不相合 | 相合 |

### 633. 为什么肝移植手术各个阶段输注的血液制品不一样

答:肝移植手术可分为无肝前期、无肝期、新肝期三个阶段,各个阶段的出血特点不同:①无肝前期:主要是病肝切除时失血造成的凝血因子和血小板的丢失、液体输注导致凝血因子稀释,因此无肝前期应输入适量的红细胞悬液和新鲜的冰冻血浆补充凝血因子,增加凝血功能;②无肝期:主要是患者自身无法合成凝血因子及清除参与纤溶的各种物质,导致凝血因子水平迅速下降,血小板减少,纤维蛋白原低于正常,纤溶活性增加,此阶段应根据凝血常规结果来补充新鲜冰冻血浆、冷沉淀、血小板和抗纤溶药物;③新肝期:主要是随着新肝的植入,肝血流再通,大量肝素进入体内导致患者出血。再灌注 12~36 小时后新肝功能逐渐恢复,开始合成凝血因子,凝血异常得以纠正,因此肝移植手术各个阶段应根据需求输注不一样的血液制品。

### 634. 为什么控制输血传播性巨细胞病毒感染风险对肝移植患者非常重要

答:经血液传播的巨细胞病毒(CMV)感染后在正常人一般不表现出临床症状,即为 CMV 携带者。CMV 感染非常普遍,正常人约 95% 感染过 CMV。若移植患者本身存在隐性感染,当肝移植后,患者免疫低下,获得性感染的或潜伏感染的 CMV 均可被激活,引起各种临床症状,CMV 阴性受体输注 CMV 阳性血液会导致 CMV 的原发感染,表现为 CMV 病、CMV 肺炎、CMV 肝炎、CMV 视网膜炎、真菌感染,还可引起死亡,从而降低移植成功率;CMV 感染会诱导移植物抗宿主病(GVHD)的发生、加剧其严重程度,严重的可造成移植失败,应选择 CMV 血清学阴性的移植供体和 CMV 血清学阴性的供血者。CMV 通常与

白细胞紧密结合，呈高亲和性，白细胞过滤在去除绝大部分白细胞的同时也去除了绝大部分病毒，从而确保肝移植成功，我国 CMV 阳性率高达 83%，即使 CMV 抗体检测阴性的血液也存在窗口期问题，因此去白细胞输血显得尤为重要。

### 635. 为什么肝移植患者术前存在严重的凝血功能障碍

答：由于肝移植患者多为内科不能治愈的终末期肝病患者，一般情况较差，常伴有严重凝血机制障碍。肝脏是合成凝血因子的重要器官，肝移植前因患者肝功能严重损伤，凝血因子，特别是 II、VII、IX、X 因子的合成减少，个别患者还可伴有其他凝血因子和纤维蛋白原减少。如患者伴有内毒素血症，内毒素可以刺激巨噬细胞释放多种化学介质，造成血管内皮损伤，激活内源性凝血机制，使凝血因子消耗增多。同时，肝移植前由于患者肝细胞大量坏死，不能合成抗纤溶酶等物质，血液循环中抗纤溶酶减少，不能充分清除纤溶酶原激活物，从而增加了纤维蛋白溶酶的活力，易发生纤维蛋白溶解，还可出现血小板的数量和功能异常。因此术前尽可能地纠正肝移植患者的凝血功能对肝移植的手术及预后都有重要的意义。

### 636. 为什么肝移植手术需要在围手术期定期检测血小板及各项凝血指标

答：肝移植患者的手术出血量大，需要输入大量的库存血，可能导致稀释性的血小板减少和凝血因子的缺乏，加重出血倾向；同时，肝移植的受体多是晚期肝病患者，术前常伴有严重的血小板减少、凝血机制障碍及消化道出血倾向，伴有门脉高压、腹水、低蛋白血症等，加之手术难度较大，手术时间较长，术中极易发生出血或者渗血；在无肝期，由于凝血因子的合成停止，多种凝血因子储备减少，纤维蛋白原溶解增加，可根据监测结果选择红细胞、新鲜冰冻血浆、冷沉淀和血小板等血液制品；在新肝早期，若无大出血，则以纠正凝血功能障碍为主；因此在术前、术中、术后都应定期检测血小板及各项凝血指标，根据其变化及时补充单采血小板、新鲜冰冻血浆、冷沉淀和（或）凝血酶原复合物等血液成分，以减少肝移植手术出血的发生。

### 637. 为什么肝移植患者输血应有温血装置，且应注意围手术期保暖

答：肝移植患者手术难度大、手术时间长、创面暴露时间长，无肝期的低温，以及大量输注低温血液制品都可使患者体温 <35℃；而低体温是术中大量输血时引起病理学出血最常见却最易忽视的原因；早期体温下降可使血小板的功能和凝血因子的活性降低，持续的低体温可引起血液的黏稠度增加，组织的灌注量减少，导致缺氧性酸中毒，大量凝血活酶释放并激活凝血系统导致弥散性血管内凝血（DIC）；低体温还可降低枸橼酸和乳酸代谢导致低代谢性酸中毒和低血钙；心血管系统对低温血耐受性差，低温可导致静脉痉挛，使输血困难，低体温、凝血病、酸中毒相互影响，形成恶性循环；因此肝移植应注意患者术中保暖，且输血应有温血装置（如血液加温器），加热血液至 32℃较为合适；若加热温度过高，将造成红细胞热损伤，引起急性溶血性输血反应。

### 638. 为什么自身输血可以用于肝移植手术

答：自身输血是指采集患者自身的血液或血液成分，或回收手术野或创伤区无污染的

血液,经保存和处理后,手术或紧急情况需要时再回输给患者的一种输血疗法。由于肝移植术中大量失血、输异体血与术后高死亡率有关,采用血液回收机处理手术术野出血,可及时回输失血,补充血容量,维持有效循环,不但可以节约血源,降低患者费用,避免因输注大量异体血造成的不良输血反应,如循环超负荷、凝血异常、酸碱平衡失调、电解质紊乱、低体温等输血并发症,还可避免异体血清对患者免疫功能的抑制,降低肝移植癌症患者手术后肿瘤早期复发率和围手术期的感染率,提高手术成功率;反复自身输血还可刺激骨髓造血干细胞分化,增加红细胞生成,加快患者术后造血速度。

639. 为什么进行回收式自身输血的肝移植患者要适量补充凝血因子、血小板和血浆制品

答:肝移植患者术中出血量大,自身输血能节省血源的使用,且已被广泛地应用。自身输血可分为回收式自身输血、预存式自身输血、稀释式自身输血。其中回收式自身输血是肝移植手术最常用的一种自身输血,通过血液回收装置,将患者手术失血、体腔积血、术后引流液进行回收、抗凝、滤过、洗涤等处理,然后回输给患者,回收式自身输血可分为非洗涤式和洗涤式两种,洗涤回收式自身输血废弃了血浆和异物,在临床上应用比较普遍,术中回收的自身血在洗涤过程中,在分离和保留红细胞的同时,也将其中的组织碎片、脂肪细胞、血中抗凝剂、游离血红蛋白一并清除,同时还去除了血浆、凝血因子、血浆蛋白、血小板等成分。因此,在大量回收与回输血的同时,应补充凝血因子、血小板和血浆。

640. 为什么去白细胞血液输注对于肝移植患者是较好的选择

答:肝移植术中大量输血常引起非溶血性发热性输血反应(FNHTR),产生非溶血性反应的原因主要是来自患者血液中存在抗白细胞抗体与献血员白细胞结合及白细胞崩后的碎片和释放的各种白细胞因子引起,去除献血员血液成分中的白细胞可使 FNHTR 发生率显著降低,并有效防止 FNHTR 的发生;输血相关性移植物抗宿主病(TA-GVHD)也是导致移植肝脏功能不良的重要因素,一般认为输注血液中残留的白细胞数低于 $10^7$ 时,发生 TA-GVHD 的危害大为降低;输注去白细胞血液制品还可以预防血小板输注无效,减少亲白细胞病毒巨细胞病毒(CMV)、人类嗜 T 细胞病毒(human T lymphotropic virus, HTLV)等的传播,减少输血相关性免疫抑制的发生,可使肝移植手术血小板输注无效发生率降低,而且输血前对血液进行白细胞滤除可有效减少输血后氧自由基的产生,还可预防缺血再灌注损伤。

641. 为什么冷沉淀在肝移植手术中的合理使用能有效地减少术中出血

答:肝移植患者术中易发生凝血功能紊乱,主要是肝脏病变本身造成了凝血因子减少、血小板减少或功能不全,肝移植手术中出血的特点是量大、速度快,出血多集中在游离和切除肝脏时及开放血流后,加上术前肝功能异常、凝血功能障碍,手术创伤大、手术时间长、无肝期及新肝期凝血功能不良、液体丢失过多,因此肝移植手术中多要求大量快速输血、输液,快速输注可造成血小板及凝血因子被稀释,引起凝血功能障碍。冷沉淀中富含纤维蛋白原、血管性血友病因子、因子Ⅷ及因子Ⅻ等多种凝血因子,可加速因子Ⅹ的活化,促进血小板的黏附、聚集及血小板因子Ⅲ的释放,有利于凝血酶的形成,因此在肝移植手术中合理使用冷沉淀能有效改善肝移植手术患者的凝血机制,提高纤维蛋白原,减少术中的出血量,减轻手术后伤口及组织渗血,促进伤口愈合,保证手术的顺利完成,节约血源。

### 642. 为什么血栓弹力图应作为肝移植凝血检测的辅助试验

答：在肝移植手术过程中，血液大量丢失、大量血液的输入、纤溶亢进、凝血因子缺乏、肝素应用以及血小板减少等都可加重患者已经存在的凝血功能障碍。若患者得不到及时有效的治疗，这种复杂的凝血障碍恶化将导致肝移植术的失败。血栓弹力图（thromboela-stogram，TEG）可检测凝血的始动速度和强度的整个凝血过程，在手术室内可以显示 20～60 分钟以后的凝血发展情况，且包括在其他凝血检测中所没有的功能，如：①迅速检测低凝状态；②体外添加鱼精蛋白或 6-氨基乙酸再行检测，判断这些药物对纠正肝素化或纤溶有无帮助；③高凝状态虽然不如低凝状态受临床重视，但也能从 TEG 的检测结果获知，根据这些检测结果可预测输血的需要量及血液成分的种类，及时纠正凝血功能障碍，减少失血和输血，起到辅助诊断、指导用血和评价效果的作用。

### 643. 为什么重型肝炎患者肝移植术前应进行血浆置换治疗

答：血浆置换是将肝移植患者含有毒素的血浆分离出来并予以弃去，可在短期内迅速清除掉血氨、胆红素、胆酸等小分子物质，同时代之以新鲜冷冻血浆或人血白蛋白溶液，既可除去血液的中、小分子及与血浆蛋白结合的大分子毒性物质，又可补充多种生物活性物质，从而改善患者术前状况；由于血浆置换补充了大量的凝血因子、血浆蛋白，使得患者的凝血酶原时间（PT）、国际标准化比值（INR）、活化的部分凝血酶时间（APTT）、纤维蛋白原（Fg）指标明显改善，减少手术中患者的出血量、输血量，相应地缩短了手术时间，有利于降低围手术期并发症和提高存活率。血浆置换治疗的次数应根据患者实际情况综合评定，做到及时有效清除不断产生的内毒素、肿瘤坏死因子-α（tumornecrosis factor-α，TNF-α）、胆红素等炎性和毒性物质，为肝细胞再生创造一个良好的环境。

### 644. 为什么大量输血可引起肝移植术后急性肺损伤

答：肝移植患者由于术前肝功能损害严重、手术创伤大、失血量多及并发症复杂，术后易发生急性肺损伤（acute lung injury，ALI），对患者的生命构成了严重的威胁。ALI 高危因素依次是败血症、误吸胃内容物和大量输血。对于大量输血的肝移植患者，肝移植同种异体间的抗原抗体反应，即肝移植供者血浆中存在白细胞抗体（IgG 或 IgM）与受者白细胞起反应并激活补体，引起中性粒细胞黏附和活化，活化的中性粒细胞释放细胞毒素，引起血管通透性的增高和肺泡水肿；非抗体介导非特异性全身炎症反应、免疫应答反应及抗体直接攻击肺内皮细胞，从而引起肺毛细血管通透性增加，发生 ALI。同时，再灌注损伤也是肝移植术后 ALI 的独立危险因素之一，肝脏通血后严重的再灌注损伤明显增加了肝移植术后发生 ALI 的危险性。

### 645. 为什么肝移植大量输注悬浮红细胞前要首选扩容液体

答：肝移植术是目前治疗终末期肝病（end-stage liver disease，ESLD）最为确切有效的治疗手段。肝脏血流量极为丰富，患者术前情况差、手术创伤大等原因使得术中大量失血仍是手术潜在的风险之一。肝移植大量失血时不但有循环血容量的丢失，还有组织间液的丢失，主要是因为机体为了维持自身血容量，启动了两种代偿机制：①大量的组织间液进入血液循环中；②人体的储血库，如肺脏、肝脏、脾脏和皮肤中储存的血液进入血液循环中。动物实验表明，对于失血性休克的动物模型，如果仅仅输注相当于失血量的全血，血容量可得到恢复，红细胞也可以恢复到失血前的水平，但组织间液缺少了 28%，存活率仅为 30%；当给失血性休克的动物模型补充 3 倍失血量的乳酸林格溶液，再输注相当于失血量的红细胞，结果动物的存活率可提高到 70%。因此肝移植大量输血前要首选扩容液体。

### 646. 为什么肝移植大量输注悬浮红细胞后会出现凝血功能障碍

答：肝移植大量输血所致的凝血紊乱是一个多因素的并发症，悬浮红细胞含血浆较少，所含的有功能的血小板和不稳定的凝血因子更少，大量输注会导致凝血功能障碍。肝移植大量输血后常见患者的伤口渗血不止或术后持续出血，主要是由于血小板数量及质量下降。过量使用血浆扩容剂、损伤组织释放的大量组织促凝物质，加上大量输注的红细胞破坏后所释放促凝物质，以及大量输血时有可能发生的受肝者、供肝者之间的血型不合，可引起溶血反应，这些均容易诱发弥散性血管内凝血（DIC），产生消耗性凝血障碍。因此，肝移植术后需严密监测患者生命体征和手术部位、引流管的出血情况。

### 647. 为什么肝移植大量输注悬浮红细胞后出现的凝血异常是可以预防的

答：肝移植大量输血后会出现凝血异常，因此应采取措施预防由凝血异常引起的不良反应，肝移植大量输血患者应注意加强有关血液学检测，如定时进行血小板计数检测。若血小板计数降到 $50×10^9/L$ 以下，应考虑输注血小板。在成分血不足的情况下，为预防大量输注库存悬浮红细胞可能引起的凝血机制异常所造成的出血，应早期使用新鲜冰冻血浆和血小板，可采取每输入 3～5 单位库存悬浮红细胞就输入 1 单位新鲜血，并根据凝血因子缺乏情况补充相应的凝血因子浓缩剂或血液成分，如新鲜冰冻血浆、冷沉淀和纤维蛋白原浓缩剂等。输注冷的库存血和其他复苏液会使酸中毒和低体温进一步加重，因此所输的血液和复苏液都应进行加热。总之提前做好治疗准备，可在第一时间阻止凝血异常的发生。

### 648. 为什么肝移植患者大量输注悬浮红细胞可出现高钾血症

答：库存血的钾离子浓度会随保存时间延长而逐渐升高，2 周后血钾离子浓度将高出正常值的 4 倍以上，3 周后可达 32mmol/L；休克时肾上腺素分泌增加，肝糖原分解，钾离子自肝细胞内释出，肾排钾功能减退；如有酸血症和广泛软组织损伤更易发生血钾升高，因此肝移植大量输血须注意可能出现高钾血症。不过，在一般情况下，库存血的血钾是由红细胞释出，输入人体后可被体内新生的红细胞很快收回，再加上血浆的稀释，故血钾不会明显升高。但当肝移植患者原先已经有钾潴留（如休克、肾功能不全、大面积肌肉损伤等）时，即使输入数量不多的库存血，也容易发生高钾血症，若大量输注，即可产生严重后果。因此应尽可能地输注新鲜血液，也可适当地加温血液，因为低体温也可刺激红细胞释放钾。

### 649. 为什么肝移植患者大量输注悬浮红细胞也可以出现低钾血症

答：血液在贮存过程中，由于低温及腺苷三磷酸（adenosine triphosphate，ATP）缺乏，红细胞内钾离子外溢，钠离子进入红细胞内，血浆钾含量增高，肝移植患者若大量输入此种血液，理论上应该发生高钾血症，但临床上也可以发生低钾血症，主要是因为库存血中丢失钾的红细胞输入体内后重新吸钾排钠，血浆中的钾离子大量移入红细胞内，因而血钾降低。同时，由于保存液中的枸橼酸盐在代谢中产生碳酸氢钠，大量输注库存血后可致代谢性碱中毒，钾离子一方面进入红细胞内以换取氢离子，一方面代替氢离子经肾排出，导致血浆钾离子浓度降低。低血钾症表现为四肢软弱无力，严重时延及躯干和呼吸肌，胃肠道平滑肌因张力减退出现肠麻痹、腹胀。因此肝移植大量输血时应考虑适当输注较新鲜血并注意及时纠正酸碱平衡紊乱，防止低钾血症的发生。

### 650. 为什么肝移植患者大量输注悬浮红细胞可出现高氨血症

答：正常人血液中的氨以铵盐形式存在，含量极少，为 40～100mg/L。血液在 4℃ 保存期中，血氨含量升高，冷藏贮存到 21 天时，血氨可增至 900mg/L。对肝功能正常的患者，氨可以通过鸟氨酸循环，代谢成尿素，经肾脏排出；当肝功能不全或接近肝性昏迷的肝衰竭患者进行肝移植手术时，大量、快速输入保存期太久的血液，可导致血氨急速增高，而出现肝性脑病的表现，从轻度的性格、行为改变到出现扑翼样震颤以及意识障碍，脑电图异常，精神紊乱、嗜睡等。一旦肝移植患者出现高血氨症症状，应立即停止输血，此时可以用谷氨、精氨酸、左旋多巴等制剂纠正氨代谢的紊乱，并注意维持重要器官功能，促进肝细胞的再生恢复，且应输注新鲜的血液预防高氨血症的再次发生。

### 651. 为什么肝移植患者大量输血可出现肺微栓塞症

答：微聚物是指库存血在贮存过程中由白细胞、血小板和纤维蛋白组成的微聚颗粒。颗粒数目随着保存期的延长而增加，亦与抗凝剂种类、采血方法和保存温度有关。这些微聚物进入血液循环，可以阻塞肺内毛细血管引起急性肺损害，肝移植患者在接受大量保存血后数小时出现胸闷、气促、发绀等呼吸窘迫综合征的临床表现。微聚物所致的肺微栓塞可释放收缩支气管和作用于血管的活性物质，引起支气管痉挛和肺血管收缩和肺动脉压上升，导致充血性水肿，并进一步使白细胞和血小板凝聚，使肺微栓塞症的病情发展迅速，如不及时处理，会很快死亡。可给予地塞米松 1～2mg/kg 静脉注射，呼吸终末正压通气（positive end expiratory pressure，PEEP）加压供氧，给予强心药和利尿剂防止心力衰竭。最好的预防方法是使用微孔过滤器过滤。

### 652. 为什么肝移植的新肝期需要使用鱼精蛋白

答：肝移植受体体内的肝素主要来源于内生性肝素和外源性肝素。肝病患者肝脏的清除能力降低，使体内肝素类物质的含量升高。外源性肝素来自获得供肝时所使用的肝素、术中冲洗血管吻合口所使用肝素和缺血的供肝血管内皮细胞释放肝素样物质。新肝再灌注后血浆肝素水平突然增加的现象，称为肝素样作用。为了消除肝素对机体凝血功能的影响，临床上需要应用鱼精蛋白用以中和肝素。鱼精蛋白用量不足时难以完全拮抗肝素的作用，因鱼精蛋白过量本身具有抑制凝血功能作用，应用过量时不仅不能改善凝血功能，同时也增加不良反应（如过敏反应）的发生。血栓弹力图（TEG）参数可以反映体内血小板或纤维蛋白原影响血块形成的速度和强度，协助肝素样的诊断，确保使用最低剂量的鱼精蛋白纠正凝血功能，使之恢复术前的水平。

**653. 为什么肝移植术后可发生输血相关性移植物抗宿主病**

答：输血相关性移植物抗宿主病（TA-GVHD）是一种与输血相关的严重并发症。肝移植术后 TA-GVHD 的临床表现可与经典的移植物抗宿主病（GVHD）发生重叠，肝移植术后 GVHD 由供肝者器官内的过客淋巴细胞所引发。所有血液制品的细胞成分中都含有淋巴细胞，包括去白细胞的血液制品，在患者体内可检测出这些具有免疫活性淋巴细胞的持续存在，甚至在输血后数年仍可被检测到，直到被患者本身的免疫系统清除。当肝移植患者的免疫功能低下，其免疫系统无法识别此类淋巴细胞时，其将进入患者体内循环并增殖，T 淋巴细胞将会攻击肝移植受者的免疫器官，其中以皮肤、肝脏、消化道和骨髓为主，发生 TA-GVHD。TA-GVHD 在临床上表现为输血 2～30 天后肝移植患者出现炎症反应，如发热、皮疹、肝炎和胃肠炎等，还可出现严重的腹泻。

**654. 为什么肝移植患者在没有明显出血倾向时应避免输注血小板制品**

答：肝移植患者的凝血功能可直接影响手术的成败。在移植肝脏发挥作用之前，输注血小板是一种有效的改善凝血功能、减少术中出血的方法。血小板在止血、凝血过程中能发挥重要作用，其功能是通过黏附、聚集、释放反应而实现的。血小板数量和出血程度是决定输注血小板主要依据，当血小板计数 $<30\times10^9$/L，并有微血管出血症状时应及时输注血小板。肝移植术后血小板的减少多是良性及自限性的，血小板的输入增加了肝动脉内血栓形成的危险。而且肝移植术后肝动脉栓塞是最常见的血管并发症，一旦发生，其死亡率高达 75%，常需急诊取栓，行肝动脉重建或再次肝移植手术。因此，患者在没有明显出血倾向时应避免输注血小板，且术中没有必要将凝血功能纠正到完全正常，轻度的低凝状态可预防血管吻合口血栓的形成。

**655. 为什么重组活化因子Ⅶa在肝移植术中应用能减少血液制品的输注**

答：在肝移植术中，重组活化凝血因子Ⅶa（rFⅦa，商品名诺其）的应用可以改善凝血功能，从而减少手术出血量，降低对红细胞和新鲜冰冻血浆的需求。新鲜冰冻血浆含有大量的凝血因子，对外科手段不能控制的出血通常依靠输注新鲜冰冻血浆进行替代治疗，改善凝血状态；肝移植手术由于手术创伤较大，所以常规应用新鲜冰冻血浆行替代治疗。rFⅦa 在分子组成和结构上与血浆衍生的 FⅦa 基本相同。若在肝移植手术中使用 rFⅦa，可外源性地增加 FⅦa，有效地改善外源性凝血机制，从而降低了新鲜冰冻血浆的用量。由于应用 rFⅦa 降低了手术出血量和输血需求，所以自然降低了大量出血和输血所带来的不良反应的发生率，应用 rFⅦa 预防高危肝脏移植患者手术出血治疗是安全有效的，但价格昂贵，大大限制了其临床应用。

**656. 为什么感染是 ABO 血型不合肝移植最常见的死亡原因之一**

答：ABO 血型不合肝移植的患者在围手术期需使用大量免疫抑制剂，导致其免疫功能受到很大程度的抑制，且终末期肝病患者的营养状况较差，免疫功能低下，对感染的抵抗能力明显降低，患者术后感染的发生率极高；ABO 血型不合肝移植患者术前、术后需进行多次血浆置换术用以降低其血型抗体 IgM 和 IgG 效价，此有创操作也增加了感染的机会；而且 ABO 血型不合肝移植通常是在急诊情况下进行的，患者一般情况较差，对手术麻醉的耐受能力有限，并且没有足够的时间进行术前准备，此种情况也易出现感染，所以感染是ABO血型不合肝移植最常见的死亡原因之一。此类感染病原体多为肺炎克雷伯杆菌、鲍曼不动杆菌以及白色念珠菌等，多数患者行细菌培养明确诊断后给予足量抗菌药物治疗可以得到有效缓解。

### 657. 为什么血浆置换可能减轻 ABO 血型不合肝移植的排斥反应

答：ABO 血型不合肝移植的主要并发症是抗体介导的排斥反应（antibody-mediated rejection，AMR）及感染。目前一致认为 AMR 与术前高效价抗血型抗体密切相关，改善 ABO 血型不合肝移植患者预后的主要措施是清除抗血型抗体，目前降低该抗体效价的主要措施是术前血浆置换，并且在每次血浆置换前、后，使用标准的直接凝集法测定免疫球蛋白 IgM 和 IgG 的效价。全血浆置换持续的时间和频率因个体而异，主要基于抗体效价的变化和个体对血浆置换的反应，通常术前 1～2 周反复多次的血浆置换术，可以将血型抗体 IgM 和 IgG 效价降低至 1:16，甚至更低。一般认为，肝移植术后 2 周内保持抗体效价水平 <1:8 可有效地减少 AMR 的发生。临床上典型的 AMR 主要表现为肝细胞坏死和肝内胆管并发症，预后较差。此外，与特异性 A 或 B 抗原相关的免疫吸附法同样也可以有效清除机体内的抗 A 或抗 B 抗体。

### 658. 为什么需要加强对肝移植患者大量快速输血导致并发症的观察

答：肝脏在机体凝血功能中具有重要作用。晚期肝病患者多伴有严重的凝血功能障碍，而且肝移植手术中常发生大出血，因此术中需大量快速给患者输血，此时除可发生输血的一般不良反应，如变态反应、溶血、发热等外，还可发生一些特殊并发症，如因输血量过多、过快引起的循环超负荷，凝血功能障碍导致的出血倾向，低体温、低钾血症、低血钙以及大量快速输血所致的体内枸橼酸积聚而出现酸中毒等。此类患者病情危重、复杂，其并发症较难予以确切判断和及时处理。因此，在输血过程中应密切监测患者中心静脉压、血压、心率、颈静脉充盈情况、尿量，定期进行凝血功能检查及血气分析，注意患者的保温，以避免或减少并发症发生，并积极地给予应对措施，是手术成功的重要保证。

### 659. 为什么肝移植手术应该提倡成分输血

答：由于肝移植手术复杂、难度高、创伤大，且患者术前由于凝血因子浓度低、抗凝血物质增多和血小板减少等凝血功能的异常，从而导致手术过程出血较多。全血虽然具有较好的扩容作用，但 4℃ 条件下保存的全血，有效成分部分失活，尤其血浆内凝血因子大量损失，而单纯输注新鲜冰冻血浆和悬浮红细胞同样可起到很好的扩容作用和提高血氧输送，同时最大限度地避免同种异体人类白细胞抗原（HLA），避免同种异体白细胞的输入还可降低输血相关性肺损伤和巨细胞病毒感染的发生，且输注成分血可减少免疫性输血反应，如非溶血性发热性输血反应（FNHTR）、输血相关性移植物抗宿主病（TA-GVHD）及溶血反应（HR）的发生，其中新鲜冰冻血浆还含有血浆蛋白及所有凝血因子，因此输注成分血对肝移植的成功非常重要。

### 660. 为什么凝血酶原复合物的输注可改善肝移植患者的低凝状态

答：接受肝移植的患者术前多存在不同程度的长期贫血，故机体对贫血的耐受程度较高,因此在术前不必输入大量的血液来纠正贫血。目前在肝移植手术中可供选择的凝血因子制剂有凝血酶原复合物(prothrombin complex,PCC)、纤维蛋白原(Fg)、重组活化凝血因子Ⅶ(rFⅦa)等,其中PCC含有依赖维生素K的凝血因子,包含因子Ⅱ、Ⅶ、Ⅸ、Ⅹ。肝移植术患者,由于肝脏功能多处于终末期,加上移植手术过程中纤维蛋白溶解功能亢进,因此循环血中有多个凝血因子的活性降低,而PCC的输注可改善患者血液的低凝状态。当凝血酶原时间(PT)超过正常对照值的2倍时可给予每千克体重PCC 20U,或根据PT的结果重复给药,必须注意的是PCC的不良反应是血栓形成,严重肝病患者部分伴有肝肾综合征,若患者有明显的少尿或无尿现象,应谨慎给药。

### 661. 为什么供体肝脏中的过客淋巴细胞可产生术后溶血反应

答:过客淋巴细胞综合征(passenger lymphocyte syndrome,PLS)是指供肝者中残留的淋巴细胞针对宿主抗原产生免疫性抗体而引起的一系列症状,尤以溶血为主。肝移植已经成为治疗终末期肝病的首选治疗方法,肝脏作为一种免疫特异性器官,对抗体介导的排斥反应有较好的耐受性。但在肝移植过程中,当肝脏供体和患者的红细胞血型相容但不同型时,供体的部分B淋巴细胞随着器官的移植同时进入肝移植患者体内。这些淋巴细胞在一段时间内能够继续产生抗体,主要是IgG抗体,有8~16天的潜伏期,少量抗体不会对患者产生明显危害,抗体量多则可引起溶血反应,且轻微的溶血会被忽视,导致患者术后贫血症状加重。虽然过客淋巴细胞引起的溶血可发生于任何ABO相容但不相同的肝移植,但其中以A1型患者接受O型供体最为常见。

(余文芳 陆元善)

## 第三节 心移植输血

### 662. 为什么心移植的成功与供、受者的人类白细胞抗原系统密切相关

答:即使心移植供、受者间ABH血型抗原相同,受者在接受异体心脏后由于基因的差异尤其是主要组织相容性(MHC)抗原的不完全一致,必然会发生排斥反应。若患者移植前曾接受多个不同献血者的血液,那么其体内的人类白细胞抗原(HLA)同种抗体出现的频率会明显增加。输血后出现的抗体大多数是针对HLA-I类抗原的IgG抗体,可通过淋巴细胞毒试验进行检测。当供者器官存在相应抗原时,可导致超急性或急性排斥反应。在心移植中,HLA匹配的重要性亚于肾移植,但HLA中DR匹配的患者移植效果优于不匹配的患者。心脏属于冷缺血时间极短的脏器(3~5小时),因此相关的HLA配型检测相比其他器官移植而言难度较大。心移植前,最重要的HLA检测是HLA抗体的筛查。没有预先形成HLA抗体的受者,接受移植前无需行HLA交叉配型;但若预先体内存在HLA抗体的受者,则移植前必须行HLA交叉配型,以决定供、受者的相容性。

### 663. 为什么心移植患者术中及术后易出现严重出血

答:心移植手术患者的出血较多,其中最主要的原因是心移植手术需要在体外循环下进行,而体外循环是一种非生理的血液循环过程,对血液循环中的红细胞、血小板、白细胞以及凝血因子都有不同程度的影响,从而导致术中、术后较多的出血;由于术中及术后体外

循环结束后鱼精蛋白不能中和血液循环中的全部肝素，导致血液的肝素化，血小板的数量和功能下降；低体温、外科止血不彻底，以及体外循环时血液与体外循环耗材异物表面接触可引起血小板、白细胞和凝血因子Ⅻ活化使凝血机制发生激活；血液过度稀释，凝血因子缺乏，纤维蛋白溶解亢进等因素，均较易引起患者术中及术后出现严重出血。应及时补充红细胞悬液、新鲜冰冻血浆，同时当血小板计数 $<50\times10^9/L$ 时可发生手术创面渗血，应及时快速输注血小板。

### 664. 为什么低体温可引起心移植患者术后出现不明原因出血增多

答：为降低组织对氧的需求量，心移植手术中体外循环一般在低温下进行。体温轻度降低（33～37℃）时，凝血异常的原因是血小板黏附和聚集异常，酶的活性和血小板激活作用无明显下降。但体温低于 33℃ 时，酶的活性和血小板功能均受到影响，进而引起凝血异常。另外低温可导致血栓烷合成酶活性降低，血栓烷 $A_2$ 合成减少，使血小板功能发生障碍，导致移植患者术后会出现不明原因的出血增多。因此，在输血前应考虑患者低体温因素，及时对患者行复温治疗。在低体温时，还应注意凝血功能的筛查结果可能会呈假性正常，因为实验室是在正常温度下进行测定。血红蛋白在复苏之前也可能呈假性正常。还须强调的是，凝血功能紊乱时体温下降的最大限度是不能低于 35℃，因为死亡率与低体温程度和凝血紊乱所需的输血量直接相关。

### 665. 为什么自身输血对于心移植患者是较好的选择

答：心移植手术属于清洁手术，术中血液未受到污染，因此收集术中患者自身血液回输给患者，不仅可以减少患者对异体血液的需求量，避免因异体血液输注导致的一系列并发症，而且回收的自身血液中红细胞的活力较库存血更好，运氧能力更强。此外，心移植手术患者也可采用预存式自身输血，同样能减少患者对异体血的需求量，降低异体血输注后相关并发症的发生率。自身输血优点在于可以避免输血传染病，如肝炎、艾滋病、梅毒、巨细胞病毒、疟疾等，避免同种异体输血的血液成分，包括红细胞、白细胞、血小板以及血浆蛋白抗原产生同种免疫反应所致的疾病，如溶血、发热、变态反应和移植物抗宿主病等，避免发生输同种异基因血引起的差错事故，为稀有血型的患者解决了输血上的困难。

### 666. 为什么心移植患者应该合理使用新鲜冰冻血浆

答：输注新鲜冰冻血浆（FFP）的主要目的是补充凝血因子，而心移植手术患者并不需要常规输注 FFP，对于无凝血功能障碍的心移植手术患者，术前预防性补充血浆不但不能减少术中失血，反而可能会给心移植患者带来风险，FFP 输注也存在输血相关的风险和不良反应，如输血传播性疾病，输血导致的免疫性和非免疫性不良反应等，其中输血相关性急性肺损伤与新鲜冰冻血浆输注有直接的关系；部分心移植患者术前常有服用抗凝药物史（如华法林、氯吡格雷等），导致术后出血风险明显增加，华法林使用过量时，在停药的基础上可通过注射维生素 $K_1$ 纠正，但一般需要 4～6 小时后才能奏效；对于有明显出血或需要紧急手术的患者，可通过输注 FFP 补充凝血因子，以达到止血的目的。因此心移植手术患者应合理使用 FFP。

### 667. 为什么心移植患者术后可以出现超急性排斥反应

答：宿主抗移植物反应（HVGR）即实体脏器移植所发生的排斥反应，其中超急性排斥反应是在心移植物血液循环恢复后数分钟或数小时（也可在 24～48 小时）内发生的排斥反应，由体液免疫介导，主要是因为心移植受者体内预先存在抗供者同种异型抗原[如人类白细胞抗原（HLA）、ABO 血型抗原、血小板抗原等]的抗体，移植术后，抗体与移植物细胞表面相应抗原结合，激活补体，导致血管通透性增强，中性粒细胞和血小板聚集，纤维蛋白沉积，血管内凝血和血栓形成，其组织病理学特点是早期引起毛细血管内大量中性粒细胞聚集，小动脉血栓形成，继之出现缺血、变性、坏死。超急性排斥反应可见于移植术前反复多次输血、多次妊娠、长期血液透析或再次移植的个体，也可由于移植抗原与病原微生物具有共同抗原所致。

### 668. 为什么急性排斥反应在心移植患者移植术后出现最为常见

答：移植排斥反应的效应机制参与同种移植排斥反应，效应细胞主要包括受者 CD4$^+$T 细胞和 CD8$^+$T 细胞、NK 细胞及移植物内的过客白细胞，当然免疫分子也会参与排斥反应。根据排斥反应发生的时间、强度及病理学改变及其机制，可分为超急性排斥反应、急性排斥反应和慢性排斥反应。其中急性排斥反应是心移植术后最常见的排斥反应，多发生在心移植术后 1 周至 3 个月内。发生急性排斥反应的快慢和轻重，与供者组织相容性抗原差异程度、免疫抑制剂使用情况及患者免疫功能状态有关，急性排斥反应主要以细胞免疫为主，患者 T 细胞直接识别供者抗原提呈细胞（antigen presenting cells，APC）表面同种异型人类白细胞抗原（HLA），发生激活和增殖，并通过不同效应机制损伤移植物，例如：CD4$^+$T 细胞介导迟发型变态反应性炎症，CD8$^+$T 细胞特异性杀伤移植物细胞，活化的 Mψ 对靶细胞的直接或间接杀伤作用，NK 细胞介导的抗体依赖性的细胞介导的细胞毒作用（antibody-dependent cell-mediated cytotoxicity，ADCC）等。

### 669. 为什么心移植术后可以出现急性血管排斥反应

答：心移植术后在急性排斥反应中可出现急性血管排斥反应。在急性血管排斥反应中，受损伤的组织主要为移植物血管，其主要的病理改变是血管炎症及栓塞，血管内纤维蛋白沉积和血小板聚集，血管内皮细胞肿胀、坏死，血管壁内中性粒细胞及淋巴细胞浸润；其发生机制可能是由于：①体液免疫应答，患者会产生针对移植物血管内皮细胞 HLA 抗原的 IgG 类抗体，抗体通过激活补体而导致血管内皮细胞损伤；②细胞免疫应答，移植物血管内皮细胞表面的同种抗原可激活受体的 T 细胞。CD4$^+$T 细胞产生细胞因子，活化炎症细胞，细胞毒性 T 淋巴细胞（CTL）可直接杀伤靶细胞，造成移植物血管内皮损伤。

### 670. 为什么心移植患者移植术后也可出现慢性排斥反应

答：慢性排斥反应是目前心移植中面临的最大障碍之一，也是限制移植心脏获得长期存活的主要原因，心移植患者移植术后的慢性排斥反应多发生于移植术后数月或数年，病程缓慢。慢性排斥反应的发生和心移植供受者间遗传上的差异以及应用免疫抑制剂有关。在同种心移植中，慢性排斥反应主要的病理特征是心脏移植物血管病变（cardiac allograft vasculopathy，CAV）。CAV 主要是急性排斥反应所致移植物血管损伤与过度修复恶性循环的结果,其发展分为 3 个阶段:①病变早期阶段:缺血再灌注等非免疫因素导致血管损伤,抗原提呈细胞(APC)聚集于内皮下并被激活,迁移至周围淋巴组织,向 T 细胞提呈抗原并启动适应性免疫应答;②特异性损伤阶段:受者体内供者组织抗原特异性 T 细胞被激活,迁移至心脏移植物局部,通过直接攻击、释放细胞因子及激活巨噬细胞而损伤移植心脏血管内皮细胞和平滑肌细胞;③组织修复阶段:移植物血管内皮细胞、基质细胞及浸润的免疫细胞分泌多种细胞因子或生长因子,诱导平滑肌细胞增生及细胞外基质合成,促进损伤修复。

### 671. 为什么心移植手术中应该用血栓弹力图监测凝血功能

答:心移植手术的凝血管理非常复杂。凝血功能异常的原因是多方面的:体外循环时需要抗凝、体外循环结束后又需要及时恢复凝血功能,手术结束后则需要在止血和防治血栓栓塞两者间获得平衡。术前有许多患者服用抗血小板药物,导致基础血小板功能低下。体外循环时,采用合理的抗凝既可以抑制患者的凝血功能又不激活血小板,并无血凝块形成。体外循环后,患者常出现凝血功能异常、血小板功能低下以及纤维蛋白原裂解,需要尽快恢复患者正常的止血功能。血栓弹力图(TEG)以其快速、灵敏、准确的优点可在诊断心移植手术围手术期出血的原因、指导治疗和显著降低手术用血量等方面提供很好的帮助;TEG可监测凝血因子不足、纤维蛋白溶解活性、心脏植入后凝血功能的恢复和诊断高凝状态。

(余文芳　陆元善)

# 第十一章 治疗性血细胞单采术

## 第一节 治疗性红细胞单采术

### 672. 为什么治疗性红细胞单采术能有效地分离红细胞

答：治疗性单采术（therapeutic apheresis，TA）是指分离、去除或置换患者血液中某些病理性成分，例如治疗性血浆单采术（therapeutic plasmapheresis）和治疗性血细胞单采术（therapeutic cytapheresis），或分离患者血液中某些病理性成分后调节其细胞功能，例如体外光照单采术（extracorporeal photopheresis，ECP）。治疗性红细胞单采术可通过离心式血液成分分离机进行，离心式血液成分分离机分为连续流动离心式和间断流动离心式两种。连续流动离心式血液成分分离机先将患者血液引入离心机，因为各种血液成分密度不同，离心后将其分层，从上至下分别为血浆、血小板、白细胞、红细胞，红细胞被移入收集袋，其余成分和置换液经另一静脉回输至患者体内；间断流动离心式血液成分分离机将一定量血液引入离心容器即停止，通过离心分离出需要去除的血液成分（或进行其他操作例如照光，常用于 ECP），其余成分经原静脉回输至患者体内，此分离离心回输过程可循环多次以完成预定目标。

### 673. 为什么美国单采协会适应证分类对于实施治疗性单采术有很大参考意义

答：美国单采协会（American Society for Apheresis，ASFA）在第六版治疗性单采应用指南（2013 年）中更新了其 ASAF 适应证分类，在保留了前版的大部分内容的基础上进一步补充了临床证据，使其能更有效地应用于临床治疗。临床可参考 ASAF 适应证分类为患者制订治疗方案，其包含了不同疾病单采特殊情况、单采类型及建议程度，见表 11-1、表 11-2。

表 11-1 不同疾病单采特殊情况、单采类型及建议程度

| 疾病 | 特殊情况 | 单采类型 | 分类 |
|---|---|---|---|
| 巴贝虫病 | 重症 | RCE | I |
| | 高风险人群 | RCE | II |
| 皮肌炎或多发性肌炎 | | 白细胞单采术 | IV |
| 造血干细胞移植，ABO 血型不合 | 少量 HPC，单采 | RCE | III |
| 遗传性血色病 | | 红细胞单采术 | I |
| 高白细胞血症 | 白细胞淤滞 | 白细胞单采术 | I |
| | 预防 | 白细胞单采术 | III |

续表

| 疾病 | 特殊情况 | 单采类型 | 分类 |
|---|---|---|---|
| 包涵体肌炎 | | 白细胞单采术 | IV |
| 炎症性肠病 | 溃疡性结肠炎 | 吸附性细胞单采术 | III/II |
| | 克罗恩病 | 吸附性细胞单采术 | III |
| 疟疾 | 重症 | RCE | II |
| 中毒 | 他克莫司 | RCE | III |
| 红细胞增多症 | 真性红细胞增多症 | 红细胞单采术 | I |
| | 继发性红细胞增多症 | 红细胞单采术 | III |
| 银屑病 | 多脓疱 | 吸附性细胞单采术 | III |
| | | 白细胞单采术 | III |
| 镰状细胞病，急性 | 急性脑卒中 | RCE | I |
| | 急性胸部综合征 | RCE | II |
| | 阴茎异常勃起 | RCE | III |
| | 多器官衰竭 | RCE | III |
| | 脾隔离症；肝隔离症；肝内胆汁淤积症 | RCE | III |
| 镰状细胞病，非急性 | 预防卒中/预防铁超负荷 | RCE | II |
| | 血管阻塞性疼痛危象 | RCE | III |
| | 围手术期 | RCE | III |
| 血小板增多症 | 有症状的 | 血小板单采术 | II |
| | 预防或继发性血小板增多症 | 血小板单采术 | III |

RCE：红细胞置换术；HPC：造血祖细胞

**表 11-2　ASFA 适应证分类**

| ASFA 适应证分类 | 说明 |
|---|---|
| I | 治疗性单采术作为一线治疗方案的疾病，或联合其他治疗方案<br>例：血浆置换是吉兰-巴雷综合征的一线治疗方案；血浆置换术联合免疫抑制和乙酰胆碱酯酶抑制治疗作为重症肌无力的一线治疗方案 |
| II | 治疗性单采术作为二线治疗方案的疾病，或联合其他治疗方案<br>例：血浆置换术是静脉大剂量皮质类固醇无效的散播性脑脊髓炎的独立二线治疗方案；体外光照单采术加皮质类固醇是治疗无效慢性 GVHD 的二线治疗方案 |
| III | 治疗性单采术最适条件未确定，需制订个性化治疗方案<br>例：体外光照单采术对于肾源性系统性纤维化；血浆置换术对于脓毒血症和多器官衰竭 |
| IV | 已有证据说明或建议治疗性单采术在此类情况下作为治疗方案是无效或有害的，不建议使用<br>例：血浆置换术对于活动期的类风湿关节炎 |

674. 为什么进行治疗性红细胞单采术有时会发生低钙血症

答：在进行治疗性红细胞单采术时必须对流到体外的血液进行抗凝，而常用的抗凝剂是酸性枸橼酸盐葡萄糖溶液（acid-citrate-dextrose solution A，ACD-A），肝素联合 ACD-A 使用也十分常见。但抗凝剂枸橼酸钠在滴速过快或进入体内的量过多易引起枸橼酸盐中毒，当大量枸橼酸钠进入患者体内，可结合患者血液中的钙离子，使血浆游离钙水平降低发生低钙血症，如畏寒、口唇麻木、不自主的肌肉震颤、手足抽搐、心动过速等。一般认为当枸橼酸盐剂量为 60mg/（kg•h）时，即会发生轻度的低钙血症症状。出现此症状应立即减慢抗凝剂滴速，并及时静脉注射 5% 葡萄糖酸钙溶液 10ml。如进行治疗性红细胞单采术前口服适量钙片或饮一杯牛奶，则可预防低血钙症的发生。

### 675. 为什么进行治疗性红细胞单采术有时会发生低血压

答：进行治疗性红细胞单采术时出现低血压症状可能是发生枸橼酸盐中毒、低血容量、血管迷走反应、过敏、药物反应或输血反应的迹象。血管迷走反应的特点是心动过缓和低血压，这些反应通常可在患者改为头低脚高位后得以纠正。当进行血浆或红细胞置换时发生低血压症状，应考虑为输血反应如输血相关性急性肺损伤、急性溶血、细菌污染，或抗 IgA 相关过敏反应。使用间断流动离心式血液成分分离机有较大的体外血液容量要求，因此低血压症状易常见于在儿童、老年人、神经患者、贫血患者中。而连续流动离心式血液成分分离机通常没有很大的体外血液容量要求，但如果在操作者失察或机器错误的情况下回流血液进入了废弃袋，也有可能会发生低血压症状。

### 676. 为什么进行治疗性红细胞单采术时需要医师严密观察

答：约 4% 治疗性单采术在进行过程中会发生不良反应，虽然大部分不良反应都是十分轻微的，但是也不是绝对没有危险，因此需医务人员在旁看护。枸橼酸盐中毒所造成的低血钙症状最为多见，患者会发生口唇麻木、肌肉震颤等情况，发生心动过速的情况比较少见，但如患者术前存在低血钙症状或 Q-T 间隔延长应谨慎监测其状况。此时摄入钙能有效缓解此症状，一般临床选择静脉注射 5% 葡萄糖酸钙溶液 10ml。

### 677. 为什么进行治疗性红细胞单采术前需要对患者进行评估

答：所有患者在进行治疗性红细胞单采术前都需进行评估。需对治疗性单采术的医嘱、种类、频率、治疗次数、治疗目标进行记录。患者需对治疗方式、预期疗效、可能性风险及替代方案知情并同意。对患者的评估应包括患者整体情况，相关病史以及体格检查和实验室检查结果，其与患者对单采术的耐受及血管通路相关，并询问药物治疗情况、单采、输血、妊娠史，对可能发生的并发症采取相应的预防措施。这些评估要点包括了：①输血史：既往输血反应及特殊用血需求；②神经功能状态：精神状态及配合能力；③心肺状态：充足的换气及氧气摄入，高或低血容量，心律失常；④肾脏及代谢状态：液体平衡，碱中毒，电解质紊乱，包括了低血钙、低血钾和低血镁症状；⑤血液状态：显著贫血或血小板减少，凝血功能障碍，出血或血栓；⑥用药情况：高蛋白药物，免疫抑制剂，生物制剂。

### 678. 为什么离心式血液成分分离机的使用最为广泛

答：目前国际上通用的自动化血液成分分离机可分为三种，包括离心式血液成分分离机、膜滤式血液成分分离机和吸附柱式血液成分分离机，自动化血液成分分离机可在无菌密闭的塑料管道系统内完成采血、离心、成分去除和回输整个操作程序。离心式血液成分分离机是目前应用最广泛的一种血液成分分离机,既能进行治疗性血细胞单采术也能进行血浆置换术,其原理是根据血液的各种成分比重不同,经离心后去除病理性成分将其余成分回输给患者。离心式血液成分分离机又分为间断流动离心式和连续流动离心式,这两种对静脉通路的数量要求不同。连续流动式要求有两条静脉通路,血液从一条静脉抽出通过离心容器分离后去除病理性成分,其余成分通过另一条静脉回输至患者体内;与间断流动式相比,连续流动式分离速度快,分离的血液成分较为纯净,体外循环血量少,血容量变化较小;膜滤式血液成分分离机、吸附柱式血液成分分离机只能用于血浆置换术。

### 679. 为什么有的红细胞增多症患者无法进行治疗性红细胞单采术

答:治疗性红细胞单采术必须有良好的静脉通路作为前提才能成功实施。部分红细胞增多症患者由于自身年龄、身体状况等条件限制没有合适的静脉通路,因此实施治疗性红细胞单采术受到限制。一般实施治疗性红细胞单采术首先选择外周静脉穿刺,其次为中心静脉插管。静脉穿刺是最简便易行且常规采用的静脉通路,一般选择粗大、充盈度好、弹性佳、不易滑动的静脉进行穿刺,最为理想的是前臂肘静脉。并且在穿刺时应避免出现凝血状况,使后续单采术能顺利进行。静脉插管是无法进行外周静脉穿刺,缺少良好外周静脉血管的患者进行单采术治疗唯一途径,但操作者应在插管前仔细选择导管和插管部位,插管后应时刻关注患者的抗凝状态。

### 680. 为什么治疗性红细胞单采术可以治疗遗传性血色病

答:遗传性血色病是铁过载的一种疾病,包括了许多因为铁过量积聚在肝脏、心脏、胰腺和其他器官所引发的病症,通过红细胞单采术或放血治疗除铁一直是该病的主要治疗方法。在诊断确立后,通过定期放血疗法清除体内多余的铁,通常每周放血约500ml,直到血清铁蛋白<50μg/L,但不出现贫血为止。放血治疗需要终身维持。而红细胞单采术与放血疗法相比,在维持同等血容量的情况下,每次进行红细胞单采术可比放血疗法多清除2~3倍的红细胞和铁,而不良反应发生比例及治疗费用间无统计学差异。

### 681. 为什么治疗性红细胞单采术能降低血栓风险

答:通过治疗性红细胞单采术或放血疗法,可降低患者的血栓风险,通过降低Hct纠正高黏血症,从而降低毛细血管剪切速率,增加微循环血流量,改善组织灌注。优化氧合同时减少因局部缺血导致的血栓风险。对于发生急性血栓栓塞,严重的微血管并发症或出血的红细胞增多患者,治疗性红细胞单采也是可选方案之一。有研究表明对真性红细胞增多症患者进行治疗性红细胞单采术后,通过血栓弹力图(TEG)可证明患者血小板功能改善,证实对患者血液稀释可降低其血栓风险,特别是在其血流动力学不稳定的情况下。

### 682. 为什么有些患者进行治疗性红细胞单采术比使用药物治疗效果更好,持续时间更长

答:真性红细胞增多症患者常伴有高黏滞综合征,行红细胞单采术可迅速降低Hct和血液黏度,改善临床症状,减少血栓形成或出现严重并发症的危险。对于白细胞和血小板计数偏低难以使用化疗药物的患者,施行红细胞单采术最为适宜。对于低风险的真性红细胞增多症患者,常用的治疗手段还有放血治疗,使Hct维持在45%以下,并使用低剂量阿司匹

林预防血栓。放血会引起慢性缺铁,从而降低红细胞生成。对于真性红细胞增多症合并获得性血管性血友病和瑞斯托霉素辅因子活性 <30% 的患者应避免使用阿司匹林。高风险的患者,尤其是年龄 >60 岁或有血栓史的患者可联合应用放血疗法、阿司匹林和化疗药物(如羟基脲)。若对羟基脲无效的患者,改用白消安和干扰素替代。治疗继发性红细胞增多症患者,应首先去除原发病症。

### 683. 为什么使用治疗性红细胞单采术需要得知患者的身高及体重

答:治疗性红细胞单采术是指快速去除患者血液循环中异常增多的病理性红细胞,减少其对机体的致病作用及不良影响,其余成分回输于患者。一般治疗性红细胞单采术的最佳处理血量约为患者血容量的 1.5 倍。术前红细胞计数越高,去除的红细胞比例也越大。对于身材高大、体重较重的患者与身材矮小、体重较轻的患者的血容量差异较大,对单采术的耐受力也不同,与治疗效果高度相关。实验表明,BMI 指数是估计治疗性红细胞单采术最佳效率和不良反应的敏感指标。因此对于不同体型的患者,需要其准确的身高及体重以设定适宜的治疗方案。

### 684. 为什么放血疗法已基本被治疗性红细胞单采术取代

答:目前来看,治疗性红细胞单采术疗效明显优于放血治疗,可以将 Hct 降至更低并维持较长时间。例如在遗传性血色病的治疗中,红细胞单采术与放血疗法相比,在维持同等血容量的情况下,每次进行红细胞单采术可比放血疗法多清除 2~3 倍的红细胞和铁,而这两者不良反应发生比例及治疗费用无差异。治疗性红细胞单采术能在降低患者体内血容量失衡风险的同时去除更多红细胞,更为高效、安全、耐受性好。主观上,进行单采治疗后的患者也反映其能维持长时间的舒适感。从临床的角度来看,红细胞单采术治疗能降低血栓栓塞风险,优化组织灌注(更好的氧合),特别是大脑和心脏,并且能使血液黏度明显下降。

### 685. 为什么治疗性红细胞单采术多用枸橼酸盐抗凝,而不是肝素

答:目前认为枸橼酸钠与肝素相比抗凝后出血发生率低,具有较高安全性。肝素通过增强抗凝血酶-Ⅲ的生物活性,组织凝血酶的生成,从而达到抗凝的作用。虽然肝素用于血液透析时的抗凝已有数十年历史,但很少单独用于治疗性单采术和置换术。对于有高凝状态、枸橼酸盐过敏以及实施大量白细胞单采术的患者可使用肝素抗凝。ACD-A 联合肝素作为抗凝剂使用也较常见。此外单采术前最好做凝血功能检查,抗凝剂最佳剂量原则上应以能够维持血量不凝固的最小剂量适宜,肝素剂量需根据 ACT(激活凝血时间)或 CT(试管法凝血时间)确定,并在单采过程中,每 30 分钟测定一次 ACT 以随时对抗凝剂剂量做出相应调整。

### 686. 为什么治疗性单采术会发生溶血现象

答:治疗性红细胞单采术进行过程中出现溶血现象十分少见,较多发生于血浆置换或红细胞置换时发生了输血不良反应导致溶血。因此在进行红细胞置换前应准备配型相合的血液,红细胞置换量较大时,还应选用洗涤红细胞或去白细胞悬浮红细胞。除此之外,还有

可能是因血液成分分离机机械问题，导致离心容器过热或超负荷引起的轻度机械性溶血的情况。此类溶血现象一旦发生，应及时做出相应处理。

### 687. 为什么治疗性单采术过程中需要关注体外循环容量
答：在治疗性单采术过程中需要关注体外循环容量以预防心血管反应的发生，若不能保持去除量和回输量保持动态平衡，则会出现血容量过低或过高反应。当血容量过低时，患者易出现胸闷、心悸、面色苍白、出冷汗、恶心呕吐、心动过速、低血压，甚至昏厥或休克等症状；而血容量过高时易出现头晕头痛、血压升高、心律失常，甚至发生急性肺水肿的情况。一旦出现上述症状必须及时处理，低血容量反应应减慢去除血液的速度，适当补充胶体液；高血容量反应则应减慢置换液速度，适当加快去除血液的速度，或使用快速利尿剂以减低血容量。

### 688. 为什么治疗性单采术的应用受到限制
答：治疗性单采术目前在临床上已经广泛使用，在一些难治性疾病治疗中也取得了一定疗效，其适应证在不断更新，应用范围也在不断拓展，但作为临床治疗方案之一，其作用机制并未完善，疗效评价缺乏严格的对照研究资料。并且此类操作对医务人员有较高要求，需要熟练掌握单采技术与方法，有一定的临床经验，对可能产生的不良反应和并发症做好预防准备，并有充分设备和措施能处理出现的不良反应和并发症。此外，目前从国外进口的血液成分分离机所使用的消耗性材料价格昂贵，置换用血浆或白蛋白费用较高，限制了这种治疗方法在我国的广泛推广使用。

### 689. 为什么红细胞置换术用途更多，但不如治疗性红细胞单采术应用广泛
答：红细胞置换术应用广泛但其具体临床实施受到限制，主要是因为置换的红细胞可能与患者自身红细胞产生同种免疫反应，因此需选择交叉配血相合的血液，并且在置换量较大的情况下，应选用洗涤红细胞或去白细胞悬浮红细胞以避免或减轻同种免疫反应。红细胞置换术常用于多种疾病的治疗，如新生儿溶血病换血疗法、纠正遗传性血色病铁过载情况以及降低镰状细胞病患者 HbS 比例。此外，红细胞置换术还可以用于以下多种情况，苯胺中毒、砷中毒、一氧化碳中毒、阵发性睡眠性血红蛋白尿症、难治性温抗体型自身免疫性溶血性贫血、疟疾、巴贝虫病等。

（王钰箐　蔡晓红）

## 第二节　治疗性血小板单采术

### 690. 为什么间断流动离心式血液成分分离机只需要一条静脉通路
答：离心式血液成分分离机根据其血液流动方式可以分为两种：间断流动离心式血液成分分离机和连续流动离心式血液成分分离机。分离机所使用的耗材均为一次性塑料分离管道，整个操作过程均在密闭无菌环境下进行，以确保安全无污染。间断流动离心式血液成分分离机的分离过程为，先顺时针方向运转，把一定量的血液从患者体内抽出，引入离心容器进行离心分离，移出需要除去的血液成分；再然后逆时针方向运转，把经过分离后的其余血

液成分再通过原路回输给患者,回输完毕之后,再进行下一个循环的分离和去除,如此循环进行,直到治疗性单采术结束。因此间断流动离心式血液成分分离机只需要一条静脉通路。

### 691. 为什么连续流动离心式血液成分分离机更受欢迎

答:连续流动离心式血液成分分离机是离心式血液成分分离机中的一种,一般要求需要有两条静脉通路,机器从患者的一条静脉不断运转采出血液,将抽出的血液经过离心,将需要去除的血液成分移除,从另一条静脉将经过分离后的其余血液成分回输给患者,如此循环进行,直至治疗性单采术结束。离心式血液成分分离机所使用的耗材为一次性塑料分离管道,采血、离心、成分去除和回输整个操作程序全部都在无菌的不易造成污染的密闭管道系统内完成。由微电脑控制操作程序,配备有血流监视、回输压力检测、超声安全探测等装置,操作简单便捷的同时更保证了整个单采过程的安全性。相比间断流动离心式血液成分分离机,连续流动离心式血液成分分离机的分离速度快,分离的血液成分更为纯净,体外循环的血量更少,血容量的变化也相对比较小,因此在临床上更受欢迎。

### 692. 为什么在进行治疗性血小板单采术时活化凝血时间作为检测抗凝程度的指标

答:在进行治疗性血小板单采时必须使用抗凝剂,其目的是防止血液在体外凝固。目前最常用的抗凝剂是酸性-枸橼酸盐-葡萄糖溶液(ACD)。这种抗凝剂存在有 ACD-A 和 ACD-B 两种处方,B 方是 A 方的稀释液。随着所用血液成分分离机的型号以及患者个体差异的不同,所使用抗凝剂的最佳剂量也都有所不同,通常认为适度的抗凝剂应该是能够维持血液不凝固的最小剂量。抗凝剂的剂量过大会导致患者出现各种不良反应,而过小的剂量则引起抗凝不充分,导致在血液分离管道系统内的血液出现凝固现象。所以通常为了操作过程中患者不出现不良反应,及顺利操作,在操作之前可以做几项常用的凝血功能检查。可以使用测定方法相对简便的活化凝血时间(activated clotting time,ACT)测定来实时检测抗凝程度,以便及时调整相应的抗凝剂所使用的剂量,所以适合在治疗性血小板单采术中对患者应用。

### 693. 为什么建议患者在进行治疗性血小板单采术前饮用一杯牛奶

答:虽然治疗性血小板单采术治疗相对安全,但偶尔仍然会产生副作用。其中由于治疗过程中所使用的抗凝剂大多为枸橼酸钠,滴速过快或者短时间大量进入体内会导致枸橼酸盐中毒。因为大量枸橼酸钠会结合患者血液中钙离子,降低患者体内的游离钙,导致患者出现枸橼酸盐中毒引起的低钙血症,出现畏寒、口唇麻木、不自主的肌肉震颤、手足搐搦、心动过速等症状。如果患者术前存在电解质紊乱,特别是有肝肾功能不全者,则易发生心律不齐。如不及时处理,可发生心室颤动,甚至导致死亡。一旦出现以上症状应该即刻减慢抗凝剂滴速,一般症状会减轻,及时静脉注射 5% 葡萄糖酸钙溶液 10ml,可立即缓解症状。为了预防患者发生低钙血症,最简单的方法是在术前让患者饮用一杯牛奶(200ml)。口服钙片(枸橼酸钙或碳酸钙),也可有效预防低钙血症的发生,特别适合有乳糖不耐受的患者。由于枸橼酸盐在体内代谢的速度很快,肝功能正常的情况下,一般 90 分钟后,治疗性血小板单采术过程中进入体内的枸橼酸盐就会被肝细胞所代谢,游离钙浓度恢复正常。因此,术后 90 分钟所出现的症状与枸橼酸盐中毒无关。

### 694. 为什么治疗性血小板单采术常用 ACD-A 保养液配方作为抗凝剂

答：治疗性血小板单采的过程中为了防止血液凝固，必须使用抗凝剂。通常使用最多的抗凝剂为 ACD-A 保养液配方，它是由枸橼酸、枸橼酸三钠和葡萄糖组成的一种无菌液。配方为每升溶液含枸橼酸三钠 22.0g、枸橼酸 7.3g、葡萄糖 24.5g。该抗凝剂中的主要成分枸橼酸盐能够结合血液中的游离钙，从而起到抗凝的作用。通常机器可以自控制抗凝剂的输入速度，计算方式通常分为两种：根据血液流动及抗凝剂与全血的比例进行计算；根据单位时间内会输注的血量进行估计。在机器操作手册中通常有明确说明该机器所使用的枸橼酸盐输入量的计算方法。根据机器操作手册规定的比例，在治疗过程中全血会按一定流速进入分离机与抗凝剂按不同比例混合，通常与全血的比例在 $1:8\sim1:12$ 之间，血细胞比容（hematocrit，Hct）高者用 $1:12$，低者用 $1:8$。

### 695. 为什么治疗性血小板单采术有时需要用肝素作为抗凝剂

答：在治疗性血小板单采术治疗过程中所使用的抗凝剂通常为枸橼酸盐的 ACD-A 保养液配方，但在有些情况下还是会使用肝素作为治疗过程的抗凝剂。肝素的抗凝机制为增强凝血酶的生物活性，阻止凝血酶的生成，在用于血液透析时的抗凝剂已有较长的历史，但很少单独使用于治疗性血小板单采术。通常使用肝素作为抗凝的情况主要为患者高凝状态，且对枸橼酸盐过敏。通过 ACT 调节使用肝素的剂量。在操作期间，ACT 每 30 分钟测定一次，以求达到 ACT 为 $250\sim300$ 秒（正常值 $90\sim120$ 秒）。

### 696. 为什么在治疗性血小板单采术前需要对患者进行评估

答：为了确定患者对治疗性血小板单采术治疗是否耐受，任何患者在治疗前都应该进行充分的评估，评估内容包括：患者整体情况、相关病史以及体格检查、实验室检查结果。通过治疗前的评估也可以预防可能发生的并发症，并准备相应的处理措施。通过体格检查可以评估患者与疾病相关的体征和症状。实验室检查项目包括有血红蛋白、血细胞比容、白细胞计数、血小板计数等。通过血红蛋白和血细胞比容检测能够有助于判断患者是否能够耐受体外循环容量。在治疗前需询问患者病史包括治疗史、用药史以及疾病治疗情况、目前伴随的症状，以及此次治疗前的单采或输血史可了解患者以往是否发生过不良反应或并发症。对于血红蛋白过低的患者在术前需要输注红细胞以提高血红蛋白水平，防止治疗过程中发生循环容量不足所造成的不良反应。

### 697. 为什么在治疗性血小板单采术前需要患者知情同意

答：由于治疗性血小板单采术的作用机制还不完全清楚，有效适应证还并非完全明确，疗效评价也缺乏严格对照研究资料，所以即便该技术已广泛用于一些难治性疾病，且获得一定的疗效，但仍旧偶尔可发生威胁生命的不良反应和并发症，特别是全身情况较差的患者在病情危重时进行治疗性血小板单采术。因此必须有明确的适应证才能施行这项治疗。医务人员必须在施行这项治疗技术前，向患者讲明治疗目的及可能出现的各种问题，在征得患者或患者家属完全同意之后才可进行操作。患者知情同意的内容包括治疗性血小板单采术的目的、操作风险、预期疗效、其他治疗的风险和益处、不治疗的风险和益处等，最后患者签名表示继续操作还是延迟操作。谈话过程需有位见证人在场并做记录。见证人和操作的医师共同在同意书上签名。如果患者年龄小或精神障碍不能提供意见时，其配偶、父母或监护人必须提供意见并在同意书上签名。

### 698. 为什么治疗性血小板单采术必须要有良好的静脉通路

答：目前最常用的治疗性血小板单采术所使用的血细胞分离机是离心式分离机，操作中不可避免地需要静脉通路，良好的静脉通路关系到治疗性血小板单采术的成败。通常建立静脉通路可以选择外周静脉和中心静脉，一般首选使用外周静脉穿刺，其次是中心静脉穿刺。穿刺时应该选择粗大、充盈度好、弹性佳、不易滑动的静脉进行穿刺。通常穿刺时最理想的静脉为前臂肘静脉。目前不主张动静脉瘘或静脉切开用于治疗性血小板单采术。为了防止出现穿刺局部凝血，导致治疗性血小板单采术无法顺利进行，不必要的浪费较昂贵的一次性耗材，穿刺时一定要一针见血。间断流动离心式血液成分分离机只需做一条静脉穿刺，血液的采集和回输为同一条静脉通路；而连续流动离心式血液成分分离机通常需要做两条静脉穿刺，分别进行血液的单采和回输。

### 699. 为什么治疗性血小板单采术最好使用专门的静脉导管

答：虽然普通静脉导管也可以用于治疗性血小板单采术，但最可靠的还是专门为治疗性血小板单采术设计的专用静脉导管。普通静脉导管一般能够满足治疗性血小板单采术的输入血流量，但往往不能满足快速的血液抽出；专用导管的管径比较大，血流量比较高，管壁比较厚，不会在治疗性血小板单采术中抽吸血液时发生血管瘪陷，故应优先使用。采用连续流动离心式血液成分分离机进行治疗性血小板单采术时，需要两条静脉通路，此时可有三种选择：①一条双腔导管；②两条双腔导管；③一条双腔导管加上一条外周静脉穿刺。究竟哪一种方法优点更多尚未定论。在多数情况下，通常采用一条双腔、硅胶、单采/透析两用导管。采用间断流动离心式血液成分分离机进行治疗性血小板单采时，只需要一条静脉通道，一般选用一条单腔单采/透析两用导管。如果患者原先已有普通中心静脉导管，可用一条外周静脉作为血流输出，而中心静脉导管作为血流输入，不需要安置专门的单采术导管。

### 700. 为什么治疗性血小板单采术操作者需要对导管材料有所熟悉

答：良好的静脉通路关系到治疗性血小板单采术的成败，而静脉导管的品种又有很多，大致分为普通静脉导管和单采/透析专用静脉导管两类。前者有单腔、双腔及三腔普通静脉导管；后者又有双腔 Quinton-Mahurkar 导管、双腔 PermCath 导管、单腔或双腔 Hickman 单采/透析导管。有些导管的材料是聚氨基甲酸酯（如双腔 Quinton-Mahurkar 导管），而另一些导管的材料是硅胶（如双腔 PermCath 导管、单腔或双腔 Hickman 单采/透析导管）前者质地较硬，适合短期应用，一般于治疗性血小板单采术完成后拔出；后者质地较软，能安全地留置很长时间，适合需要反复治疗性血小板单采术的患者。因此操作者也需要对导管材料有所了解。

### 701. 为什么治疗性血小板单采术需要插管时最常用锁骨下静脉

答：对于缺少良好外周静脉血管的患者来说，静脉插管是建立静脉通路的一种好办法。无论插管前导管的种类以及插管部位，在操作前都必须仔细选择。由于插管还可能导致发生血栓等不良反应,因此操作者还需要认真对待插管部位的抗凝问题。最为常见的插管部位是锁骨下静脉或颈内静脉插管。实践证明选用此部位插管是安全、合理的。在插管时,导管的尖端应置于上腔静脉的下 1/3,以减少血栓并发症。以往曾有人认为导管的尖端距离心脏太近,在枸橼酸钠抗凝剂的刺激下会并发心律不齐。但经锁骨下静脉插管与外周静脉穿刺进行外周血干细胞单采的对照研究表明,两者并发症的发生率相似。目前对在单采术中发生心律不齐的真正原因尚未完全清楚。

### 702. 为什么儿童治疗性血小板单采术选用股静脉

答:若治疗性血小板单采治疗过程中需要进行静脉插管,插管部位通常有三个部位可供选择:①将导管经锁骨下静脉或颈内静脉置入上腔静脉;②将导管直接经腰部棘突旁肌肉插入下腔静脉;③将导管经腹股静脉插入下腔静脉,其中最为常见的插管部位是锁骨下静脉或颈内静脉插管。经腰部棘突旁肌肉插入下腔静脉的方法据文献报道,选择此部位插管并发症最少,缺点是技术要求高,有时找不到掌握这种技术的操作人员。股静脉插管比较简便易行,但血栓形成及感染的发生率比较高,一般情况下不宜采用。儿童患者只进行一次治疗性血小板单采,不需要保留导管,仍应选用股静脉插管为宜,因为对儿童做其他部位插管需要全身麻醉,而股静脉插管可在局麻或镇静剂作用下施行。

### 703. 为什么治疗性血小板单采术插管需要抗凝治疗

答:作为治疗性血小板单采治疗的不良反应的一种,在操作中所插入的导管被导管周围血栓堵塞是临床上一大难题。据报道,下腔静脉导管血栓形成的发生率为 20%,尖端置于无名静脉与上腔静脉交界处的锁骨下静脉导管血栓堵塞的发生率高达 80%。但也有经验表明,尖端确实深入至上腔静脉,血栓堵塞的发生率较低。在治疗性血小板单采插管时可有多种导管及插管部位可以选择,但无论采用何种导管及何种部位插管,血栓形成的并发症不能完全避免,特别是需要进行治疗性血小板单采的患者通常有很大的概率患者本身就有血栓风险。这就有必要应用抗凝治疗以减少或避免这种并发症。抗凝治疗需要请相关临床科室的医师协助。

### 704. 为什么贫血患者在治疗性血小板单采术前应先输注红细胞

答:在治疗性血小板单采过程中,体外循环的红细胞量占红细胞总量的比例一般低于15%。但是对于贫血患者而言,同样的体外循环红细胞量占红细胞总量的比例会相对增加,患者可能出现贫血症状,而且这种快速失血会比慢性失血的症状更加严重。因此,贫血患者应在治疗性血小板单采开始之前或过程中补充一定量的红细胞,或者预冲一定量的红细胞在采集管路中。对于伴有与贫血相关的心血管疾病患者,在治疗性血小板单采治疗过程中更容易出现不良反应,所以应该在治疗性血小板单采之前输注红细胞,且在治疗前进行实验室检查,确保血红蛋白水平升高。贫血患者伴有高黏滞血症时,在降低血液黏稠度之前不主张输注红细胞,而在治疗性血小板单采术后可缓慢输注红细胞。

### 705. 为什么心血管疾病患者在治疗性血小板单采术时需要心电监护

答:部分心血管疾病或其他原因需要进行治疗性血小板单采的患者,在治疗性血小单采过程中对血容量的变化耐受性相对较差,因此,应充分评估患者是急需接受治疗性血小板单采还是推迟到患者病情好转后再实施。即使实施治疗性血小板单采也应在心电监护条件下进行。心血管疾病患者接受治疗性血小板单采过程中可能出现与治疗性血小板单采治疗无关的病情恶化,此时应立即停止治疗性血小板单采或等待患者病情好转再继续完成治疗。一般情况下,心血管疾病患者在心电监护条件下实施治疗性血小板单采是相对安全的。

**706. 为什么妊娠患者在治疗性血小板单采术时血容量计算和体位很重要**

答:治疗性血小板单采对孕妇是安全的,但是患者的血容量计算和单采程序设计至关重要,因为妊娠期间,孕妇的血容量会代偿性增加,且血浆容量比红细胞容量增加更为显著。因此妊娠患者在治疗前应该进行充分的评估,评估内容包括患者整体情况、相关病史以及体格检查、实验室检查结果。孕妇接受治疗性血小板单采的另一个重要因素是体位。治疗性血小板单采过程中,如果孕妇处于左侧体位可能压迫左髂静脉,导致静脉回流减少,影响治疗效果,甚至出现血容量过低。血容量过低的症状为胸闷、心悸、面色苍白、恶心呕吐、心动过速、低血压、甚至晕厥或休克。特别是伴有贫血、血浆蛋白减低和心肺功能障碍的患者更容易发生不良反应。

**707. 为什么继发性和反应性血小板增多症不需要治疗性血小板单采术**

答:原发性血小板增多症为慢性巨核细胞系增殖性疾患。临床上以原因不明的血小板持续型增多、出血、血栓形成以及脾肿大为主要特征。血小板计数 $>1000 \times 10^9/L$ 伴有出血和血栓形成者施行治疗性血小板单采术能获得满意疗效,但这种治疗方法仅是一种对症治疗,必须联合应用药物治疗才能维持长期缓解。然而治疗性血小板单采术不单独适用于继发性血小板增多患者。继发性血小板增多可继发于恶性疾病(特别是肺癌或黏液性肿瘤)、慢性炎症性疾病(如风湿性关节炎、类肉瘤病或溃疡性结肠炎)、骨髓抑制药物治疗后骨髓恢复期、脾切除或急性出血。在一些继发性血小板增多的患者中,血小板计数可大于 $1000 \times 10^9/L$,但这些患者并没有血栓或出血风险。绝大多数患者无症状,很少需要施行预防性血小板单采术。

(龚淞颂　蔡晓红)

# 第三节　治疗性白细胞单采术

**708. 为什么有的患者第一次施行治疗性白细胞单采术后白细胞不下降**

答:骨髓中的粒细胞增殖池由原始、早幼及中幼粒细胞构成,正常情况下这些细胞不进入外周血液循环,外周血中以分叶核细胞为主,杆状核少见。分叶核粒细胞一部分进入外周血中,其余部分与晚幼粒及杆状核粒细胞存在骨髓中,成为骨髓中的粒细胞贮存池,需要时释放入外周血中,成人每分钟有 $10^7 \sim 10^8$ 个粒细胞从贮存池释放入血液循环。成熟中性分叶核粒细胞进入血液循环后,可以呈游走状态,随血液循环而游走的中性粒细胞,称之为粒细胞循环池。粒细胞系统的增殖池、贮存池、循环池保持动态平衡。有的患者在施行第一次治疗性白细胞单采术后会出现白细胞不下降或反跳现象,主要是由于单采后循环池白细胞迅速降低,刺激贮存池中的白细胞进入循环池,同时静止期的白细胞也进入增殖期。这种情况的患者通常伴脾肿大,也可能是脾脏向外周血不断释放血细胞所致。

### 709. 为什么治疗性白细胞单采术可用于高白细胞性急、慢性白血病的对症治疗

答:由于白细胞过多,血液黏度增加,容易在血管内形成微血栓或凝块,引起微循环的阻塞;白细胞的高氧消耗导致脑、肺严重低氧血症,也可引起血管内皮损伤,这些因素导致颅内血栓,成人呼吸窘迫综合征等严重并发症,从而引起患者早期死亡。而治疗性白细胞单采术可以比较迅速地减少白细胞,一般一次治疗性白细胞单采术在数小时内可有效地减少白细胞数量的20%~60%,并且可以减少肿瘤负荷,防止化疗后白细胞大量破坏后造成的高尿酸血症、高钾血症等一系列代谢紊乱。白血病细胞的大量去除可以明显地改善患者的淤滞症状,减轻病情,为下一步化疗提供有力的保障。此外,治疗性白细胞单采术联合化疗,可以加快患者诱导缓解的时间,缩短患者的治疗时间,减少化疗药物对患者骨髓和其他脏器的损害。

### 710. 为什么治疗性白细胞单采术可快速改善微循环异常

答:白血病细胞较正常白细胞变形性差,而高白细胞性白血病的白血病细胞极度增高,引起微循环灌注不良,缺血、缺氧,内皮细胞退化、萎缩或消失,缺氧还导致周围组织营养不良,毛细血管萎缩出现管袢模糊不清、数目减少、管径变细、长度变短、乳头变浅等。缺氧时白细胞黏附性显著增强,与内皮细胞接触时间延长,影响微循环灌流,导致血管内皮损伤。血流减慢,血小板互相接触时间增加,发生黏附及聚集,形成微血栓。内皮细胞受损导致血管通透性增高,形成渗出和出血。约40%的粒细胞白血病有白细胞聚集和白色血栓,尤见于白细胞≥$200×10^9$/L时。而治疗性白细胞单采术可以比较迅速地减少白细胞,从而改善微循环灌注不良所引起的一系列微循环异常。

### 711. 为什么治疗性白细胞单采术要对患者进行全程安全性监控

答:对采集者行安全性监控项目主要指心、肝、肾功能,血红蛋白、血细胞比容、血小板计数,出凝血时间等。采集前、中、后对上述指标各检测一次。采集前如果心、肝、肾功能不全,应慎用单采;单采前、中、后心、肝、肾功能无明显变化,说明治疗未加重患者病情或造成不良后果。采集前要根据患者血液学指标设置采集时间、制订采集量,并根据去除量补充等量的生理盐水。去除速度过快或去除血量过多,可引起低血容量的临床表现;回输速度过快或回输量过多,可发生血液循环负荷过重的临床表现。若不及时处理、抢救,可导致患者死亡。采集中要密切观察患者神志、面色、呼吸、心率等各项生命体征,若有异常,立即降低血液循环速度,并做相应的急救处理。治疗结束后,按压针眼15分钟以上,嘱患者休息,避免穿刺侧肢体过度活动。

### 712. 为什么治疗性白细胞单采术后要评估疗效

答:疗效分析项目主要是白细胞计数,观察患者通过治疗性白细胞单采术后外周血白细胞是否下降,下降的程度是多少,患者白细胞浸润的症状是否缓解。通常采集前、后各检测一次。一般理论上,治疗性白细胞单采术处理一个血容量约去除白细胞50%,处理两个

血容量去除白细胞 50%～85%，注意有的患者白细胞降低不明显甚至出现反跳现象，这主要是治疗性白细胞单采术后，血液的病理成分减少，原有的反馈抑制被解除，又引起病理成分急剧增加；单采时血液中治疗药物被置换，导致药物浓度降低，故应避免在单采前 1 小时内或在术中给药。但白细胞的降低量并没有确定的指标，应从三方面综合考虑：一是白细胞计数的高低，二是有无白细胞淤滞的表现，三是采集的安全性，因为在白细胞减低程度和生存率之间并没有观察到有相关性。

### 713. 为什么蕈样肉芽肿/Sezary 综合征的治疗性白细胞单采术有特殊性

答：蕈样肉芽肿和 Sezary 综合征是一种原以 T 淋巴细胞单克隆扩增为特征的两种皮肤型 T 细胞非霍奇金淋巴瘤。目前主要采用光化学疗法治疗。该患者在行白细胞单采术前，先给予口服 8- 甲氧补骨脂素，2 小时后进行特定的白细胞单采术，单采过程中白细胞经过紫外线照射后再回输患者。8- 甲氧补骨脂素经照射被激活，可通过抑制胸腺嘧啶合成从而抑制患者淋巴细胞的 DNA 和 RNA 合成，引起淋巴细胞凋亡。由于紫外线激活了药物，损伤了白细胞的 DNA，回输后由于免疫修饰，凋亡的肿瘤细胞释放肿瘤抗原进一步导致机体产生抗肿瘤免疫应答，从而导致肿瘤细胞克隆的清除，使病情获得长时间的缓解。

### 714. 为什么对血细胞比容低的患者用间歇式血细胞分离机进行治疗性白细胞单采术时，要特别注意护理

答：间歇式血细胞分离法是采取患者一定数量的血液，通过离心分离，弃去需要去除的成分，将其余部分回输给患者的一种方法。这种方法不同于连续式分离法，连续式分离法有两条通路，一条采血，一条回输，体外循环的血量较少，这种方法较安全，应用也较多。而间歇式血细胞分离法只有一条静脉通路，分离机运转中体外循环血容量取决于被单采成分个体的血细胞比容和分离杯的容积，当分离杯容积固定时，血细胞比容越低的个体，完成 1 个循环体外血容量越高。当红细胞充满离心杯后，血泵逆时针运转，将去除白细胞的其他血液成分经原采血针回输给患者。一般每个循环会处理全血 500～600ml，体外循环量大，患者易出现低血容量，故对严重贫血、血细胞比容低的患者用间歇式血细胞分离机进行治疗性白细胞单采时，更要特别注意对患者的护理。

### 715. 为什么高白细胞性白血病化疗前行治疗性白细胞单采术安全高效

答：高白细胞性白血病是指外周血白细胞异常增多（≥100×10$^9$/L）的急、慢性白血病。此时行化疗时大量白血病细胞短期内破坏，组织凝血因子及细胞内容物大量释放，可以产生弥散性血管内凝血（DIC）或肿瘤细胞溶解综合征。后者表现为高钾血症、高尿酸血症、高磷酸盐血症而导致的低钙血症等代谢异常；还可发生急性肾衰竭和严重的心律失常，加速患者死亡。化疗前白细胞增高是急性白血病预后不良的指标，且化疗药物只对增殖期细胞有杀灭作用，对静止期细胞无效。高白细胞白血病患者体内相当数量的白细胞处于静止期，因此化疗效果差。治疗性白细胞单采术可去除循环池中的大部分白细胞，并动员贮存池中的白细胞进入循环池，静止期细胞也随之进入增殖期。因此，在去除一部分白细胞后，再进行化疗，可迅速降低肿瘤负荷，减少并发症的发生，提高对化疗药物的疗效，并能避免单纯化疗后大量白血病细胞被杀伤分解引起的溶解综合征。

### 716. 为什么行治疗性白细胞单采术中患者易出现低钙血症

答：利用血细胞分离机进行治疗性白细胞单采术时，需在血液中按比例加入抗凝剂，抗凝剂的主要成分是枸橼酸盐。每个循环体外处理血量为 500～600ml，而每个循环分离出白细胞仅 100～150ml，所以大部分枸橼酸盐被输入人体内，采集过程中因抗凝剂不断与患者血液中的游离钙结合，一般当循环血量 >2000ml 时，患者会出现低钙血症症状，如手足抽搐、乏力、心悸、胸闷等。治疗中应严密观察病情并防治低钙血症，若出现低钙血症，可静脉注射 10% 葡萄糖酸钙，同时减慢全血流速，一般 10 分钟内可缓解症状。钙剂使用不影响单采质量。白血病出现低钙血症还可能与肾损害后血、尿中磷酸盐增多有关。

### 717. 为什么行治疗性白细胞单采术前对有出血倾向的患者要预防性给予血小板及新鲜血浆

答：对有出血倾向的患者行治疗性白细胞单采术时，因血液长时间在体外处理，可造成血小板、凝血因子的缺失，分离液中加入了抗凝剂及塑料管道对血小板的吸附，会增加出血的风险。由于血小板的减少，高黏滞血症及弥散性血管内凝血等并发症，也可增加出血的风险，患者可出现消化道出血、鼻出血及颅内出血等。考虑到分离过程中损失部分血小板，对有出血倾向的患者如果临床认为必须进行白细胞单采治疗术，在分离前应预防性给予血小板及新鲜血浆，使血小板计数升至 $60 \times 10^9$/L 以上再实施治疗，对于血红蛋白低者也可预防性输入红细胞，以增加治疗性白细胞单采术的安全性。

### 718. 为什么治疗性白细胞单采术不同于白细胞过滤

答：白细胞是血液中的重要有形成分，在机体防御外来病原体与异体抗原入侵等免疫功能中起重要作用。但越来越多的研究表明，在临床输血治疗中，同种异体输注会产生白细胞抗体，引起一系列的不良反应如非溶血性发热性输血反应、HLA 同种异体免疫反应、血小板输注无效等；此外，白细胞作为嗜白细胞病毒的载体，具有传播病毒性疾病的危险。因此，白细胞过滤对输血安全和临床治疗具有重要作用。白细胞过滤的原理是根据白细胞的黏附特性使血液通过特殊材料制成的滤膜后将白细胞黏附在其上。适用于预防非溶血性发热性输血反应、输血相关性移植物抗宿主病及某些输血相关病毒的传播。而治疗性白细胞单采是应用血细胞分离机从患者血液中采出白细胞，回输其余血液成分的过程，主要用于急、慢性白血病引起的白细胞淤滞及肿瘤溶解综合征的预防和治疗。

### 719. 为什么治疗性白细胞单采术可降低急性白血病诱导治疗的风险

答：化疗是治疗急性白血病的主要手段。化疗大体分为诱导缓解治疗和巩固维持治疗两个阶段。诱导治疗是其整体治疗方案中的重要组成部分，其目的是迅速大量杀伤白血病细胞，使疾病达到完全缓解。化疗前外周血白细胞计数明显升高患者属高危病例，因白血病细胞比正常细胞体积大、僵硬，变形性差，淤滞后容易导致微血管的白血病细胞栓塞或出血，导致弥散性血管内凝血或导致急性呼吸窘迫综合征。此时通过治疗性白细胞单采术可降低白细胞计数，可防止化疗对白血病细胞解体后引起高尿酸血症、高血钾、急性肾衰竭等肿瘤细胞溶解综合征；同时，白细胞单采术后可动员贮存池中的细胞进入循环池，静止期细胞进入增殖期，提高化疗的敏感性和缓解率。

### 720. 为什么治疗性白细胞单采术可防止高钾血症

答：治疗性白细胞单采是应用血细胞分离机从患者血液中采出白细胞，回输其余血液成分的过程。因为化疗等原因白血病细胞迅速被杀伤使细胞内钾溢出细胞外，造成细胞外高钾，表现为手足感觉异常，四肢苍白湿冷，极度疲乏无力、腹胀、精神焦虑不安、嗜睡等；血钾浓度过高可抑制心脏的传导及收缩功能，出现心动过缓、心律失常、房室传导阻滞等，严重者可出现心搏骤停。治疗性白细胞单采术可以去除过多的白血病细胞，有效防止白血病细胞迅速被杀伤所致高钾血症。然而临床以低钾血症多见，且主要见于急性粒-单核细胞白血病（M4）和急性单核细胞白血病（M5）。这是由于单核细胞白血病细胞的溶菌酶浓度较高，可以阻碍近端肾小管对钾的重吸收，使肾钾丢失增加；白血病应用抗生素、化疗药物等也与低钾血症形成相关。

### 721. 为什么行治疗性白细胞单采术可能发生心血管反应

答：实施治疗性白细胞单采术时可能发生心血管反应，主要是由于在单采过程中血容量的去除量和回输量未保持动态平衡引起血容量减少或过高导致一系列并发症。血容量减少表现为低血压、胸闷、心悸，甚至晕厥、休克；血容量过高表现头晕、头痛、血压升高、心律失常，甚至发生急性肺水肿。原有心、肺功能障碍的患者更容易发生心血管反应，应加强监护，准确计算采集量，尽量保持去除的血量与回输置换液之间的平衡，一旦出现心血管反应必须及时处理。低血容量反应时减慢去除的速度，适当补充生理盐水，补充同型新鲜冰冻血浆；高血容量反应时减慢回输速度，加快去除速度，必要时使用快速利尿剂，以减少血容量，减轻心脏负荷。

### 722. 为什么急性早幼粒白血病禁用治疗性白细胞单采术

答：急性早幼粒白血病除了白血病常见的表现如贫血、感染、白血病细胞浸润等以外，出血是急性早幼粒白血病最显著的临床表现。主要为皮肤、黏膜出血，如皮肤出血点、瘀斑、鼻出血及口腔血疱等；也可见消化道、呼吸道、泌尿道、眼底甚至中枢神经系统出血，严重时威胁生命。急性早幼粒白血病初诊时出血（尤其是颅内出血）多见，因此，出血仍然是患者早期死亡的一个重要原因。血小板减少和功能异常、凝血异常（原发性纤维蛋白溶解、弥散性血管内凝血和肝功能受损致凝血因子合成减少）和血管壁白血病细胞浸润等是引起出血的主要原因。此时行治疗性白细胞单采术，血液长时间在体外处理，可造成血小板、凝血因子的损失，加重患者的出血，威胁患者生命，所以急性早幼粒白血病一般禁用治疗性白细胞单采术。

### 723. 为什么在白细胞单采术时要加入红细胞沉淀剂

答：治疗性白细胞单采术是使用血细胞分离机，利用细胞密度不同，高速离心使血细胞分层，从而采取白细胞成分并回输其他成分。沉淀红细胞的方法可使红细胞和血浆之间界面的白细胞减少，从而采集到更多的白细胞。历史上，高分子质量的羟乙基淀粉被用作沉淀剂，但会延长活化部分凝血活酶时间（APTT），导致血容量扩张及过敏反应。因此采用改性液态明胶和低分子质量淀粉比羟乙基淀粉分子质量低，可快速从循环中被清除，不影响凝血功能。沉淀率与颗粒大小和密度有关。因此，更大、更重的分子，羟乙基淀粉理论上应当是更有效的沉淀剂。如用强力沉淀剂，红细胞形成大的、密度高的聚集快速沉淀到底部，留下密度相对较低的白细胞悬浮在红细胞和血浆之间。红细胞带有很强的负电荷，与中性粒细胞相比，更易受到极性大分子的影响，因此使用更有效的沉淀剂，红细胞沉淀越快，细胞分离越好。

（曾一梅　蔡晓红）

## 第四节　治疗性血浆置换术

### 724. 为什么膜滤式和吸附式血液成分单采机较离心式血液成分单采机效果好

答：离心式血液血浆分离法是依靠离心力和各种血液成分之间的微小比重差将血浆和血液细胞分离出来，弃掉含有致病物质的血浆，同时补充同等置换量的置换液。但由于血浆中的正常成分和病理性成分的比重差别不大，因此在去除病理性成分的同时，血浆中的正常成分也被去除。为了有选择性地去除血浆中的病理性物质，克服全血浆被去除的缺点，膜滤式和吸附式血浆分离法现今运用更广泛。膜滤式血浆分离法分为两种，一种是单膜血浆分离法，是用高渗透性膜的滤器，利用膜的分子筛原理，将血浆和血液细胞分离，除去含有致病物质的血浆；另一种是双膜血浆分离法，此方法应用最为广泛，是将全血通过一级分离器分离成血浆和血细胞成分，然后将血浆通过二级滤器，利用不同孔径的血浆成分分离器来控制血浆蛋白去除范围。吸附式血浆分离法是将分离出来的血浆再通过含有配体的吸附装置，吸附清除血浆中的致病物质，然后再将吸附后的自身血浆和细胞成分汇合回输体内。此法无需置换液，但由于费用较高，国内应用较少。

### 725. 为什么血浆置换仅是一种对症治疗手段

答：血浆置换是通过血浆分离装置，利用体外循环的方法将患者的血浆和血细胞分离出来，去除血浆中的病理性物质，如自身抗体、免疫复合物、冷球蛋白、骨髓瘤轻链、内毒素和含有胆固醇的脂蛋白等，然后将血液的有形成分以及所补充的白蛋白、血浆等置换液回输患者体内的治疗方法。血浆置换的治疗效果不能以处理的血容量或去除的血浆容量来衡量，而应以患者的临床症状的改善来判断。血浆置换是一种对症治疗手段，它能比药物更有效和更快速地去除致病因子，迅速降低血浆中病理性物质的含量，使疾病得以暂时缓解，但不能阻止病理性物质的生成，不能从根本上治愈疾病，常需要和其他治疗手段同时使用。在疾病早期、症状比较重的情况下，尽早施行血浆置换疗法，不仅能迅速缓解症状，也能为病因治疗创造时机。因此虽然血浆置换有时能取得"神奇"的效果，但毕竟不是根治性措施，治标不治本，不能忘记病因治疗。

### 726. 为什么新鲜冰冻血浆和冷沉淀在高黏滞综合征中不宜用作置换液

答：高黏滞综合征主要见于巨球蛋白血症、多发性骨髓瘤等浆细胞克隆性疾病以及异常冷球蛋白血症患者，主要发病机制是血液中单克隆免疫球蛋白异常增多，包裹红细胞，减低红细胞表面负电荷之间的排斥力而导致红细胞发生聚集，还可以使血液黏滞度尤其血清黏滞度增加，血流不畅，造成微循环障碍，可引起心脑血管、肾脏及神经系统的一系列临床表现。高黏滞综合征的症状加重，如视力减退、意识障碍、心力衰竭等，则应立即采取血浆置换措施。血浆置换可以去除异常的单克隆免疫球蛋白，但疗效也有差异。巨球蛋白血症为 IgM 型，主要存在于血管内，去除效果好；多发性骨髓瘤多为 IgG 型，少数为 IgA 型，在血管外含量高，血浆置换后易渗入血管内，影响去除效果。由于这类患者常有血浆纤维蛋白原和其他凝血因子浓度增高，置换液宜选择晶体液、代血浆或白蛋白溶液，而不宜用含有纤维蛋白原的新鲜冰冻血浆和冷沉淀物作为置换液，因为每 200ml 新鲜冰冻血浆含有纤维蛋白原 2～4g/L，每袋冷沉淀物含 150～200mg 纤维蛋白原。

### 727. 为什么首选血浆置换治疗血栓性血小板减少性紫癜

答：血栓性血小板减少性紫癜（TTP）是一组临床表现为血小板减少性紫癜、微血管病性溶血性贫血、神经系统受累、发热、肾功能受损的五联综合征。TTP 起病急，进展快，死亡率高，但自从采用血浆置换后，死亡率由过去的 90% 下降到现在的 10% 左右。TTP 的发生机制，是由于患者血浆中血管性血友病因子裂解蛋白酶（vWF-CP）遗传性或免疫性缺乏，使内皮细胞和巨核细胞内形成的血管性血友病因子超大多聚体（UL-vWF）无法被切割成正常血浆中的多聚体或二聚体，循环中 UL-vWF 的积聚加强了血小板的黏附和聚集作用，从而导致消耗性血小板减少症和微血栓形成，后者可造成红细胞机械性的破坏和终末器官不同程度的缺血。对于急性 TTP，血浆置换是最快速有效的方法。多采用新鲜冰冻血浆作为置换液，可以立即清除抑制性抗体和损害性免疫介质，并补充患者所缺乏的血浆因子或血小板聚集的抑制因子。

### 728. 为什么血浆置换对于肺出血肾炎综合征患者的预后起到较好的效果

答：肺出血肾炎综合征（GPS）临床表现为急进性肾小球肾炎、小肺泡出血和抗肾小球基底膜抗体（抗 GBM）阳性。不经治疗的 GPS 进展快且病情凶险，大部分患者死于尿毒症或肺出血并发症。90% 以上的患者抗 GBM 抗体阳性，血浆中抗 GBM 抗体的滴度及与抗原的亲和性与疾病的活动性紧密相关。抗 GBM 抗体具有肾毒性，抑制和去除抗 GBM 抗体成为目前主要的治疗手段。常规治疗通常使用免疫抑制剂，但仍有 85% 患者发展为终末期肾病。以严重肺出血为特征的急性发作期 GPS 施行血浆置换术可降低抗 GBM 抗体水平，减少其他可能有害的炎症介质，如补体，从而改善肾功能。经研究用血浆置换联合免疫抑制剂治疗肺出血肾炎综合征患者的长期预后，患者的存活率明显增加。对轻型患者及时应用血浆置换可迅速降低 GBM 抗体的滴度，使血清肌酐水平降低，进展为肾衰竭者降至 40%，存活率由 47% 升至 85%。而对于少尿、血清肌酐水平超过 600μmol/L 或需要透析的患者，即使应用血浆置换将抗 GBM 抗体水平降低，肾功能也无明显改善，但 90% 的患者肺出血停止。在有严重肾损害开始前，血浆置换的早晚和肾病的预后有较好的相关性。

### 729. 为什么重症肌无力患者不建议使用异体血浆作为置换液

答：重症肌无力是由抗乙酰胆碱受体的抗体（AchRAb）介导、补体参与、细胞免疫依赖的自身免疫性疾病。多由于机体胸腺发育异常或其他原因产生 AchRAb，破坏突触后膜运动终板上的乙酰胆碱受体，导致出现一系列肌无力的临床症状，如疲劳、虚弱、四肢无力等，严重者可导致呼吸困难死亡。血浆置换适用于严重的、伴有呼吸困难或吞咽困难、且对一般治疗无效的患者。现多采用免疫吸附法血浆置换法，利用对 AchRAb 有特殊亲和力的配体作为吸附剂，特异性地去除重症肌无力患者血浆中的 AchRAb，将吸附后的其他血浆成分回输。不建议使用异体血浆作为置换液：首先患者可能因为异体蛋白而发生过敏反应；其次血浆中含有约 14% 枸橼酸，抗凝剂多为枸橼酸钠，可结合患者血液中的钙离子，使血浆游离钙降低，容易引起低钙血症；最后有发生病毒感染的可能。因此为了减少上述可能发生的情况，可进行免疫吸附法血浆置换。

### 730. 为什么血浆置换术比血细胞单采术有较高的不良反应或并发症的发生

答：一般情况下，治疗性血液成分单采术是比较安全的，但由于进行治疗的患者病情往往较重，因此也可能会发生一些不良反应或并发症，严重者会死亡。引起患者死亡的常见原因有心律失常和肺水肿。排除因操作技术不熟练等原因外，血浆置换术发生不良反应或并发症比治疗性血细胞单采术要高，其原因有：

（1）血浆去除量和置换液回输量未保持动态平衡时，会出现血容量过低或过高，导致的并发症，如休克、肺水肿等。一旦出现低血容量反应应减慢去除血浆的速度，适当补充胶体液；高血容量反应则应减慢置换液输入的速度，适当加快去除血浆的速度，必要时使用快速利尿剂，以减少血容量，减轻心脏前负荷。

（2）以血浆及其他血液成分作为置换液都有发生病毒感染的可能；免疫抑制药物的使用、反复手术引起的免疫球蛋白和补体水平的降低均可能使患者增加病毒和细菌感染的概率。

（3）多发生于采用新鲜冰冻血浆作为置换液或长期反复血浆置换的患者，因置换液中含有异体蛋白而引起过敏反应（发生率为 0.02%～21%）。

（4）血浆置换导致血液中凝血因子和血小板不可避免地被不同程度去除，导致出凝血指标异常，有时患者有出血倾向。

### 731. 为什么双重血浆置换法比单纯血浆置换法要优越

答：临床上将血浆置换的方法分为非选择性血浆置换法和选择性血浆置换法。非选择性血浆置换法也称为单膜血浆置换法或单纯血浆置换法，指的是将患者的血浆和血液细胞分离出来，弃掉含有致病物质的血浆，同时补充同等置换量的置换液，分为离心式血浆分离和膜式血浆分离两种方法。离心式血浆分离法的基本原理是通过体外循环和抗凝，把血液抽到特制的离心槽内，在离心力作用下，利用血液成分的比重不同而分层沉淀下来。膜式血浆分离法的基本原理是将血浆从血液细胞成分中分离出来，可以通过具有高渗透性膜的滤器来完成。单纯血浆置换的缺点是由于使用了外来的血浆，变态反应发生率很高，而且有病毒感染的风险，另外每次置换的血浆容量受限制。双重血浆置换指的是在非选择性血浆置换技术的基础上，将分离出来的血浆经过二次处理，相对选择性地清除血浆中的致病物质，较少损失或不损失有用的血浆成分。它的优点有：①由于二次滤过对血浆容量及正常成分改变较小，故所用置换液量少，相当于经典单纯血浆置换的 1/4～1/2，有时甚至可以完全不用；②由于使用白蛋白作为置换液，故发生感染的可能性小；③可以利用不同孔径的血浆成分分离器来控制血浆蛋白的除去范围。

### 732. 为什么血浆置换中采用不同的置换液

答：在治疗性血浆置换术中，为了维持患者血容量的动态平衡，需要补充一定量的液体替代被去除的血浆成分,这种液体就称为置换液。任何置换液都各有利弊,可以根据病情需要进行选择,选择原则包括:①血浆置换量不大时,只需补充晶体液和血浆代用品,适当补充白蛋白;血浆置换量进一步增加时,通常需要补充胶体溶液,晶体液与胶体液的比例为1.5∶1~2∶1;②血浆置换量大且频繁,或患者凝血因子减少时,应选用新鲜冰冻血浆作为置换液;③严重贫血(Hb<60g/L)或血小板严重减少(PLT<20×10⁹/L)患者,可用红细胞悬液或浓缩血小板作为部分置换液;④严重肝肾功竭、凝血功能障碍患者不宜用右旋糖酐和羟乙基淀粉作为置换液;⑤对低免疫球蛋白血症患者适当应用免疫球蛋白;⑥对高黏滞血症或高凝状态患者可选用低分子右旋糖酐作为置换液。表11-3列举了各种置换液的优缺点,临床可视情况使用。

表11-3 各种置换液的优缺点

| 置换液 | 优点 | 缺点 |
|---|---|---|
| 晶体液 | 价格低廉<br>过敏反应少<br>无传播疾病的危险 | 扩容效果差<br>用量大可引起组织水肿<br>无凝血因子和免疫球蛋白 |
| 血浆代用品 | 价格低廉<br>扩容效果好<br>无传播疾病的危险 | 可发生出血倾向<br>可发生过敏反应<br>无凝血因子和免疫球蛋白 |
| 白蛋白 | 扩容效果好<br>无污染的炎症介质<br>无传播疾病的危险 | 价格贵<br>无凝血因子<br>无免疫球蛋白 |
| 血浆蛋白溶液 | 扩容效果好<br>价格相对便宜 | 可能引起低血压反应 |
| 新鲜冰冻血浆 | 扩容效果好<br>含有凝血因子<br>含有免疫球蛋白 | 可发生过敏反应<br>可引起低钙血症<br>有传播疾病的危险 |

**733. 为什么血浆置换所用的置换液主张用晶体液和(或)胶体液**

答:新鲜冰冻血浆具有以下缺点:

(1)变态反应:是最常见的反应,症状表现不一,包括发热、寒战、荨麻疹、哮喘及低血压,喉头水肿与心肺功能衰竭少见,主要由新鲜血浆中含有异体蛋白引起。

(2)枸橼酸中毒:每份体积新鲜冰冻血浆含有约14%枸橼酸,并且血浆置换所用抗凝剂多为枸橼酸钠,可结合患者血液中的钙离子,使血浆游离钙降低,当抗凝剂滴速过快或进入体内的量过多时就容易引起低钙血症,特别是有肝、肾功能障碍的患者。患者出现口唇麻木、不自主的肌肉震颤、手足抽搐、心动过速等低钙血症的临床表现。在严重肾功能不全患者,枸橼酸代谢物碳酸氢盐不能从肾脏排出,容易引起代谢性碱中毒。

(3)病毒传播的风险,由于病毒感染人体后"窗口期"的存在,血浆中可能存在乙肝、丙肝和艾滋等病毒,且巨细胞病毒、微小病毒B19以及T淋巴细胞病毒等国内尚未进行常规筛查,因此也有被这些病毒感染的可能。由于上述这些可能出现的情况,故只有在凝血因子或其他蛋白必须被替代或血栓性血小板减少性紫癜、溶血性尿毒症或者有明显出血风险的治疗中使用。

734. 为什么对血浆置换量大或有严重肝、肾疾病的患者须补充一定量的白蛋白溶液

答：血浆白蛋白是由肝细胞合成的。白蛋白溶液所含的分子大小相等，而且分子都比较大，对维持血容量以及血浆胶体渗透压起决定性作用，它能够扩充血浆容量、抑制血细胞成分的聚集、降低血黏度、改善血流量等，有利于组织的修复和消减腹水。当肝功能严重受损时，白蛋白产生减少，血浆胶体渗透压降低，从而导致血液中的水分过多，这些水分会进入组织液，从而引发水肿。另外严重肾病患者的肾小球滤过功能和肾小管重吸收功能发生障碍，从而使得患者血浆中大量蛋白由尿丢失，而当进入人体内以及肝脏合成的蛋白质不足以抵偿其丢失时，血液中的蛋白质成分将降低，从而形成低蛋白血症。因此，对血浆置换量大的或伴有严重肝、肾疾病的患者补充一定量的白蛋白溶液，有助于维持血容量和血浆胶体渗透压的稳定，维持水、电解质和酸碱平衡。

735. 为什么治疗性血浆置换术对患者体内抗体消除效率差异明显

答：治疗性血浆置换的目标是消除 IgG 或 IgM 抗体，这些抗体在血管内外分布的比例不同，因此治疗性血浆置换过程中血管内的抗体消除效率差异明显。每次置换容量和频率取决于患者的病情严重程度和清除物质再生及重新分布的速率。由于替代液的稀释作用，1 个血浆容量可使 62% 的致病物质被置换。最有效的治疗性血浆置换应该清除患者 1.0～1.5 个血浆容量（62%～78% 致病物质被置换）。如果致病因子是 IgG 抗体，因为 IgG 分子质量较小，半衰期约为 21 天，仅有 45%～50% 在血管内，其余在血管外，加之 IgG 抗体的再生和从血管外到血管内的重新分布，血管内 IgG 的水平可在 1～2 天上升，因此一次治疗性血浆置换减少 IgG 抗体水平较困难，需施行小量、频繁的血浆置换治疗。相反，IgM 分子质量大，半衰期约为 5 天，且约有 90% 以上的 IgM 抗体位于血管内，因此高水平的 IgM 抗体很容易被一次性大容量的治疗性血浆置换所清除，并且可获得较持久的疗效。所以治疗性血浆置换过程中血管内的 IgM 抗体消除效率优于 IgG 抗体。

736. 为什么血浆置换术后在一定时间内患者体内致病物质浓度会出现反弹

答：致病因子的半衰期决定治疗后其血浆浓度反弹的快慢以及血浆置换治疗间隔的长短。如果致病因子的半衰期长，则其血浆浓度反弹慢，置换治疗间隔长。单次血浆置换治疗后某一物质血清浓度的下降，将会引起该物质的总体负荷的绝对减少。血清水平开始下降后不久，即会产生部分反弹。出现反弹现象的原因：①治疗性血浆置换术后血液中病理性成分减少，原有的反馈抑制被解除，该物质重新合成，因血浆浓度偏低刺激机体生成加速；②致病物质由血管外到血管内的重新分布，由于致病物质在血管内外分布比例不同，只有当物质完全进入到血管内才能被清除；③血液中治疗药物被置换，导致药物浓度降低，从而使治疗作用减弱，引起原发病的加重。血浆置换术后应及时补充各种治疗药物，维持必要的血药浓度。另外，应尽量避免在术前 1 小时内或在术中给药。

737. 为什么平衡盐液是首选的治疗性血浆置换液

答：大多数情况下置换液的选择遵循先晶体后胶体的原则。平衡盐液属于晶体溶液，它的电解质成分尤其是钠和氯的含量与血浆近似，更接近细胞外液，大剂量输注不会破坏机体的电解质平衡。该溶液不仅有效地补充血容量，也可补充细胞外液的丢失，保证有效

的组织灌注，维持血液循环的稳定，应列为首选的置换液。平衡盐液有两种：

（1）乳酸钠和复方氯化钠溶液。由 1.9% 乳酸钠溶液和复方氯化钠溶液按 1∶2 组成，由于复方氯化钠溶液也称林格溶液，所以这种平衡盐液通常称为乳酸钠林格液。乳酸钠林格液中的乳酸盐在贮存期间比较稳定，输注后乳酸盐被肝转化为碳酸氢盐，接近于细胞外液。大量输注乳酸钠林格液不破坏电解质平衡，对机体内液体的正常成分和 pH 影响很小，因此是理想的置换液。

（2）平衡盐液是碳酸氢钠和生理盐水溶液，由 1.25% 碳酸氢钠溶液和生理盐水按 1∶2 组成，这种平衡盐液的作用与乳酸钠林格液相似，也是比较理想的置换液。平衡盐液主要的副作用是大量输注可导致组织水肿，肾衰竭患者禁用。

### 738. 为什么美国将血浆置换术作为输血后紫癜症一线治疗方案

答：输血后紫癜是指输血以后发生的急性免疫性或急性暂时性血小板减少和出血症状，在同种异体血液输注后 1 周血小板可降至危险的低水平。患者往往缺少编码某一血小板特异性糖蛋白抗原的等位基因，最常见的是导致糖蛋白Ⅲa（GPⅢa）上的 HPA-1a 抗原缺陷。大部分患者有多次输血史或妊娠史，产生了针对相关等位基因编码的血小板特异性抗原的免疫反应。再次输血可引起抗血小板特异性同种抗体 IgG（特别是抗 HPA-1a 抗体）滴度回忆性增加。输血后紫癜患者往往病情较重，一旦明确诊断，应迅速开始治疗。治疗最有效的两种疗法就是血浆置换与静脉输注免疫球蛋白。血浆置换可迅速降低患者血液循环中的抗体及免疫复合物的滴度，数小时内止血，数天内使血小板计数上升至正常水平，建议连续 2～3 天进行一次血浆置换，因为单次血浆置换后会反复出现血小板减少，这可能是由于抗体从血管外到血管内重新分布的结果。

### 739. 为什么血浆置换在吉兰 - 巴雷综合征中能减轻免疫反应对周围神经造成的损害

答：吉兰 - 巴雷（Guillain-Barre）综合征是一种急性神经脱髓鞘的周围神经系统疾病，临床表现为感觉和运动障碍，四肢肌肉迟缓性瘫痪，严重者不能行走，甚至因呼吸肌麻痹而危及生命。其发病机制认为是由免疫因素（体液免疫和细胞免疫）参与引起的周围神经病变所致。①免疫反应直接累及周围神经，神经组织细胞表面存在丝氨酸重复抗原结构，并结合有循环抗体，患者常检测出抗髓磷脂抗体，可引起运动神经功能障碍；②神经纤维组织有免疫球蛋白和补体的沉积以及 T 淋巴细胞的浸润，产生大量炎性细胞因子参与致病。肾上腺糖皮质激素和静脉注射免疫球蛋白是常规治疗方法，但经血浆置换后的患者神经功能改善情况与起效时间均优于上述两种方法。对于急性和病情较重的吉兰 - 巴雷综合征患者进行血浆置换，能够快速清除抗髓磷脂抗体，治疗后外周血免疫球蛋白、C3 和循环免疫复合物明显下降，临床症状得到改善。

### 740. 为什么血浆置换后患者容易出现止凝血机制障碍

答：（1）"消耗性"凝血病：当用白蛋白作为置换液时，会引起凝血因子的消耗，导致出血倾向和免疫球蛋白的丢失。单次血浆置换后，纤维蛋白原下降约 20%，抗凝血酶下降约 42%，凝血因子下降约 50%。当短期内进行多次治疗时，凝血因子的消耗更明显并且可能需要数天才能自行恢复。

（2）血小板减少症：比较古老的离心式血浆分离法血小板数量可减少50%。膜滤式血浆分离血小板数量可减少15%。血小板减少可能是由下列原因引起的，如废弃液中有血小板的丢失，血浆分离器内有血栓形成，或者由于输入相对低张溶液引起轻度稀释的结果。

（3）贫血：相对少见，血浆置换后，血细胞比容减低可能是由血管通路出血或治疗相关性溶血导致。在膜式血浆分离时，刚开始可以有极少量的血浆呈淡血色，如果持续存在，应该降低血流速度直到有合适的跨膜压力。在离心式血浆分离时，由于应用不适当的低张溶液可以发生溶血。即使没有任何的体外丢失和溶血，每次治疗后血细胞比容也会降低10%，这种现象可能与使用低张溶液引起血管容积扩张有关。

（4）血栓：用白蛋白作为置换液会消耗相关凝血因子，包括抗凝血酶和其他的凝血因子，人体内抗凝血酶不足可导致高凝状态。

### 741. 为什么治疗性血浆置换术对消除的致病物质具有选择性

答：治疗性血浆置换术作为一种血液净化技术，能够在短时间内快速清除一些大分子质量的致病物质，包括致病的自身抗体、免疫复合物、冷球蛋白、骨髓瘤轻链、内毒素和含有胆固醇的脂蛋白等。清除这些致病物质，能够减轻此类物质对机体的损害，逆转这些物质所致疾病的病程。但从理论上来讲这些物质是要有选择性的，至少包括下列情况中的一种：①被清除的物质分子质量很大（≥15ku），以至于用其他费用低的血液净化技术无效，例如血液滤过或高通量透析；②被清除的物质有相当长的半衰期，因为免疫抑制药不能立即起效，因此体外清除后，该物质血浆浓度反弹慢，可提供保持较低血清浓度的时期，为原发病的治疗创造条件；③被清除的物质致病性很急并且对常规治疗有抵抗，若想立刻改善临床指征，必须进行血浆置换进行体外清除。

### 742. 为什么血浆置换术不是对所有的药物中毒都有效

答：对于一些在血液中高水平地与血浆蛋白结合的物质如甲基对硫磷、长春新碱和顺铂中毒时，血浆置换是有疗效的；而血浆置换对与组织蛋白和脂肪结合的药物过量引起的中毒的疗效较小或没有疗效，这些药物包括巴比妥类、铝、三环类抗抑郁药、奎宁、苯妥英钠、地高辛、洋地黄毒苷、泼尼松、泼尼松龙、阿霉素和普萘洛尔（心得安）等。一般而言，血浆置换最适合：①摄入的药物或毒物为致命性的或剧毒性的；②机体内在的清除率<500ml/min；③蛋白结合率>90%，体内容积分布<0.6L/kg。

### 743. 为什么免疫吸附法血浆置换可防治肾移植后的排斥反应

答：反复输血、有器官移植史、多次妊娠和反复感染的患者体内易形成各种循环免疫抗体，称为群体反应性抗体（PRA），包括HLA-IgG、IgM抗体和非HLA抗体，前者被确定是诱导移植后严重排斥反应的主要因素。免疫吸附可清除这些抗体和炎症介质，原理是利用金黄色葡萄球菌蛋白A可与人类血清中Ig分子Fc段结合的特性而发挥作用，这是一种非免疫反应性结合，具有高度的亲和力，特别是与IgG和含IgG免疫复合物的结合是一种可逆性、pH敏感的结合。将pH降至2.3～2.5时，蛋白A与所结合的抗体解离，抗体被洗脱去除；将pH恢复至7.0时，蛋白A又恢复吸附能力。这样可不断重复循环吸附抗体，IgG水平明显下降的同时，IgM、IgA也较之前降低，PRA水平也显著降低。肾移植后发生排斥反应，原因就是患者血液中存在大量的异常抗体对移植肾的破坏作用。不管是肾移植前体内就已存在大量异常抗体的高敏状态患者,还是肾移植后机体继发产生大量异常抗体的排异患者,采用免疫吸附清除抗体,就可以避免发生移植肾的排斥反应,保护移植肾的功能。

(龚玮佳　蔡晓红)

# 第五节　免疫细胞治疗

### 744. 为什么免疫细胞治疗可用于肿瘤患者

答:免疫细胞治疗又称为细胞治疗适用于大多数肿瘤患者。放疗和化疗是治疗肿瘤的传统技术,能有效减小癌体,明显提升患者生存期;但是,放化疗毒副作用大,在治疗过程中,患者非常痛苦,而且,放化疗很难彻底治疗肿瘤。患者在放化疗期间,采用放化疗和细胞治疗联合疗法,可以有效地弥补不足,这样的联合治疗方式可以降低化疗的毒副反应,减轻患者的痛苦,可延长生存期,提高生活质量;增强化疗药物的敏感性,提高化疗疗效,防止肿瘤的转移与复发。手术是主要的肿瘤治疗手段,是将肿瘤的原发病灶(肿瘤最初发生的部位)及转移癌灶(由原发灶转移的转移癌灶部位)一并切除的一种外科疗法。但手术并非适应于所有恶性肿瘤的治疗,尚存在有明显的局限性,且手术切除肿瘤的同时常需切除一部分正常组织,造成术后一定的后遗症和功能障碍。手术也有一定的危险性。肿瘤如超越局部及区域淋巴结则很难通过手术治愈。而且,手术治疗不能根除所有肿瘤细胞,特别容易出现复发及转移的情况。手术治疗前使用细胞治疗,能有效缩小癌体,防止肿瘤细胞扩散及转移,为手术治疗提供一个良好的病理基础。手术后使用细胞治疗,则能有效地杀死手术中未完全清除的肿瘤细胞,提高患者机体免疫能力,有效防止肿瘤复发及转移。另外,某些不适合手术、不能耐受放化疗的中晚期肿瘤患者,细胞治疗可以提高其生活质量,延长带瘤生存时间。

### 745. 为什么对肿瘤患者进行免疫细胞治疗具有一定优势

答:免疫细胞治疗如今已经逐渐成为治疗肿瘤的主流手段,这和它有着其他治疗方式没有的显著特点有着很大的关系。这种技术能运用正常人赖以生存而肿瘤患者表达较低的生物细胞因子调动机体自身的免疫力量达到抗肿瘤作用,与放疗和化疗相比,副作用小;采用分子靶向药物进行治疗,目标明确,对肿瘤细胞以外的正常细胞无影响,对不宜进行手术的中晚期肿瘤患者,能够明显遏制肿瘤的进展,延长患者生命;通过主动免疫能够激发全身性的抗肿瘤效应,作用范围更加广泛,特别适用于多发病灶或有广泛转移的恶性肿瘤。同时,细胞治疗相对于传统的放化疗与手术治疗具有以下优势:①安全性:利用人体自身细胞杀死肿瘤细胞,毒副作用小;②针对性:树突状细胞识别,直接吞噬肿瘤细胞,细胞因子诱导的杀伤细胞非特异性杀伤肿瘤细胞;③持久性:启动机体免疫系统,恢复机体免疫功能,持久杀伤肿瘤细胞;④全身性:重建和提高患者全身的机体免疫功能,全面识别、搜索、杀伤肿瘤细胞,有效防止肿瘤的复发和转移;⑤深入性:提高机体免疫能力,能清除体内残留肿瘤细胞和微小转移病灶;⑥适应证广:有效治疗大多数实体肿瘤,并对放、化疗不敏感及转移的肿瘤细胞也具有一定效果。

### 746. 为什么树突状细胞可以杀伤肿瘤细胞

答：细胞治疗中主动免疫的方法之一是通过注射抗原提呈细胞刺激淋巴细胞产生抗肿瘤效应。树突状细胞被认为是最佳的抗原提呈细胞。因为：①树突状细胞可在肺淋巴组织内吞噬抗原物质，与主要组织相容性复合物结合，将抗原信息表达于细胞表面，通过血液或淋巴液迁徙至淋巴组织，激活初始淋巴细胞，产生免疫反应；②树突状细胞又具有免疫耐受功能，可用于控制免疫损伤反应。近些年，从骨髓或外周血外诱导生成一定数量的树突状细胞供生物学研究为其免疫提呈功能、免疫耐受作用的发掘及进一步的临床应用奠定了基础。

树突状细胞的诱生与应用被认为是目前肿瘤免疫治疗的有效疗法。由于树突状细胞有能力刺激初始 T 细胞使其具有向细胞毒性 T 细胞转化的功能，并介导靶肿瘤的清除。树突状细胞具有迁徙并浸入肿瘤的功能，因此，可直接诱导潜在的 T 细胞发挥有效的免疫功能。树突状细胞可以同时提呈一系列不同抗原，因此，可引发全面的抗肿瘤免疫反应。

### 747. 为什么细胞毒性 T 淋巴细胞具有杀伤肿瘤效应

答：CTL（cytotoxic T lymphocyte）细胞即细胞毒性 T 淋巴细胞，它在 T 细胞免疫应答中起重要作用，是细胞治疗中常用的免疫细胞。CTL 的功能特点是可以在 MHC 限制的条件下，直接、连续、特异性的杀伤靶细胞。CTL 对靶细胞的杀伤过程可以分为三个时相：①接触相：CTL 通过 TCR 及黏附分子与靶细胞接触。此过程只需要几分钟；②分泌相：CTL 与靶细胞紧密结合，CTL 活化并使细胞颗粒性内容物呈现极化分布，随即启动胞吐机制，分泌细胞毒性物质，作用于靶细胞；③裂解相：靶细胞死亡的过程。

另外，CTL 具有杀伤力强、反复杀伤靶细胞，而且在杀伤靶细胞的过程中本身不受损伤等特点。CTL 的杀伤主要通过以下几个机制：①穿孔素：穿孔素以单体形式释放后，插入靶细胞膜，形成管状多聚穿孔素（孔道），容许 $Na^+$ 和水分子进入靶细胞，使靶细胞渗透压改变，最终导致靶细胞溶解；②颗粒酶：CTL 细胞通过胞吐作用释放的颗粒酶，可通过穿孔素构建的管状结构穿越靶细胞膜进入其细胞质中，激活 Caspase10（半胱天冬氨酸蛋白酶 10），引发 Caspase 级联反应，使靶细胞凋亡；③肿瘤坏死因子：包括 TNF-α 和 TNF-β，它们可以与靶细胞表面的相应的受体结合，启动靶细胞的凋亡。

### 748. 为什么干细胞治疗具有一定的局限性

答：目前，细胞临床研究与应用中存在的主要问题包括以下几个方面：①现已经进行的干细胞移植试验与临床实验，大多数疗效缺乏循证医学证据。已经开展的很多临床实验都没有进行严格的大规模随机对照研究，也未发现长期疗效，无法为大多数干细胞治疗的可靠性提供直接的证据；②很多医疗机构在干细胞研究方案、研究人员资质与能力、实验室条件以及医学伦理等诸多方面尚不能满足干细胞研究工作要求，临床研究的不规范造成研究结论的失真，严重影响了干细胞治疗的安全、有效性。很多从事干细胞治疗的基层医疗机构，并不具备国家规定要求的卫生主管部门批准的资质，有的医疗机构未经审批擅自开展干细胞移植技术临床研究和应用，由此引发很多医疗事故及医疗纠纷；③在干细胞的临床应用上，除了造血干细胞移植技术治疗白血病已经取得较好的临床效果外，目前在干细胞治疗的其他领域，多数技术仍处于实验性治疗和临床试验阶段，干细胞治疗的有效性和安全性尚有待进一步研究，在得出有科学依据的结论前，干细胞治疗技术不能应用于临床。但目前国内很多医疗机构干细胞治疗项目几乎囊括了所有系统的疾病，由此造成干细胞治疗技术的滥用。同时，一些医疗机构技术力量薄弱，没有对患者进行认真筛选就随意开展治疗，缺乏经过专家论证的个体化治疗方案，术后也缺乏规范的对病例的跟踪随访，导致医疗事故和医疗纠纷频发，在社会上造成了恶劣的影响；④目前干细胞来源非常复杂，制备工艺及质量控制指标都不尽相同，因此，多无法控制干细胞质量，严重影响了干细胞治疗的安全、有效性。

（李志强）

# 第十二章 输血不良反应

## 第一节 急性溶血性输血反应

### 749. 为什么建立完善的血液安全预警机制有利于各种输血不良反应的管理与预防

答：血液安全预警（haemovigilance，HV）是血液安全相关事件的报告及预警体系，涵盖从献血者到患者的输血全过程，即"从血管到血管"，将所有与输血相关的事件进行收集、确认、调查、分析、报告，从而有效减少、预防和纠正相关不良反应与不良事件的发生，确保献血者和患者安全。完善血液安全预警机制可以更好监控献血和输血，收集、分析各种输血不良事件与输血反应，通过卫生行政管理部门、采供血和临床医疗机构，改进相应的执行标准，帮助形成输血医学领域的指导方针，增强从无偿献血到临床输血全过程的安全性和有效性，进一步提高输血安全和质量。血液预警机制是一个输血操作过程的监督系统，同时也是采供血和临床医疗机构输血质量控制的重要组成部分，要求两个机构紧密联系、密切协同，覆盖从献血者血液采集、检测、制备、贮存到其成分的使用的全过程，并包括登记不良反应、分析收集的数据、提出预防和改进措施，并监控改进效果，使血液及血液成分的采集和使用更科学、安全、合理，确保献血者和患者安全。

### 750. 为什么在血液采集、成分制备、贮存及输血等各环节必须强调无菌操作规范

答：无菌技术是指在医疗、护理操作中防止一切微生物侵入人体和防止无菌物品、无菌区域被污染的操作技术；无菌物品是指经过灭菌处理后未被污染的物品；无菌区域是指经过灭菌处理后未被污染的区域；污染是指凡是直接或间接与致病微生物互相接触；有菌区则为未经过灭菌处理或是经过灭菌处理后又被污染的区域。无菌操作规范包括操作前人员、物品和环境的准备，要求环境保持清洁、人员衣帽整洁、物品放置合理、无菌与污染区域明确；操作中应保持无菌，无菌物品一旦怀疑污染或已经污染应立即更换或重新灭菌，同时，无菌物品必须定期检查灭菌有效期及保存情况，无菌包超过 7 天保存期或受潮、怀疑污染时应予以重新灭菌处理。血液采集、成分制备、贮存保管和临床输血等各环节都面临血液开放、细菌污染的风险，因此，只有时刻牢记无菌观念，严格遵循无菌操作规范，才能有效保证血液质量，确保临床输血安全。

### 751. 为什么输血有风险

答：输血是现代医学治病救人不可或缺、不可替代的有效手段，作为外科手术的三大支柱之一，其重要性不言而喻。但输血治疗也如同医学本身是把双刃剑，既有治愈疾病、改善

功能等好的一面,也有传播疾病、致人非命等有害的一面。输血的常见风险之一就是传播疾病,特别是艾滋病、乙肝、丙肝等病毒性传染病。受检测试剂和检测方法的限制,这些病毒进入人体后到血液中产生可检测的病毒抗体,存在一个时间窗口,在此期间病毒已存在于体内并具有传染性,但指示病毒存在的抗体检测呈阴性,医学上把感染病毒到可以检测出来的最短时间称为"窗口期",随着检测技术的改进和提高,"窗口期"已极大缩短,但还不能消除,这也成为世界性难题。此外,输血后有一定比例患者会发生非感染性不良反应,如输血相关性急性循环超负荷、输血相关性急性肺损伤、输血相关性移植物抗宿主病等,严重时可能危及生命。所以医务人员、患者和家属要有风险意识,可不输血的尽量不输血。输血前,经治医师应详尽告知患者输血的利弊得失,征得同意后签订《输血治疗知情同意书》。

### 752. 为什么会发生溶血性输血反应

答:溶血性输血反应(hemolytic transfusion reaction,HTR)是指患者在输血后,血液循环中红细胞因免疫或机械性原因导致破坏的不良反应,按发生速度可分为急性和迟发,根据发生原因可分为免疫与非免疫性。其中急性免疫性溶血性输血反应(acute hemolytic transfusion reaction,AHTR)常因人为错误,包括血型鉴定和书写错误、输血前核查核对错误等,造成 ABO 血型不相容性输血导致急性血管内溶血,主要症状为头痛、心前区压迫、高热、寒战、恶心、呕吐、烦躁不安、呼吸急迫、脉搏细速、血红蛋白尿和异常出血等,严重时可表现休克,若不能及时发现和处置,则迅速出现少尿、无尿等急性肾衰竭症状,并导致患者死亡。全麻手术中的患者因无自主意识,其症状可仅为不明原因的术野出血不止和血压下降。当怀疑 AHTR 时必须立即停止输血,核查献血者、患者血型和交叉配血试验记录,同时积极抗休克和保护肾功能。迟发性免疫性溶血性输血反应(delayed hemolytic transfusion reaction,DHTR)通常因 Rh 血型鉴定错误或其他未经鉴定血型系统不相容性输血导致慢性血管外溶血,症状较急性溶血性输血反应轻微。

### 753. 为什么同型血输注时偶尔还会发生溶血性输血反应

答:至 2015 年年底,国际输血协会(International Society of Blood Transfusion,ISBT)正式命名的人类红细胞血型系统已达 30 余个,共涉及血型抗原 600 余个。此外,不仅红细胞具有血型系统,白细胞、血小板也有各自独特的血型系统和血型抗原,有些为与红细胞共有,理论上不相容的血型抗原、抗体反应即会发生溶血性输血反应。但临床上通常所称的"同型血",实际上是指红细胞的 ABO 系统和 Rh 系统中的 RhD 血型相同或相容。除此之外,仅就红细胞血型系统中尚有一些同样具有临床意义的血型抗原,包括 Rh 系统中的 C/c、E/e 抗原,MNS 系统、Kell 系统、Kidd 系统、Duffy 系统和 Diego 系统等并未常规进行临床检测,需要依靠抗体筛查及交叉配血试验进行相容性确定。因此,通常所说的同型输注,其实并不完全同型。

### 754. 为什么在急性溶血性输血反应后要做抗球蛋白试验

答:抗球蛋白试验是检测血液中不完全抗体的一种方法,常用于溶血性疾病的辅助诊断和原因调查,以及血型鉴定和交叉配血试验等。抗球蛋白试验分为直接和间接抗球蛋白试验两种,其中直接抗球蛋白试验检测患者红细胞表面致敏的不完全抗体,间接抗球蛋白试验则检测患者血浆中存在的不完全抗体。抗球蛋白试验阳性常见于自身免疫性溶血性贫血、冷凝集素综合征、阵发性冷性血红蛋白尿症、系统性红斑狼疮、结节性动脉周围炎以及药物免疫性和同种免疫性溶血性贫血等。急性溶血性输血反应通常由 IgM 型的 ABO 不相容抗体引起，少数高效价 IgG 型不完全抗体也可以造成急性溶血性输血反应。不完全抗体是球蛋白，具有抗原性，能与其对应抗体相结合，针对红细胞血型的不完全抗体可与含相应抗原的红细胞发生结合，但 IgG 分子小无法使结合的红细胞产生凝集，此时加入抗该种球蛋白的抗体，即抗球蛋白抗体，通过球蛋白与抗球蛋白抗体的特异性结合，从而使含有相应抗原的红细胞出现凝集反应，显示出不完全抗体的存在。因此，急性溶血性输血反应发生后，应做抗球蛋白试验以检测区分是否有 IgG 型不完全抗体存在。

755. 为什么做到对患者标本的"三查七对"对预防急性溶血性输血反应的发生尤为重要

答：ABO 血型不相容输血是急性溶血性输血反应的首要原因，而人为差错往往是 ABO 血型不相容输血的主要因素，这些人为差错遍布采、供、输血的各个环节。"三查七对"制度是 20 世纪 50 年代的护理前辈黎秀芳经过临床实践总结出并在全国推广沿用至今的一套行之有效的护理工作制度，极大减少了护理差错的发生，保证了护理质量。运用到临床输血过程中，"三查"即为"查血液有效期、查血液质量、查输血器具"等，"七对"即核对患者姓名、性别、年龄、病区、床号、病案号（或身份识别码，简称'ID 号'）、血型"及"核对献血者编码、血型、品种、剂量、有效期、交叉配合报告"等。特别是患者的住院号（或 ID 号）作为在院期间识别的唯一标志，无论输血前检查的标本采集、输血相容性检测和输血实际操作过程中均需要反复核查无误，才能有效保证正确的患者输注正确的血液成分，从而避免因 ABO 血型不相容导致的急性溶血性输血反应发生。

756. 为什么急性溶血性输血不良反应大多数是由 ABO 血型系统不相容输血引起的

答：急性溶血是最常见的严重输血不良反应，未及时发现和处置可导致患者死亡，ABO 血型不相容的红细胞输血是急性溶血性输血反应的主要原因。ABO 血型是输血前免疫相容性检测必检的血型，且其抗体通常为五聚体的 IgM 型大分子，与相应抗原结合迅速、牢固，患者血液中如存在与输注红细胞 ABO 血型抗原相对应的抗体，则可快速结合输注的红细胞并使之凝集，同时因 IgM 型大分子免疫球蛋白极易激活补体系统，进而导致输注的红细胞因免疫反应溶解破坏。ABO 血型不相容的急性溶血性输血反应存在剂量依赖效应，少量（5～10ml）不相容血液即可出现反应，输注量越大病情越重。此外，ABO 血型不相容的血浆输注也会因输注的 ABO 血型抗体与患者红细胞相应抗原发生免疫反应而致急性溶血性输血反应。ABO 血型不相容输血的最常见原因包括：①《临床输血申请单》信息填写错误；②患者输血前检测标本采集错误；③患者输血前检测标本标识错误；④输血前患者核查核对错误等。

757. 为什么急性溶血性输血不良反应为血管内溶血

答：血管内溶血是指红细胞受损严重，直接在循环的血管内破坏，内容物血红蛋白即时释放入血流，因此，血管内溶血表现为血浆内游离血红蛋白增多而引起的一系列病理生理变化，一般呈急性溶血状，常伴有全身症状，如寒战、发热、腰背酸痛、血红蛋白血和血红蛋白尿及肾功能不全等。急性溶血性输血反应多由 ABO 血型不相容引起，ABO 血型抗体为大分子的 IgM 型免疫球蛋白，一旦形成抗原 - 抗体复合物会快速激活补体，导致红细胞在循环中迅速破坏崩解，血红蛋白释放到血浆中，即引起急性血管内溶血。

与之相对的是血管外溶血，指红细胞因胞膜变化而致轻微损伤，在通过肝、脾等网状内皮系统时被单核 - 巨噬细胞识别、吞噬、破坏，同样，因脾功能亢进而致正常红细胞过度破坏也属于血管外溶血。由此，血管外溶血表现为血红蛋白代谢产物增多而引起的相应病理生理改变，为慢性溶血过程，症状通常较血管内溶血轻微，可有含铁血黄素尿和血清游离胆红素增高，多无血红蛋白尿和肾功能不全等。

### 758. 为什么多次妊娠或多次输血的患者输血前需要做不规则抗体筛查试验

答：人体产生的抗体一般是针对自身体内不存在的外来抗原所免疫产生，该类抗体称之为同种抗体；但如产生的抗体是针对自身体内已有的抗原，则该类抗体称之为自身抗体。目前临床上不规则抗体所指为抗 A、抗 B 抗体以外的其他血型抗体，主要为免疫刺激产生的 IgG 型抗体，此类免疫刺激通常包括妊娠、输血、移植等过程，特别是多次妊娠和多次输血的患者，反复接受异体血型抗原刺激，可产生较强的抗该异体血型抗原的免疫性抗体，一旦再次与含相应抗原的红细胞相遇，可导致急性溶血性输血反应的发生，因此，有妊娠史、输血史、移植史及近期反复多次接受输血的患者均应进行不规则抗体筛查试验，以确定是否有不相容的血型抗体存在。此外，IgG 型抗体在盐水介质中只能使具有相应抗原的红细胞致敏，不能使该红细胞凝集，只有借助聚凝胺、蛋白酶或抗人球蛋白等特殊介质试验才能使其发生肉眼可见凝集，故传统盐水介质血型鉴定和交叉配血试验只对 ABO 血型系统有效，而对其他多种血型系统无效。

### 759. 为什么发生急性溶血性输血反应后要立即以生理盐水维持静脉通路

答：溶血性输血反应临床救治的关键步骤为立即停止输血、保持静脉通路和呼吸道畅通，根据病情发展给予高浓度吸氧、抑制体内抗原 - 抗体反应、抗休克、预防肾衰竭和弥散性血管内凝血（DIC），结合患者红细胞抗原 - 抗体和血红蛋白等实验室检测情况决定是否进行输血和血浆置换治疗。其中保持静脉通路开放的主要目的是维持有效静脉输液，并为紧急给药提供便捷途径。静脉输液是快速增加循环血容量、稳定血压和抗休克的重要方式，同时还可以补充水分、纠正酸碱平衡紊乱及电解质紊乱；此外，通过静脉输液也可以供给营养、维持热量，投送药物如脱水剂等，可以快速利尿，减轻重要脏器水肿、降低颅内压。静脉输液通常包括晶体溶液、胶体溶液和高营养溶液，晶体溶液和胶体溶液是维持血容量、稳定血压常用的液体，特别是生理盐水作为等渗、等张的晶体盐溶液常常是静脉输液和维持静脉通道畅通的首选。

### 760. 为什么发生急性溶血性输血反应要立即停止输血

答：急性溶血性输血反应多由 ABO 血型不相容输血引起，具有明显的剂量效应，即少量（5～10ml）的不相容血液即可引发溶血性输血反应，并且随着输血量增大，破坏的红细胞越多，血清游离血红蛋白急剧上升，导致休克、急性肾衰竭及 DIC，严重可致死亡。致病机制主要为：①补体活化释放大量过敏毒素，如 C3a、C5a 片段，刺激肥大细胞释放 5- 羟色胺和组胺而致血管扩张、血压下降；②红细胞破坏后的抗原-抗体复合物可激活凝血因子Ⅻ并作用于激肽系统释放缓激肽，使毛细血管通透性增加，小动脉扩张也导致血压下降，甚至休克；③低血压及抗原-抗体复合物刺激交感神经系统分泌儿茶酚胺致肾小血管收缩、肾皮质缺血，而低血压、肾血管痉挛收缩、微血栓形成造成肾缺血，并导致急性肾功能不全；④凝血因子Ⅻ和红细胞促凝物质激活内源性凝血系统导致广泛微血栓形成，同时大量凝血因子消耗造成DIC。因此，一旦怀疑发生急性溶血性输血反应要立即停止输血，积极展开救治。

### 761. 为什么需要保温输血

答：抗体筛查试验阳性的患者体内可能存在自身抗体和同种抗体，这些抗体有些属于温抗体，即37℃条件下具有反应活性，多为IgG型；有些属于冷抗体，通常在31℃条件以下，特别是20℃时具有反应活性，主要为IgM型。部分患者体内含有高效价冷抗体，随着气温下降，在寒冷因素诱导下IgM型的冷抗体能与自身红细胞发生可逆性凝集反应并激活补体，导致微循环栓塞和慢性溶血性贫血，此即冷凝集素血症。冷抗体与自身红细胞的凝集是可逆性的，当体表温度降低时，外周小血管、微血管内红细胞发生凝集反应而阻塞微循环，继而发生发绀及轻度溶血，导致贫血。随着外界气温上升，体表温度恢复，凝集红细胞的冷抗体失去反应活性，红细胞解聚，溶血减轻，贫血改善。健康人血清中冷抗体效价一般不高，但当某些疾病发生时，如溶血性贫血、肺炎、肝硬化等患者的血清中冷抗体效价可显著升高，此时，患者就需要进行保温输血。

### 762. 为什么全麻术中发生的急性溶血性输血反应容易被忽视

答：急性溶血性输血反应的主要表现为头痛、心前区压迫、高热、寒战、恶心、呕吐、烦躁不安、呼吸急迫、脉搏细速、血红蛋白尿、异常出血、少尿或无尿等自主症状和体征。但在全麻手术时，患者因麻醉而失去自主意识，无法表达或表现急性溶血导致的相关症状，仅会出现不明原因的术野或伤口出血不止、血压下降，严重时或有血红蛋白尿发生。而这些症状极易被手术操作过程中因血管损伤导致的伤口渗血及出血不止，以及因手术应激造成交感神经兴奋导致的血压下降所掩盖，如不能提高认识、及时诊断，很容易导致患者因急性溶血性输血反应而死亡。

### 763. 为什么急性溶血性输血反应可以是免疫性的也可以是非免疫性的

答：急性溶血性输血反应按发生机制可以分为免疫性和非免疫性两类。其中免疫性主要为ABO血型不相容为代表的异型输血导致的；非免疫性因素主要包括机械损伤、药物作用、细菌毒素、植物溶血素等；此外红细胞膜缺陷性疾病造成的膜结构改变，也可以导致红细胞在外周循环中快速溶解破坏，形成血管内溶血反应。如红细胞受外界强有力的机械性撞击、湍流的冲击或湍流的剪切、在循环压力作用下强行通过狭小血管、在循环运动中受纤维蛋白网的切割等原因，均可能发生破坏崩解，造成血红蛋白大量释出，产生急性的血管内溶血。另外，部分已经创伤但尚未完全破坏的红细胞，以及红细胞溶血、崩解后产生的碎片，则由肝、脾脏等网状内皮系统的组织器官内的单核-巨噬细胞所吞噬，也形成急性溶血性输血反应的血管外溶血，此类溶血包括行军性血红蛋白尿症、创伤性心源性溶血性贫血、微血管病性溶血性贫血等。

### 764. 为什么血红蛋白尿是急性溶血性输血反应的典型症状

答：正常人每天约有 1% 循环红细胞破坏，释放入血浆的游离血红蛋白只有 20～50μg/L，可与结合珠蛋白形成复合物，这种结合珠蛋白 - 血红蛋白复合物不能通过肾小球，只有在肝、脾脏等网状内皮系统进行转化和清除。而急性溶血性输血反应时，红细胞在循环血管内大量崩解破坏，血红蛋白快速释放到血浆中，血浆游离血红蛋白迅速升高，远超过结合珠蛋白的结合和转运能力时，血清结合珠蛋白明显下降，甚至消失。大量血浆游离血红蛋白即经由肾小球滤过，肾小球毛细血管通透血红蛋白的能力较强，滤过的血红蛋白在近端肾小管又被迅速重吸收。但当滤过的血红蛋白浓度超过肾小管再吸收阈值（1g/L）时，即会出现血红蛋白尿。急性溶血性输血反应多由人为差错导致的 ABO 血型不相容输血引起，ABO 血型抗体又称天然抗体，为 IgM 型大分子，一旦与相应抗原形成抗原 - 抗体复合物会迅速激活补体系统，导致输注的红细胞快速大量溶解，血红蛋白也瞬间大量释放到血浆中，因此，血红蛋白尿可成为急性溶血性输血反应的典型症状。

### 765. 为什么轻度的急性溶血性输血反应难与早期的细菌污染输血反应相鉴别

答：ABO 血型不相容性输血是导致急性溶血性输血反应的主要原因，RhD 血型不相容亦可导致急性或迟发性溶血。ABO 血型不相容的急性溶血性输血反应具有明显的剂量效应，少量输血引发的轻度急性溶血一般表现为烦躁焦虑、呼吸急促、心率增快、发热、寒战、头痛等；大量输注导致的重度急性溶血则会出现呼吸窘迫、低血压休克、腰背疼痛、少尿、无尿、血红蛋白尿、DIC 等。而细菌污染输血反应的程度，亦随细菌种类、毒性、输注量和患者机体抵抗力不同而异。细菌毒性小、输注量少时，患者可无反应症状或仅表现为轻度发热；随着细菌量增多、毒性加大，即可出现烦躁焦虑、呼吸急促、高热、寒战、头痛、恶心、呕吐等症状；重度细菌污染输血反应会有发绀、中毒性休克、DIC 的表现。由此可见，早期细菌污染输血反应的表现与轻度急性溶血性输血反应类似，因此需要及时进行实验室检查加以鉴别，除观察输注的血液外观，血液细菌培养是明确细菌污染输血反应的重要依据，但早期细菌污染的血液培养常呈阴性，故而难与轻度的急性溶血性输血反应相鉴别。

### 766. 为什么最好在急性溶血性输血反应发生后的 5～7 小时内抽血做血浆胆红素检测

答：当怀疑急性溶血性输血反应发生时，应立即停止输血、维持静脉通路和呼吸道畅通，并及时报告上级医师和输血科。在积极救治的同时，做好下列检查：①立即抽取患者血液加肝素抗凝剂，分离血浆，观察血浆颜色，测定血浆游离血红蛋白和（或）结合珠蛋白含量；②尽早检测尿常规及蛋白含量；③核对献血者及患者 ABO 和 RhD 血型，用保存的献血者与患者血液样本、新采集的患者血液样本、血袋中残余血液样本，重测 ABO 和 RhD 血型、抗体筛查及交叉配血试验；④抽取血袋中残余血液做细菌学检验；⑤输血后 6 小时抽取患者血液，检测血清胆红素含量、血浆游离血红蛋白含量、直接抗球蛋白试验及血清抗 A 和抗 B 抗体效价。急性血管内溶血发生后，大量红细胞崩解破坏，血浆中血红蛋白浓度快速升高，部分血红蛋白经结合珠蛋白结合成血红蛋白 - 结合珠蛋白复合体，转运至肝脾网状内皮系统由巨噬细胞吞噬后代谢成血红素到胆绿素再到胆红素，然后通过肝肠循环进入血液，成为血浆未结合胆红素，一般需要 5～7 小时达到峰值，因此，溶血发生后 6 小时抽血测定血浆胆红素较好。

### 767. 为什么直接抗球蛋白试验阴性也不能排除溶血性输血反应

答：直接抗球蛋白试验，又称为 Coombs 试验，通过检查患者红细胞表面有无不完全抗体来诊断是否发生了免疫性溶血性贫血。IgG 抗体引起的自身免疫性溶血性贫血、药物诱发的免疫性溶血性贫血、冷凝集素血症、新生儿同种免疫性溶血性贫血、Rh 血型不相容性输血导致的溶血性输血反应等，直接抗球蛋白试验可呈阳性，甚至强阳性表现。某些疾病如传染性单核细胞增多症、系统性红斑狼疮、恶性淋巴瘤、慢性淋巴细胞白血病、铅中毒、EVan 氏综合征等，患者直接抗球蛋白试验亦可呈阳性。直接抗球蛋白试验检测的主要是吸附在红细胞膜表面的 IgG 型不完全抗体和补体 C3，但有 2%～4% 的患者抗球蛋白试验呈阴性，这与抗球蛋白血清不能覆盖所有抗体或红细胞膜表面吸附免疫球蛋白分子质量太少有关。此外，如果引起溶血的自身抗体是非 IgG 型，甚至不是常见的 IgM 型，而是罕见的 IgA 或 IgE 型，这种抗体用标准的抗球蛋白血清不能完全检出，因此，直接抗球蛋白试验阴性也不能排除溶血性输血反应的可能。

### 768. 为什么急性溶血性输血反应实验室检测时要从另一手臂采集血液标本

答：当怀疑发生急性溶血性输血反应时，应立即停止输血并保持静脉通路畅通，在积极实施救治的同时，做好患者的血液检测也极为重要。血液检测包括：①立即抽取患者肝素抗凝血液标本测定血浆游离血红蛋白含量；②重新采集患者血液标本检测 ABO 和 RhD 血型、不规则抗体筛查及交叉配血试验；③抽取患者血液标本做细菌学检验；④输血后 5～7 小时抽取患者血液标本检测血清胆红素含量、血浆游离血红蛋白含量、直接抗球蛋白试验及血清抗 A 和抗 B 抗体效价。所有患者血液标本均应从对侧手臂采集，一方面能尽可能避免采集到已经发生溶血的血液标本，因为急性溶血性输血反应通常是正在输注血液制品的情况下发生的瞬间血管内溶血，另一方面能反映患者真实的血液免疫学和细菌学状态，因为输血侧的血管中可能混有大量外来的红细胞和污染菌，此外，还能避免血液标本稀释或受药物治疗干扰，因为急救时可能需要输注大量液体和相应的药物，有些药物对血液免疫学检测有干扰。

### 769. 为什么药物性溶血反应易与输血性溶血反应混淆

答：药物性溶血反应是指药物进入机体后，因免疫等因素导致自身红细胞大量破坏，临床出现贫血、黄疸、酱油色尿等溶血表现。根据发病机制不同，可分为三种情况：①药物相关免疫性溶血，主要有半抗原型、免疫复合物 / 新抗原型、自身抗体型和非免疫性蛋白吸附型；②药物介导氧化性溶血，如磺胺类、呋喃类、解热镇痛类、抗疟疾类等药物，作用于有遗传性酶缺陷的红细胞（如葡萄糖 6 磷酸脱氢酶缺乏者），导致此类红细胞在循环中快速破坏；③药物介导血栓性微血管病，主要机制为损伤血管内皮细胞、刺激产生抗血管性血友病因子裂解酶（ADAMTS13）抗体及药物依赖性抗体等，用药后出现类似血栓性血小板减少性紫癜（TTP）或溶血性尿毒素综合征（HUS）症状。药物性溶血反应大多症状轻微，常有贫血、黄疸、酱油色尿等，相关免疫性溶血还可出现腰酸背痛、肾衰竭症状，易与输血性溶血反应的症状相混淆，特别当药物治疗过程中伴有输血治疗时，两者鉴别诊断尤为重要。但药物性溶血有明显的药物依赖性或用药史，停止药物或没有药物时不会发生反应，因此诊断多采用排除性方法。

### 770. 为什么急性溶血性输血反应的患者会出现急性肾衰竭

答：肾衰竭是多种肾脏疾病发展到终末期，引起肾功能部分或者全部丧失的一种病理状态，一般分为急性肾衰竭和慢性肾衰竭。其中急性肾衰竭的病情进展迅速，病因可分为：①肾前性：常见病因如全血容量减少、有效循环血容量下降、低心脏输出量、肾内血流动力改变及肾小血管的机械性阻塞等；②肾性：一般指肾实质损伤，常见如肾缺血或肾毒性物质损伤肾小管上皮细胞，也包括肾小球疾病、肾血管病和间质病变所伴随的肾功能急剧下降；③肾后性：病因主要是急性尿路梗阻。急性溶血性输血反应发生时，补体活化片段 C3a、C5a 等大量过敏毒素释放入血流，刺激 5- 羟色胺、组胺等释出而致血管扩张、血压下降，导致有效循环血容量不足。而低血压、抗原 - 抗体复合物又刺激交感神经系统分泌儿茶酚胺，进一步致肾小血管收缩、肾皮质缺血，而低血压、肾血管痉挛收缩以及微血栓形成也会造成肾缺血。此外，急性溶血使得大量游离血红蛋白释放入血，超过结合珠蛋白处理能力的血红蛋白经由肾小管滤过，但当滤过的血红蛋白浓度再超出远端肾小管重吸收阈值时，即会形成血红蛋白尿，血红蛋白如遇酸性物质易变成结晶体，再次造成肾小管阻塞，使肾小管上皮细胞因缺血、缺氧而坏死，患者即会出现急性肾衰竭，严重者可致死。

### 771. 为什么发生严重溶血反应后要尽早进行换血疗法

答：换血疗法是治疗早期重症高未结合胆红素血症最迅速而有效的方法，主要用于血型不相容输血导致的重度溶血性输血反应和新生儿溶血病的临床救治，也可用于重症败血症、DIC、药物性溶血及药物中毒的抢救等。严重溶血性输血反应，体内存在大量不相容的血型抗原和抗体，通过换血可以及时、快速去除不相容抗体和已致敏红细胞，从而减轻溶血，降低血液中游离血红蛋白及血清胆红素浓度，防止胆红素脑病和肾衰竭的同时，通过输注配合的红细胞纠正贫血、提升携氧能力，输注相容的血浆补充循环血容量、稳定血压，可以有效防治缺氧导致的心力衰竭。换血治疗也可用于新生儿溶血病的救治，特别是重症患者，但是需要严格掌握换血指征，因有血栓、空气栓塞、心力衰竭和心脏停搏等风险及继发感染的可能，近年，随着产前诊治的普遍实施和光照疗法的广泛应用，换血治疗新生儿溶血病已经明显减少。

### 772. 为什么可以输注 O 型红细胞和 AB 型血浆( 通用血 )进行换血以救治严重溶血反应

答：严重溶血反应通常为急性血管内溶血的特征，而急性血管内溶血多为 ABO 血型不相容输血或新生儿溶血病所致，换血治疗是救治严重溶血性疾病的一种有效方法，可通过红细胞置换、血浆置换或全血置换等方式，去除患者血液中含有的大量不相容的 ABO 血型抗原和(或)抗体，避免红细胞免疫性破坏的进一步发生。O 型红细胞表面既无 A 抗原，也无 B 抗原，因此不会与患者体内存在的任何 ABO 血型抗体再次结合；同时，AB 型血浆中既无抗 A 抗体，亦无抗 B 抗体，也不会与患者体内的任何 ABO 血型抗体致敏的红细胞发生凝集反应，故而适于作为换血治疗的通用置换血。对于贫血明显及有心功能不全表现的患者，宜采用浓缩红细胞以避免加重心力衰竭。换血疗法因红细胞使用量较大，应尽可能选用库存 5 天内的新鲜血以避免引起高钾血症。

（周星　吴江）

## 第二节 迟发性溶血性输血反应

### 773. 为什么会发生迟发性溶血性输血反应

答：溶血性输血反应根据发生原因可分为免疫性与非免疫性，按发生速度可分为急性和迟发性，其中 AHTR 常因人为错误造成 ABO 血型不相容性输血引起。DHTR 则多由 Rh、Kidd、Duffy、Kell、Diego 等血型系统抗原 - 抗体不相容引发，此类抗体一般由输血、妊娠、移植等免疫刺激产生，为单体的 IgG 型，由于抗体效价低、分子质量小，可以造成红细胞致敏，但不能使红细胞凝集而激活补体系统，因此不会发生急性的快速溶血破坏。致敏的红细胞因被抗体包裹，导致细胞膜结构改变，变形能力下降、细胞脆性增高，通过肝脾等网状内皮系统时，易为单核 - 巨噬细胞识别、捕获、吞噬而破坏，形成血管外溶血。DHTR 通常在输血后 5～7 天发生，个别可以在 10 天以后出现，临床症状较 AHTR 轻微，易为原发病所掩盖导致漏诊和误诊。DHTR 的治疗关键在于早期诊断，特别是既往有输血史、妊娠史、移植史的患者，除做好输血前抗体筛查试验外，再次输血后应密切关注 5～10 天，以便及时发现 DHTR。

### 774. 为什么迟发性溶血性输血反应多属于血管外溶血

答：血管外溶血是指受损红细胞不在血管内直接溶血破坏，而是在肝、脾脏等网状内皮系统中，因变形能力下降，被单核 - 巨噬细胞捕捉、吞噬、割裂破坏，血红蛋白并不直接释放入血浆中，而是先经过色素代谢为胆红素，导致血液中的胆红素升高，因此，血管外溶血是以高胆红素血症为特征，无血红蛋白血症和血红蛋白尿等表现。血管外溶血的临床症状一般较血管内溶血轻微，尤其是抗体效价较低时，溶血会于输血后数日发生，症状易为原发病所掩盖而不被察觉，但严重的血管外溶血也可以致命。迟发性溶血性输血反应多由 Rh、Kidd、Duffy、Kell、Diego 等血型系统抗原 - 抗体不相容引起，此类抗体一般为 IgG 型，分子质量小，难以在循环中激活补体系统造成红细胞的快速溶血破坏，但黏附于红细胞膜表面可以导致红细胞膜结构改变，使红细胞的变形能力下降，在流经肝、脾时易被巨噬细胞捕捉和吞噬，红细胞破坏产生的血红蛋白又立即为巨噬细胞所吞噬、处理，故迟发性溶血性输血反应多属于血管外溶血，难以及时发现。

### 775. 为什么多次发生迟发性溶血性输血反应后，会发生类似于急性溶血性输血反应的风险

答：当抗原第一次进入体内时，需经一定潜伏期，6～8 周才能产生抗体，且抗体产生量少、效价低，体内维持的时间也较短；相同抗原再次进入体内后，开始因原存部分抗体与抗原发生结合，使得原存抗体量下降；随后，抗体效价会迅速增大，并比初次产生的抗体多数倍到数十倍，且体内留存时间也较长。由同种异体血型抗原刺激产生的免疫抗体，在体内经过一定时间后会效价降低、逐渐消失，抗体筛查试验甚至呈阴性结果，此时若再有抗原进入体内，则可使已消失的抗体快速且大量产生。如再刺激抗原与初始相同，则称特异性回忆反应；若与初始不同，则称非特异性回忆反应。一般非特异性回忆反应引起的抗体上升是暂时的，很快会下降；特异性回忆反应抗体会在体内存留较长时间，如此时再次接触刺激

抗原,则会引起抗原 - 抗体反应,且由于抗体量大、效价高足以激活补体系统,因此会产生类似急性血管内溶血的急性溶血性输血反应的风险。迟发性溶血性输血反应多由 ABO 血型系统以外的血型抗原 - 抗体不相容引起,此类抗体通常经输血、妊娠等免疫刺激产生。迟发性溶血性输血反应反复发生,表明体内含有不相容的免疫性抗体并逐渐蓄积增强,一旦抗体达到较高效价,即有可能会导致急性溶血性输血反应。

### 776. 为什么输血后红细胞数值和血红蛋白不升高反降低

答:患者输血后红细胞计数和血红蛋白值不升高,反而降低,表明可能存在迟发性溶血或红细胞输注无效,主要原因包括:①患者曾有妊娠史、输血史或移植,体内产生同种血型抗体,再次输血时因"回忆反应",体内抗体效价迅速升高,产生类似急性溶血性输血反应的血管内溶血,尤以 IgG 型抗体为常见;②患者抗体筛查试验结果假阴性或抗体筛查试验使用的细胞谱不完整导致漏检,交叉配血试验不当或结果假阴性;③献血者、患者 HLA 不相容,输血后献血者血液成分中的淋巴细胞在患者体内移植存活,视患者为"异己",从而产生抗体进行排异并造成骨髓造血抑制;④患者体内存在自身抗体或合并有同种抗体,此时抗体筛查和交叉配血试验应格外注意,因其自身抗体会掩盖同种抗体而致不规则抗体的漏检,故交叉配血试验时应尽量使用患者红细胞对自身血清做自身抗体吸收,然后用吸收后的血清做进一步检查以选择与其同种抗体相容的献血者血液进行输注。

### 777. 为什么继发性迟发性溶血性输血反应的患者可以在有妊娠史和输血史基础上发生

答:迟发性溶血性输血反应主要由 IgG 型及 IgA 型抗体引起血管外溶血,其中 IgG 型的血型抗体造成的红细胞迟发性溶血所占比例最大,而这类抗体多由免疫刺激产生,比如既往输注过同种异体的血液成分,特别是红细胞成分,或者有过妊娠史和生育史,特别是生育过血型不同的孩子,此时患者体内产生同种血型免疫抗体,经过一段时间后该抗体会减弱,甚至消失,抗体筛查试验也难以检测出来。但产生抗体的 B 淋巴细胞已经记住造成免疫刺激的同种血型抗原,由于体内有这种记忆性抗体,当再次输注相同血型抗原的血液成分时,便会引起抗体"回忆反应",短时间内产生大量同种抗体,导致抗体效价快速升高,随着体内抗体的逐渐增多、增强,输注的红细胞会致敏引起血管外溶血。有时回忆性抗体具有特异性,针对某一特定血型抗原,则在体内存留时间较长,抗原 - 抗体反应后也会激活补体系统,引起类似急性溶血性输血反应的血管内溶血。导致继发性迟发性溶血性输血反应的通常是 ABO 血型系统以外,如 Rh(特别是 RhD 和 RhE)、Kell、Kidd、Duffy 等血型不相容输血比较多见。

### 778. 为什么 Rh 系统血型抗体多导致迟发性溶血性输血反应

答:ABO 血型抗原为多糖分子,自然界存在的 A 或 B 抗原类似物可刺激机体产生"天然抗体",并与 A 或 B 抗原具有交叉反应活性。因此,天然的 ABO 血型抗体几乎存在于所有缺乏同种抗原的个体血清中,没有者极少见。Rh 血型抗原多为糖蛋白,无天然类似物,Rh 血型系统是人类已知的最具多态性和免疫原性的血型系统之一,目前已发现的抗原达到 49 种,其临床重要性仅次于 ABO 血型系统。Rh 血型系统中的 D 抗原仅为人类红细胞膜表达,体液和分泌液中均无 D 抗原。Rh 血型抗原特点决定其抗体主要经由输血、妊娠、移植等免疫途径产生,以 IgG 型为主,极少有 IgM 型,偶尔有 IgM 型的抗 E 抗体等。Rh 血型抗体在体内可持续存在,有逐渐减弱现象,但再次接触相同抗原时,可因免疫回顾效应而快速上升,并在短时间内达到高峰。IgG 型抗体为单体结构,分子质量小,一般不结合补体,但能包被于致敏红细胞表面,造成红细胞变形能力下降,细胞脆性增强,易为网状内皮系统识别、吞噬和清除,因此如若发生溶血,常为迟发性的血管外溶血。

### 779. 为什么输注含有 IgG 型抗 A(B)的血液制品会发生迟发性溶血性输血反应

答:ABO 血型抗体主要为 IgM 型的天然抗体,其产生是由于自然界存在的某些细菌表面具有与人类红细胞上 ABH 血型物质抗原性相似的糖基团,在生命早期,机体针对这些抗原刺激产生了相应的抗体,而这些抗体可以与人类红细胞上的 ABH 血型物质发生交叉反应。但 ABO 血型抗体同样可以因免疫刺激而产生,特别是输注 ABO 血型不相容的血液,孕妇(母亲)与胎儿 ABO 血型不相容,尤其是 O 型母亲孕育 A 型或 B 型胎儿,以及注射了纯化的 ABH 血型物质,均可导致机体免疫产生 IgG 型的抗 A 或抗 B 抗体。此外,O 型个体体内还存在既能与 A 抗原反应、又能与 B 抗原反应的交叉反应抗体(抗 AB 抗体),大多属于 IgG 型。如果献血者血液中含有 IgG 型的抗 A[和(或)B]抗体,此抗体可以致敏患者红细胞,并包被于患者红细胞表面,导致患者红细胞膜结构改变,变形能力减弱、红细胞脆性增强,易于被网状内皮系统识别、吞噬和清除,产生迟发性溶血性输血反应的表现和症状。

### 780. 为什么迟发性溶血性输血反应不会出现血红蛋白尿

答:血红蛋白尿是由于大量血红蛋白快速释放入血浆中,超出结合珠蛋白的处理能力时,经由肾小管滤过并在远端肾小管重吸收入血,而当远端肾小管重吸收达到饱和时,血红蛋白便会随尿排出,形成血红蛋白尿症,这也是急性溶血性输血反应的重要特征之一。迟发性溶血性输血反应主要因输注 ABO 血型系统以外的其他血型不相容红细胞刺激患者产生原发性同种免疫抗体的结果,一般可分原发性和继发性两种,原发性的较少见。迟发性溶血性输血反应因溶血发生在血管外的网状内皮系统,且呈缓慢过程,红细胞破坏释出的血红蛋白能及时、全部被巨噬细胞吞噬、代谢成胆红素,极少有游离血红蛋白释放入血浆中,一旦有也可以被结合珠蛋白结合并转运到网状内皮系统,难以形成大量游离血红蛋白经肾小管滤过并重吸收,进而导致血红蛋白尿出现,因此症状较急性溶血性输血反应轻微,临床特点包括原因不明的发热、贫血及黄疸,极少情况下有血红蛋白血症和血红蛋白尿出现,此时可考虑迟发性溶血性输血反应。

### 781. 为什么迟发性溶血性输血反应一般不需要特殊治疗

答:迟发性溶血性输血反应通常发生在输血后的 5~7 天,临床症状与距输血的时间长短关系密切,时间长者症状轻微,一般只有不明原因的发热、贫血和一过性的黄疸,少数出现类似急性溶血性输血反应的表现,如头晕、胸闷、恶心、呕吐、腰背酸痛、肢体疼痛、寒战、高热、血红蛋白血症和血红蛋白尿,极个别会出现血压下降、呼吸困难、心率加快、大汗淋漓,甚至有急性肾功能不全和 DIC 出现。迟发性溶血性输血反应进程比较缓慢,一般不会引起凝血系统的明显活化或病情轻微,有些仅因输血后未达到红细胞和血红蛋白增加的预期值而被发现,故而,迟发性溶血性输血反应早期发现、早期诊断更为关键。诊断明确后,仅需对症处理，适当调整水、电解质平衡即可，一般不需要特殊治疗。极少数重症患者需要按急性溶血性输血反应进行救治，诊断不明时，严禁再输注任何血液成分和血液制品。

### 782. 为什么输血后紫癜症是迟发性溶血性输血反应的一种表现

答：输血后紫癜症（post-transfusion purpura，PTP）是输血后发生的急性、免疫性和暂时性的血小板减少综合征，是一种非常罕见的急性出血性输血不良反应，多发生于有妊娠史或有输血史者，输血后 5～12 天出现血小板急剧下降（血小板计数 $< 10 \times 10^9/L$）、发热、寒战、荨麻疹，重者可有头痛、呼吸困难、胸痛、支气管痉挛甚至休克。有不同程度出血表现，皮肤广泛瘀点、瘀斑；口腔、鼻腔或手术切口处出血；可伴黑便、血尿或阴道出血，颅内出血少见。本病多为自限性，但病势凶险者死亡率高达 10%。血小板减少为本病特征，起病 12～24 小时可降至正常值以下，最低可降至 $0.6 \times 10^9/L$，白细胞数可正常或稍多；骨髓有核细胞增生活跃，粒红两系无明显改变，巨核细胞数正常或增多，部分患者减少或有成熟障碍，骨髓贮存铁可减少；出血时间延长，凝血酶原时间（PT）、凝血酶时间（TT）、活化的部分凝血酶时间（APTT）和纤维蛋白原测定均正常。其发病机制与以下因素有关：①血小板特异性抗原（HPA），如 HPA-1a 是一种"循环的"或可溶性抗原，吸附在自身血小板上引发针对自身血小板的免疫反应；②抗原 - 抗体复合物介导的免疫反应；③伴随同种抗体产生的自身抗体或交叉反应性抗体介导的血小板破坏等。

### 783. 为什么迟发性溶血性输血反应出现症状的时间较长

答：迟发性溶血性输血反应临床症状的产生与距输血的时间长短关系密切，通常发生在输血后的 5～7 天，多由 IgG 型同种或自身抗体引起。IgG 型抗体是体液免疫应答产生的主要抗体，初次免疫后一般需要 2～4 周产生，IgG 型抗体也是再次免疫应答发挥作用的重要抗体，持续时间较长。IgG 型抗体因其结构为单链小分子，与含有同种抗原的红细胞结合后，不足以将两个红细胞拉近到凝集距离，因此也不会结合补体并使其激活，但能包被于致敏红细胞表面，造成红细胞的变形能力和细胞脆性改变，最终为网状内皮系统识别、吞噬和清除，形成常说的迟发性血管外溶血。血管外溶血是一个缓慢的过程，经机体各种代谢补偿机制的调理，溶血导致的临床症状相对轻微，有时难以及时察觉，表现出迟发性溶血性输血反应出现症状的时间较长。

### 784. 为什么输血后 3～7 天甚至更长时间内仍然会引起输血反应

答：输血不良反应按发生的时间不同可分为急性输血不良反应（也称即发性反应或即时反应）和慢性输血不良反应（也称迟发性反应或迟缓型反应）。急性反应起病急骤、症状明显，多由于 ABO 血型不相容或细菌感染所致，必须立即停止输血，紧急抢救，否则会造成患者死亡。迟发性反应因其起病缓慢，经机体代谢补偿后，症状也相对轻微，难以第一时间察觉，甚至为原发性疾病的症状和体征所掩盖，因此，不良反应呈现出输血后几天到十几天不等的现象。有些迟发性输血反应为其致病机制所致，如慢性溶血性输血反应、输血同种免疫、输血后紫癜、输血后移植物抗宿主病，以及大量输血后引起的含铁血黄素沉积症等，一般都发生在输血后的 5～7 天，有些甚至更长达输血后数月时才会发病，如含铁血黄素沉积症等。其中慢性溶血由 IgG 型抗体引起，其分子质量小，作用缓慢而持久，造成的血管外溶血通常会在输血后 3～5 天才产生胆红素明显升高等症状。

**785. 为什么迟发性溶血性输血反应发生后再次输血时,放散试验所得放散液可用作交叉配血试验**

答:吸收、放散试验常用于新生儿溶血病筛查及溶血性贫血和疑似溶血性输血反应的原因调查,也可用于单特异性抗体的制备及患者致敏红细胞表面的抗体去除。此外,吸收试验也可以制备用于自身吸收或血型鉴定及交叉配血试验中反定型及次侧配血试验中使用的红细胞,同理,放散试验所得放散液也可用于血型鉴定及交叉配血试验中正定型及主侧配血试验中使用的血浆。

(1)吸收试验:血型抗原与抗体的结合是特异性的,将具有抗体活性的血清加入相应抗原后,抗体的活性和效价将下降或消失,这种作用称为吸收试验。对于未知抗体可以用已知抗原进行吸收,吸收后抗体活性和效价下降或消失,则说明未知抗体中含有与已知抗原相对应的同种抗体。有时被检血清中有多种抗体,也可以用已知抗原分别进行吸收、鉴定抗体的性质。

(2)放散试验:血型抗原与抗体的结合是可逆的,当环境或物理条件改变时,抗体可以从抗原 - 抗体复合物中分离出来,因此将抗体由抗原 - 抗体复合物上分离下来的试验称为放散试验。通过放散试验可以将大量黏附于致敏红细胞上的同种血型抗体解离到少量生理盐水或其他溶液中,这种含有解离下来的抗体的溶液称为放散液。放散液中的抗体具有特异性,可以与相应的血型抗原结合。

**786. 为什么直接抗球蛋白试验是减少发生迟发性溶血性输血反应的主要检测项目**

答:抗球蛋白试验是检查 IgG 型不完全抗体的主要方法之一,IgG 型抗体为 7s 的单体结构,分子质量小,在盐水介质中可以结合到红细胞表面,但不足以跨越两个红细胞之间的静电引力,将两个红细胞牢固地凝集在一起。如果此时加入抗球蛋白抗体,通过抗球蛋白抗体的桥接作用,则将两个红细胞表面结合的 IgG 型抗体联接到一起,使已被 IgG 抗体致敏红细胞形成肉眼可见的凝集反应。迟发性溶血性输血反应主要由 Rh、Kidd、Duffy、Kell、Diego 等血型系统的不规则抗体引起,这些抗体多为 IgG 型。在盐水介质中,这些不规则抗体只能致敏用于抗体筛查试验的标准谱细胞,不能引起凝集,因此需要加入抗球蛋白抗体试剂,使已经致敏的标准谱细胞产生肉眼可见的细胞凝集反应,从而证实待检标本或患者血清中存在同种不规则抗体和(或)自身抗体。进一步通过抗体分型试验可以将抗体类型再分为 IgG 和 C3 抗体,只有确认没有不规则抗体才能保证无迟发性溶血性输血反应发生。

**787. 为什么输血前做抗体筛查试验是十分必要的**

答:不规则抗体又称为意外抗体,是指血清中存在的抗 A、抗 B 抗体以外的其他血型抗体。人类血型抗体主要分为 IgG 型和 IgM 型两大类,现在已知 ABO 血型系统的天然抗 A 和抗 B 抗体是五聚体的 IgM 型大分子,在盐水介质中能够使具有同种抗原的红细胞发生肉眼可见的凝集反应。除此之外,绝大多数血型系统,包括 ABO 血型系统的同种血型抗体都是单体的 IgG 型小分子,主要经由输血、妊娠、移植等免疫刺激过程产生,特别是多次输血、多次妊娠的患者,因反复接受同种异体血型抗原的刺激,可产生较强的同种血型抗体。此类抗体是迟发性溶血性输血反应的主要肇事者，在盐水介质中只能致敏具有同种血型抗原的红细胞，不能使该红细胞发生肉眼可见的凝集或溶血，因此，在常规血型鉴定和交叉配血试验中极易出现漏检，从而严重威胁输血安全和质量。抗体筛查试验正是借助聚凝胺、蛋白酶或抗球蛋白试剂等特殊介质及一系列筛查谱细胞，查找患者血清中是否存在ABO血型系统以外的不规则抗体，从而确保交叉配血试验的成功，确保临床输血的安全和有效。

### 788. 为什么迟发性溶血性输血反应大多数为回忆性抗体反应

答：迟发性溶血性输血反应多由Rh、Kidd、Duffy、Kell、Diego等血型系统不相容性输血引起，这些系统产生的免疫抗体主要为IgG型，具有回忆性抗体的特征，即初始抗原进入体内后，经过一定的潜伏期才能产生抗体，此时产生的抗体量少、效价低，在体内维持的时间也较短。同一抗原再次进入体内后，已经存在的部分抗体与抗原结合，导致抗原、抗体量均下降，经过一定时间消耗后抗体可能逐渐降低至消失，抗体筛查试验甚至可呈阴性结果。此时，如相同抗原再次进入体内，产生抗体的B淋巴细胞因先前的反复刺激形成了记忆效应，再次接触到相同刺激后，立即开始大量合成、分泌抗体，使得抗体效价会迅速上升，达到初次产生抗体的数倍到数十倍，而且在体内留存时间更长。根据抗原的特异性，此类反应可以分为特异性回忆反应和非特异性回忆反应。迟发性溶血性输血反应几乎均为回忆性抗体反应，且多数为特异性回忆性抗体反应。

### 789. 为什么迟发性溶血性输血反应的预防非常困难

答：迟发性溶血性输血反应主要是由ABO血型系统以外，其他血型系统的抗原-抗体不相容输血导致的，其中临床意义显著的血型系统包括Rh（特别是RhD）、Kidd、Duffy、Kell、Diego等，而这些血型除RhD外，均未列入常规血型诊断项目，只能依据抗体筛查试验结果判断是否存在不相容性同种抗体，并且根据我国2000年版《临床输血技术规范》要求，紧急情况下输血可以忽略RhD血型。此外，抗体筛查试验可用于检测患者体内是否存在不规则抗体，对于预防迟发性溶血性输血反应意义重大。同样根据2000年版《临床输血技术规范》要求，既往有输血史、妊娠史、移植史、短期内需要反复多次输血及有交叉配血试验不合的患者应进行不规则抗体筛查试验，但并未要求覆盖到全体患者。除此之外，目前市售抗体筛查试验用谱细胞也并未包含所有具有临床意义的血型抗原和抗体，而且，抗体筛查试验的操作复杂、成本较高，难以在基层单位全面推广，某种程度上也是迟发性溶血性输血反应难以预防的重要原因之一。

### 790. 为什么迟发性溶血肝脾肿大明显

答：迟发性溶血性输血反应主要因输注ABO血型系统以外，特别是Rh血型不相容红细胞刺激患者产生原发性同种免疫抗体的结果。此类免疫抗体一般为IgG型，单体、分子质量较小，有免疫回忆效应。IgG型抗体可以结合具有相应抗原的红细胞，但因分子质量小，不足以使致敏的红细胞发生凝集反应，故而不能结合补体和激发补体活化，因此，不会产生急性的血管内溶血。但结合了IgG型抗体的已致敏红细胞，细胞膜结构发生改变，细胞的变形能力和细胞脆性均与正常红细胞有所不同，易于被肝、脾等网状内皮系统识别、吞噬。尤其溶血呈缓慢过程，大量致敏的红细胞主要经肝、脾破坏和清除，释出的血红蛋白也立即全部被巨噬细胞吞噬，加重了肝、脾的代谢负担，造成肝、脾反应性增生而肿大。因此，迟发性溶血性输血反应黄疸较轻，肝脾肿大明显，较少有血红蛋白血症和血红蛋白尿。

（徐晟浩　吴　江）

## 第三节　血小板输注无效

### 791. 为什么有些人输注血小板后血小板计数不升高反降低

答：血小板来源于骨髓巨核细胞，正常人外周血血小板计数多为（100～300）×10⁹/L，其主要功能是止血。对于因血小板减少、血小板功能障碍所引起的出血性疾病以及获得性疾病，如骨髓造血功能障碍，尤其是再生障碍性贫血、白血病以及肿瘤患者在化疗、放疗或使用某些抗生素后引起的血小板减少症等，给予血小板输注可取得显著疗效。然而，随着血小板输血治疗的广泛应用，时常出现由于免疫性或非免疫性原因，导致输注患者体内的血小板发生异常破坏，血小板计数不仅不升高，有时反而会下降，甚至比血小板输注前还要低，出现血小板输注无效。血小板输注无效（PTR），是指患者在连续两次接受足够剂量的血小板输注后，仍处于无反应状态，即临床出血表现未见改善，血小板计数未见增高，有时反而会下降，输注的血小板在体内存活期很短，血小板计数纠正增加指数（corrected count increment，CCI）和血小板恢复率（platelet percentage recovery，PPR）未能达标等。

### 792. 为什么 HLA 同种免疫反应是引起血小板输注无效的主要免疫性原因

答：PTR 可由于免疫因素和非免疫因素所引起。患者既往有输血史、妊娠史、移植史等免疫刺激过程，暴露于同种异体抗原，造成体内被动免疫和致敏，产生抗同种异体血小板抗原的相应抗体，这种抗体可以迅速结合输注血小板上的同种抗原，导致血小板凝集、破坏，引发 PTR。人类血小板表面存在复杂的抗原系统，既有血小板特异性抗原（HPA），又有红细胞、白细胞相关性共同抗原，如 ABO 血型抗原、人类白细胞抗原（HLA），可刺激机体产生血小板同种免疫抗体。由于 HLA 抗原性较强，又与白细胞具有交叉反应，故其抗体产生的频率比较高，HLA 抗原不相容是免疫性 PTR 的主要原因，占 70%～80%。如若给具有抗 HLA 抗体及抗 HPA 抗体的患者输注随机血小板，则抗体可与输注的血小板发生免疫反应，引起 PTR 的概率将更高。

### 793. 为什么输注血小板次数越多发生血小板输注无效的概率越高

答：PTR 的原因包括免疫性和非免疫性两种。由于血小板本身含有人类白细胞共同抗原 HLA，而且血小板在制备过程中不可避免地会混入一定数量的白细胞，因此，免疫性原因所导致的 PTR 多与白细胞或白细胞抗原有关。此外，人类血小板表面抗原系统复杂多样，除 HLA 还有血小板特异性抗原 HPA，也是免疫性 PTR 的原因之一。无论 HLA，还是 HPA 均是复杂的抗原系统，亚型众多，每个人所携带的 HLA 和（或）HPA 抗原种类都可不同，接受血小板输注的次数越多，接触同种异型 HLA 和 HPA 抗原的机会也就越多，刺激机体产生抗体的种类和数量也就越多。反复大量输注血小板的患者中，约 50% 以上会产生血小板同种免疫抗体，相当于红细胞同种抗体产生频率的几十倍。因此，反复输注血小板的患者产生 PTR 概率越高。

### 794. 为什么原发免疫性血小板减少症患者血小板输注的疗效不佳

答：原发免疫性血小板减少症（immunologic thrombocytopenia purpura, ITP）是一种获得性的自身免疫性疾病，曾称为特发性血小板减少性紫癜。目前，多数临床认同 ITP 是由于免疫介导的自身抗体致敏的血小板被单核 - 巨噬细胞系统过度破坏所致；也有观点认为 ITP 是免疫介导的巨核细胞损伤或抑制巨核细胞释放血小板，造成的血小板生成不足。此症各个年龄均可以发病，儿童多为急症、成人多为慢性，两种类型在发病年龄、病因、发病机制及预后均有所不同。临床表现为血小板计数减少、伴或不伴有皮肤黏膜出血症状。由于 ITP 患者体内存在不明原因产生的自身抗体，多为 IgG 型非特异性免疫抗体，可以结合在自身和输注的血小板表面使其致敏，流经肝、脾等网状内皮系统时为单核 - 巨噬细胞识别、清除，形成血管外的血小板破坏。因此，ITP 患者体内存在的原发性免疫因素不去除，高浓度、高效价自身抗体始终存在，输注血小板的疗效就难以改善。

### 795. 为什么输注配合型血小板是治疗免疫因素所致血小板输注无效最有效的方法

答：免疫性 PTR 主要因抗 HLA 和抗 HPA 抗体引起，而治疗免疫性因素所致 PTR 最有效的方法是采用高配合型血小板输注，并且最好输注 ABO 血型同型的血小板制品。所谓高配合型血小板输注是指对患者进行血小板相关性抗体和特异性抗体筛查试验，以确定是否存在、存在何种抗 HLA 和抗 HPA 抗体，对于血小板抗体筛查试验阳性的患者，一方面可以采用血小板交叉配血试验以寻找适合的献血者，另一方面也可以对献血者血小板 HLA 和 HPA 抗原进行筛查，以寻找与患者血小板抗体相容的献血者，从而达到高配合型输注的目的。输注 ABO 血型不相合的血小板，CCI 值仅为 ABO 血型相同或相合的 77%；对于有生育需求的 RhD 阴性女性患者，应谨慎使用 RhD 阳性献血者的手工混合多人份浓缩血小板，以避免其中混入的红细胞造成的 RhD 被动免疫。

### 796. 为什么输注丙种球蛋白可以减少免疫因素所致的血小板输注无效

答：丙种球蛋白主要是用于预防传染性肝炎、麻疹等病毒传播性疾病，治疗丙种球蛋白低下或先天性缺乏，合用抗生素还可提高对某些重症细菌和（或）病毒性感染的疗效。输注丙种球蛋白是一种被动免疫疗法，可以将免疫球蛋白所含有的各种抗体直接、快速、大量地给予患者，使之从低免疫状态很快达到免疫保护状态。此外，丙种球蛋白还能调节增强 T、B 淋巴细胞的免疫功能，与抗原结合使免疫复合物分子变小、不易沉积，避免激活补体产生免疫性血管内炎症。丙种球蛋白对免疫性 PTR 的作用体现在其可以阻断单核 - 巨噬细胞的吞噬，即通过免疫修饰的抗特异性抗体，干扰肝、脾等网状内皮系统对抗体包被的血小板经免疫球蛋白 Fc 段 γ 受体介导的吞噬和清除。一般连续给药 5 天后，CCI 值会有明显增加。如 CCI 值未见增加，可将丙种球蛋白剂量增加，继续给药 5 天以提高血小板输注疗效。

### 797. 为什么输注血小板制品会有不良反应

答：血小板是血液成分之一，血小板制品除含有血小板外，还有大量血浆、少量红细胞和（或）白细胞，因此输注后可能产生多种不良反应。单就血小板本身而言，由于免疫或非免疫因素可使输注的血小板在患者的体内发生异常破坏而引起发热、血小板输注后紫癜和血小板输注无效等输血不良反应。

（1）免疫性原因：以 HLA 同种免疫反应产生的抗 HLA 抗体引起为主，多见有妊娠史、输血史和移植史的患者。其他免疫性原因包括 HPA 同种免疫反应、ABO 血型不合、血小板自身抗体和药物相关的血小板抗体等。

（2）非免疫性原因：主要为某些临床因素，如应用抗生素治疗感染、DIC 和脾肿大等引起的血小板寿命缩短等。

### 798. 为什么某些药物会引起血小板输注无效

答：当患者出现 PTR 时，在排除免疫和非免疫性影响因素后，还应考虑药物致敏产生的抗血小板抗体。其临床特点为患者存在药物应用史，停药后血小板减少可得到改善，再用同类药物又可出现血小板减少。药物作用机制包括：①肝素等药物与血小板活化因子 4 形成免疫复合物，通过免疫球蛋白 Fc 段 γ 受体激活血小板，发生率为 3%～6%；②金盐等药物诱导产生针对自身血小板的抗体，发生率约为 1.0%；③阿昔单抗等识别针对血小板膜糖蛋白 GPⅢa 嵌合型抗体，首次致敏率为 0.5%～1.0%；④替罗非班、依替巴肽等药物作用于血小板膜糖蛋白 GPⅡb/Ⅲa 诱导产生可被抗体识别的构象改变，形成新抗原表位，发生率为 0.2%～0.5%；⑤在致敏药物存在情况下药物诱导产生抗体结合到正常血小板膜糖蛋白上，如奎宁类、磺胺类、非甾体抗炎药等，发生率为 26/100 万；⑥半抗原药物共价结合到血小板膜糖蛋白上诱导产生药物特异性的免疫应答，如青霉素、某些头孢菌素类抗生素等，极少见。

### 799. 为什么应用 CCI 和 PPR 作为血小板输注效果判断的参考指标

答：血小板输注后，临床效果判断可应用血小板计数纠正增加指数（CCI）和血小板恢复率（PPR）作为参考指标：

（1）CCI＝（输注后血小板计数－输注前血小板计数）× 体表面积（m²）/ 输注血小板绝对总数。体表面积（m²）＝0.0061× 身高（cm）+0.0128× 体重（kg）－0.1529。CCI 是相对值，没有单位。

（2）PPR（%）＝（输注后血小板计数－输注前血小板计数）/L× 血容量（L）/（输注血小板绝对总数×2/3）。2/3 表示输注的血小板约有 1/3 进入脾脏血小板贮存池。

CCI 和 PPR 均在输注血小板制品后 1 小时和 24 小时进行检测。一般认为，输注后 1 小时 CCI＜（7.5～10.0）× 10⁹ 或 PPR＜30%；输注后 24 小时 CCI＜4.5× 10⁹ 或 PPR＜20%，即为 PTR。输注后 1 小时的指标反映输注血小板是否有效；输注后 24 小时的指标反映输注的血小板的存活情况，为进一步治疗提供参考。

### 800. 为什么淋巴细胞毒试验（LCT）不能检测血小板特异性抗体

答：淋巴细胞毒作用是指在体外，有特异性效应的 T 淋巴细胞遇到靶细胞会表现出溶破靶细胞的特性，即称为淋巴细胞毒作用。淋巴细胞毒作用的杀伤方式有通过紧密接触的直接杀伤或产生细胞因子、活性脂酶等间接破坏靶细胞。淋巴细胞毒试验有简单的形态检查法和复杂的放射性同位素释放法两种，尤以前者更多见。新技术出现前，血小板相关抗体检测和交叉配合试验曾使用淋巴细胞毒技术，但仍然存在 20%～25% 的患者发生 PTR，主要原因可能是淋巴细胞毒只能检测淋巴细胞具有的 HLA 抗原和抗体，无法针对血小板特异性抗原 HPA 和抗体,虽然同种免疫反应中 HLA 抗体发生率较高,但 HLA 抗体阳性患者也只有 30% 发生了 PTR,相反,HPA 抗体尽管发生率稍低,但引起 PTR 比 HLA 抗体更常见。所以理想的血小板交叉配合试验应该包括 HLA 型和 HPA 型均能达到配合。

### 801. 为什么感染会引起血小板输注无效

答:感染导致的血小板减少症及血小板输注无效的发生机制:①细菌及其代谢产物激活补体,使血小板溶解破坏;②细菌内毒素直接损伤血管内皮细胞和血小板,造成血小板破坏增多;③细菌内毒素及造血负调控因子抑制骨髓巨核细胞造血,使血小板的生成减少;④部分患者体内产生抗自身血小板的抗体,使自身血小板破坏增多;⑤重症感染还可以导致 DIC 引起血小板的消耗与破坏增加;⑥继发噬血细胞综合征,导致全血细胞减少,血小板被吞噬破坏增加。此外,感染在治疗过程中使用的部分药物会刺激机体产生药物性抗体,某些非甾体抗炎药也会引起血小板的减少,大剂量丙种球蛋白可以介导血小板免疫破坏。然而感染引起 PTR 是暂时的,一过性的,随着感染的控制,相关药物的停用,血小板可以逐步恢复到正常,PTR 也会得到改善。

### 802. 为什么输注异体的血浆也会引起血小板输注无效

答:在血浆成分中,水占 90%~92%,溶质和血浆蛋白约占 10%,并含有电解质、营养素、酶类、激素类、胆固醇和其他成分等。血浆蛋白是多种蛋白质的总称,一般可分为白蛋白、球蛋白和纤维蛋白原等三种。因此,血浆成分复杂,除含有异种蛋白,还有来自献血者的免疫抗体、制备过程中产生的生物活性物质等。此外,新鲜冰冻血浆在制备过程中还可能混入极少量白细胞、红细胞、血小板及细胞碎片,白细胞可活化产生白三烯、组胺、嗜酸性趋化因子、髓细胞过氧化物酶等活性物质。残余细胞和细胞碎片会刺激患者机体免疫应答,产生同种免疫抗体,生物活性物质会造成患者机体发热,两者都会降低血小板输注的效果,甚至导致 PTR。

### 803. 为什么脾肿大会引起血小板输注无效

答:正常人外周循环中的血小板约有 1/3 滞留在脾脏等贮存池中,一旦有大出血或血小板的快速丢失,则贮存池中的血小板可以及时向循环池进行转移。如患者脾肿大,输注的血小板可能会大量贮留在脾脏等贮存池内,或很快从循环池中清除,无法达到提高外周血小板计数的作用,因此仅通过血小板计数纠正增加指数(CCI)和血小板恢复率(PPR)进行计算,难以获得血小板输注效果的准确评估,会呈现假性 PTR 现象。研究表明,脾肿大对血小板输注后 1 小时 CCI 有显著影响,但对 24 小时 CCI 和 PPR 影响较小。此外,肝、脾代偿性的肿大会造成功能亢进,流经的血小板破坏也会增多、加快,此时引起的 PTR 是真性的,但一般认为不是引起 PTR 的独立因素。

### 804. 为什么 HLA 和 HPA 配型能适当解决免疫性血小板输注无效

答:PTR 多因体内的同种免疫抗体造成,导致同种免疫的血小板抗原有两大类:①血小板相关性抗原,包括 HLA-Ⅰ类抗原和 ABO、Lewis、P 等系统血型抗原,尤以 HLA-Ⅰ类抗原和 ABO 抗原临床较常见,两者均可以内源性合成及从血浆中吸附,从而表现为血小板表面的 HLA 抗原相对较高；②血小板特异性抗原 HPA 是血小板膜糖蛋白上的抗原表位，具有特异性，是血小板自身特有抗原。临床和实验研究证实，导致 PTR 的同种免疫抗体中，抗 HLA 和抗 HPA 抗体占 70% 以上，特别是多次输注血小板或输注多人份手工浓缩血小板的患者，抗 HLA 和抗 HPA 抗体产生率可达 50%。有学者对血清中血小板抗体阳性的患者，进行了血小板交叉配合性与输注效果的试验比较，通过血小板输注后疗效分析，证实血小板交叉配合性与临床疗效有显著相关性。对于血小板抗体检测呈阳性的患者，进行血小板 HLA 和 HPA 交叉配型试验，选择输注呈阴性反应的献血者血小板，是改善临床治疗效果，预防 PTR 发生的重要手段。

### 805. 为什么对于血小板输注无效预防比治疗更重要

答：对于 PTR 的治疗，需要针对致病因素采取对症方法：①因非免疫因素导致，通常以治疗原发病为主，如脾切除、抗感染，以及增加循环有效血小板输注量来提高输注效果；②因免疫因素导致，则应预防在先，如采用滤除白细胞的血小板制品，可以有效防止 HLA 抗原初次同种免疫，避免抗 HLA 抗体产生；③治疗上除用丙种球蛋白和免疫抑制外，血小板输注需要选择 ABO 血型相同、血小板 HLA 和 HPA 交叉配型均相合的单一献血者血小板，但随着患者体内抗体种类的增加，相容性高的血小板会越来越难以获得，造成患者最终无适合血小板可用的局面。因此，对于免疫因素导致的 PTR，预防比治疗更加重要。

### 806. 为什么去除白细胞可以预防血小板输注无效

答：血小板反表面除有 ABO 血型抗原物质外，还有 HLA 抗原和 HPA 抗原，均为同种免疫的主要和重要刺激抗原，不相容输注时会导致机体产生同种免疫抗体，引发 PTR，特别是 HLA 抗原、抗体与白细胞具有交叉反应性，即残余在各种血液成分中的同种异体白细胞，输注后均可以引发患者机体初次免疫并产生抗白细胞 HLA 抗原的抗体，如果反复多次输注，抗体会不断加强，此时如输注血小板，则 HLA 抗体会与血小板表面的 HLA 抗原结合，导致血小板在网状内皮系统的破坏清除，造成 PTR。因此，对所有除白细胞浓缩制品以外的血液成分和血液制品进行白细胞滤除，是预防 PTR 的重要手段。

### 807. 为什么紫外线照射可以预防血小板输注无效

答：抗原递呈细胞（antigenpresenting cell，APC）是能摄取、加工处理抗原，并将抗原递呈给淋巴细胞的一类免疫细胞。此类细胞能辅助和调节 T、B 淋巴细胞识别抗原并对抗原产生应答，又称辅助细胞。体内 APC 有专职和非专职之分，如树突状细胞和活化的 T 淋巴细胞等。APC 存在于血液及各种组织中，主要作用是将病原体等外来异物大颗粒摄入胞内，经过加工处理后将异物抗原表达于细胞表面，进而激发免疫系统应答，因此，APC 是呈递 HLA 异型抗原的关键成分之一。紫外线照射可灭活血小板制品中残余的 APC，使其丧失抗原加工、处理和呈递功能，从而避免 HLA 同种免疫发生；其次，紫外线照射还可灭活血小板制品中残存的其他免疫活性细胞，抑制淋巴细胞的增殖能力，进而防止由淋巴细胞所导致的输血不良反应。因此，在不严重影响血小板功能的紫外线照射剂量下，可以预防 PTR 和其他输血不良反应的发生。

### 808. 为什么酸处理技术可以预防血小板输注无效

答：同种免疫是 PTR 的主要原因，导致同种免疫抗体产生最多的血小板抗原是 HLA-Ⅰ类抗原，其可以内源性合成，也可从血浆中吸附，造成血小板表面的 HLA 抗原与其他血细胞相比多一些的假象。HLA 同种免疫抗体介导的 PTR，通常需要输注与患者 HLA 抗原相配合的单一献血者血小板。近年，采用 pH 为 2.9 的酸剥离血小板表面 HLA 抗原取得了一定进展，血小板生物活性没有明显改变，但仍存在结果不一致、缺乏酸处理对血小板生物学功能影响以及 HLA 抗体对血小板破坏敏感性的评估等结果支持。因此，输注经酸或氯喹处理后的血小板，可以是预防同种免疫反应的一种有效方法，或是对 PTR 患者进行血小板补充的有效措施之一，目前尚处于研究阶段，未应用于临床实践。

### 809. 为什么反复输注血小板的患者需要使用单采血小板

答：单采血小板是用血细胞分离机采集来自一个献血者的血小板，一个治疗剂量的单采血小板含有至少 $2.5 \times 10^{11}$ 个以上，相当于 8～10 单位常规手工浓缩血小板。与手工浓缩血小板相比，单采血小板最大优势是安全，患者只接受一个献血者的血小板即可以达到治疗剂量，极大降低了同种免疫反应和输血传播疾病发生的风险概率。有些患者单一缺乏血液中的某种成分，如血液病患者缺乏血小板，治疗上只需要输注血小板。如果反复输注手工浓缩血小板，会因来自多个不同个体的大量 HLA 和 HPA 抗原刺激，产生多种不同类型的免疫抗体，继而引起血小板的输注无效。而使用单采血小板，尤其是固定献血者的单采血小板时，感染和同种免疫风险概率明显降低，甚至为零，既节约血液资源，又极大提高了血小板输注疗效，特别是那些依靠反复使用血小板来维持生命的患者更需要输注固定献血者的单采血小板。

（王　玲　吴江）

## 第四节　移植物抗宿主病

### 810. 为什么输血后会发生移植物抗宿主病

答：移植物抗宿主病（graft versus host disease，GVHD）是指异体移植物中含具有免疫活性的供者 T 淋巴细胞，移植后因受者免疫能力低下而存活，经一系列细胞因子刺激而增殖、分化，极大增强了其对受者自身抗原的免疫反应，并以受者靶细胞为目标发动细胞毒攻击，造成皮肤、肝及肠道等主要组织和脏器免疫损伤。急性 GVHD 的发生率为 30%～45%。实体器官移植物中存在的有免疫活性 T 淋巴细胞，在异体血液成分或血液制品中同样存在，特别是当免疫缺陷或免疫抑制的患者接受此类输血后，其自身免疫系统缺乏识别异体抗原的能力，不能抑制和清除输入的献血者的 T 淋巴细胞，使该具有细胞毒活性的 T 淋巴细胞在患者体内植活、增殖，并因献血者、患者的组织相容性差异而将患者的组织器官识别为非己抗原，进而作为靶标进行免疫攻击，造成患者的组织器官免疫损伤，此即输血相关性移植物抗宿主病（transfusion associated graft versus host disease，TA-GVHD）。

### 811. 为什么移植物抗宿主病在直系亲属间发生率高于随机供受体间的输血

答：直系亲属是指相互之间有一脉相承的基因遗传关系的上下各代亲属，如父母与子女、祖父母与孙子女、外祖父母与外孙子女等。直系亲属间输血，TA-GVHD 的发生率明显高于无亲缘关系、随机献血者和患者间的输血。这是因为，子女接受来自父母的各一条染色体，而基因在染色体上一般为整段遗传，故他们之间的单倍体型基因通常是相同的，如父母与子女之间产生献血者和患者关系，父母作为献血者属于遗传基因单倍体型纯合子，与作为患者的子女具有相同遗传基因单倍体型，但子女属于单倍体型杂合子，以 HLA 遗传为例，献血者和患者之间的 HLA-DP、DR、DQ 等Ⅱ类抗原位点有可能不相同，然而 HLA-DP 等位基因的顺序在混合淋巴细胞毒反应中是非常重要的，特别是Ⅰ级亲属，即父母与子女中 HLA-DP 为单等位基因而不相配合时，对于免疫系统健全的患者就会引起致命性的 TA-GVHD。亲缘间输血 TA-GVHD 发病率为 0.1%～1%，血缘关系越近，发病率越高，尤其是Ⅰ级亲属，发病率要高 10～20 倍。

### 812. 为什么血液辐照是预防移植物抗宿主病较适宜的方法

答：血液辐照是指采用一定剂量的放射线（如 γ 射线、X 射线等）对输注给患者的全血、血液成分及制品进行辐照。照射源放射性同位素 $^{137}Cs$ 在衰变过程中产生的射线常以电子粒子或次级电子形式产生电离辐射作用，可敏捷快速地穿透有核细胞，直接使细胞核 DNA 产生不可逆损伤并干预其正常修复过程，或间接依靠产生离子/自由基的生物损伤作用，造成淋巴细胞丧失有丝分裂活性、停止增殖。经辐照的血液成分或血液制品本身不具有放射性，因此也不会对辐照操作者和患者造成任何放射性危害，是相当安全的。经过辐照的血液或血液成分中，有杀伤活性的淋巴细胞因 DNA 损伤断裂而被灭活，输注患者体内后丧失植活、分化、增殖的能力，可有效避免 TA-GVHD 的发生。因此，血液辐照是预防 TA-GVHD 较为适宜和有效的方法。

### 813. 为什么移植物抗宿主病的发生率和淋巴细胞的输注量相关

答：输血作为一种细胞移植的手段，可以导致 TA-GVHD，其致病机制为输注的血液成分或制品中含具有细胞毒活性的淋巴细胞，在患者体内存活、分化、增殖，并以患者的组织、器官为目标发起细胞毒攻击而致免疫损伤。献血者与患者 HLA 配型不合的位点越多，发生严重 TA-GVHD 的可能性就越大。有孕产史的女性献血者，特别是多产妇献血者，由于在妊娠期受胎儿异体抗原刺激而致敏，她们所提供的血液成分或制品更易诱发 TA-GVHD，且年龄越大，发生率越高，严重程度越重。患者因巨细胞病毒、带状疱疹病毒、水痘-带状疱疹病毒等感染导致免疫力低下，可增加 TA-GVHD 发生率，献血者有病毒感染亦然。此外，输注具有免疫活性的异基因淋巴细胞数量也与 TA-GVHD 发病及严重程度密切相关，研究表明，发生 TA-GVHD 的淋巴细胞数量至少需要 $8\times10^4$/kg 体重，但近年研究发现，输注的正常献血者淋巴细胞数量超过最低阈值 $10^7$/kg 体重，可造成患者不可逆性死亡。对于严重免疫缺陷患者，淋巴细胞水平必须显著减少到低于 $10^2$/kg 体重时，才能预防 TA-GVHD 的发生。

### 814. 为什么移植物抗宿主病常发生于免疫系统存在严重缺陷的患者

答：输血是一种常规的治疗手段，同时也是一种最早成功的同种异体的液体组织器官移植。输血可将大量具有免疫活性的同种异体细胞植入患者体内，一旦其存活、分化和增殖就可造成 TA-GVHD。患者免疫系统正常时,这些来自献血者的淋巴细胞会被患者自身免疫系统作为外来抗原识别、抑制和清除,从而保护患者不被其攻击致病。但当患者处于免疫缺陷或免疫低下时,不能对进入体内的献血者淋巴细胞进行识别、限制和清除,导致这些具有细胞毒活性的淋巴细胞在患者体内生存下来,进一步分化和增殖后对患者自身组织、器官发动清除异己的细胞毒攻击,造成患者广泛的免疫损伤。患者免疫系统缺陷或免疫力低下有原发性和继发性两类:①原发性免疫缺陷病为先天性的,与遗传因素有关,多发生在婴儿;②继发性免疫缺陷又称"获得性免疫缺陷",可发生于任何年龄,多因严重感染,尤其是直接侵犯免疫系统的感染、恶性肿瘤、免疫抑制剂、放化疗等原因引起。

### 815. 为什么使用白细胞过滤器滤除白细胞后的血液不能预防移植物抗宿主病

答:白细胞滤除是指采用白细胞专用过滤器去除全血及血液成分中的白细胞,经过滤的血液或血液成分中白细胞残留量应小于 $5 \times 10^6/$ 单位,主要用于预防输血相关性非溶血性发热、输血相关性同种免疫等,也有降低输血相关性移植物抗宿主病和防止输血传播性病毒感染等疾病的效果。目前国内临床常用的全血、红细胞悬液、血小板等血液成分和制品中,淋巴细胞含量均大于 $2 \times 10^9/L$,即便使用 ACD 保养液 4℃保存 2~3 周后,仍能在全血或红细胞悬液中分离出具有转化、增殖活性的 T 淋巴细胞。尽管使用白细胞滤过器可以去除99%,甚至 99.9% 的白细胞,但是即使残余量小于 $10^6$ 个淋巴细胞,也能够引起免疫缺陷患者的 TA-GVHD。因此,白细胞过滤器可以降低 TA-GVHD 发病率,但不能有效预防 TA-GVHD 的发生。

### 816. 为什么免疫功能低下的艾滋病患者却很少有移植物抗宿主病的报道

答:获得性免疫缺陷综合征(acquired immunodeficiency syndrome,AIDS)俗称"艾滋病",是一种危害极大的传染病,由人类免疫缺陷病毒(human immunodeficiency virus,HIV)感染引起。HIV 攻击人体免疫系统,将人体免疫系统中最重要的 $CD_4$ 阳性 T 淋巴细胞作为主要攻击目标,大量破坏该细胞,使患者丧失免疫功能。因此,患者易于感染各种疾病,可发生恶性肿瘤,死亡率较高。HIV 在人体内平均潜伏期为 8~9 年,发病前可以没有任何症状地生活和工作。艾滋病患者免疫极度低下或完全缺失,处于严重细胞免疫缺陷状态,理论上属于 TA-GVHD 的易感人群,但至今没有病例报道,其原因可能是由于 TA-GVHD 的某些临床表现和症状与艾滋病有相似之处,并为艾滋病症状所掩盖,进而导致漏诊或误诊。此外,HIV 也会对献血者的有免疫活性的 $CD_4$ 阳性 T 淋巴细胞进行攻击,使其丧失对患者的免疫识别和攻击能力,从而抑制了 TA-GVHD 的发生。

### 817. 为什么确诊移植物抗宿主病需要借助聚合酶链反应技术

答:TA-GVHD 发生于血液成分或血液制品输注后的 100 天以内,一般为输血后 4~30 天,多数在输血后 1~2 周。TA-GVHD 的临床症状不典型,因此容易误诊和漏诊,但凡输血后 2~30 天出现不明原因发热、贫血、皮疹、消化道症状(恶心、呕吐、肝脾肿大等)、肝及骨髓功能障碍等表现时,应考虑 TA-GVHD。实验室检查可见外周血三系下降,转氨酶、胆红素、碱性磷酸酶升高,肝功能异常等。确诊 TA-GVHD 需要有患者体内存在献血者 T 淋巴细胞植活的证据,聚合酶链反应(polymerase chain reaction,PCR)技术有助于确认。采集患者的外周血、皮肤、指甲碎片等组织，利用 PCR 技术进行体外扩增、直接染色、合成寡核苷酸探针检测等方法进行多等位基因分析，检测 HLA 抗原特异性或 DNA 多态性，从中找到属于献血者 HLA 抗原。此外，检测献血者残留 T 淋巴细胞中的 Y 染色体嵌合细胞，如果在患者体内也检测到献血者 T 淋巴细胞性染色体核型，即可证明有献血者 T 淋巴细胞植活，从而确诊发生了 TA-GVHD。

### 818. 为什么输注新鲜血容易引发移植物抗宿主病

答：TA-GHVD 的发生、发展及严重程度与患者接受的异基因具有细胞毒活性 T 淋巴细胞的数量密切相关。输注免疫活性 T 淋巴细胞越多，越容易导致 TA-GHVD，病情也越严重。新鲜全血中所含免疫活性 T 淋巴细胞数量最多，新鲜血浆也含免疫活性 T 淋巴细胞，且均有发生 TA-GVHD 的报道。但尚未发现新鲜冰冻血浆、冷沉淀物或凝血酶原复合物引发 TA-GVHD 的病例，也未发现输注冰冻去甘油红细胞和洗涤红细胞后发生的 TA-GVHD。国际上有报道人类诱发 TA-GVHD 最少需要淋巴细胞数量达到 $8 \times 10^7/kg$ 体重，但也有免疫低下患者在输注 $8 \times 10^4/kg$ 体重淋巴细胞后发生了 TA-GVHD。目前临床常用血液成分和血液制品中淋巴细胞含量分别为：①全血 $(1 \sim 2) \times 10^9$；②洗涤红细胞 $(1 \sim 2) \times 10^8$；③冰冻去甘油红细胞 $5 \times 10^7$；④单采血小板 $3 \times 10^8$；⑤浓缩白细胞 $1 \times 10^{10}$；⑥新鲜血浆 $(1 \sim 4) \times 10^7$；⑦新鲜冰冻血浆和冷沉淀为 0。虽然淋巴细胞有一定的寿命，但经 4℃ 保存 2～3 周的全血和红细胞悬液中仍能分离出活性 T 淋巴细胞，而且并未完全丧失其免疫应答能力和幼稚转化潜能。此外，洗涤、白细胞过滤等可以去除血液中的绝大部分白细胞，但残留量仍达到 $10^6$ 数量级，亦可使免疫功能低下者发生 TA-GVHD。

### 819. 为什么目前尚无输注新鲜冰冻血浆、冷沉淀引起的移植物抗宿主病的报道

答：新鲜冰冻血浆或冷沉淀均为机器单采获得的血浆或全血采集后 6～8 小时内，经 4℃ 离心分离制备的血浆，迅速在 −30℃ 以下冰冻成块即为新鲜冰冻血浆；新鲜冰冻血浆于 4℃ 条件下融化，残余的絮状沉淀物即为冷沉淀。无论新鲜冰冻血浆，还是冷沉淀均需要在 −30℃ 以下冰冻保存，并持续到使用之前解冻。新鲜冰冻血浆含有全部凝血因子及血浆蛋白；冷沉淀含有丰富的Ⅷ因子（约使新鲜冰冻血浆中的Ⅷ因子浓缩 10 倍）、纤维蛋白原、血管性血友病因子（vWF）、纤维结合蛋白（纤维粘连蛋白）及ⅩⅢ因子等。因新鲜冰冻血浆和冷沉淀在使用前均为低温冰冻保存，又需要 37℃ 快速解冻融化，在反复冻融过程中，其含有的活性 T 淋巴细胞会因温度和渗透压的变化而破裂、死亡，并最终只存在 T 淋巴细胞碎片，完整 T 淋巴细胞极少，因此一般不会引起 TA-GVHD。

### 820. 为什么可以利用 γ 射线辐照血液灭活免疫活性细胞以预防移植物抗宿主病

答：γ 射线又称 γ 粒子流，是原子核能级跃迁蜕变时释放出来的波长小于 0.01Å 的电磁波。γ 射线穿透力强，工业应用中可用来金属探伤或生产流水线的自动控制；同时，γ 射线对生物细胞也有较强的杀伤力，医疗上可用来治疗肿瘤。γ 射线辐照血液或血液成分，是以放射性同位素 $^{137}Cs$ 产生的电离辐射作用，直接穿透淋巴细胞等有核细胞，使细胞核 DNA 产生不可逆损伤，或依靠产生离子 / 自由基的生物损伤作用，间接造成淋巴细胞丧失有丝分裂的活性和停止增殖。经 γ 射线辐照的血液成分或血液制品不具有放射性，因此不会对辐照、

输血操作者和患者造成任何放射性危害。经 γ 射线辐照的血液没有杀伤活性 T 淋巴细胞存在,因此可以有效避免 TA-GVHD 的发生,是预防 TA-GVHD 的最佳方法。

### 821. 为什么使用血液洗涤的方法不能预防移植物抗宿主病

答:血液洗涤是指全血采集后经离心分离,在无菌条件下首先分出血浆并去除含白细胞和血小板的白膜层,继而再向剩余红细胞悬液中加入无菌生理盐水、充分混匀,再离心去除残余的白细胞和血浆,经反复 3~4 次洗涤,最终可去除 98% 以上的血浆和 90% 以上的白细胞与血小板,保留 70% 以上的红细胞以生理盐水或红细胞保养液悬浮。但洗涤过程无论如何精细、严密,均不能完全去除红细胞悬液中残存的白细胞,而一旦有活性的 T 淋巴细胞存在,发生 TA-GVHD 就不可避免。目前,国内常用的全血、红细胞悬液、血小板等血液成分和制品中均含有淋巴细胞,且含量都大于 $2×10^9$/L,达到诱发 TA-GVHD 的条件。此外,4℃保存 2~3 周的全血、红细胞悬液中,仍能分离出具有转化、增殖及表面有活性的 T 淋巴细胞,而现有洗涤、沉淀方法仅能去除大部分白细胞,即便残余量小于 $10^6$ 个淋巴细胞,也足以引发免疫缺陷患者发生 TA-GVHD。

### 822. 为什么先天性胸腺发育不良的患者是移植物抗宿主病天然的易感人群

答:T 淋巴细胞来自骨髓多能干细胞(胚胎期来自卵黄囊和肝),在胚胎期和初生期,一部分骨髓多能干细胞或前 T 淋巴细胞迁移到胸腺,并在胸腺激素诱导下分化成为具有免疫活性的 T 淋巴细胞。成熟 T 淋巴细胞在外周免疫器官的胸腺依赖区定居,并可经淋巴管、外周血和组织液等进行再循环,发挥细胞免疫及免疫调节等功能。而先天性胸腺发育不良或胸腺受损时,成熟 T 淋巴细胞减少,机体细胞免疫缺陷。但细胞免疫缺陷一般常同时伴有不同程度的体液免疫缺陷,这是由于抗体的形成需要 T、B 细胞互相协作。因此,先天性胸腺发育不良或 Digeorge 综合征患者均会有免疫低下或免疫缺陷,外周血液循环中 T 淋巴细胞减少或缺失,淋巴组织中浆细胞数量正常,但皮质旁胸腺依赖区及脾细动脉鞘周围淋巴细胞明显减少。如果此类患者接受异体输血,因其自身免疫系统缺乏识别、清除异体抗原,尤其是异基因 T 淋巴细胞的能力,如若输注含有活性 T 淋巴细胞的血液成分,极易发生 TA-GVHD。

### 823. 为什么移植物抗宿主病的诊断容易被误诊

答:TA-GVHD 是一种全身性的免疫异常反应综合征,临床症状复杂,而且不典型,TA-GVHD 一般发生在输血后 1~2 周(2~30 天)。普通症状多有高热,但热型不规则,发热 1~2 天后,面部、躯干的皮肤会出现红斑和丘疹,随后产生水疱和皮肤剥脱,可蔓延至肢体及全身,严重者有全身红斑、大面积水疱和大量皮肤剥脱。除皮肤外,消化道也是常被累及的器官,症状有恶心、呕吐、腹泻和腹痛等。腹泻一般为水样或血样便,可多至每天 5~8 升,严重者还可有肝、脾肿大及肝区疼痛、黄疸、转氨酶增高等肝损伤表现。骨髓抑制导致外周循环中全血细胞减少,出现贫血、出血,常死于重症感染,而骨髓造血衰竭所致全系血细胞减少是终末期 TA-GVHD 的重要特征。但这些临床症状多没有特异性,因此不易诊断。此外,临床医护人员对 TA-GVHD 认识不足,TA-GVHD 临床表现被原发疾病所掩盖,尤其当 TA-GVHD 起病急、进展快、病情重时,未及时作出判断,即会造成患者因错诊或误诊而死亡。

### 824. 为什么血液接收辐照的剂量必须介于 15～50Gy 之间

答：有研究资料证实，辐照剂量低于 50Gy 时，各类血液成分的形态和功能与对照组相比均无明显变化，属于安全有效的剂量水平。最佳推荐剂量为 25～35Gy。保存 21 天的红细胞在推荐剂量下辐照，2,3- 二磷酸甘油酸（2,3-DPG）、腺苷三磷酸（ATP）和血清血红蛋白水平与对照组相似，形态及功能无明显异常改变。血小板没有有丝分裂活动，且只有 5 天保存期，推荐剂量辐照后的血小板形态无异常改变，其止血功能无明显变化。目前较多研究认为，在推荐剂量下辐照粒细胞无明显变化，但是否引起粒细胞化学趋化和吞噬作用降低尚存在争议，因此建议辐照后的血液成分应尽快输注。辐射作用只发生在辐照的瞬间，在辐照完成后这种放射性杀伤作用就不存在了，辐照后的血液成分或血液制品均没有放射活性，因此无论对于操作者，还是患者均不会因为输辐照血而造成放射性伤害。

### 825. 为什么血液辐照后需要尽快输注

答：目前我国要求血液辐照后应立即使用，主要因为在推荐剂量条件下辐照的血液成分，其中是否会引起白细胞的趋化效应及吞噬作用下降还存在争议，也有研究表明血浆钾浓度比未辐照或辐照前上升更快，如果快速输注势必会导致患者心功能受损，有些肾功能不全、早产儿等更需要尽快输注以避免高血钾危害。辐照血还属初步应用阶段，比较局限，而随着应用逐步扩展，工作量逐渐加大，为及时快速提供合格的辐照血，应考虑预先制备保存辐照血液成分或血液制品，并为此开始前沿研究。美国研究者认为，辐照的红细胞成分有效期可以达到辐照后 28 天，当已到原血液成分有效期的，则以原血液成分有效期为准；日本辐照血的保存时间与原血液成分制品相同，均为 21 天；我国北京血液中心研究结果表明，经 25Gy、35Gy 和 45Gy 辐照的全血或红细胞成分，辐照后 4℃分别保存 35 天、28 天及 21 天，红细胞活性和功能与未辐照组差异不显著，并与未辐照组同样临床有效，即 25～45Gy 辐照后的红细胞悬液有效期至采血后 21 天完全可以；而经 25～50Gy 辐照后的血小板，其聚集、释放功能及低渗休克反应恢复率均与未辐照的普通血小板相似，可与普通血小板保存同样时间。

（周皓君　吴　江）

## 第五节　输血相关性急性肺损伤

### 826. 为什么输血后可能会发生输血相关性急性肺损伤

答：输血相关性急性肺损伤（transfusion-related acute lung injury，TRALI）是指因输注含血浆成分的血液成分或血液制品引发以呼吸系统症状为主的综合征，包括呼吸困难，表现为从轻度到爆发性的呼吸衰竭，常伴有发热寒战、心动过速、低血压或血压先高后低的循环不稳定以及低氧血症，症状常出现于输血开始到结束后的 2～6 小时；身体检查与胸部影像学检查表现为双侧肺水肿，一般无心功能不全症状和心力衰竭表现，但严重者可危及生命，因此 TRALI 为严重的输血不良反应。最早的 TRALI 临床报道见于 1951 年，但 20 世纪 80 年代才被确认，近年来开始受到广泛关注。在美国估计每 2000 例输血患者中发生 1 例，其中 5%～10% 是致命性病例，位居美国输血相关死亡的第 3 位，是输血相关性急性致死的首要原因。国内对 TRALI 的临床报道和实验研究还较少，尚未得到充分重视，某种程度上这与认识不足、诊断标准不明及流行病学资料不全等有关,故临床误诊、漏诊可能较多。

### 827. 为什么输血相关性急性肺损伤的发病机制尚未明确

答:TRALI 是一种多因素复合的输血相关并发症,现有对发病机制的研究均不能解释所有 TRALI 的发生过程,因此发病机制尚不完全明确,但近年大部分临床和实验研究表明,TRALI 发病主要存在以下两种假说:

(1)抗体介导:献血者血液中含有抗患者中性粒细胞的相关性和特异性抗体,如抗 HLA 和抗 HNA 抗体,通过抗原-抗体反应,进而激活补体,导致效应中性粒细胞聚集到肺微小血管内并活化,释放活性物质,最终导致肺血管内皮细胞损伤。但有 15% 的 TRALI 病例没有相匹配的抗原和抗体检出,个别病例报道有自身输血患者也发生了疑似 TRALI 症状,因此说明抗 HLA 和抗 HNA 抗体可能不是唯一的致病因素。

(2)"二次打击":TRALI 患者输血前已经存在先期的临床病症,如重症感染或脓血症、手术或创伤、大量输血或使用细胞因子等,造成大量中性粒细胞聚集于肺毛细血管和微小血管床上,并呈致敏、活化状态,即经典的促炎内皮激活反应为第 1 次打击;第 2 次打击由输注的血液和(或)血液成分、某些生物活性物质介导,如活性脂质分子或白细胞抗体的集聚,推动已致敏中性粒细胞快速活化,释放细胞因子和生物毒素,从而导致肺微血管内皮损伤扩大,形成液体渗漏引起非源性肺水肿。由此可见,仅部分患者输血后可能会发生 TRALI。

### 828. 为什么输注某些血液制品后会发生输血相关性急性肺损伤

答:现有临床研究发现,输注含血浆成分的血液制品均可以导致 TRALI 的发生,唯一没有病例报道的血液成分是输注洗涤红细胞。洗涤红细胞(WRBCs)由全血经离心后充分去除血浆、白膜层细胞后,反复加无菌生理盐水混匀、洗涤、离心、去上清液 3～4 次,最终去除 98% 以上的血浆、95% 以上的白细胞和血小板,同时也清除保存过程中产生的钾、氨、乳酸、细胞碎片等代谢废弃物,红细胞回收率达到 70%～75% 以上,并悬浮在生理盐水或红细胞保养液中。由此可见,洗涤红细胞几乎不含有血浆成分,故也不会有抗 HLA 和抗 HNA 抗体等生物活性分子及各种活性脂质,它们不会与患者发生抗原-抗体反应,也就不能激活补体并引起致敏的中性粒细胞活化,不能形成肺浸润及肺血管内皮细胞损伤等症状和低氧血症表现。

### 829. 为什么输血相关性急性肺损伤表现为非心源性肺水肿

答:病理诊断和发病机制表明,TRALI 是因输注某种或某些中性粒细胞的激活剂,如非特异性的抗 HLA 和特异性的抗 HNA 抗体、生物活性脂质等,与患者体内的中性粒细胞相互作用,导致这些中性粒细胞聚集、沉积于肺脏毛细血管和微小血管床上,形成肺浸润并激活补体,进一步引起致敏的中性粒细胞活化、释放蛋白酶和氧自由基等,使肺微血管内皮细胞损伤,通透性增强,大量液体外渗进入肺间质和肺泡,导致肺水肿或呼吸窘迫综合征,影响了气体交换,并出现低氧血症。但肺毛细血管楔压、肺动脉压正常,无心脏杂音,心影正常,心电图无心肌梗死图形。因此,TRALI 的肺水肿是非心源性的。临床诊断 TRALI 的关键是确定患者是否存在左心房压力增高,并排除急性肺水肿的其他产生因素,同时还要注意区分过敏性输血反应的相关症状。大量输血的患者也常见组织间液过度、过快增多而引发肺水肿，但主要因有效循环血容量长期不足，造成组织细胞缺血、缺氧，细胞膜钠-钾泵受抑，体液会向缺氧细胞流动，导致后者含水量增加，形成肺水肿。TRALI 临床上常被误诊为急性呼吸窘迫综合征，但 TRALI 患者利尿无效，特别当肺功能在输血后明显恶化时，应考虑 TRALI。

### 830. 为什么输血相关性急性肺损伤发生时外周白细胞计数会一过性下降

答：TRALI 的病理特征显示，患者肺部充血、坚实且沉重，镜下可见肺泡有弥漫性损伤和炎症性改变（大量中性粒细胞浸润），表现为水肿、出血、透明膜形成，肺泡细胞肥厚、水肿，肺间质无炎症反应，与呼吸窘迫综合征病理所见相似，大量中性粒细胞的肺浸润会导致外周循环白细胞的一过性下降。此外，抗体介导的发病机制假说认为，当输注含有抗患者 HLA 抗体或抗 HNA 抗体的全血或含有血浆的血液成分时，这些抗体会与患者白细胞发生抗原-抗体反应，导致白细胞聚集后存留于肺循环内，形成肺浸润并激活补体，此时外周血计数中性粒细胞或白细胞也会一过性的减低，但白细胞计数下降并非 TRALI 实验室检查的特异性指标，且随着症状的减轻，白细胞计数也会逐渐恢复正常。

### 831. 为什么确诊输血相关性急性肺损伤需要有 X 线检查结果及临床表现的支持

答：TRALI 是一个综合征，其诊断不能以实验室检查指标为主要依据，应密切结合临床表现，采用多种辅助手段进行确认。根据美国国立心肺和血液研究所（national heart lung and blood institute，NHLBI）TRALI 工作组 2005 年的建议，TRALI 诊断应满足以下条件：①排除原发心力衰竭或循环超负荷引起的低氧血症和双侧肺水肿；②输血后出现呼吸急促、发绀、呼吸困难合并急性低氧血症，伴有氧合指数≤300mmHg（1mmHg=0.133kPa），并有 X 线胸片显示双侧肺浸润（排除心源性肺水肿）；③排除输血前存在急性肺损伤（ALI），ALI 症状和体征出现在输血期间或输血 6 小时以内。此外，TRALI 诊断还应注意与其他输血不良反应，如急性循环超负荷、过敏性输血反应、细菌性输血反应等，以及心肌疾病或心脏瓣膜疾病（心源性）引发的肺水肿作鉴别诊断。因此，X 线检查结果显示肺浸润存在是 TRALI 诊断的重要条件，还需要得到其他证据的支持。

### 832. 为什么诊断输血相关性急性肺损伤需要排除输血相关性急性循环超负荷

答：输血相关性急性循环超负荷（transfusion-associated circulatory overload，TACO）是指输血速度过快、输血量过大所导致的急性循环负担过载，甚至出现心力衰竭表现。常见于心功能低下的心脏病患者、老年人、幼儿或慢性重度贫血患者。临床表现为输血过程中或输血后突发心率加快、呼吸急促、发绀、咯血性泡沫痰、急性肺水肿、颈静脉怒张、中心静脉压和肺动脉压增高及出现奔马律，肺内可闻及大量湿啰音；此外，大量输血后的酸碱、电解质紊乱也会引发各种心律失常，甚至室颤或心搏骤停。TRALI 与 TACO 的临床表现有相似之处，如均发生在输血后，均有呼吸功能不全的临床表现，特别是重症监护室（ICU）患者往往需要输注大量液体或已经伴有心功能不全，造成 TRALI 难以与 TACO 鉴别诊断。但 TACO 与 TRALI 也有本质的不同，即除肺损伤的症状外，尚有心力衰竭、心律失常等心功能不全证据存在，因此需要及时明确诊断，以便在治疗时实施正确的救治方案。

**833. 为什么相配合的白细胞抗原和抗体不是诊断输血相关性急性肺损伤的必备条件**

答:"抗体介导"假说是 TRALI 的重要发病机制之一,献血者体内存在抗患者白细胞抗体,或患者体内存在抗献血者细胞的抗体,均会导致 TRALI 发生。这些抗体包括非特异的抗 HLA 抗体和特异的抗 HNA 抗体,抗原 - 抗体反应后激活补体,引起致敏的中性粒细胞进一步活化,释放细胞毒性物质,造成肺血管内皮损伤,引发肺水肿。目前研究发现,抗 HLA- Ⅰ 类和 HLA-Ⅱ类分子抗体、抗 HNA-1a 抗体、抗 HNA-3a 抗体以及抗单核细胞抗体与 TRALI 的发生密切相关。虽然"抗体介导"假说解释了大部分临床 TRALI 的发病机制,但仍有 15% 的 TRALI 病例没有找到相匹配的抗原和抗体,甚至有病例报道自身输血的患者也发生了疑似 TRALI 症状,说明抗 HLA 和抗 HNA 抗体等可能不是 TRALI 唯一的致病因素。此外,人类仅 3.6% 的患者体内可检测到白细胞相关抗体。因此,检测出相配合的抗原和抗体可以确诊 TRALI;但未找到配合的白细胞抗原 - 抗体时,不能简单排除 TRALI,而应密切结合临床表现和其他辅助诊断措施综合判断。

**834. 为什么供、患者淋巴细胞毒试验可为诊断输血相关性急性肺损伤提供支持**

答:淋巴细胞毒作用是指特异效应的 T 淋巴细胞(细胞毒性 T 淋巴细胞)在体外接触靶细胞时,可破坏和溶解靶细胞,产生明显的细胞毒性效应。靶细胞可以是肿瘤细胞或其他组织细胞,T 淋巴细胞杀伤靶细胞的方式可通过直接杀伤,也可以产生细胞因子破坏靶细胞。形态学检查是比较方便的操作方法,只需用显微镜计数靶细胞的存活数或存活比例,但结果重复性较差。淋巴细胞毒试验是以献血者血清加患者淋巴细胞做微量淋巴细胞毒试验,查献血者体内是否存在针对患者白细胞的抗体。而相配合的白细胞抗原 - 抗体,特别是抗 HLA- Ⅰ/Ⅱ类抗体、抗 HNA-1a/3a 抗体正是目前认为 TRALI 发病的关键因素之一,因此,淋巴细胞毒试验阳性可以为 TRALI 的诊断提供支持和帮助。有研究发现,89% 的献血者血液中含有粒细胞抗体,72% 的献血者血液中含有淋巴细胞抗体,两种抗体均可与患者的白细胞抗原发生反应。但并非所有抗 HLA- Ⅰ/Ⅱ类抗体都有淋巴细胞毒特性,一些较弱的抗体或许不能激活补体,一些易受调理作用的抗体可能不会被淋巴细胞毒性试验检测到,故需要更敏感的检查方法来明确诊断,如采用粒细胞凝集法、粒细胞免疫荧光法和淋巴细胞毒性法检测,亦可应用聚合酶链反应(PCR)等方法,但多次输血后会使得检测方法的准确性降低。

**835. 为什么血气分析指标与输血相关性急性肺损伤诊断具有重要意义**

答:TRALI 多发生在输血开始后至输血后 6 小时内,但也有迟至输血后 2 天发生的。轻度 TRALI 的临床症状包括发热、寒战、呼吸急促至呼吸困难等一般表现;中、重度 TRALI 患者可有血压下降,甚至对补液无反应,心动过速、组织缺氧,氧饱和度 <90%、氧合指数 <300mmHg(1mmHg = 0.133kPa),或其他临床缺氧症状。肺部听诊均可闻及细湿啰音、X 线检查可见双侧肺浸润,提示双侧肺水肿征象,但无心功能不全和心力衰竭的依据。因 TRALI 主要病变发生在肺脏,直接影响机体氧合作用和氧供给,血气分析能尽早发现急性低氧血症、动脉氧分压降低的证据,尤其当肺泡顺应性减低、肺泡气压与动脉血氧分压差及肺内分流量增加,肺动脉压和肺毛细血管楔压可正常或轻度下降,中心静脉压正常时,还可与 TACO 等心源性肺水肿相鉴别,不仅对 TRALI 诊断,而且对 TRALI 治疗均有重要意义。

### 836. 为什么输血相关性急性肺损伤容易被误诊和漏诊

答：急性肺损伤（ALI）是各种直接、间接因素导致的肺泡上皮细胞及肺毛细血管内皮细胞损伤，引起弥漫性肺间质及肺泡水肿，造成急性低氧性呼吸功能不全。ALI 以肺容积减少、肺顺应性降低、通气 / 血流比例失调为病理生理特征；临床表现为进行性低氧血症和呼吸困难、呼吸窘迫，影像学表现为非均匀的渗出性病变，严重病例（氧合指数 <200mmHg（1mmHg=0.133kPa））称为急性呼吸窘迫综合征（acute respiratory distress syndrome，ARDS）。ALI 是一组疾病综合征，产生原因众多且复杂，TRALI 是其中一个特殊情况。TRALI 因发病机制尚不完全明确，诊断主要依靠相关病因排除的方法，由于缺乏特异性实验室诊断指标，且往往发病急骤，轻、中度临床症状不典型或原发疾病表现类似的干扰，导致早期诊断困难，同时，辅助呼吸等治疗措施起效后病情迅速改善，因此极易出现漏诊和误诊。所有呼吸困难、呼吸窘迫表现，有急性低氧血症和通气 / 血流比例失调特征，以及有肺部弥漫性浸润影像证据的疾病，如 ALI、TACO 均需与 TRALI 进行鉴别以避免误诊。同时，临床医师应加强认识，熟练掌握 TRALI 的重要临床表现和诊断、鉴别诊断依据，在出现相关症状时，及时排除其他干扰因素，同时考虑 TRALI 发病的可能性以避免漏诊。

### 837. 为什么单纯吸氧能改善输血相关性急性肺损伤的症状

答：TRALI 应以预防为主，治疗为辅，已发病例应积极支持治疗。TRALI 的发生、发展与患者的性别、年龄以及既往有无输血反应史均无明显关系，但有效的预防措施可以减少 TRALI 的发病率和死亡率，因此，临床医师和护士应提高对 TRALI 的认识，及时发现、快速确诊，加强支持和对症治疗对 TRALI 的预后至关重要。欧美发达国家一些医院已经开始执行在给患者输血的同时，必须监测血氧饱和度、动脉氧分压等和通气 / 血流比值，其目的正是及时发现 TRALI 等输血相关性不良反应。TRALI 的主要病理变化是肺毛细血管和微小血管的通透性增加，含蛋白质的水肿液渗出到肺间质，从而造成肺的弥散性功能障碍，导致低氧血症和机体缺氧。TRALI 的治疗与 ARDS 有相似之处，大多数患者需要面罩吸氧或者进行机械通气，特别是轻症患者仅以单纯吸氧支持治疗即可以纠正机体缺氧，改善临床症状。但 TRALI 通常被认为是免疫介导性疾病，因此也可使用激素进行对症治疗，但疗效尚未得到充分验证。应用利尿药多是由于误诊为 TACO 所致，而且利尿药对于已存在的低血容和低血压也是不利的。

### 838. 为什么输血相关性急性肺损伤的预防比治疗重要

答：TRALI 起病急、发展快，且没有特效治疗手段，仅能依靠吸氧和对症支持疗法，若不及早发现和明确诊断，很容易导致患者死亡。目前，发病机制尚不完全清楚，但多数研究认为与患者的基础疾病及输注血液成分中所含某些抗白细胞抗体等生物活性物质有关，因此，为了减少 TRALI 发生，应建立监控和预防机制，加强输血管理的同时加强献血管理，减少或避免采集 TRALI 高危人群，如多次生育史的女性献血者或多次输血史献血者的血液，减少血浆的临床应用，合理使用血小板等均可以减少 TRALI 的发生。有效防范 TRALI 发生，在临床输血治疗中应该注意：①避免一切不必要的输血，能少输血就不多输血；②应用多人份血浆比单一供体的新鲜冰冻血浆安全，因为可以稀释抗体浓度；③避免采集高危人群，如有生育史的女性和有输血史的献血者血液，或者制订更加严格的使用规范；④对所有献血者进行白细胞相关性和特异性抗体筛查,但会减少献血者数量;⑤临床医师和护士都应熟悉 TRALI 的发生和发展情况,当出现疑似病例时,应立即处理并通知相关采供血机构进行献血者排查,以避免 TRALI 的再次发生。

### 839. 为什么输注辐照血液或白细胞滤除血液均不能有效地预防输血相关性急性肺损伤的发生

答:血液辐照是采用一定剂量的 X 射线或 γ 射线对全血及血液成分进行照射,射线可以穿透有核细胞,直接作用于细胞核的 DNA,使其产生不可逆损伤并干预其正常修复过程,从而使有活性的淋巴细胞丧失有丝分裂和增殖能力,是预防输血相关性移植物抗宿主病(TA-GVHD)的有效方法。白细胞滤除是指采用白细胞专用滤器去除全血及血液成分中的白细胞,经过滤的血液成分白细胞残留量 $< 5 \times 10^6$/ 单位,主要用于预防输血相关性非溶血性发热、输血相关性同种免疫等,也有降低 TA-GVHD 和防止输血传播病毒感染的效果。TRALI 主要因输注的血液成分中含有对抗患者白细胞的相关性抗体,如抗 HLA 抗体,或特异性抗体,如抗 HNA-1a、3a 抗体等,以及某种生物活性脂质,导致患者体内白细胞,特别是中性粒细胞大量聚集于肺毛细血管和微小血管内皮细胞表面,并呈致敏状态,抗原 - 抗体结合后活化补体系统,导致中性粒细胞活化、释放各种活性物质损伤血管内皮细胞,造成微小血管通透性增强,大量含蛋白的渗出液进入肺间质,造成肺弥漫性功能减退。因此,无论血液辐照、还是白细胞滤除均不能减少血液中的抗体或生物活性脂质,故而也就不能有效预防 TRALI 的发生。

### 840. 为什么加强献血者管理可以有助于减少输血相关性急性肺损伤的发生

答:"抗体介导"是 TRALI 重要发病机制假说之一,该假说认为,献血者血液中含有抗患者白细胞的特异性和(或)非特异性抗体是造成 TRALI 发病的主要原因,也为目前大多数临床和实验研究所证实。依据该理论,献血者血液成分中的因素占据 TRALI 发病的主导地位,因此需要对献血者加强筛查和管理,特别是曾经涉及 TRALI 病例的献血者,应对他们近期及以往捐献的血液成分,进行是否会引起患者并发 TRALI 的筛查或评估,同时还需要评估献血者既往医学史,检查是否有刺激相关抗体产生的因素。结合对 TRALI 病例的综合分析,来确定该献血者是否具备继续献血或血液成分的资格,或者是否需要对其捐献的血液成分进行特别处理。此外,对疑似 TRALI 和确诊的 TRALI 病例,每个医疗机构的实验室均应明确实验诊断的检测范围,对保存的该献血者血液成分的使用、今后该献血者的献血资格和献血活动作出明确的规定,包括限制、停止或延缓。虽然缺乏大样本数据研究的支持,但所有有生育史,特别是多次生育史的女性献血者的血液,目前被认为是 TRALI 的高危因素。因此,加强对此类献血者的招募和管理非常重要。

### 841. 为什么输血相关性急性肺损伤是自限性疾病

答:自限性疾病是指疾病在发生、发展到一定程度后能自动停止,并不需特殊治疗,仅依靠对症支持和自身免疫力即可逐渐恢复痊愈,如自身免疫性疾病、病毒感染等。TRALI 在某种程度上也是一种自身免疫性疾病,早期发现、及时诊断,同时去除致病因素,如立即停止输血,减少有害物质的输注,再适当辅以吸氧等对症支持手段,大多数 TRALI 患者均可以在发病 24～48 小时内缓解,80% 患者可以在发病后 96 小时内完全缓解,只有个别重症病例会持续达到 7 天，因此，TRALI 呈现自限性疾病的特征。但更多时候，TRALI 会因漏诊和误诊而延误，甚至错误治疗，造成严重后果。

（吴　江）

## 第六节　血浆蛋白相关的输血反应

### 842. 为什么输血后会发生皮肤瘙痒等症状

答：过敏性输血反应（allergic transfusion reaction，ATR）是输血不良反应中较常见的类型，多数发生在输注含有血浆的血液成分或血液制品，如血小板、血浆、冷沉淀、免疫球蛋白等，是一种变态反应性的输血不良反应。但一般临床表现较轻，以皮肤瘙痒、荨麻疹等症状为常见；严重时可有血管性水肿、支气管痉挛、低血压，致命的过敏性休克较罕见。ATR 的原因主要包括：①患者体内缺乏 IgA 或 IgA 抗原亚型，经多次输血或妊娠后，体内产生特异性抗 IgA 抗体，再次输血可产生严重的过敏性休克；②患者为过敏体质，当输注血液成分中含有变性蛋白或输血器中含有过敏原时发生过敏反应；③低丙种球蛋白血症的患者，在输注含有较多免疫球蛋白聚合体或炎性介质的血液成分时，可引起血管活性物质的释放导致过敏反应；④ IgG 重链（γ 链）在不同个体间存在抗原特异性，既往有过输血史或多次妊娠时可能产生抗同种异型 IgG 重链抗体，从而导致过敏反应。

### 843. 为什么输注血浆更容易发生过敏性输血反应

答：含有血浆的血液成分或血液制品输注后常发生不同程度的过敏反应，其中约 50% 是因血浆中的异种蛋白或变性蛋白所致，特别当患者存在过敏体质时，极易发生过敏性输血反应。血浆的主要作用是运载血细胞、运输维持人体生命活动所需的物质和体内产生的废物等。血浆化学成分中，水占 90%～92%，其他约 10% 以溶质和血浆蛋白为主，并含有电解质、营养素、酶类、激素类、胆固醇和其他重要组成部分。血浆蛋白是多种蛋白质的总称，用盐析法可将其分为白蛋白、球蛋白和纤维蛋白原等三类。因此，血浆成分复杂，除含有异种蛋白，还有来自献血者的免疫抗体、制备过程中产生的生物活性物质等，都可以成为过敏原，导致患者发生过敏性输血反应。此外，新鲜冰冻血浆由全血分离后于 −20℃ 以下迅速冻结而成，其中包含全部的凝血因子，特别是不稳定的 V、Ⅷ 因子等。与普通血浆相比，新鲜冰冻血浆在制备及贮存过程中，白细胞可活化产生生物活性物质，如白三烯、组胺、嗜酸性趋化因子、髓细胞过氧化物酶等，这些物质的释放都可引起过敏反应。

### 844. 为什么缺乏 IgA 抗原的患者会发生过敏性输血反应

答：免疫球蛋白 A（immunoglobulin A，IgA）占血清免疫球蛋白总量的 10%～20%，仅次于 IgG，大部分由胃肠淋巴样组织所合成，少部分是呼吸道、唾液腺、生殖道黏膜组织产生。IgA 有 A1 和 A2 两个亚类，IgA1 约占血清中 IgA 总量的 85%，IgA2 主要存在于外分泌液中，有少部分以血清型存在。血清 IgA 除单体形式外，还有 J 链共价相连的二聚体、三聚体和多聚体等形式。选择性 IgA 缺乏（selective IgA deficiency，SIgAD）是指血清 IgA 低于 0.05g/L，而 IgG 和 IgM 含量正常。目前认为，在 B 淋巴细胞分化早期，生成 IgA 的 B 淋巴细胞成熟停滞或 IgA 特异性抑制 T 淋巴细胞被活化，导致生成 IgA 的 B 淋巴细胞成熟受阻是致病的主要原因。SIgAD 患者的血清与外分泌 IgA 水平显著降低，部分患者的 IgE 和 IgG2 分泌也出现减低。因此，患者在多次输血或妊娠时接触血浆 IgA 或 γ 球蛋白后，会产生特异性抗 IgA 抗体，再次输血即可发生过敏反应，严重时会出现过敏性休克。

### 845. 为什么 IgA 抗体的检出可以明确诊断过敏性输血反应

答：IgA 是正常人体血清免疫球蛋白的重要组成部分，含量仅次于 IgG，约为 20% 左右。因正常人体内含有 IgA 抗原，依据免疫遗传学基本原理，正常人体内不会产生针对自身 IgA 的特异性抗 IgA 抗体。但在选择性 IgA 缺乏（SIgAD）症患者中，血清 IgA 含量极低，不足 0.05g/L 水平，在循环中生成 IgA 的 B 淋巴细胞正常。因此在反复多次输血或妊娠等免疫过程中接触异体 IgA 抗原刺激后，患者体内会逐渐产生针对 IgA 抗原的特异性抗体，造成患者处于致敏状态；当再次与含有 IgA 抗原的血液成分相遇时，因抗原 - 抗体反应，同时激活补体系统，患者就会出现严重的过敏反应。此时，如体内检出抗 IgA 抗体，并结合患者 IgA 缺乏的病情，即可明确诊断其为 IgA 过敏性输血反应。

### 846. 为什么低丙种球蛋白血症的患者会发生过敏性输血反应

答：先天性或获得性部分或全部类型的血清免疫球蛋白浓度低于正常人的状态，称为低丙种球蛋白血症。因为免疫球蛋白合成是受不同遗传基因支配，先天性低丙种球蛋白血症可因缺乏 IgG、IgA、IgM 中的一种或多种免疫球蛋白形成。遗传性或先天性无丙种球蛋白血症（hereditary agammaglobulinemia，HAG）有两种遗传型，即性连锁隐性遗传（Bruton病）和常染色体隐性遗传，前者表现为女性传递、男性发病，后者无性别限制。本病发生机制不明。临床表现为感染反复发作，给予丙种球蛋白替代治疗后可缓解。但由于注射用免疫球蛋白制品是由含很多异基因免疫球蛋白的混合血浆分离而制成，同时，各种免疫球蛋白分子也因有不同的抗原决定簇而具有免疫原性。患者体内缺少免疫球蛋白，输血后可致同种免疫，产生 IgE 型抗体，多次输血后亦可产生 IgM 型抗体，再次输注含相同抗原的免疫球蛋白则会引起患者过敏性输血反应，急性超敏反应有时可能非常严重。

### 847. 为什么 IgG 重链抗原的差异会发生过敏性输血反应

答：免疫球蛋白（immunoglobulin，Ig）是一种具有抗体活性的糖蛋白，主要存在于血浆中，也见于其他组织、体液和一些分泌液中。免疫球蛋白分子结构由四条肽链组成，分别为两条分子质量小的轻链（L 链）和两条分子质量大的重链（H 链），根据重链抗原性差异可分为五类，分别是免疫球蛋白 A（IgA）、免疫球蛋白 D（IgD）、免疫球蛋白 E（IgE）、免疫球蛋白 G（IgG）和免疫球蛋白 M（IgM）。其中 IgG 是血清免疫球蛋白的主要成分，占免疫球蛋白总量的 75%～80%，是初级免疫应答中最持久、最重要的抗体，它仅以单体形式存在，可以通过胎盘屏障。组成 IgG 的重链又称为 γ 链，根据其抗原性差异和二硫键数目及位置的不同，可分为 γ1、γ2、γ3、γ4 等四个亚型，分别对应 IgG1、IgG2、IgG3 和 IgG4 等四个亚类，在正常人体内含量依次为 65%、23%、8% 和 4% 左右，各种亚类都有各自的抗原独特性和不同的生物学作用。IgG1 是最重要的亚类，具有很强的补体活化和结合吞噬细胞能力；IgG2 对多糖抗原的免疫和应答中作用显著；IgG3 对蛋白质及多肽类抗原的免疫应答较 IgG1 更有亲和力；IgG4 是最不活跃的亚类，主要参与过敏反应。由于不同个体间 IgG 重链抗原性的差异，经输血、多次妊娠即会引起 IgG 同种异型抗体（抗 Gm 抗体），当再次与相同亚类 IgG 相遇时会导致过敏反应发生。

### 848. 为什么过敏性输血反应多见于有过敏史的患者

答：通常将容易发生过敏反应和（或）过敏性疾病而又找不到明确过敏原的人，称其为"过敏体质"。具有"过敏体质"的人可发生各种不同的过敏反应或过敏性疾病，如有的患湿疹、荨麻疹，有的患过敏性哮喘，有的则对某些药物特别敏感，可发生药物性皮炎，甚至剥脱性皮炎。一方面，由于过敏体质的患者体内含有致敏的肥大细胞或嗜碱性粒细胞，若输注的血液成分或血液制品中含有致敏物质（如献血者在献血前服用过可致敏的药物或食物，或输血器具带有致过敏原等），则可与血液中的异体蛋白质结合后，释放多种生物活性介质，产生过敏性输血反应。另一方面，有过输血过敏史的患者，因多次输血或妊娠等免疫刺激产生过敏性抗体，导致自身呈致敏状态；再次输血时，因过敏性抗体的回忆效应，会快速上升并与相应抗原结合而发生严重的急性过敏反应。

### 849. 为什么有过敏性输血反应的患者再次输血需使用洗涤红细胞

答：洗涤红细胞（washed red blood cells，WRBCs）是全血在无菌条件下经反复离心、洗涤，去除 98% 以上的血浆、95% 以上的白细胞和血小板以及钾、氨、乳酸、细胞碎片等代谢废弃物后所得，红细胞回收率达到 70%～75% 以上，并最终悬浮在生理盐水或红细胞保养液之中。洗涤红细胞因为去除了白细胞、血小板及血浆蛋白和各种有害成分，多用于体内已经产生白细胞抗体的及器官移植后的患者。洗涤红细胞的使用指征包括：①输全血或血浆后曾发生过敏反应（荨麻疹、血管神经性水肿、过敏性休克等）需输血的患者；②自身免疫性溶血性贫血和阵发性睡眠性血红蛋白尿需输血的患者；③高钾血症及肝、肾功能障碍需输血的患者；④由于反复输血已产生白细胞或血小板抗体引起输血发热反应需输血的患者。由此，发生过敏性输血反应后，在原因未查明前，再次输血时应选择使用洗涤红细胞，输血前还可用抗组胺药或糖皮质激素进行预防，但对于 IgA 缺乏且体内存在抗 IgA 抗体者，则应首选不含 IgA 的血液成分。

### 850. 为什么输血后会有发热反应

答：非溶血性发热性输血反应（FNHTR）是指患者在输血中或输血后体温升高超过 1℃，并以发热、寒战为主要临床表现，且能排除溶血、细菌污染、严重过敏等原因引起的发热。FNHTR 通常由以下原因引起：①致热原：一般指引起发热反应的各种微量物质，但随输血器具更新及无菌条件改善，现在已经非常少见；②免疫反应：是指白细胞 / 血小板抗体及血液贮存过程中释放细胞因子所致，并以白细胞抗体引发者为多，常见于有输血史、移植史和妊娠史的患者；③其他：包括血液的细菌污染、献血者体内有高效价白细胞抗体等。FNHTR 多发生于输血中至输血完毕后 1～2 小时，持续时间从数分钟到数小时不等，通常不超过 8～10 小时。患者常伴面色潮红、发冷、寒战、脉搏加快，血压多无变化，少数有出汗、恶心及呕吐发生。轻度 FNHTR 常呈自限性，不需特殊处理；中、重度 FNHTR 需要立即停止输血，及时保温和对症治疗。输注白细胞滤除的血液成分或血液制品可以有效预防 FNHTR 的发生。

（吴 江）

## 第七节　细菌性输血反应

### 851. 为什么对于血液制品除在37℃培养外,还应做4℃和室温培养

答:细菌污染血液成分或血液制品并在其中存活、增殖,当这些血液成分或血液制品输注患者体内后即会导致细菌感染,甚至出现严重的菌血症、败血症,引起细菌性输血反应(bacterial transfusion reaction,BTR)。BTR 的轻重及对患者的危害依据污染细菌的种类、毒性、输注量和患者抵抗能力而异,毒性强、输注量大往往造成患者因急性中毒性休克而死亡,毒性弱、输注量少可能不发生或只有轻微发热症状。BTR 死亡率可以高达60%,原因多由内、外毒素所致的休克引起。污染血液的细菌可以是普通的或嗜冷性的,其中嗜冷性细菌在4～8℃条件下生长旺盛,1～2 周内达到1～100 亿 /ml,同时两者在室温下均能快速生长,24 小时内即可达到致死剂量。此外,污染血液的细菌可以是革兰阴性或阳性,大多数为革兰阴性杆菌,常见的有假单胞菌属,也是最危险的造成死亡率最高的一群细菌;其他包括有大肠杆菌、副大肠杆菌、铜绿假单胞杆菌、变形杆菌等以及革兰阳性杆菌和球菌。因此,疑似细菌污染的血液成分或血液制品应进行37℃、室温及4℃培养,以明确细菌种类。

### 852. 为什么采血时弃去最初的10～20ml 血液能降低细菌性输血反应的发生概率

答:细菌是一种很微小的单细胞生物,自然界分布广泛,空气中、尘埃中、泥土、人体皮肤及口腔等,到处都有细菌存在。它可以在室温下生长、也可以在冷藏条件下繁殖。无论理论上或者实践上看,虽然采血前空气和环境进行了灭菌,献血者进行了手臂清洁和皮肤消毒,但都不能严格做到百分之百的无菌,此外采血过程中穿刺前有一短暂时间针头会暴露在空气中,因此,从人体采集到的血液也不能确保绝对无菌。国外报道采集的血液有1%～2% 的细菌污染概率,只是不一定都是致病菌。通过适当的操作控制手段,可以使细菌污染的概率降至最低,如将采血最初的 10～20ml 血液弃去,可以最大限度减少由于空气和皮肤表面消毒不严,导致表皮葡萄球菌等致病或非致病性细菌随着穿刺血管的过程进入血袋中,从而降低 BTR 的发生概率。

### 853. 为什么悬浮红细胞中污染的致病菌更危险

答:革兰阳性、阴性菌是根据对细菌进行革兰染色的结果来区分的,染色后如果菌体呈紫色称为"革兰阳性",呈伊红色则称"革兰阴性"。污染血液的细菌种类相当广泛,革兰阳性菌约占49%,革兰阴性菌约占46%,其他为杂菌混合。最常见的是大肠杆菌、铜绿假单胞杆菌、变形杆菌等革兰阴性杆菌,这些细菌有些是嗜冷菌,如铜绿假单胞杆菌、产气荚膜杆菌等可在 4℃时存活、增殖,产生内毒素(一种磷脂多糖与蛋白质的复合物,存在于革兰阴性菌的细胞膜内,菌体破裂后释放出来)使人致病。悬浮红细胞的保存温度为(4±2)℃,符合嗜冷菌的生长环境,一旦细菌在贮存的悬浮红细胞中存活并繁殖,细菌破裂后会释放大量内毒素,内毒素的持续毒性作用较外毒素强烈,引起临床症状严重,尤以嗜冷菌产生的内毒素所致休克和 DIC 较为严重。红细胞制品细菌污染率相对较低,为 1:143 000,但死亡率高,占 BTR 的 70%。此外,红细胞的4℃贮存条件易于使人们忽视细菌污染所带来的严重后果,从而导致更凶险的临床结局。

### 854. 为什么红细胞细菌性输血反应远较血小板细菌性输血反应严重

答：红细胞 BTR 主要由如铜绿假单胞杆菌、产气荚膜杆菌等可在 4℃ 条件下存活、增殖的嗜冷性细菌引起，这些细菌属于革兰阴性，生长繁殖产生和释放出大量内毒素入血，引起患者的内毒素性休克或 DIC 是最严重的细菌性输血不良反应，死亡率约占 70%。血小板 BTR 主要以皮肤共生的细菌，如表皮葡萄球菌和杆菌等革兰阳性菌引发为主，它们在 0～6℃ 环境中不生长，可以残存，并在血小板贮存的 20～24℃ 条件下迅速繁殖。血小板制品发生 BTR 的概率可达 0.05%～0.3%，高于红细胞制品 BTR，但革兰阳性菌（少数为革兰阴性菌）所产生的外毒素是一种蛋白质，由活体细菌排出体外，其毒性作用较革兰阴性菌产生的内毒素弱，引起的症状也较轻微，死亡率约为 26%。此外，从治疗角度，大多数革兰阳性菌对青霉素敏感，而革兰阴性菌因其结构的特殊性，抗生素的选择必须非常谨慎，否则会破坏细菌外膜的特异多糖和核心多糖，导致类脂质 A 暴露，脂类 A 是其内毒素的核心和毒性部分，因此会加重病情。

### 855. 为什么革兰阴性细菌能在 4℃ 条件下快速生长繁殖

答：对细菌进行革兰染色后，菌体呈伊红色的一群细菌称为"革兰阴性菌"，包括球菌和杆菌两类。部分革兰阴性细菌具有嗜冷菌的特性，嗜冷菌是一类细菌的总称，这类细菌一般在 −15～−20℃ 之间适宜生长（普通细菌适宜生长温度为 25～40℃），故此得名"嗜冷菌"。嗜冷菌中最常见的有耶氏菌、李斯特菌和假单胞菌，特别是铜绿假单胞菌常见于细菌性输血反应的致病原因中。因嗜冷菌的细胞膜有一种抵御寒冷的抗冻能力，故可以在 (4±2)℃ 环境中快速生长，甚至可以在冰点下存活与繁殖。

### 856. 为什么革兰阴性细菌导致的输血反应较革兰阳性细菌严重

答：根据来源、性质和作用的不同，细菌毒素可分为内毒素和外毒素两类：

（1）内毒素：是革兰阴性细菌细胞壁中的一种成分，叫做脂多糖（类脂质 A），只有细菌死亡溶解或人工破坏细菌才会释放出来，故称内毒素。内毒素毒力强、耐热、稳定、抗原性弱；革兰阴性菌的抗溶菌酶能力强，体内存活时间久，导致菌血症和脓毒血症更加严重。各种细菌内毒素的毒性作用大致相同，可引起发热、微循环障碍、内毒素休克及 DIC 等。

（2）外毒素：是指某些病原菌生长繁殖过程中合成并分泌到菌体外的一种代谢产物，主要成分是可溶性蛋白质，具有不耐热、不稳定、抗原性强，可刺激机体产生抗毒素的特征。然而，大部分革兰阳性菌及少部分革兰阴性菌都产生外毒素，外毒素能刺激机体产生抗毒素，可用于抗毒素治疗。

由此可见，革兰阴性菌造成的输血反应更加严重，也更难处理。

### 857. 为什么细菌性输血反应会伴有溶血性输血反应的症状

答：溶血性输血反应的临床表现取决于异种血型红细胞的输注量和患者免疫功能状态等。反应多在输血开始后 10～30 分钟出现，以寒战、发热、心悸、头胀、面红、腰背痛、恶心、呕吐、腹痛、呼吸困难、烦躁等症状为主，严重者可出现昏迷、DIC，甚至死亡。BTR 的临床表现同样取决于污染细菌进入患者体内的数量和种类，以及患者体质及免疫功能状态等因素。革兰阴性菌输血反应，一般反应较重，通常输血 30 分钟即出现症状；革兰阳性菌输血反应,相对较轻,以发热为主,与革兰阳性菌不产生内毒素有关。重度 BTR 可立即出现面色潮红、寒战、高热、烦躁不安、干咳及呼吸困难等症状,甚至出现休克、DIC 和急性肾衰竭,亦可发生血红蛋白尿和肺部并发症等。个别细菌如溶血性链球菌还可以释放溶血毒素,导致循环红细胞破坏,形成类似急性溶血性输血反应的症状,需要及时诊断和治疗。

858. 为什么新鲜冰冻血浆和低温冷沉淀物等血液制品也能引起细菌性输血反应

答:血液在采集、分离、成分制备和临床使用的各环节中,如果不注意严格执行无菌操作都有造成细菌污染的机会和风险。此外,献血者近期存在有隐性细菌感染,虽然未表现出菌血症的临床症状,但血液中已经携带有致病性细菌。这样的血液,采集后分离出的新鲜冰冻血浆和冷沉淀中也会含有细菌活体或细菌碎片,但因新鲜冰冻血浆和冷沉淀等血液成分的贮存条件为 −20℃ 以下,在此温度下普通细菌无法存活,少数细菌可以保持低代谢的休眠状态,一旦环境条件允许立即恢复活性,并快速生长繁殖。另外,新鲜冰冻血浆、冷沉淀在解冻过程中如果不注意温度和水质控制,也会造成溶解过程中的细菌污染,细菌崩解碎片及细菌毒素大量产生,解冻后过久存放于室温条件下,也可导致细菌污染的风险增加,进而引发 BTR。

859. 为什么发生细菌性输血反应后未输完的血液制品不能丢弃

答:发生疑似溶血或细菌性输血反应时,应立即停止输血,更换输液器具并以注射用生理盐水维持静脉通路,立即报告上级医师和输血科。积极救治的同时,需按下列要求抽取患者血液标本,并进行以下核对检查:①核对《临床输血申请单》、血袋标签、交叉配血试验结果;②核对患者及献血者 ABO 和 RhD 血型,立即重新采集患者血标本连同血袋中血液标本送输血科重新鉴定 ABO 和 RhD 血型,并进行不规则抗体筛查及交叉配血试验(包括盐水相和非盐水相试验);③立即抽取患者血液加肝素抗凝剂,分离血浆,观察血浆颜色,测定血浆游离血红蛋白含量;④立即抽取患者血液,检测血清胆红素含量、血浆游离血红蛋白含量,进行血浆结合珠蛋白测定、直接抗球蛋白试验并检测相关抗体效价,如发现特殊抗体,应做进一步鉴定;⑤如怀疑细菌污染性输血反应,抽取血袋中血液做细菌学检验;⑥尽早检测血常规、尿常规及尿血红蛋白;⑦必要时,溶血反应发生后 5~7 小时测血清胆红素含量;⑧核查同一病房、病区或手术室内所有患者输血情况,必要时暂停全部输血。此外,临床医疗机构应及时通知采供血机构派人到场,会同患者和(或)授权亲属、临床医师、输血科工作人员四方共同见证下,对疑似输血反应的血袋进行封存待查。

860. 为什么拔牙、感冒、胃肠道感染的正常人不能献血

答:任何手术都可能引发炎症,包括拔牙、有创检查等小型手术或操作,特别是近期手术者,因为创口尚未完全愈合,手术或抗感染所致的白细胞升高未得到恢复,同时还有潜在感染的风险存在,为确保输血安全和质量,并保护献血者自身安全,因此要求在拔牙或小手术后半个月内暂时不能献血。同理,感冒、胃肠道感染后愈合期者,患病期间常会并发各种炎症或感染,自身处于免疫低下状态,体内会产生大量细胞因子和炎症介质,包括肿瘤坏死因子、白细胞介素 -1β、白细胞介素 -6、白细胞介素 -8 等细胞因子以及组织胺、缓激肽、补体活化片段、活性氧代谢产物、氧自由基、溶酶体酶、血小板激活因子等炎症介质对抗炎症反

应，而这些细胞因子和炎症介质的消除需要一定时间，如果在此期间献血，势必会随着血液成分及血液制品进入患者体内，从而使患者面临各种输血不良反应的风险。因此，正常人应遵从《献血者健康检查要求》(GB18467-2011)的指导进行自愿无偿献血。

### 861. 为什么血小板制品比其他血液制品更易于细菌繁殖

答：细菌的生长繁殖需要满足基本条件，其中充足的养分和能量、适宜的生长环境(包括温度、酸碱度、气体条件、渗透压等)是必备要素。基本条件有以下 5 个方面：①养分和能量：提供细菌生长所需的营养物质并按一定的方式配比；②酸碱度(pH)：大多数病原菌生长适宜的 pH 为 7.2～7.6，仅少数细菌对 pH 要求明显不同，如霍乱弧菌最适宜 pH 为 8.4～9.2，结核分枝杆菌最适宜 pH 为 6.5～6.8，乳酸杆菌最适宜 pH 为 5.5；③温度：大多数病原菌(对人致病的细菌属此类)生长最适宜温度为 37℃，部分细菌的生长温度要求不同，如小肠结肠炎耶尔森菌最适宜生长温度为 20～28℃，也称嗜冷菌；④气体：细菌生长所需气体主要为氧气，部分细菌生长还需要二氧化碳，如厌氧菌；⑤渗透压：普通培养基的渗透压和盐浓度对大多数细菌生长是适宜的，仅个别细菌，如嗜盐菌需要在高浓度盐(3% 的 NaCl)环境中生长良好。

血小板制品含有大量血浆，在养分和能量、pH、气体及渗透压等各方面均符合细菌生长繁殖的基本要求，而(22±2)℃的振荡保存条件，使与其他血液成分或血液制品相比，更接近细菌生长繁殖所需要的温度。因此，血小板制品更易于细菌繁殖。

### 862. 为什么血液制品细菌培养阳性不能确认为是细菌性输血反应

答：发生疑似 BTR 后，首先应立即停止输血，以注射用生理盐水维持静脉通路，积极抗感染和抗休克治疗。其次应及时对病因进行排查，特别应尽快对引发输血反应的血液成分和血液制品、患者和献血者进行细菌学检查，如涂片染色镜检、细菌培养等，细菌培养需在不同温度下(4℃、22℃、37℃)行需氧菌和厌氧菌培养与鉴定。只有献血者、患者培养鉴定出的细菌种类相同或能证实该细菌来源于同一献血者的血液成分或血液制品时，如在同一献血者同次献血的其他血液成分或血液制品中也检出了同种类细菌，才可以确诊为 BTR；否则，单一献血者的血液成分或血液制品细菌培养阳性，而该细菌可能并非患者 BTR 感染的致病菌，因此不足以作为 BTR 的诊断依据。

### 863. 为什么发生细菌性输血反应后不能等待细菌培养报告后再开始治疗

答：败血症是指致病菌或条件致病菌侵入血液循环，并在血液中生长繁殖，产生毒素而发生的急性全身性感染；若侵入血流的细菌被人体防御功能所清除，无明显毒血症症状时则称为菌血症；败血症伴有多发性脓肿而病程较长者称为脓毒血症。败血症如未及时控制，可由原发感染部位向身体其他部位发展，严重者可发生感染性休克和 DIC。细菌培养需要人工操作将待检物(如血液、脓液等)接种于培养基上，通过给予适宜的生长环境和条件促进细菌的生长繁殖。普通细菌在有氧环境、37℃条件下 18～24 小时可生长出来，而厌氧菌则需在无氧环境放置 2～3 天才能生长，个别细菌的培养时间更可长达 1 个月之久；如果加上细菌种类鉴定和药敏试验，则需要更长的时间才能出具报告。然而脓毒血症和败血症都属于临床凶险型疾病，寒战、高热、头痛、面色潮红、皮肤黏膜充血、烦躁不安、血压下降、脉搏细弱等症状出现早,严重可致中毒性休克、DIC 和急性肾衰竭而死亡。因此,BTR 须尽早足量使用抗生素进行抗感染,待细菌培养和药敏分析结果报告后,再及时调换敏感的抗生素继续治疗。

### 864. 为什么血液保存后再进行白细胞过滤去除有引起细菌性输血反应的可能

答:污染血液成分和血液制品的细菌可以来自两个方面:一是献血者可能存在隐性细菌感染,如近期炎症感染、行小手术或有创检查及非致病菌带菌者等;二是血液采集、分离、成分制备、贮存和临床发放、使用等各环节均存在细菌污染风险。血液置冷库保存后再进行白细胞过滤去除有两种方法:①床旁法:即血液成分或血液制品在床旁输注过程中通过加载床旁型白细胞过滤器,将其中的残余白细胞和崩解碎片进行清除;②血库法:即血液成分或血液制品发放前,在输血科专用治疗室中使用血库型白细胞过滤器去除其中残余白细胞和崩解碎片。目前使用的白细胞过滤器,无论以上述两种方法中的哪一种,都不能有效去除已经被细菌污染了的血液成分,其在保存期间仍有细菌生长、死亡所释放的各种毒素、细胞因子和细菌碎片;此外,由于过滤导致残余白细胞的崩解和碎裂,还会造成已被吞噬尚未清除的细菌释放入血中。同时,由于白细胞滤过需要开放血液保存袋,如果此时不注意控制无菌操作,反而可能引起细菌性污染,并导致急性 BTR 的发生。

### 865. 为什么血液采集后进行过滤去除白细胞可有效降低细菌性输血反应发生的概率

答:所谓血站型白细胞滤除是指采供血机构在血液采集的过程中,或血液采集后成分制备和入库贮存前,使用血站型白细胞过滤器对采集的血液进行白细胞滤除处理。血液采集过程中进行白细胞滤过清除的效果最好,不仅可以防止非溶血性发热、输血相关性同种免疫、输血相关性急性肺损伤及输血传播病毒性感染的发生,还可以降低细菌性输血反应及输血相关性移植物抗宿主病的发生概率。血液采集后即时进行白细胞滤过的效果较采集中滤过略差一些,但也能及时清除白细胞及其吞噬的细菌,同时也能清除大部分采集血液中感染的细菌,避免其在血液成分贮存过程中崩解、释放毒素和细胞因子,因此,也具有降低细菌性输血反应和输血相关性移植物抗宿主病发生的风险。

### 866. 为什么加强献血前管理是预防细菌性输血反应的重要措施

答:BTR 的产生主要有献血者个体和血液采集到临床使用操作过程两方面因素。通过采供输血的标准化管理和规范操作,后者可以得到有效控制和避免。但对于献血前管理还需要大力宣传、教育和引导,促使献血者自觉按照《献血者健康检查要求》(GB18467-2011)的指导对照检查,如实填报各项献血前健康征询资料,为献血前评估提供真实、可靠的信息。特别是一些难以确定的身体状态和既往史,均应正确认识和对待,尽最大可能满足献血者的爱心奉献,同时避免采集到隐性细菌感染的血液,对受血者造成危害。献血前管理除加强对献血者的引导,避免隐性感染外,有条件的采供血机构应建立细菌快速检测体系,对献血者作出客观判断。此外,采供血机构还应采取所有必要的措施,保证各项血液采集前的操作严格执行无菌标准,尽一切可能避免因空气消毒不足,献血者皮肤消毒不严,不能一次穿刺到位等因素导致的细菌污染发生。

(吴 婷 吴 江)

# 第八节　输血传播性疾病

### 867. 为什么输血会造成疾病的传播

答：输血传播性疾病是指输注携带病原体的血液而感染的疾病。凡是能发生病原体血症的疾病均可能通过血液传播，依据病原学分类原则，可将经输血传播的病原体分为病毒、螺旋体、细菌和原虫四大类，目前尚未发现通过输血传播的真菌感染。其中，病毒主要包括人类免疫缺陷病毒（HIV）、乙型肝炎病毒（HBV）和丙型肝炎病毒（HCV）等肝炎病毒、人 T 淋巴细胞病毒 I/II（HTLV-I/II）以及巨细胞病毒（CMV）等其他病毒，螺旋体主要是梅毒和回归热。目前虽然在不断改进血液筛查的办法，但在目前的科技条件下，早期输血传播疾病存在病毒感染的"窗口期"而难以检出，我国疟原虫检测技术在灵敏度和可操作性上尚不适合于血液筛查，因此，仍会有少数受血者会因为输血而感染输血传播性疾病。

### 868. 为什么输血传播疾病的风险不可避免

答：尽管目前血液检测中的技术水平在不断提高，方法也在不断改进，仍有些客观上无法解决的问题，从而使一些隐性或处于潜伏期的健康带病感染者漏检。①体内抗体与病毒存在的不一致性：机体被病毒感染到机体产生的相应抗体可被检测到的这段时间即为窗口期；②病毒标记物检测技术的敏感性还不够；③不断出现的新的病毒与病毒的变异体，而检测手段试剂存在滞后性，不能满足所有的检测需求；④核酸检测的成本较高，目前还无法在全国范围血液中心中做推广；⑤有些病毒本身就可以被机体免疫系统识别与清除，造成相应抗体的无法检出。因此，目前还没有完全理想的安全血液，还无法完全规避输血传播疾病的风险。在输血前应充分了解血液制剂输注的相关风险，不可盲目输注血液制剂。

### 869. 为什么目前提倡血液制剂的免疫检测采用分子生物学方法

答：采用分子生物学方法检测血液制剂的敏感性和特异性更高，可以缩短相应血液传播性疾病的窗口期，从而保障输血的安全。例如，目前 HIV 抗体检测的窗口期约为 22 天，在此期间血液中可能已经存在病毒颗粒但无法检出 HIV 抗体。而 HIV RNA 核酸检测的窗口期约为 11 天，在血液筛查中增加核酸检测，能有效地降低输血传播 HIV 风险。同样，对于我国最常见也是危害最大的输血传播的乙型肝炎和丙型肝炎来说，利用核酸分子杂交技术和 PCR 技术的 HBV DNA 的检测与利用 PCR 技术的 HCV RNA 的检测都具有高敏感性，可以明显缩短相应疾病的"窗口期"。因此，提倡利用分子生物学方法检测血液制剂是保障血液制剂安全的一项重要措施。

### 870. 为什么一般医院不采用 PCR 方法检测患者输血传播性疾病

答：目前，PCR 方法检测患者输血传播性疾病具有高敏感性与特异性的特点，但其也存在一定的局限性。PCR 方法目前试验难度较大，对于操作者与试验环境要求较高，不易于机械化批量操作，成本也较高。对于医院来说，输血传播性疾病的检测一般均采用酶联免疫吸附试验（ELISA）或免疫荧光的方法上机操作。这两种方法操作简单便捷，敏感性与特异性也很好，便于批量化操作，重复性好，符合医院检测的需求，也非常适用于输血传播性疾病的初筛，因此一般医院不采用 PCR 方法检测患者输血传播性疾病。

### 871. 为什么一般不采用血涂片检查法来筛选可能携带疟原虫的献血者

答：疟疾的病原体为疟原虫，疟原虫进入人体后在肝细胞内寄生、繁殖（红细胞外期），成熟后侵入红细胞繁殖（红细胞内期）。疟原虫在室温或 4℃ 贮存的血液成分中至少存活一周，疟原虫也能在带甘油的冷冻保存剂中存活，任何含红细胞的成分，均可能传播疟疾。血液的薄、厚涂片经吉姆萨染色后镜检是诊断疟疾的简单方法。在寒战早期采取血标本常可发现环状体，发现数日后可发现配子体。血液薄涂片疟原虫的检出率较低，骨髓涂片的阳性率稍高于外周血涂片，而血液厚涂片疟原虫的检出率较薄涂片提高 10 倍以上。由于血涂片检查仅能检出血中疟原虫密度 $>1 \times 10^8$ 个 /L，而此时患者可能已经发病，因此，应用血涂片镜检很难筛除隐形携带疟原虫的献血者，该项检查对献血者的筛选意义不大。

### 872. 为什么开展防治艾滋病宣传对预防输血传播性疾病有重要意义

答：积极开展艾滋病宣传包括加强获得性免疫缺陷综合征（AIDS）防治知识的宣传教育，介绍人类免疫缺陷病毒（HIV）病毒的传播途径，倡导群众以科学文明的态度面对 AIDS 患者以及 HIV 病毒的携带者，不恐慌不歧视，与之正常相处。同时，强调高危行为所造成的严重后果，拒绝毒品，拒绝不洁性行为，正确常识性的使用安全套等保护措施，保护易感人群。目前，我国 HIV 感染处于快速增长期，感染人群日益年轻化，同时 HIV 感染正迅速由高危人群向普通人群蔓延。因此，开展防治艾滋病的宣传对于预防 HIV 病毒的传播很重要。同时，管理传染源（隔离治疗患者、监控 HIV 感染者以及定期高危人群普查 HIV 感染者），严格筛查血液及血液制剂等行为对于预防艾滋病等输血传播性疾病有重要意义。

### 873. 为什么采血前要询问献血者近期疫苗接种史

答：具有近期疫苗接种史的献血者而言，国家对免疫接种后献血有很具体的规定：①如果接受的是麻疹、腮腺炎、脊髓灰质炎等活疫苗免疫，那么最后一次免疫接种 2 周后才能献血；②如果接受是风疹活疫苗、狂犬病疫苗、乙型脑炎减毒活疫苗等免疫，则要等到最后一次免疫接种 4 周后方可献血；③被狂犬咬伤后经狂犬病疫苗最后一次免疫接种 1 年后方可献血；④如果接受抗毒素及免疫血清注射者，包括破伤风抗毒素、抗狂犬病血清等，需于最后一次注射 4 周后方可献血；⑤接受乙型肝炎人免疫球蛋白注射者 1 年后方可献血。

### 874. 为什么输血传播的梅毒较为少见

答：梅毒病原体是梅毒螺旋体，因其透明不易着色又称苍白螺旋体。梅毒螺旋体为厌氧微生物，对热和干燥都很敏感，在体外生存不易，在 0℃ 环境可存活 48 小时，在 4℃ 条件下仅能存活 72 小时，在 41℃ 可存活 1 小时，加热至 48℃ 仅半小时就失去感染力，60℃ 3～5 分钟死亡，100℃ 立即死亡。对于一般的消毒药物也很敏感，1:1000 石炭酸、稀乙醇以及稀薄肥皂水均可短时间内杀死梅毒螺旋体。现代输血体系建立以来，全血等血液制剂从采集、检测到出库均在低温环境，且一般均超过 72 小时，因此目前输血传播的梅毒比较少见。然而，我们并不能因此对其放松警惕，血小板制剂的保存温度为（22±2）℃，随着单采血小板制剂在临床中的广泛应用，由输注血小板制品而传播梅毒的潜在风险应引起关注。

### 875. 为什么建议输注去白细胞悬浮红细胞以防止输血传播性疾病

答：白细胞是血源性病毒传播的主要媒介物之一，例如巨细胞病毒（CMV）与人 T 淋巴细胞病毒Ⅰ/Ⅱ（HTLV-Ⅰ/Ⅱ）均为嗜白细胞病毒，输注去白细胞悬浮红细胞就可以有效地防止相关的输血传播性疾病的发生。同时，当悬浮红细胞中白细胞的含量 $<5\times10^4$ 时，就可以有效地减少非溶血性输血反应。目前，常用的去除白细胞制备少白细胞的红细胞方法有两种：一种是通过离心法去除白细胞制备，一种是通过白细胞过滤器去除白细胞制备。

### 876. 为什么血液并不是越新鲜越好

答：通常情况下，输注库存血优于输注新鲜血。主要源于以下三点：①输注（4±2）℃冷藏 3～6 天的库存血，能有效地减少、防止梅毒的传播；②库存血有充足的时间对血液进行筛查复检，从而更能保证血液制剂的安全；③很多人认为，输注新鲜血（4天内）因为其含有大量具有免疫活性的淋巴细胞，会增加发生输血相关性移植物抗宿主病（TA-GVHD）的风险。对于纠正血液携氧能力和补充血容量，使用在有效期内任何一天的悬浮红细胞或其他血液制剂均可。目前，仅建议具有特殊需求的血液制剂输注使用新鲜血：①如果输血目的是为了补充粒细胞，则输注离体 8 小时以内的新鲜血；②如果输血目的是补充血小板，输注离体 12 小时以内的新鲜血；③如果输血目的是补充凝血因子，输注离体当天的新鲜血即可。

（侯　忱　汤朝晖）

## 第九节　其他输血反应

### 877. 为什么输血会导致心力衰竭或急性肺水肿

答：有些患者在输血中或输血后 1 小时内，会突然出现剧烈头痛、头胀、呼吸困难、胸部紧迫感、咳大量泡沫样或血性泡沫痰、血压升高、颈静脉怒张、两肺布满湿啰音疑似发生了心力衰竭或急性肺水肿。这是由输血引发的循环超负荷，主要原因是患者在短时间内过快地输入大量的血液，超过患者血液循环或心脏的负荷能力。多半发生在老年人心功能较差者，或儿童（特别是婴幼儿心功能尚不健全者），不能耐受大量输血；也可发生在心肺功能不全的患者，或具有心肺功能不全潜在因素的患者（如冠心病、心肌病、心律失常、贫血性心脏病等）；还可发生于血浆胶体渗透压降低（如低蛋白血症）或肺血管渗透压增加的患者（如大面积肺炎）。心肺功能正常者，如快速大量输血或输液，当在 1～2 小时内输入 1000ml 左右，使血容量迅速增加，也可引起急性心力衰竭。所以输血时要根据患者的实际情况来调整输血速度和输血量，避免循环超负荷等输血不良反应的发生。

### 878. 为什么输血会引起肺微血管栓塞

答：采集后 24 小时内的血液开始形成以血小板为主的微聚物。血液在 2～6℃保存 5～6 天时微聚物迅速增加；保存一周后，血液中的白细胞碎片、血小板碎片、红细胞碎片、细胞分解物、变性蛋白及纤维蛋白等参与微聚物形成，使微聚物明显增加。这些微聚物直径一般在 20～80μm。当大量输血时，带有微聚物的血液进入患者体内并广泛阻塞毛细血管，造成肺微血管栓塞。患者在输血后或输血过程中可出现烦躁不安，极度呼吸困难，严重缺氧。心脏手术行体外循环时，输入的血液微聚物可引起脑部微血管栓塞和中枢神经症状。另外，

269

受血者或献血者血中有高效价冷凝集素时，输入大量温度较低血液或液体，也可引起肺功能不全综合征。因此，为了防止输血引起的肺（脑）微血管栓塞，应采用孔径在 20～40μm 的微孔滤器，最好选择保存期在 7 天内含微聚物少的血液，或选用去白红细胞和洗涤红细胞。如患者血中有高效价冷凝集素时，应将血液复温后输注。

### 879. 为什么输血可引起酸碱平衡失调

答：库存的全血和红细胞制品，在 4～6℃保存过程中，由于红细胞代谢产生大量的乳酸和丙酮酸；由于库存血中血钾增高和细胞内外氢、钾离子交换使血浆呈酸性，若肝功能良好及组织灌流量佳，其酸中毒可迅速得到纠正；如大量快速输血可发生代谢性酸中毒，导致酸碱平衡失调。另外，当大量输入含枸橼酸盐保存液的血液后，可导致一过性代谢性碱中毒，严重碱中毒。因此，为了避免大量快速输血引起的酸碱平衡失调应尽量输注保存期短的新鲜红细胞制品。

### 880. 为什么输血患者会出现发冷、寒战

答：红细胞制品的保存温度为 2～6℃，如快速输注冷藏血，血在体内吸收热量，引起患者体温下降，临床表现为发冷、寒战，严重者引起静脉痉挛和心律不齐等输血低温反应。低温反应会增加血红蛋白对氧的亲和力使氧释放量降低而出现机体缺氧症状，缺氧和低体温又影响了枸橼酸盐和乳酸的代谢，并刺激红细胞释放钾；低体温也可使凝血因子和血小板功能异常，当体温低于 34℃时，血液即丧失凝固性。因此，对于急需快速（>50ml/min）输血、换血的患者，血液须预先加温，温度控制在 32～37℃（切勿>38℃）；另外对患者适当保暖，可减轻发冷、寒战症状，也可对输血肢体加温以消除静脉痉挛。

### 881. 为什么输血会增加术后感染

答：引起术后感染原因很多，输血也可增加术后感染，这是由于输入异体血后使患者产生免疫抑制所致。输血后，患者单核 - 巨噬细胞系统分泌前列腺素 E2（PGE2）增加，削弱巨噬细胞Ⅱ类抗原的表达，抑制 T 细胞分泌白细胞介素 2（interleukin 6，IL-2）。降低靶细胞对 IL-2 的反应，NK 细胞的活性高度依赖 IL-2 的水平，IL-2 分泌减少将影响 NK 细胞的活性；IL-2 分泌减少，抗体产生也减少，因而降低了患者抗感染能力。另外，输入异体血后，受者血浆中白细胞介素 6（IL-6）明显升高，一方面是因外来抗原进入循环激活补体，导致巨噬细胞、单核细胞大量分泌 IL-6，另一方面是因输入的血液中含有较高浓度的 IL-6；引起受血者免疫调节紊乱，产生更多的 IL-6。IL-6 作为炎性因子参与了输血后的免疫抑制，这也可能是围手术期异体输血后易于感染的一个重要因素。总之，输血可导致细胞免疫尤其是 NK 细胞和巨噬细胞功能受损，对异体抗原产生免疫耐受或免疫无反应性，因而增加了术后感染的风险。

### 882. 为什么输血易引起肿瘤复发或转移

答：输血对肿瘤患者的特异性和非特异性免疫均有明显抑制作用。①在特异性免疫抑制反应中：输血引起克隆无能和抗独特型抗体形成，使 T 淋巴细胞不能发挥有效功能，致使肿瘤细胞清除受到影响；②在非特异性免疫抑制反应：输血后单核细胞分泌 PGE2 增加，抑

制 IL-2 的产生，导致 B 细胞激活、抗体产生减少以及 NK 细胞功能不全，有利于肿瘤患者的肿瘤复发和转移；③输血后巨噬细胞抑制了淋巴细胞对有丝分裂原的应答，使免疫抑制功能增强，这也是造成肿瘤复发和转移因素之一。

### 883. 为什么不能用血浆来纠正恶性肿瘤患者的低蛋白血症

答：恶性肿瘤患者由于机体慢性消耗或手术应激会出现低蛋白血症。纠正低蛋白血症首选是人血白蛋白，但人血白蛋白经常供应不足致使临床上常常会用血浆来替代。这存在着很多弊端：①血浆作为一种血液制品有传播疾病的风险，且血浆中的白蛋白含量低不足以达到纠正低蛋白血症的目的，如大量输注又会引起循环负荷过重等输血不良反应；②异体血浆中含有某些因子（纤维结合蛋白、α2 巨球蛋白、纤维蛋白裂解产物等）可抑制患者的免疫功能。肿瘤患者免疫功能受抑，可阻碍机体对肿瘤细胞的免疫应答，从而促进肿瘤的生长与转移，使患者存活率下降。因此，用血浆来纠正肿瘤患者的低蛋白血症是不可取的。

### 884. 为什么输注白细胞的血液制品可减少输血后肿瘤复发和术后感染

答：同种异体血液中白细胞及其降解产物是引起免疫抑制的主要成分，其中白细胞携带的组织相容性复合物（MHC）Ⅱ类抗原及 B 淋巴细胞表面抗原充当了主要角色。在库存血液悬浮于表面的物质中存在可溶性组织相容性抗原Ⅰ类分子（sHLA-Ⅰ）、Ⅱ类分子（sHLA-Ⅱ）和可溶性 Fas 配体（sFasL）等。这些物质在体外具有免疫调节作用，抑制细胞毒性 T 细胞活性和混合淋巴细胞反应，且 sHLA-Ⅰ和 sFasL 分子主要是从贮存血液中的白细胞表面脱落下来的。因此输注去白细胞的成分血液（最好在血液贮存前去除），可预防输血相关性免疫调节（transfusion-associated immunomodulation，TRIM）的变化，从而减少肿瘤的复发和术后感染。

### 885. 为什么输注丈夫的白细胞可预防反复性流产

答：反复性流产中，40%～70% 的患者找不到明确的病因，称为不明原因反复性流产（unexplained habitual abortion，UHA）。同种异基因抗原进入到受者体内，由于组织相容性复合物不同，首先由巨噬细胞等抗原提呈细胞将抗原信息提供给辅助 T 淋巴细胞（Th 细胞），此时 T 细胞会出现两种反应类型，即 Th1 和 Th2。Th1 应答有助于细胞免疫，Th2 应答有助于体液免疫。正常妊娠时以体液免疫为主，而 UHA 患者妊娠时由于 Th1 类型反应增强，使母体对胎儿的排斥作用也增强。利用 UHA 患者丈夫（胎儿父亲）的白细胞对患者进行治疗，是运用输血可引起细胞免疫功能下降的原理，采用这种技术可降低 Th1 免疫调节，增强 Th2 免疫应答，这种免疫应答能够使 UHA 患者产生 HLA-A、B 抗体，使免疫反应发生偏离，接近 Th2 反应，从而保护胎儿防止被排斥而成功受孕。

### 886. 为什么反复大量输血后会加重出血倾向

答：在急性大出血和严重创伤时需要反复大量输血，由于大量输血引起凝血功能障碍反而加重出血。造成输血后出血倾向加重的主要原因：①由于患者在大出血时丢失了大量的血小板和凝血因子，剩余的血小板和凝血因子又在止血过程中被消耗；②因为血液制品中的血小板及凝血因子随保存时间的延长已部分或全部失去活性，大量输血对机体原有的血小板及凝血因子起到稀释作用，造成稀释性凝血功能障碍；③库存血保存液中含有枸橼酸钠，当大量枸橼酸钠输入时会引起凝血时间延长；④大量输血可引起低体温，低体温也可使血小板功能和凝血因子活性下降。所以，对反复大量输血患者，应在围输血期监测患者的凝血指标，及时补充相应凝血制品，纠正患者的凝血功能，防止出血。

### 887. 为什么大量输注库存悬浮红细胞后会引起抽搐和心慌等症状

答：这些症状与库存悬浮红细胞抗凝保存液的枸橼酸盐成分有关。正常情况下，人体组织细胞对枸橼酸盐的代谢能力很强，所以，缓慢输注含枸橼酸盐抗凝保存的血液通常不会出现枸橼酸盐中毒；只有当大量快速输注时，超过了机体对枸橼酸盐的代谢速度和代偿能力，就会引起枸橼酸盐蓄积中毒及低钙血症。尤其在休克、组织灌流不足、肝肾功能不全、低温麻醉情况下，或新生儿（酶系统功能发育不全）换血时，更易引起枸橼酸盐蓄积中毒及低钙血症。临床表现，轻者出现不自主性肌肉震颤、手足抽搐和心慌等症状；重者出现严重的心律失常和心室颤动，甚至心跳停止。因此，当患者需快速大量输血时，应严密观察患者血浆钙离子水平和心电图变化，一旦出现中毒症状立即减慢输血速度或停止输血，并在另一侧静脉注射 10% 葡萄糖酸钙溶液。

### 888. 为什么有的患者输注库存悬浮红细胞后会出现昏迷和谵妄

答：血液在（4±2）℃保存过程中随着保存时间的延长血液中氨的含量会逐渐升高，保存 3 周时血氨的浓度为新鲜血液的 8～9 倍。当患者输入大量含氨量高的库存血液制品后，体内血氨升高，超过机体代谢能力，导致高氨血症。尤其是婴幼儿、老年人以及肝功能不全、肝脏衰竭的患者，由于肝脏不能及时代谢大量的血氨，游离的氨通过血脑屏障，进入脑循环，干扰脑细胞的能量代谢使脑细胞能量供应不足，患者可出现肝性脑病的症状，临床上表现为昏迷和谵妄。发生高氨血症应停止输血，消除诱因。为了避免高氨血症的发生，对大剂量输血患者，尤其是上述患者需输血时，应尽量输注贮存时间短的血液制品，并且在输注后观察血氨浓度和脑电图的变化。

### 889. 为什么大量输注悬浮红细胞后会出现铁负荷过重的表现

答：正常情况下，机体红细胞衰老、破坏所释放的铁由血液中的转（运）铁蛋白转运至单核 - 巨噬细胞系统摄取、清除。当血液中铁含量增多超出转铁蛋白的饱和度，则多余的铁将随血液循环至全身组织，并以含铁血黄素的形式沉积在网状内皮系统和其他组织细胞中，导致机体器官如心脏、肝脏、皮肤和内分泌系统等功能损伤。对长期定期输血的患者，体内经常存在着溶血现象（红细胞在体内的平均寿命小于 120 天）而释放出铁，长期过剩的铁不断积聚于机体实质细胞，引起含铁血黄素沉积症。因此，对于慢性造血功能不良需长期接受输血治疗的患者，应尽量减少红细胞制品的输注次数和输注量，防止因铁负荷过重而发生含铁血黄素沉积症。

（金燕萍　蔡晓红）

# 第十三章 输血管理

## 第一节 输血相关规定

### 890. 为什么输血管理要从法律和法规着手

答：输血科是集血液供应、实验诊断和血液治疗为一体的临床科室，与医院的医疗安全和质量管理密切相关，是在医院输血管理委员会指导和监督下开展输血诊疗业务的专业科室，其地位平行于其他专业科室。输血治疗是临床抢救和治疗疾病无法替代的一个重要治疗手段，如何科学合理地利用血液资源，确保临床的用血安全，都有赖于输血科的规范建设和标准化管理的实施。输血科的质量管理需要科学的依据、法律和法规，每一项工作细则都要做到规范和合理，提高输血质量，确保用血安全。因此要认真贯彻执行《中华人民共和国献血法》、《医疗机构临床用血管理办法》和《临床输血技术规范》的法规和要求，建立完善的输血科质量管理体系，来保障和指导临床科学、合理、安全用血。

### 891. 为什么每个医院都要成立输血管理委员会

答：输血作为一种重要的治疗手段，在临床抢救和疾病的治疗过程中发挥着不可替代的作用。因此加强对临床用血的管理，保证临床科学、安全、合理、有效的用血至关重要。输血管理委员会依据《中华人民共和国献血法》、《医疗机构临床用血管理办法》和《临床输血技术规范》等法律法规，制定院内临床合理安全的输血管理制度。输血管理委员的成立是为了保证临床用血的安全，对临床输血工作进行技术指导和监督管理，指导临床血液、血液成分和血液制品的合理使用，协调处理临床输血工作遇到的重大问题，保证了临床输血安全。

### 892. 为什么要明确输血管理委员会的职责和工作制度

答：输血管理委员会由分管副院长，医务处，输血科和临床有关科室组成。输血管理委员会依据《中华人民共和国献血法》《医疗机构临床用血管理办法》《临床输血技术规范》等法律法规，制定院内临床合理安全的输血管理制度。其主要职责包括：①认真贯彻落实临床用血管理相关法律、法规、规章、技术规范和标准，制订医院临床用血管理的规章制度，并监督实施，制定医院内安全用血的医疗政策；②评估确定临床用血的重点科室、关键环节、流程和输血治疗效果；③定期监测、分析和评估临床用血情况，开展临床用血质量评价工作，提高临床合理用血水平；④分析、评估输血不良反应和输血后感染的发生原因，提出处理和改进措施；⑤定期组织分析、评估特殊输血或不合理输血病例；⑥指导并推动开展自体输血等血液保护及输血新技术;⑦每年至少召开一次委员会工作会议,并向医院提交年度总结和下一年的工作计划,并提出合理性措施;⑧负责全院输血工作的指导,定期或不定期进行督导检查;⑨承担医疗机构交办的有关临床用血的其他任务。明确科室功能定位,理顺管理体系,是临床输血工作安全有效开展的前提条件。明确责任使每一个环节都有章可循,提高医疗工作效率,保障临床用血安全。

893. 为什么医院输血管理委员会制订的临床输血管理制度及临床用血细则要涵盖输血全过程

答:临床输血质量管理强调"过程"管理,临床输血是通过"过程"来实现的,医疗机构在实施临床输血质量管理工作中应注重"过程"管理,要明确实施过程的活动及其相应的职责、权限、程序和资源。输血过程所采用的程序、规程、方法、技术标准等必须符合法律法规要求,输血管理委员会应依据《中华人民共和国献血法》《医疗机构临床用血管理办法》《临床输血技术规范》等法律法规,制定院内临床合理安全的输血细则。各相关科室必须严格按照质量管理体系文件要求进行输血活动,对血液的预定、入库、贮存、发放、输注、不良反应处理及疗效评估等全过程进行监控管理。输血过程的管理必须在以分管院长为首的输血管理委员会领导下、医务科、医疗、输血科人员共同参与,建立完善的临床输血管理体系,健全和完善临床输血管理制度以及临床用血细则,确保输血质量,提高输血技术水平。

894. 为什么不能将输血工作量及经济发生额作为输血科考核的评价指标

答:为加强医疗机构临床用血管理,推进临床科学合理用血,保护血液资源,保障临床用血安全和医疗质量,根据《中华人民共和国献血法》以及《医疗机构临床用血管理办法》(卫生部令第85号)第三十条"医疗机构应当建立科室和医师临床用血评价及公示制度。将临床用血情况纳入科室和医务人员工作考核指标体系。禁止将用血量和经济收入作为输血科或者血库工作的考核指标"。输血科或血库作为公益性的公共卫生事业部门,不是一个以盈利为目的的部门,是保障临床安全合理有效的输血而存在的重要环节。医疗机构不应将输血工作量及经济发生额作为科室考核的评价指标,但应将确保输血安全作为考核目标。

895. 为什么对从事输血专业的新职工必须进行基本理论与实践技能的上岗前培训和考核

答:按照《医疗机构临床用血管理办法》第二十九条规定"医疗机构应当建立培训制度,加强对医务人员临床用血和无偿献血知识的培训,将临床用血相关知识培训纳入继续教育内容。新上岗医务人员应当接受岗前临床用血相关知识培训及考核",培训的内容包括输血相关法律和法规、临床输血知识和技能的培训、临床输血工作态度的培训。通过培训提高工作人员的业务素质和职业素养,提高临床输血技术水平,保证临床输血的科学、安全、有效。加强员工责任心教育,严格执行各项规章制度、岗位职责和标准操作规程,防止责任事故发生。同时通过培训可以推进新理念、新方法、推动临床输血安全和技术水平的提高,促进输血质量的提高。最终目的都是为了提高输血质量,保障输血安全、有效、科学、合理的用血。

### 896. 为什么要加强合理用血的宣传

答：为了贯彻落实《医疗机构临床用血管理办法》和《临床输血技术规范》的要求，使临床输血更加科学合理，更好地服务于临床工作，医疗机构应通过宣传册，宣传栏、卡片以及专家讲座等多种形式加强科学合理用血的宣传。向医护人员及患者、家属宣传科学献血、合理用血的知识。提高医务人员输血技术水平，保障临床输血的安全规范。提高社会对无偿献血工作的认识，满足日益增长的临床用血需求。积极宣传成分输血以及输血风险的输血常识，推广自体输血、血浆置换等输血新技术、新方法，使科学合理用血的观念深入人心。摈弃"输血就是输全血"的陈旧观念，杜绝临床上"安全血、营养血、人情血"输注治疗的出现。

### 897. 为什么输血科的面积、三区划分和人员数量等要达到国家规定的标准

答：依据《采供血机构和血液管理办法》和《临床输血技术规范》，输血科是医院直接领导下的科室，是医院开展输血相关工作的场所，应具备与其功能和任务相适应的场所、设施、设备和人员等条件。年用血量在 1 万单位以上的医疗机构，输血科的使用面积应不少于 200m²，至少应当配备 8 人，其中临床医学专业人员至少 1 人；用血量在 5000～10 000 单位的，使用面积不应少于 150m²，至少应当配备 6 人；年用血量 5000 单位以下的，使用面积应不少于 100m²，至少应当配备 4 人。

输血科应当包括工作区和生活区，工作区至少包括贮血区、发血区、实验区。各区域应当布局合理，清洁区、半污染区、污染区区分明确，标识清楚。科学合理的输血科基础建设便于手术室和病区取血，保证血液制品质量，减少交叉污染。配备充足的专业工作人员可以使输血科工作有条不紊的开展，减少差错，保障临床输血安全。充足的人员配置也可以保障输血科应对紧急突发事故，提高效率，减少医疗事故的发生。

### 898. 为什么合理制订临床用血周、用血月的计划很重要

答：为完善输血科的血液管理，根据《医疗机构临床用血管理办法》（卫生部令第 85 号）有关血液库存分级管理以及库存预警的规定，加强输血科血液库存科学管理，避免血液制品浪费、保证临床用血的及时和用量以及急诊突发事件用血的供应，输血科应经过输血管理委员会讨论，根据本院实际情况合理制订临床用血的周、月计划，并及时与血站联系供血协议。库存偏少时，输血科应密切关注用血量的变化，适当增加血液贮存量，并联系血站增加供血量。库存紧缺时，输血科应尽快启动血液供应控制机制，对择期手术等非急救用血情况及时与临床科室沟通，建议暂缓手术或动员家属互助献血，并及时与血站联系供血。库存积压时，输血科应根据临床需求短期开放血液使用量。

### 899. 为什么经治医师实施输血治疗前须对患者或其家属进行告知

答：鉴于目前血液采集与检测技术的限制，输血风险依然存在。血液及血液制品在临床使用过程中，不可避免地会发生一些不良反应，甚至输注无效或输血传染疾病。为促进医患沟通，减少纠纷，依据《医疗机构临床用血管理办法》第二十一条规定"在输血治疗前，医师应当向患者或者其近亲属说明输血目的、方式和风险，并签署临床输血治疗知情同意书"，输血前医师必须对患者及其亲属进行告知。输血前由主管医师向患者或家属说明输血治疗的目的、预期效果、输血类型、输血量，并告知输注同种异体血的不良反应、输注无效以

及经血液传播疾病的可能性,征得患者及其亲属同意,并在《输血治疗知情同意书》上签字,方能实施输血治疗。输血前告知是对患者及其家属的知情权的保护,患者有选择或拒绝治疗方案的权利,同时也是对医务人员的保护,输血前告知是避免医疗纠纷的重要措施。

**900. 为什么献血是无偿的,用血是有偿的**

答:《中华人民共和国献血法》(第二条)规定"国家实行无偿献血制度。国家提倡十八周岁至五十五周岁的健康公民自愿献血"。只有以人道主义的无私奉献而不是以经济报酬为目的的无偿献血,才能从根本上清除有偿供血带来的各种弊病,血液质量才能得到保障。无偿献血是保障医疗临床用血需要和安全,保障献血者和用血者身体健康,发扬人道主义精神,促进社会主义物质文明和精神文明建设的必行制度。

无偿献血的血液必须用于临床,不得买卖。血站是采集、提供临床用血的机构,是不以营利为目的的公益性组织。有偿用血不是针对血液来说的,而是针对血液的采集、贮存、运输、分离、检验等而言,血液要低温保存,从血站到医院需要运输,输血前要进行交叉配血等这些都会产生费用。所以有偿用血的钱并不是血液本身的费用。

《中国人民共和国献血法》(第十四条)明确规定"公民临床用血时只交付用于血液的采集、储存、分离、检验等费用;具体收费标准由国务院卫生行政部门会同国务院价格主管部门制定。无偿献血者临床需要用血时,免交前款规定的费用;无偿献血者的配偶和直系亲属临床需要用血时,可以按照省、自治区、直辖市人民政府的规定免交或者减交前款规定的费用。"

(王成云 王 静)

# 第二节 输血质量保证

**901. 为什么输血科或血库要执行 24 小时独立值班制度**

答:输血科工作的人员必须是经过输血专业相关理论和实践技能的培训和考核合格并具有相应资格证书的人员,输血科工作人员应认真贯彻执行《中华人民共和国献血法》《医疗机构临床用血管理办法》《临床输血技术规范》等有关的法律法规,在输血管理委员会和输血科主任领导下进行有序工作。输血科保障 24 小时为临床提供供血服务,值班人员必须坚守岗位,密切配合临床输血工作事宜。输血科 24 小时独立值班制度是建立完善输血质量管理体系的一个重要环节,保障临床输血质量安全。同时也是应急预案的一部分,24 小时独立值班可以确保突发事故的有效处置,落实突发事故的应急救援,从而最大限度地减少事故带来的损害。

**902. 为什么输血前患者或者亲属必须在《输血治疗知情同意书》上签字**

答:《输血治疗知情同意书》的内容包括患者的基本信息、血型、疾病诊断、输血指征、拟输血成分及输血风险等,同意书的内容就是医方告知的内容,同样也是患者知情的内容。医疗机构决定给患者输血前,经治医师应向患者或其家属说明输同种异体血的不良反应和经血传播疾病的可能性,征得患者或家属的同意,并在《输血治疗知情同意书》上签字。《输血治疗知情同意书》应归入病历。输血作为医疗诊治过程中的特殊治疗需要患者授权和同意,签署《输血治疗知情同意书》是医疗机构履行输血告知义务的体现,也是证明患者确实知情并同意医疗机构采取输血治疗最清楚的证据。输血有关事项的告知,有利于患者及家属充分了解患者病情发展需要输血治疗的必要性,同时也便于患者及其家属了解输血治疗尚存在一些风险,以便于患者及家属对输血治疗有一个充分正确的认识。签署《输血治疗知情同意书》,不但使医务人员履行了法定义务,同时也保护了患者的权利,更能为医务人员起到自我保护的作用。《输血治疗知情同意书》不但是病案质量的重要组成部分,更是医疗纠纷法律诉讼中的有效证据。完整的《输血治疗知情同意书》能为医务人员提供有效的法律保护,避免医疗纠纷。

### 903. 为什么输血前传染病指标检查很重要

答:输血是临床上治疗和抢救患者常用的医疗措施,随着医学的快速发展,输血作为一种特殊而有效的治疗手段挽救了众多生命垂危的患者,输血治疗也越来越广泛地被应用到临床治疗中。但由于血源性医院感染难以避免,由此引发的医疗纠纷也逐年增多,因此血源性感染的控制仍然是医疗工作的重点。为了保障临床输血的安全,有效地防止经输血传播疾病的发生,2000 年发布的《临床输血技术规范》,规定输血患者常规做 HBV、抗 HCV、抗 HIV 和梅毒抗体的检测。通过输血前检查可发现潜在的传染源,从而提醒医院工作人员加强自我保护,避免在医疗操作中被感染疾病或是将病毒传染给其他人,而造成医源性感染。检测结果能为患者输血前是否已感染上述疾病提供客观依据,也可以防止举证倒置,明确责任,避免由输血而引发的医疗纠纷。

### 904. 为什么输血科要用独立的实验室信息管理系统进行质量控制

答:输血科是涉及多学科、多技术的综合科室,作为医疗业务的一个重要组成成分,是临床抢救和疾病治疗无法替代的一个重要手段。加强输血质量控制是保证临床输血安全的最基本要求。输血科的实验室信息系统(laboratory information system,LIS)包括血液的出入库、输血医嘱管理、输血相容性检查、用血者查询以及统计、血液库存与预警多项功能,输血科信息管理系统包括输血科血液管理系统、血液管理系统和检验科 LIS 信息共享、血液管理系统和医院信息系统(hospital information system,HIS)的信息共享、血液管理系统和血站管理系统的信息共享。建设输血科信息管理系统,以便进一步提高工作效率、缩短用血周期、提高用血质量,有效防止差错率发生,提高输血科工作质量。

### 905. 为什么要对每一个送至输血科的标本进行检查并在实验室信息管理系统上进行接收

答:标本送至输血科时,标本接收工作人员对收集来的标本进行检查和验收,并仔细检查标本的标识、容器、抗凝剂、标本量以及标本状态(如溶血、凝块等)是否符合有关检测要求,以及标本是否与输血申请相符。对标本信息不详,或使用抗凝剂和采血管不当,严重溶血或脂血,或与《临床输血申请单》不符的标本视为不合格标本,接收人员应在 LIS 系统上拒收标本,注明拒收原因,并电话通知护士,以便及时作出快速处理。对于合格的标本,接收人员进入 LIS 系统进行标本接收,扫描标本条码,系统会显示样本信息,并自动记录接收人和接收时间,并传送记账信息到 HIS。利用 LIS 和 HIS 生成的条码接收样本,可减少护理及输血科工作人员交接时间以及人为差错,并可追溯标本的去向以及动态信息,大大减少了手工管理和登记样本造成的项目漏检,错检以及标本的遗失的发生。减少差错发生,分清了责任所在,提高了输血科工作质量和管理水平。

### 906. 为什么行交叉配血试验时要复核献血者血型

答:输血治疗有不可避免的风险,输血质量控制是输血安全的保障,输血质量控制的每个环节都要得到保障。为保证临床上血液及血液成分的 ABO 血型同型输注,确保临床输血安全、有效,根据《临床输血技术规范》第十五条规定"输血科(血库)要逐项核对输血申请单、受血者和供血者血样,复查受血者和供血者 ABO 血型(正、反定型),并常规检查患者 Rh(D)血型[急诊抢救患者紧急输血时 Rh(D)检查可除外],正确无误时可进行交叉配血"。按照技术规范在交叉配血时对供血者血型进行复核。血站提供的所有血液及血液成分血型复核结果与血袋标识一致时,输血科工作人员才可进行临床发放。如果血型复核结果与血袋标识血型不符时,应再行复核或另一种方法复核,并分析原因,如操作是否不当、试剂有无质量问题等。如果仍不符,应及时做好登记,并与血站联系,做进一步的检查。

### 907. 为什么输血科要进行室内质控和参加室间质评

答:地区输血质控中心组织的室内质控活动目的主要是对常用试剂进行质控,如正定型抗体试剂(特异性、亲和力和效价)、交叉配血试验使用的凝聚胺试剂、微柱凝胶卡以及反定型红细胞等,所有技术性的程序应以公认的方法为依据进行质控。卫生部临床检验中心的输血相容性试验的室间质评(简称室间质评)是由临检中心采用一系列方法连续地、科学地、客观地评价各实验室的试验结果,借此发现室内质控不易发现的不准确性,了解各实验室的差异,并帮助校正。室间质评主要是用来评价实验室是否具有胜任其所从事检验工作的能力,以及作为实验室的外部措施,来补充实验室内部的质量控制程序。室内质量控制目的在于控制精密度,室间质量评价目的在于控制准确度,两者相辅相成,缺一不可。

### 908. 为什么交叉配血试验所使用的血标本必须是常规使用 3 天内标本

答:根据《临床输血技术规范》第四章第十四条"受血者配血试验的血标本必须是输血前 3 天之内的"。使用的交叉配血试验标本必须是新鲜的,能代表患者当前免疫状态。最近有输血史或妊娠史的患者可能因免疫回忆反应产生抗体,如果交叉配血标本采集时间过早,可能会造成抗体漏检,继而可能因交叉配血相合为患者输注并不适宜的红细胞,发生输血安全问题。而且标本留置时间过长,血液易受细菌污染,加上环境污染,红细胞易受破坏,常导致血型鉴定异常和影响不规则抗体的鉴定以及效价,溶血标本对交叉配血试验的结果会产生影响,造成输血困难。

### 909. 为什么血液发放时领血、发血双方要进行核对

答:为保证临床用血安全,根据《中华人民共和国献血法》《医疗机构临床用血管理办法》和《临床输血技术管理规范》规定,取血与发血的双方必须共同查对患者的姓名、性别、病案号、门急诊/病室、床号、血型、血液有效期及配血试验结果,以及保存血的外观等,准确无误时,双方共同签字后方可发出。凡不合规范要求的血一律不得发出,血液从血库发出后

不得退回。血液发放是安全输血质量管理体系输血科工作链条中的最后环节,在临床工作中,要做到零差错,准确无误的发放血液制品,建立完善的血液核对制度至关重要。

### 910. 为什么用血超过1600ml必须办理大量用血手续

答:为了规范合理用血,严格掌握输血指征,节约用血,避免不必要的浪费,保障临床用血,根据《医疗机构临床用血管理办法》(卫生部令第85号)的规定"医疗机构应当建立临床用血申请管理制度。同一患者一天申请备血量少于800ml的,由具有中级以上专业技术职务任职资格的医师提出申请,上级医师核准签发后,方可备血。同一患者一天申请备血量在800~1600ml的,由具有中级以上专业技术职务任职资格的医师提出申请,经上级医师审核,科室主任核准签发后,方可备血。同一患者一天申请备血量达到或超过1600ml的,由具有中级以上专业技术职务任职资格的医师提出申请,科室主任核准签发后,报医务部门批准,方可备血。以上第二款、第三款和第四款规定不适用于急救用血",急诊抢救情况下可以先用血,事后再补办大量用血手续。

### 911. 为什么对发放的血液制品必须有一定查证要求

答:核对核查是保证输血安全的重要措施,应贯穿于输血相关的各个环节,输血科工作人员必须严格执行。根据《临床输血技术规范》(第十九条)规定"全血、血液成分入库前要认真核对验收。核对验收内容包括:运输条件、物理外观、血袋封闭及包装是否合格,标签填写是否清楚齐全(供血机构名称及其许可证号、供血者姓名或条型码编号和血型、血液品种、容量、采血日期、血液成分的制备日期及时间,有效期及时间、血袋编号/条形码,储存条件)等",准确无误后方可入库登记。不合格的血液制品不得入库,应及时与供血机构联系,并做好记录工作。合格的血制品是临床输血安全的首要条件,严格的查证要求是血制品安全的保障。

### 912. 为什么规定交叉配血试验必须使用两种不同介质的方法

答:交叉配血试验是临床输血的重要保证,交叉配血试验又称不配合试验,是确保患者安全输血必不可少的试验,也是安全输血的关键步骤。交叉配血试验的方法较多,如盐水法、聚凝胺法、抗球蛋白法、蛋白酶法、微柱凝胶法等。通过交叉配血试验即可验证血型鉴定是否准确,又可发现在患者红细胞或血清中是否存在一些其他的凝集原或凝集素。不同的交叉配血方法原理不同,检测的抗体类型不同,盐水法只能检出IgM血型抗体;凝聚胺法可以检测IgM、IgG等规则和不规则抗体;抗球蛋白法主要用来确定不完全抗体,但是操作比较麻烦。通过两种或两种以上的方法联合进行交叉配血,更能准确地了解凝集的性质,不同的方法之间互相补充,互相验证,有利于提高交叉配血准确性,提高输血的安全性。

### 913. 为什么血型鉴定和交叉配血试验不能使用平板法

答:平板法在方法学上比较粗糙,无法离心,因此不能反映抗原抗体反应的强度,对弱抗原和效价低的抗体易造成漏检,故不能用于血型鉴定和交叉配血试验。特别是对于红细胞亚型的检出会出现凝集反应慢和凝集强度弱的现象,造成漏检或差错。

**914. 为什么对有输血史、妊娠史及短期内多次输血的受血者要做血型复核和抗体筛查**

答：血型复合和抗体筛查主要是针对不规则抗体，不规则抗体是指红细胞 ABO 血型系统抗 A、抗 B 以外的其他抗体，常引起免疫性溶血性输血反应、新生儿溶血病或使输入的红细胞存活期缩短，不规则抗体常由输血、妊娠产生，也有天然产生。正常情况下，血液中并不存在不规则抗体，但在多次输血、妊娠以及移植后，易产生红细胞同种抗体，可能引起迟发性免疫反应。据报道，大量输血产生不规则抗体的频率为 15%～20%，随着输血量和输血次数的增加，产生不规则抗体的频率也不断增高。根据我国《临床输血技术规范》对有输血史、妊娠史或交叉配血试验不合者要进行血型复合和抗体筛查。有利于早期发现和确认具有临床意义的抗体，避免由于临时找不到相合的血液造成的病情延误。配血前确定不规则抗体的存在并进行抗体特异性鉴定，然后选择相应抗原阴性的红细胞进行交叉配血，防止输血反应发生，导致输血无效或者危及患者生命，确保输血安全。

**915. 为什么对可进行自体输血的患者尽量进行自体输血治疗**

答：《医疗机构临床用血管理办法》第二十二条规定"医疗机构应当积极推行节约用血的新型医疗技术。三级医院、有条件的二级医院和妇幼保健院应当开展自体输血技术，建立并完善管理制度和技术规范，提高合理用血水平，保证医疗质量和安全。医疗机构应当动员符合条件的患者接受自体输血技术，提高输血治疗效果和安全性"。医务人员应认真执行临床输血技术规范，严格掌握临床输血适应证，根据患者病情，对输血指征进行评估，制订输血方案，对于可进行自体输血的患者尽量进行自体输血治疗。自体输血有回收式自体输血、贮存式自体输血、稀释式自体输血等，自体输血可避免经血液传播的疾病，如艾滋病、梅毒、疟疾等；可避免同种异体输血引起的差错事故、输血反应等；治疗过程中反复放血，刺激患者骨髓造血能力，提高患者术后恢复能力；自体输血可以节约用血，减少血液浪费，缓解血资源紧张的情况。

**916. 为什么要进行废血袋回收**

答：《临床输血技术规范》第三十六条规定"输血完毕后，医护人员将输血记录单（交叉配血报告单）贴在病历中，并将血袋送回输血科（血库）至少保存一天"。由于献血者的血液中，可能存在细菌、病毒等病源微生物，尤其是输血结束后血袋处于开放状态，血袋本身及其污染的空间环境会带来潜在的生物危害，甚至引发院内感染。为了规范血袋的收集、运输和报废管理，防止设施、环境受到污染和发生输血交叉感染，更防止血袋流入社会被再次利用等，切实保障工作人员和临床输血安全，必须严格执行血袋回收和报废管理程序。

**917. 为什么要在输血科实验室信息管理系统中设立废血袋回收系统进行废血袋销毁管理**

答：由于输血医学的迅速发展，输血治疗越来越广泛应用于临床中，输血工作量的加大使输血科信息化管理系统的应用是现代医学发展的必然。在输血科信息管理系统（LIS）中设立废血袋回收系统，进行废血袋回收，便于方便血袋回收的登记、核对以及临床各科室输血的核对，提高工作效率、有效防止差错率发生，提高输血科工作质量。避免了传统手工登记记录和核对血袋回收数量、时间的繁琐工作，同时便于输血科统计和查询各科室血袋回收情况,督促临床科室配合输血科进行血袋回收工作,提高血袋回收符合率,做到安全输血。

### 918. 为什么废血袋送到输血科要保存24小时后再行处理

答:《临床输血技术规范》第三十六条规定"输血完毕后,医护人员将输血记录单(交叉配血报告单)贴在病历中,并将血袋送回输血科(血库)至少保存一天"。临床在输血完毕后,应立即将空血袋放入黄色医用垃圾袋,注明科室名称、血袋数量以及日期时间,并送至输血科置于2~6℃专用冰箱内保存24小时以上。废血袋保存24小时以后再集中处理主要是为了防止患者输血后发生输血不良反应,留取献血者样本做进一步的取证检查。

### 919. 为什么受血者输血前的血标本需要保存7天

答:输血是临床治疗和抢救常用的医疗措施,随着医学的快速发展,输血作为一种特殊而有效的治疗手段挽救了众多生命垂危的患者,输血治疗也越来越广泛地被应用到临床治疗中。但由于现代采血和输血技术的限制,经血传播疾病以及输血不良反应无法避免。输血反应发生原因一般是由于血型不合、血液污染、同种异体蛋白、热源性物质、大量输血等。输血不良反应可以发生在输血过程中,也可以发生在输血后。血液发出后,受血患者以及供血者的血液样本至少保存于2~6℃冰箱7天,以便追查输血不良反应的原因。同时便于发生医疗安全事故时进行样本检查,以确定事故原因。

(王成云　王　静)

# 参考文献

1. 刘景汉, 李志强, 王海林. 临床单病种输血 [M]. 北京: 人民卫生出版社, 2017.

2. 魏晴, 王娟. 临床输血指南 [M]. 北京: 科学出版社, 2015.

3. 傅启华, 王学锋, 向东. 临床输血学理论与实践 [M]. 上海: 上海交通大学出版社, 2014.

4. 张献清, 胡兴斌. 实用临床输血医学 [M]. 西安: 第四军医大学出版社, 2014.

5. 严敏. 围手术期合理输血 [M]. 北京: 人民卫生出版社, 2014.

6. 付涌水. 临床输血 [M]. 第 3 版. 北京: 人民卫生出版社, 2013.

7. 王憬惺. 输血技术 [M]. 第 2 版. 北京: 人民卫生出版社, 2013.

8. 陈孝平. 临床医师诊疗丛书: 器官移植临床指南 [M]. 第 3 版. 北京: 科学出版社, 2013.

9. 《医疗机构临床用血管理办法》[S], 2012.

10. 胡丽华. 临床输血学检验 [M]. 第 3 版. 北京: 人民卫生出版社, 2012.

11. 陈小伍, 于新发, 田兆嵩. 输血治疗学 [M]. 北京: 科学出版社, 2012.

12. 张印则, 杨宝成, 孟庆宝. 临床输血理论与实践 [M]. 北京: 人民卫生出版社, 2012.

13. 魏亚明, 吕毅. 基础输血学 [M]. 北京: 人民卫生出版社, 2011.

14. 杨宝成, 张印则. 采供血及临床输血管理 [M]. 北京: 科学出版社, 2011.

15. 王学锋, 滕本秀, 欧阳锡林. 临床输血 1000 问 [M]. 人民卫生出版社, 2011.

16. 傅芳婷. 血浆置换理论与实践 [M]. 北京: 人民军医出版社, 2011.

17. 《临床输血技术规范》[S], 2000.

18. 《中华人民共和国献血法》[S], 1997.

19. Klein HG, Anstee DJ. Mollison's Blood Transfusion in Clinical Medicine[M]. 12th. John Wiley & Sons, Ltd, 2014.

20. Murphy MF, Pamphilon DH, Heddle NM. Practical Transfusion Medicine[M]. 4th. Wiley-Blackwell, 2013.

# 缩略词

| | | |
|---|---|---|
| AA | aplastic anemia | 再生障碍性贫血 |
| AABB | American Association of Blood Banks | 美国血库协会 |
| ABT | autologous blood transfusion/autologous transfusion/<br>auto-transfusion | 自身输血 |
| ACD-A | acid-citrate-dextrose solution A | 酸性枸橼酸盐葡萄糖溶液 |
| ACT | activated clotting time | 活化凝血时间 |
| ADAMTS | a disintegrin-like and metalloprotease with<br>thrombospondin-1 repeats | 血管性血友病因子裂解蛋白 |
| ADCC | antibody-dependent cell-mediated cytotoxicity | 抗体依赖性的细胞介导的细胞毒作用 |
| ADCC | antibody-dependent cell-mediated cytotoxicity | 细胞介导的细胞毒性作用 |
| AHH | acute hypervolemic hemodilution | 急性超（高）容血液稀释 |
| AHH | acute hypervolemic hemodilution | 急性高容性血液稀释 |
| AHTR | acute hemolytic transfusion reaction | 急性免疫性溶血性输血反应 |
| AHTR | acute hemolytic transfusion reaction | 急性溶血性输血反应 |
| AIDS | acquired immunodeficiency syndrome | 获得性免疫缺陷综合征 |
| AIHA | autoimmune hemolytic anemia | 自身免疫性溶血性贫血 |
| AITP | autoimmune thrombocytopenia | 自身免疫性血小板减少症 |
| AITP | autoimmune thrombocytopenic purpura | 自身免疫性血小板减少性紫癜 |
| ALI | acute lung injury | 急性肺损伤 |
| AMR | antibody-mediated rejection | 抗体介导的排斥反应 |
| ANH | acute normovolemic hemodilution | 急性等容性血液稀释 |
| ANH | acute normovolemic hemodilution | 急性等容血液稀释 |
| ANNH | acute no-normovolemic hemodilution | 急性非等容性血液稀释 |
| APC | antigen presenting cell | 抗原提呈细胞 |
| APTT | activated partial thromboplastin time | 活化的部分凝血酶时间 |
| AR | allergic reaction | 过敏反应 |
| ARDS | acute respiratory distress syndrome | 急性呼吸窘迫综合征 |
| ASFA | American Society for Apheresis | 美国单采协会 |
| AT | antithrombin | 抗凝血酶 |
| ATG | antithymocyte globulin | 抗人胸腺细胞免疫球蛋白 |
| ATP | adenosine triphosphate | 腺苷三磷酸 |
| ATR | allergic transfusion reaction | 过敏性输血反应 |
| BTR | bacterial transfusion reaction | 细菌性输血反应 |
| CAV | cardiac allograft vasculopathy | 心脏移植物血管病变 |

| CCI | corrected count increment | 校正血小板增加值 |
|---|---|---|
| CCI | corrected count increment | 血小板计数纠正增加指数 |
| CCI | Corrected Count Increment | 血小板增高指数 |
| CIK 细胞 | cytokine induced killer cells | 细胞因子诱导的杀伤细胞 |
| CJD | Creutzfeldt–Jakob disease | 克雅病 |
| CMV | cytomegalovirus | 巨细胞病毒 |
| CR1 | complement receptor 1 | 补体受体 1 |
| CR3 | complement receptor 3 | 补体受体 3 |
| CRP | C-reactive protein | C 反应蛋白 |
| DAF | degradation accelerated factor | 降解加速因子 |
| DC | dendritic cells | 树突状细胞 |
| DHTR | delayed hemolytic transfusion reaction | 迟发性免疫性溶血性输血反应 |
| DHTR | delayed hemolytic transfusion reaction | 迟发性溶血性输血反应 |
| DIC | disseminated intravascular coagulation | 弥散性血管内凝血 |
| DLI | donor lymphocyte infusion | 供者淋巴细胞输注 |
| D-L 试验 | Donath-Landsteiner test | 冷热溶血试验 |
| DST | donor specific blood transfusion | 供者特异性输血 |
| DTS | dense tubular system | 致密管道系统 |
| ECMO | extracorporeal membrane oxygenation | 体外膜氧合 |
| ECP | extracorporeal photopheresis | 体外光照单采术 |
| EDTA | ethylenediaminetetra-acetic acid | 乙二胺四乙二酸 |
| EPO | erythropoietin | 促红细胞生成素 |
| ESLD | end-stage liver disease | 终末期肝病 |
| FBS | fetal blood sampling | 胎儿取样 |
| FCM | flow cytometry | 流式细胞术 |
| FDP | fibrin（ogen）degradation products | 纤维蛋白（原）降解产物 |
| FFP | fresh-frozen plasma | 新鲜冰冻血浆 |
| Fg | fibrinogen | 纤维蛋白原 |
| Fn | fibronectin | 纤维结合蛋白 |
| FNAIT | fetus and neonatal alloimmune thrombocytopenia | 胎儿与新生儿同种免疫性血小板减少性紫癜 |
| FNHTR | febrile non-haemolytic transfusion reaction | 非溶血性发热性输血反应 |
| FNHTR | febrile non-hemolytic transfusion reaction | 非溶血性发热性输血反应 |
| FP | frozen plasma | 普通冰冻血浆 |
| G-CSF | granulocyte colony-stimulating factor | 粒细胞集落刺激因子 |
| GM-CSF | granulocyte-macrophage colony-stimulating factor | 粒细胞巨噬细胞刺激因子 |
| GPA | glycophorin A | 血型糖蛋白 A |
| GPB | glycophorin B | 血型糖蛋白 B |
| GPI | glycosyl phosphatidyl inositol | PIG-A 突变造成糖基磷脂酰肌醇 |
| GVHD | graft versus host disease | 移植物抗宿主病 |
| GVHD | graft-versus-host disease | 移植物抗宿主病 |
| GVL | graft versus leukemia | 移植物抗白血病 |
| H- 座位 | histocompatibility locus | 组织相容性座位 |

| HA | hemophilia A | 血友病 A |
| HAG | hereditary agammaglobulinemia | 遗传性或先天性无丙种球蛋白血症 |
| HAT | hemodilutional autotransfusion with short-term storage | 稀释式自身输血 |
| Hb | hemoglobin | 血红蛋白 |
| Hct | hematocrit | 血细胞比容 |
| HDFN | hemolytic disease of the fetus and newborn | 胎儿与新生儿溶血病 |
| HDN | hemolytic disease of the newborn | 新生儿溶血病 |
| HIS | hospital information system | 医院信息系统 |
| HIT | heparin-induced thrombocytopenia | 肝素诱导的血小板减少症 |
| HIV | human immunodeficiency virus | 人类免疫缺陷病毒 |
| HLA | human leukocyte antigen | 人类白细胞抗原 |
| hnRNA | heterogeneous nuclear RNA | 核内不均一 RNA |
| HPA | human platelet antigen | 人类血小板特异性抗原 |
| HPC | hematopoietic progenitor cell | 造血祖细胞 |
| HR | hemolytic reactions | 溶血反应 |
| HSC | hematopoietic stem cell | 造血干细胞 |
| HSCT | hematopoietic stem cell transplantation | 造血干细胞移植 |
| HTLV 1 | human T-lymphotrophic virus type 1 | 人类嗜 T 淋巴细胞性白血病 I 型病毒 |
| HTLV | human T lymphotropic virus | 人类嗜 T 细胞病毒 |
| HTR | hemolytic transfusion reaction | 溶血性输血反应 |
| HUS | haemolytic-uraemic syndrome | 溶血尿毒综合征 |
| HV | haemovigilance | 血液安全预警 |
| HVGR | host versus graft reaction | 宿主抗移植物反应 |
| ICH | intracerebral hemorrhage | 颅内出血 |
| IFN-γ | interferon-γ | γ 干扰素 |
| Ig | immunoglobulin | 免疫球蛋白 |
| IgA | immunoglobulin A | 免疫球蛋白 A |
| IL | interleukin | 白细胞介素 |
| IL-2 | interleukin 2 | 白细胞介素 2 |
| IL-6 | interleukin 6 | 白细胞介素 6 |
| ISBT | International Society of Blood Transfusion | 国际输血协会 |
| ITP | idiopathic thrombocytopenic purpura | 特发性血小板减少性紫癜 |
| ITP | immune thrombocytopenic purpura | 免疫性血小板减少症 |
| ITP | immunologic thrombocytopenia purpura | 原发免疫性血小板减少症 |
| LFA-3 | lymphocyte function associated antigen-3 | 淋巴细胞功能相关抗原 -3 |
| LIS | laboratory information system | 实验室信息系统 |
| MAIPA | monoclonal antibody - specific immobilization of platelet antigens assay | 单克隆抗体特异性固相血小板抗体试验 |
| MHG | major histocompatibility gene | 主要组织相容性基因 |
| MCP | human complement membrane cofactor protein | 人类补体膜辅助因子蛋白 |
| M-CSF | macrophage colony-stimulating factor | 巨噬细胞集落刺激因子 |
| MHC | major histocompatibility complex | 人类主要组织相容性复合物 |
| MHC | major histocompatibility complex | 主要组织相容性复合体 |

| MHS | major histocompatibility system | 主要组织相容性系统 |
|---|---|---|
| MM | multiple myeloma | 多发性骨髓瘤 |
| mRNA | message RNA | 信使 RNA |
| MSCs | mesenchymal stromal cells | 间充质干细胞 |
| NAT | nucleic acid test | 核酸检测技术 |
| NHLBI | national heart lung and blood institute | 国立心肺和血液研究所 |
| NK | natural killer cell | 自然杀伤细胞 |
| OSC | open canalicular system | 开放管道系统 |
| P | polycythemia | 新生儿红细胞增多症 |
| PABD | preoperative autologous blood donation | 预存式自身输血 |
| PC | platelet concentrates | 浓缩血小板 |
| PCC | prothrombin complex | 凝血酶原复合物 |
| PCR | polymerase chain reaction | 聚合酶链反应 |
| PCR-RFLP | polymerase chain reaction-restriction fragment length polymorphism | 限制性酶切片段长度多态性聚合酶链反应 |
| PCR-SBT | polymerase chain reaction sequence base-typing | PCR- 直接测序分型法 |
| PCR-SSO | polymerase chain reaction sequence specific oligonucleotide | PCR- 序列特异性寡核苷酸探针 |
| PCR-SSP | polymerase chain reaction sequence specific primer | PCR- 序列特异引物 |
| PCR-SSP | polymerase chain reaction-sequence specific primer | PCR- 序列特异性引物法 |
| PEEP | positive end expiratory pressure | 呼吸终末正压通气 |
| PLS | passenger lymphocyte syndrome | 过客淋巴细胞综合征 |
| PNH | paroxysmal nocturnal hemoglobinuria | 阵发性睡眠性血红蛋白尿症 |
| PPR | percentage platelet recovery | 血小板恢复百分率 |
| PPR | platelet percentage recovery | 血小板恢复率 |
| PRA | panel reactive antibody | 群体反应性抗体 |
| PRCA | pure red cell aplasia | 纯红细胞再生障碍性贫血 |
| PT | prothrombin time | 凝血酶原时间 |
| PTP | post-transfusion purpura | 输血后紫癜症 |
| PTR | platelet Transfusion refractoriness | 血小板输注无效 |
| R | rejection | 器官移植后急、慢性排斥反应 |
| ROS | reactive oxygen species | 活性氧 |
| SBA | salvaged blood autotransfusion | 回收式自身输血 |
| SCF | stem cell factor | 干细胞生长因子 |
| sFasL | soluble fas ligand | 可溶性 Fas 配体 |
| sHLA | soluble HLA | 可溶性人类白细胞抗原 |
| SIgAD | selective IgA deficiency | 选择性 IgA 缺乏 |
| SLE | systemic lupus erythematosus | 系统性红斑狼疮 |
| SmIg | surface membrane immunoglobulin | 膜表面免疫球蛋白 |
| SNP | single nucleotide polymorphisms | 单核苷酸多态性 |
| SOD | superoxide disproportionation enzymes | 超氧化物岐化酶 |
| SRBC | suspended red blood cells | 悬浮红细胞 |
| sTc | suppressor T cell | 抑制性 T 细胞 |

| | | |
|---|---|---|
| TA | therapeutic apheresis | 治疗性单采术 |
| TAAT | transplantation-associated alloimmune thrombocytopenia | 移植相关的同种免疫性血小板减少症 |
| TACO | transfusion-associated circulatory overload | 输血相关性急性循环超负荷 |
| TA-GVHD | transfusion associated graft versus host disease | 输血相关性移植物抗宿主病 |
| TAM | transplant related microangiopathy | 移植相关微血管病 |
| TCR | T cell receptor | T 细胞受体 |
| TEG | thromboela-stogram | 血栓弹力图 |
| TC | therapeutic cytapheresis | 治疗性血细胞单采术 |
| TP | therapeutic plasmapheresis | 治疗性血浆单采术 |
| TNF | tumor necrosis factor | 肿瘤坏死因子 |
| TNF-α | tumornecrosis factor-α | 肿瘤坏死因子 -α |
| TPO | thrombopoietin | 促血小板生成素 |
| TRALI | transfusion-related acute lung injury | 输血相关性急性肺损伤 |
| Treg | regulatory T cell | 调节性 T 细胞 |
| TRIM | transfusion-associated immunomodulation | 输血相关性免疫调节 |
| TTP | thrombotic thrombocytopenic purpura | 血栓性血小板减少性紫癜 |
| UCB-HSCT | umbilical cord blood hematopoietic stem cell transplantation | 脐血造血干细胞移植 |
| UCB-SC | umbilical cord blood stem cells | 脐带血干细胞 |
| UHA | unexplained habitual abortion | 不明原因反复性流产 |
| VOD | vein occlusive disease | 静脉闭塞病 |
| vWD | von Willebrand disease | 血管性血友病 |
| vWF | von Willebrand factor | 血管性血友病因子 |
| WRBCs | washed red blood cells | 洗涤红细胞 |